Rainer Scheer, Rudolf Bauer, Hans Becker, Volker Fintelmann, Fritz H. Kemper und Heinz Schilcher (Hrsg.)

Fortschritte in der Misteltherapie – Aktueller Stand der Forschung und klinische Anwendung

Adressen der Herausgeber:

Dr. Rainer Scheer
Carl Gustav Carus-Institut
Am Eichhof
75223 Niefern-Öschelbronn

Prof. Dr. Rudolf Bauer
Institut für Pharmazeutische Wissenschaften
der Karl-Franzens-Universität Graz
Universitätsplatz 4
A-8010 Graz

Prof. Dr. Hans Becker
Pharmakognosie und Analytische Phytochemie
Universität des Saarlandes
c/o Amselweg 3
66386 St. Ingbert

Prof. Dr. Volker Fintelmann
Carl Gustav Carus Akademie
für eine Erweiterung der Heilkunst
Rissener Landstr. 193
22559 Hamburg

Prof. em. Dr. Dr. h.c. mult.
Fritz H. Kemper
Vorsitzender der Gesellschaft für Phytotherapie
Universität Münster
Domagkstr. 11
48149 Münster

Prof. Dr. Dr. h.c. Heinz Schilcher
Zentralverband der Ärzte für Naturheilverfahren und Regulationsmedizin
c/o Zaumberg 25
87509 Immenstadt

Fortschritte in der Misteltherapie

Aktueller Stand der Forschung und klinische Anwendung

Rainer Scheer, Rudolf Bauer, Hans Becker, Volker Fintelmann,
Fritz H. Kemper und Heinz Schilcher (Hrsg.)

KVC | VERLAG

KVC Verlag
Karl und Veronica Carstens-Stiftung
Am Deimelsberg 36, 45276 Essen
Tel.:0201/56305-0
Fax: 0201/56305-30
www.kvc-verlag.de

Scheer, R.; Bauer, R.; Becker, H.; Fintelmann, V.; Kemper, F. H.; Schilcher, H. (Hrsg.)
Fortschritte in der Misteltherapie – Aktueller Stand der Forschung und klinische Anwendung

Wichtiger Hinweis: Für Angaben über Dosierungsanweisungen und Applikationsformen kann vom Verlag jedoch keine Gewähr übernommen werden. Jeder Benutzer ist angehalten, durch sorgfältige Prüfung der Beipackzettel und gegebenenfalls nach Konsultation eines Spezialisten festzustellen, ob die Empfehlung für Dosierungen oder die Beachtung von Kontraindikationen gegenüber der Angabe in diesem Buch abweicht. Jede Dosierung oder Applikation erfolgt auf eigene Gefahr des Benutzers. Geschützte Warennamen (Warenzeichen) werden nicht besonders kenntlich gemacht. Aus dem Fehlen eines solchen Hinweises kann also nicht auf einen freien Warennamen geschlossen werden

ISBN 3-933351-49-9

Umschlaggestaltung: eye-d Designbüro, Essen
Druck: Schmittdruck, Essen

Vorwort der Herausgeber

Mit diesem Band wird eine Reihe von Büchern fortgesetzt, die etwa alle vier Jahre erscheinen, und in denen die, wie in der Wissenschaft üblich, in der Verantwortung der Autoren stehenden Originalbeiträge des zuletzt stattgefundenen Mistelsymposiums zusammengefasst werden. Das 3. Mistelsymposium, über das hier berichtet wird, fand im Europäischen Bildungszentrum Otzenhausen (Saarland) vom 20.–22. November 2003 unter der Leitung der Herausgeber statt und wurde von der Karl und Veronica Carstens-Stiftung, gemeinsam mit der Deutschen Pharmazeutischen Gesellschaft, der Gesellschaft für Arzneipflanzenforschung, der Gesellschaft für Phytotherapie, der Gesellschaft Anthroposophischer Ärzte in Deutschland und dem Zentralverband der Ärzte für Naturheilverfahren und Regulationsmedizin veranstaltet. Die Mistelsymposien haben das Ziel, Treffpunkt und Diskussionsforum für Naturwissenschaftler und Ärzte der verschiedenen Therapieorientierungen und Wissenschaftsdisziplinen zu sein.

Die Symposien ermöglichen regelmäßig eine Bestandsaufnahme vorhandener Untersuchungen und neuer Erkenntnisse und erlauben so dem Arzt – gleich ob in der Praxis oder in der Klinik tätig –, dem Apotheker und den Krankenkassen, sich ein möglichst objektives Bild über die Anwendung und den Stand der wissenschaftlichen Erkenntnis über Mistelextrakte in der Grundlagenforschung und der Therapie zu machen, aber ebenso auch, die Möglichkeiten und Grenzen festzustellen. Darüber hinaus sollen die Symposien zu weiterer Forschung anregen und einen eingehenden und sachlich orientierten Dialog bewirken.

Die Unterschiedlichkeit der Standorte der veranstaltenden Fachgesellschaften und der Referenten verleiht der Tagung einen besonderen Charakter. Sichtbares Zeichen der Breite und der vielfältigen Aspekte waren auf dem 3. Mistelsymposium 53 wissenschaftliche Beiträge zu wichtigen Themen aus der Biologie, der Pharmazie und Pharmakologie zu Wirkungen von verschiedenen Inhaltsstoffen sowie deren Wechselwirkungen, zur Immunologie und Klinik bis hin zu klinischen Studien mit dem Ziel eines Wirkungs- und Wirksamkeitsnachweises.

Auf dieser Grundlage wurde die „Nonnweiler Erklärung" verabschiedet, in der die rund 100 Wissenschaftler feststellen, dass arzneilich nutzbare Mistelpräparate zur parenteralen Applikation die Voraussetzungen für die Verordnung und Erstattung zu Lasten der gesetzlichen Krankenkassen erfüllen.

Die Anwendung der Mistel in der Tumortherapie ist schon seit langem nicht mehr auf die anthroposophische Therapierichtung beschränkt. Neben zahlreichen Berichten, die das bisherige, über mehr als 80 Jahre reichende ärztliche Erfahrungsgut bestätigen, bringt die Misteltherapie bei Krebspatientinnen und -patienten einen messbaren bis statistisch signifikanten therapeutischen Nutzen, nicht nur in einer Verlängerung der Lebenszeit, sondern vor allem auch in einer Verbesserung der Lebensqualität.

Die Unbedenklichkeit der Misteltherapie kann als gesichert gelten. Durch mehrere experimentelle Untersuchungen konnte zudem der Verdacht eines „Tumor-Enhancement" bei bestimmten Tumorarten ausgeräumt werden. Umfangreiche Langzeitbeobachtungen von Patientinnen und Patienten mit verschiedenen Tumorerkrankungen wie Brustkrebs, Melanomen und malignen Lymphomerkrankungen bestätigen die Unbedenklichkeit der Misteltherapie.

Die Tatsache, dass die Misteltherapie eine der wichtigsten unkonventionellen Methoden in der Krebstherapie ist, darf nicht nur als Bestätigung, sondern muss als Auftrag verstanden werden, die Forschung voranzutreiben und weitere neue Erkenntnisse zu gewinnen, die dann im nächsten Mistelsymposium zu diskutieren sein werden. Nähere Informationen hierzu sind unter www.mistelsymposium.de nachzulesen.

Die Herausgeber danken Herrn Dr. E. Wolfgang Becker, Rottenburg, für die gründliche und kritische Durchsicht der Druckfahnen und die Erstellung des Stichwortverzeichnisses.

Öschelbronn, Graz, Saarbrücken, Hamburg, Münster, München im Mai 2005

Rainer Scheer, Rudolf Bauer, Hans Becker, Volker Fintelmann,
Fritz H. Kemper und Heinz Schilcher

Inhaltsverzeichnis

I. Pharmazie: Biologie, Chemie, Galenik, Pharmakologie, Entwicklung

II. Präklinik: Immunologie, Zytotoxizität, *in vitro*- und *in vivo*-Untersuchungen

III. Klinische Anwendung und Prüfung

A) Übersichtsreferate

B) Kasuistiken und andere Erfahrungsberichte

C) Klinische Prüfungen

D) Dokumentation

IV. Anthroposophische Erkenntnismethode

I. Pharmazie: Biologie, Chemie, Galenik, Pharmakologie, Entwicklung

Kurzer Überblick über die Inhaltsstoffe der Mistel (*Viscum album* L.)

Short Survey of the Main Natural Components of European Mistletoe (*Viscum album* L.)

H. Becker und J. M. Scher

Zusammenfassung

Als Hauptwirkstoffe therapeutisch eingesetzter Mistelextrakte werden die Lektine und Viscotoxine angesehen. Als weitere Substanzklassen findet man Flavonoide, Phenylpropane, Polysaccharide und Triterpene. Obwohl deren Beitrag zur Wirkung als gering angesehen wird, spielen sie insofern eine Rolle, als sie teilweise mit den Lektinen und Viscotoxinen interagieren. Zum anderen können sie als Leitsubstanzen mit zu der analytischen Charakterisierung der Extrakte herangezogen werden. Da die Inhaltsstoffe bereits mehrfach zusammenfassend referiert wurden, beschränkt sich dieser Beitrag auf einen kurzen Überblick.

Schlüsselwörter:

Viscum album, Mistel, Inhaltsstoffe, Lektine, Viscotoxine, Flavonoide, Phenylpropane, Polysaccharide, Triterpene

Summary

Lectins and viscotoxins are the main therapeutic active components of mistletoe extracts. Further natural products belong to flavonoids, phenylpropanoids, polysaccharides and triterpenoids. Although their contribution to the overall activity is small, they may play a role as they interact with lectins and viscotoxins. Furtheron they may be used for the analytical characterization of extracts. The natural products from mistletoes have been summarized repeatedly so that this article is limited to a short review.

Keywords:

Viscum album, mistletoe, natural products, lectins, viscotoxins, phenylpropanoids, flavonoids, polysaccharides, triterpenes

Einleitung

Die für die antitumorale Therapie relevanten Inhaltsstoffe der Europäischen Mistel (*Viscum album* L.) sind seit längerer Zeit bekannt und gut untersucht. Es sind zum einen die Lektine, zum anderen die Viscotoxine (Übersichten siehe u.a. Luther und Becker, 1987; Pfüller, 2000). Da jedoch bis jetzt Extrakte der Mistel verwendet werden, sollten für deren Charakterisierung auch andere Stoffe bzw. Stoffgruppen herangezogen werden (Übersichten u.a. Teuscher, 1994; Becker, 2000). Darüber hinaus könnten letztere die Wirkung der Lektine und Viscotoxine modulieren oder aber an deren Stabilisierung beteiligt sein. Hierzu gehören die Flavonoide und die in jüngster Zeit sowohl in ihrer Zusammensetzung als auch auf ihre biologische Aktivität untersuchten Triterpene. Der kurze Überblick über die Inhaltsstoffe kann dem besseren Verständnis der in den experimentellen Arbeiten dieses Buches erwähnten Substanzen dienen. Darüber hinaus erleichtert das Literaturverzeichnis den Zugang zu den Originalarbeiten.

Lektine

Eine kurz gefasste Definition für Lektine lautet: „Lektine sind Kohlenhydrat verbindende (erkennende) Proteine außer Immunglobulinen und Enzymen" (Luther und Becker, 1987). Die erste Beschreibung agglutinierender Substanzen aus der Mistel geht auf Krüpe (1956) zurück. Die genauere Erforschung der Zusammensetzung und Reaktionsweise erfolgte ab 1973 vorwiegend in den Arbeitskreisen von Luther und Franz in (Ost-)Berlin, ab 1990 von Pfüller in Witten-Herdecke. Die Bestimmung der Aminosäuresequenz und die räumliche Struktur wurden im Arbeitskreis Voelter, Tübingen, durchgeführt.

Danach unterscheidet man heute vier Hauptgruppen an Mistellektinen, die entweder als Mistellektine (Abk. ML) oder *V. album* Agglutinine (Abk. VAA) mit römischen Ziffern I, II und III bezeichnet werden. Zusätzlich zu den genannten Lektinen wurde noch ein Chitin-bindendes Lektin entdeckt, das in der Literatur als Visalb CBL zitiert wird (siehe auch Beitrag von Voelter *et al.* in diesem Buch). Von den einzelnen Lektinen existieren Isoformen, die durch unterschiedliche Glykosylierung (s. Tab. 1) und/oder veränderte Aminosäuresequenz zustande kommen.

Tab. 1: Biochemische Eigenschaften der Mistellektine

Lektin	Mol. Gew. DA	Anzahl der Ketten	Zuckerspezifität
I	115000	4	*D*-Galactose
II	63900	2	*D*-Galactose und *N*-Acetyl-*D*-galactosamin
III	61600	2	*N*-Acetyl-*D*-galactosamin
Visalb CBLA	21600	2	*N*-Acetyl-*D*-glucosamin und Oligomere
rML	58400		*D*-Galactose und *N*-Acetyl-*D*-galactosamin

nach Pfüller (2000)

Der Glykananteil kann in vielfacher Weise die Lektineigenschaften beeinflussen (Zimmermann *et al.*, 1996):

- ✓ Herbeiführung und Stabilisierung der Proteinkonformation
- ✓ Erhaltung des Glykoproteins in einer biologisch aktiven Form
- ✓ Aufrechterhaltung der Löslichkeit
- ✓ Einflussnahme auf das Immunsystem

In *Escherichia coli* hergestelltes rekombinantes Lektin trägt die Bezeichnung rML. Die genannten Lektine sind in Tab. 1 mit ihrem Molekulargewicht und ihrer Zuckerspezifität aufgeführt. Das Spektrum der Mistellektine ist abhängig von der Unterart der Mistel (Eifler *et al.*, 1993) und der Jahreszeit. Während ML I das Hauptlektin der Laubbaummistel ist, überwiegt ML III bei der Kiefernmistel. Deshalb macht es Sinn für die Hersteller von Mistelpräparaten, den (die) Erntezeitpunkt(e) genau festzulegen und Präparate der Unterarten getrennt herzustellen. Basierend auf Röntgenstrukturdaten wurde eine dreidimensionale Struktur für Mistellektin I publiziert (Eschenburg *et al.*, 1998). ML I, II und III gehören zu dem Typ 2 Ribosomen inhibierenden Proteinen (RIP). Das bedeutet, dass sie aus zwei Ketten bestehen, wobei die B-Kette die Zuckerbindung und damit den Kontakt mit der Zytoplasmamembran herstellt und die A-Kette die Proteinsynthese in der Zelle hemmt. Neben der zytotoxischen Aktivität zeigen Mistellektine eine Reihe weiterer biologischer Wirkungen (Büssing, 2000).

Viscotoxine

Viscotoxine wurden erstmals von Winterfeld und Mitarbeitern (Winterfeld und Bijl, 1948) isoliert und benannt und später von Samuelsson und Mitarbeitern eingehend untersucht (u.a. Samuelsson und Pettersson, 1970). Es handelt sich um amphipathische stark basische Polypeptide mit einem Molekulargewicht um 5 kD. Sie sind nahe verwandt mit einer Gruppe von basischen Peptiden, die als Thionine bezeichnet werden. Insgesamt werden sieben Isoformen in der Mistel beschrieben: A1, A2, A3, B, B2, 1-PS und U-PS, wobei letzteres ein Umwandlungsprodukt von 1-PS zu sein scheint. Die dreidimensionale Struktur von Viscotoxin A3 in Lösung wurde mittels hochauflösender ^{1}H-NMR-Spektroskopie ermittelt (Romagnoli *et al.*, 2000). Danach besteht Viscotoxin A3 aus zwei α-Helices und einem kurzen antiparallelen β-Faltblatt; die Struktur ähnelt dem Großbuchstaben L.

Hinsichtlich des Spektrums der Isoformen unterscheiden sich die einzelnen Mistelunterarten sowohl qualitativ als auch quantitativ (Schaller *et al.*, 1998) (s. Tab. 2). Neben der namensgebenden Zytotoxizität, die verschieden stark bei den Isoformen ausgeprägt ist (Schaller *et al.*, 1996), konnten für die Viscotoxine auch eine Erhöhung der *E. coli*-induzierten Phagozytose und des oxidativen Burst von humanen Granulozyten nachgewiesen werden (Stein *et al.*, 1999a). Die zytotoxische Wirkung von Viscotoxin A3 auf Modellmembranen wurde eingehend untersucht (Coulon *et al.*, 2002). Danach kommt es durch Einlagerung von Viscotoxin A3 in die Membran zu Leckstellen, in höheren Konzentrationen zu einem Aufbrechen der Doppelmembran (siehe auch Beitrag von Giudici *et al.* in diesem Buch).

Tab. 2: Viscotoxin-Gehalt und Zusammensetzung der drei *Viscum album*-Unterarten

***V. album* ssp.**	**Viscotoxingehalt (% Gesamt)**					**Gesamt**
	A1	A2	A3	B	PS-V	(mg/g) FG
album	15	35	40	10	n.n.	3.9
austriacum	n.n.	1	4	14	81	1.5
abietis	6	n.n.	75	5	14	3.9

n.n. = nicht nachweisbar
Wirtspflanzen bei ssp. *album*, Erntezeiten und Standardabweichungen nicht angegeben; PS-V: Summe der Viscotoxine 1-PS und U-PS

nach Schaller *et al.*, (1998)

Weitere Untersuchungen verschiedener Viscotoxin-Isoformen (vergleichende Zytotoxizitätsstudien, Röntgenstruktur von VT A3) sind im Beitrag von Kahle *et al.* in diesem Buch enthalten.

Flavonoide, Phenylpropane und Lignane

V. album enthält eine Reihe verschiedener Flavonoidderivate (Becker *et al.*, 1978; Becker und Exner, 1980; Lorch, 1993). Diese liegen meist in glykosidierter Form vor. Unter den Aglyka findet man insbesondere Quercetin und verschiedene Quercetinmethylether. Die biologische Wirkung von Quercetin und seinen Derivaten wird unterschiedlich beurteilt. Einerseits induzieren sie in verschiedenen Zellkulturmodellen Apoptose und zeigen Radikalfänger-Eigenschaften, andererseits sind sie *in vitro* mutagen. Diese Effekte und ihr möglicher Beitrag zur Wirkung therapeutisch eingesetzter Mistelextrakte wird ausführlich von Büssing (2000) diskutiert. Phenylpropan- und Lignanderivate der Mistel wurden von Wagner *et al.*, (1984, 1986) beschrieben. Bei den Phenylpropanen handelt es sich um das bereits aus der japanischen Mistelvarietät *V. album* var. *coloratum* isolierte Monoglucosid Syringin (=Syringin-4'-O-glucosid) und dem 4'-O-Apiosylglucosid des gleichen Aglykons. An Lignanderivaten wurden die ebenfalls von japanischen Misteln bekannten Verbindungen Syringaresinol und dessen 4,4'-di-O-glucosid (=Eleutherosid E) beschrieben. Die genannten Verbindungen lassen sich auch in Arzneispezialitäten nach entsprechender Aufarbeitung dünnschicht- und hochdruckflüssigchromatographisch nachweisen, weshalb sie im Sinne einer Fingerprintanalyse zur Qualitätskontrolle herangezogen werden können.

Triterpene

Zwar wurden für die Mistel eine Reihe von Triterpenen beschrieben (Wollenweber *et al.*, 2000), bisher lagen aber noch keine Angaben über deren Wirkung vor. Urech *et al.* (dieses Buch) untersuchten erstmals die Zusammensetzung der „leimartigen Substanz" der Mistel und deren Wirkung auf drei verschiedene Leukämie-Zelllinien. Jäger *et al.* (dieses Buch) bestimmten die Oleanolsäure und Betulinsäure in wässrigen Mistelextrakten.

Polysaccharide

Für einige pflanzliche Polysaccharide wurde eine immunstimulierende Wirkung nachgewiesen; in Japan werden insbesondere Pilzpolysaccharide in der adjuvanten Tumortherapie eingesetzt (Wagner, 1991). Bereits 1962 wurde von Müller eine Polysaccharidfraktion aus der Mistel patentiert. Allerdings ist dieses Patent unseres Wissens nie in einem Produkt verwertet worden. In der Folgezeit haben sich verschiedene Arbeitsgruppen mit der Isolierung und Charakterisierung der Mistelpolysaccharide beschäftigt. Eingehende Untersuchungen liegen u.a. von Wagner und Jordan (1988) vor.

Polysaccharide aus der Mistel können zum einen eine direkte Wirkung auf Zielzellen hervorrufen (Müller und Anderer, 1990; Zhu *et al.*, 1994; Stein *et al.*, 1999b), andererseits können sie durch Binden an Mistellektine deren Wirkung modulieren (Edlund *et al.*, 2000).

Verschiedene Substanzen

Zwar haben Khwaja *et al.*, (1980) über Alkaloide in *V. album* var. *coloratum* berichtet, jedoch wurden diese nie zweifelsfrei identifiziert.

Eine Reihe weiterer teils ubiquitärer Substanzen wurde in der Mistel nachgewiesen, z.B. Inositolderivate und andere Polyalkohole (Richter und Popp, 1992).

Am Rande sei noch erwähnt, dass kürzlich die Duftstoffe der Mistelblüten analysiert wurden, wobei das (*E,E*)-α-Farnesen den Hauptbestandteil ausmacht (Bungert *et al.*, 2002).

Literatur

Becker, H., Exner, J. (1980): Vergleichende Untersuchungen von Misteln verschiedener Wirtsbäume anhand der Flavonoide und Phenolcarbonsäuren, Z. Pflanzenphysiol 97: 417–428.
Becker, H., Exner, J., Schilling G. (1978): Isolierung und Strukturaufklärung von 2'-Hydroxy-4,6'-dimethoxychalkon-4-glucosid aus *Viscum album* L., Z Naturforsch 33c: 771–773.
Becker, H. (2000): European mistletoe: taxonomy, host trees, parts used, physiology, In: A. Büssing (Hrsg.): Mistletoe, the genus *Viscum,* Harwood Academic Publishers, Amsterdam: 31–41.
Büssing, A. (2000): Biological and pharmacological properties of *Viscum album* L.. From tissue flask to men. In: Mistletoe, the genus *Viscum*, A. Büssing (Hrsg.), Harwood Academic Press: 123–182.
Bungert, M., Thiel, R., Goedings, P., Becker, H. (2002): (*E,E*)-α-Farnesene the main substance of the volatiles of the flowers from European mistletoe (*Viscum album* L.), Z Naturforsch 57c: 205–207.
Coulon, A., Berkane, E., Sautereau, A. M., Urech, K., Rougé, P., Lopez, A. (2002): Modes of membrane interaction of a natural cysteine-rich peptide: viscotoxin A3, Biophys Acta 1559: 145–149.
Eifler, R., Pfüller, K., Göckeritz, W., Pfüller, U. (1993): Improved procedures for isolation and standardization of mistletoe lectins and their subunits: lectin pattern of the European mistletoe. In: J. Basu, M. Kundu, P. Chakrabari (Hrsg.): Lectins: Biology, Biochemistry, Clinical Biochemistry, Vol. 9, Wiley Eastern Limited, New Dehli: 144–151.
Edlund, U., Hensel, A., Fröse, D., Pfüller, U., Scheffler, A. (2000): Polysaccharides from fresh *Viscum album* L. berry extract and their interaction with *Viscum album* Agglutinin I., ArzneimForsch/DrugRes 50: 645–651.
Eschenburg, S., Krauspenhaar, R., Mikhailov, A., Stoeva, S., Betzel, Ch., Voelter, W. (1998): Primary structure and molecular modelling of mistletoe lectin I from *Viscum album*, Biochem. Biophys Res Comm 247: 367–372.
Khwaja, T. A., Varven, J. C., Pentecost, S., Pande, H. (1980): Isolation of biologically active alkaloids from Korean mistletoe *Viscum album coloratum*, Experientia 36: 599–600.
Krüpe, M. (1956): Blutgruppenspezifische pflanzliche Eiweißkörper (Phytoagglutinine): Enke, Stuttgart.
Lorch, E. (1993): Neue Untersuchungen über Flavonoide in *Viscum album* L. ssp. *abietis, album* und *austriacum,* Z Naturforsch. 48c: 105–107.
Luther, P., Becker, H. (1987): Die Mistel – Botanik, Lektine, medizinische Anwendung. Springer-Verlag, Berlin Heidelberg.

Müller, E. A., Anderer, F. A. (1990): Chemical specifity of effector cell/tumor cell bridging by a *Viscum album* rhamnogalacturonan enhancing cyctotoxicity of human NK cells, Immunopharmacology 19: 69–77.

Müller, J. (1962): Verfahren zur Gewinnung eines Arzneimittels. Deutsches Patentamt, Auslegeschrift 11 30112 der Ciba AG, Basel.

Pfüller, U. (2000): Chemical constituents of European Mistletoe (*Viscum album* L.), In: A. Büssing (Hrsg.): Mistletoe, the genus *Viscum*, Harwood Academic Publishers, Amsterdam: 101–122.

Richter, A., Popp, M. (1992): The physiological importance of accumulation of cyclitols in *Viscum album* L., New Phytol 121: 431–438.

Romagnoli, S., Ugolini, R., Focolari,F., Schaller, G., Urech, K., Giannattasio, M., Ragona, L., Molinar, H. (2000): NMR structural determination of viscotoxin A 3 from *Viscum album* L., Biochem J 35D: 569–577.

Samuelsson, G., Pettersson, B. (1970): Separation of viscotoxin from the European mistletoe, *Viscum album* L. (Loranthaceae) by chromatography on sulfoethyl sephadex. Acta Chimica Scandinavica 24: 2751–2756.

Schaller, G., Urech, K., Giannattasio, M. (1996): Cytotoxicity of different viscotoxins and extracts from European subspecies of *Viscum album* L., Phytother Res 10: 473–477.

Schaller, G., Urech, K., Grazi, G., Giannattasio, M. (1998): Viscotoxin composition of the three European subspecies of *Viscum album,* Planta Med. 64: 677–678.

Stein, G. M., Schaller, G., Pfüller, U., Schietzel, M., Büssing, A. (1999a): Thionins from *Viscum album* L.: influence of viscotoxins on the activation of granulocytes, Anticancer Research 19: 1037–1042.

Stein, G. M., Edlund, U., Pfüller, U., Büssing, A., Schietzel, M. (1999b): Influence of polysaccharides from *Viscum album* L. on human lymphocytes, monocytes and granulocytes *in vitro,* Anticancer Research 19: 3907–3919.

Teuscher, E. (1994): *Viscum album*, In: R. Hänsel, K. Keller, H. Rimpler, G. Schneider (Hrsg.): Hagers Handbuch der Pharmazeutischen Praxis. Band 6, 5. Aufl., Springer-Verlag, Berlin: 1160–1183.

Wagner, H., Jordan, E. (1988): An immunologically active arabinogalactan from *Viscum album* berries, Phytochemistry 27: 2511–2517.

Wagner, H. (1991): Pflanzliche Immunstimulantien, Dtsch Apoth Ztg 131: 117–126.

Wagner, H., Feil, B., Bladt, S. (1984): *Viscum album* – die Mistel. Analyse und Standardisierung von Arzneidrogen und Phytopräparaten durch Hochdruckflüssigkeitschromatographie (HPLC) und andere chromatographische Verfahren (III), Dtsch Apoth Ztg 124: 1429–1432.

Wagner, H., Feil, B., Seligmann, O., Petricic, J., Kologjera, Z. (1986): Phenylpropanes and lignans of *Viscum album* L., cardioactive drugs V., Planta Med 52: 102–104.

Winterfeld, K., Bijl, L. H. (1948): Viscotoxin, ein neuer Inhaltsstoff der Mistel (*Viscum album* L.), Liebigs Ann 561: 107–115.

Wollenweber, E., Wieland, A., Haas, K. (2000): Epicuticular waxes and flavonol aglycones of the European mistletoe, *Viscum album* L., Z Naturforsch 55c: 314–317.

Zhu, H.-G., Zollner, Th. M., Klein-Franke, A., Anderer, F. A. (1994): Enhancement of MHC-unristricted cytotoxic activity of human $DC56^{+}CD3^{-}$ natural killer (NK) cells and $CD3^{+}$T cells by rhamnogalacturonan: target cell specificity and activity against NK-insensitive targets, J Cancer Res Clin Oncol 120: 383–388.

Zimmermann, R., Wahlkmap, M., Göckeritz, W., Pfüller, U. (1996): Glykosylierungsmuster der Mistellektine. In: R. Scheer, H. Becker, P.A. Berg (Hrsg.): Grundlagen der Misteltherapie. Aktueller Stand der Forschung und klinische Anwendung. Hippokrates Verlag, Stuttgart: 85–94.

Prof. Dr. Hans Becker und Dr. Jochen M. Scher

Pharmakognosie und Analytische Phytochemie, Universität des Saarlandes, Saarbrücken

Korrespondenzadresse:
Professor Dr. Hans Becker
Pharmakognosie und Analytische Phytochemie, Geb. 32,
Universität des Saarlandes, 66041 Saarbrücken
hans.becker@mx.uni-saarland.de

Wechselwirkungen zwischen Mistelinhaltsstoffen – Motivsuche in der pflanzlichen Substanzkomposition

Interactions Between Mistletoe Components – In Search of a Motive for a Plant's Composition

A. Scheffler

Zusammenfassung

Misteln (*Viscum album* L.) enthalten mehrere anerkannte Wirkstoffe, die mit anderen vornehmlich hochpolymeren Inhaltsstoffen interagieren, wenn die chemischen und räumlichen Bedingungen vorhanden sind. Es wird eine Übersicht über die bisher bekannten Wechselwirkungen von Mistellektinen, Viscotoxinen, Phospholipase A2, Vesikeln, Sacchariden, Triterpenen und DNA teilweise in Abhängigkeit von pH-Wert, Ionenstärke und -art gegeben. Dadurch wird deutlich, dass sowohl die Extrahierbarkeit als auch die eventuelle Bildung von Substanzkomplexen, die auf Interaktionen beruhen, durch die galenischen Maßnahmen beeinflusst werden, wovon letztendlich die therapeutischen Möglichkeiten abhängen. In manchen Fällen werden pharmakologische Effekte durch Wechselwirkungen erst hervorgebracht.
Gegenüber isolierten, aber auch synthetischen Arzneistoffen könnte die systematische Bearbeitung von Interaktionen in der Phytopharmazie dazu führen:

1. die präparative Qualität aus dem Kontext der biologischen Wirkungen im Zielorganismus zu bewerten,
2. die Ähnlichkeitsfrage von bildendem Pflanzenorganismus (Gesamtpflanze in ihrer natürlichen Umgebung) und dem zu therapierenden Menschen zu stellen.

Schlüsselwörter

Viscum album L., Mistel, Wechselwirkungen, Mistelextrakt, Mistellektine, Viscotoxine, Vesikel, Mistel-DNA, Mistelsaccharide, synergistische Effekte, antagonistische Effekte

Summary

Mistletoe (*Viscum album* L.) contains several known active ingredients which – given the right chemical and physical conditions – interact in particular with other polymeric components. This article provides an overview about known interactions of mistletoe lectins, viscotoxins, phospholipase A2, vesicles, saccharides, triterpenoids and DNA in part dependent on pH-value, ionic strength and type of ions. This will illustrate how both the extractability as well as the possible formation of substance complexes, which are based on interactions, are influenced by galenic processes on which the therapeutic capabilities ultimately depend. In some cases, pharmacological effects are due to interactions of different components.

Despite isolated or pure synthetic drugs a systematic investigation of the interaction of plant ingredients can lead to:

1. a validation of the pharmaceutical quality according to the biological effects within the treated organism,
2. questioning the functional equivalence of the formation processes in medicinal plants and disease inducing processes in man.

Keywords

Viscum album L., mistletoe, interactions, mistletoe extract, mistletoe lectins, viscotoxins, vesicles, mistletoe DNA, mistletoe saccharides, synergistic effects, antagonistic effects

Charakteristische Bildeprozesse der Mistel

In einer früheren Arbeit (Scheffler, 2001) wurde darauf aufmerksam gemacht, dass die anthroposophische Arzneimittelerkenntnis auf der Beziehung von Krankheitsentstehungsprozessen und den Bildeprozessen z.B. der zum Arzneimittel zu verarbeitenden Pflanze beruht. Die funktionelle Äquivalenz von Mistel- und Krebsbildung wurde dargestellt, wovon hier die wichtigsten Eigenschaften des Mistelbildeprozesses wiederholt werden sollen, um die Befunde zu den Wechselwirkungen von Mistelinhaltsstoffen an diesen Hintergrund anzuknüpfen. Charakteristisch für die Entwicklung von Mistelorganen ist ein zu früher Beginn, eine zu langsame Entwicklung und ein zu früher Abschluss der Entwicklung mit dem Ergebnis, dass die Organe kaum ausdifferenzieren und wie im Keim steckengeblieben erscheinen. Diese Signatur findet man auch auf stofflichem Feld. Die Mistel ist reich an Leimen (Name *Viscum*), Schleimen (Polysaccharide der Beeren) und Eiweißen (22–24% Proteine in Blättern und jungen Achsen).

In Bezug auf die Vegetationsperiode zeigt die Mistel ein antizyklisches Verhalten, sie treibt im Herbst aus, blüht im Winter, speichert Stärke im Frühjahr und emanzipiert sich im Sommer von den geo- und heliotropen Einflüssen auf ihre Gestalt. Hinzu kommt die Merkwürdigkeit, die generative und vegetative Sprossentwicklung zeitgleich durchzuführen, wobei es so erscheint, als wenn die eine Entwicklung hemmend auf die andere wirkt (Dorka, 1996). Denn dort, wo ein Holzgewächs blüht und fruchtet, wird es gestaucht, was bei der Mistel als Hemmung der Sprossentwicklung erscheint. Beide Phänomene, die Antizyklizität und die synchrone Entwicklung morphologischer Gegensätze, sind Wechselwirkungen, die die Mistel auszeichnen, das eine Mal im Zeitlichen, das andere Mal im Morphologischen. Die nun folgende Übersicht soll zeigen, dass auch mehrere Befunde für Wechselwirkungen im stofflichen Bereich für die Mistel und die daraus herzustellenden Arzneimittel von Bedeutung sind.

Wechselwirkungen auf chemischer Ebene: Komplexierung von Proteinen und Spaltung von Präcursoren

Die Mistellektine sind komplexe Proteine, in denen die enzymatisch wirkende A-Kette und die zuckerbindende, also als Lektin wirkende B-Kette zusammen erst die pharmakologischen Effekte hervorbringen.

$$A - s - s - B$$

Enzym Disulfidbrücken Lektin

Die A-Kette inaktiviert die Proteinsynthese an den Ribosomen, sie ist aber in isolierter Form unwirksam, da sie nicht in die Zelle eindringt. Hierzu ist die Bindung an die B-Kette über Disulfidbrücken erforderlich, wodurch der Membrankontakt mit der Zielzelle erst möglich wird. Bisher sind aus der Natur nur 4 derartige toxische Lektine bekannt: außer den Mistellektinen das Ricin, das Abrin und das Modeccin (Endo, 1989). Die Bezeichnung **R**ibosomen **I**naktivierendes **P**rotein (RIP) charakterisiert die Aktivität der A-Kette besser als die schlichte Bezeichnung Lektin. Wesentlich aber ist, dass erst beide zusammen die genannte Wirkung entfalten.

Das Gegenteil zu einer Wechselwirkung durch Komplexierung von zwei Proteinen liegt bei den Viscotoxinen vor. Sie haben inaktive Präcursoren, d.h. langkettigere Proteine, aus denen die pharmakologisch aktiven Viscotoxine erst durch Abspaltung hervorgehen (Schrader-Fischer und Apel, 1993). Hierzu ist die Wirkung eines entsprechenden Enzyms erforderlich.

In beiden Fällen entstehen die zytotoxisch wirkenden Proteine erst durch eine Wechselwirkung, aber in gegensätzlicher Weise: Die Mistellektine entfalten ihre Aktivität, wenn A- und B-Kette zusammenwirken, die Viscotoxine sind solange inaktiv, solang die Präcursorteile des Proteins noch mit ihnen verbunden sind. Bemerkenswert erscheint, dass die zytotoxischen Effekte von Lektinen und Viscotoxinen auch gegensätzlicher Natur sind. Jene lösen Apoptose aus (Janssen *et al.*, 1993), diese Zytolyse mit Entzündungserscheinungen (s. unten).

Wechselwirkungen von Lektinen und Viscotoxinen durch Assoziation und Komposition

Beide Proteine können assoziieren, wodurch die zytotoxische Aktivität verändert wird (Jung *et al.*, 1990). Pfüller *et al.* (1996) wiesen die Existenz von 1:3 Komplexen (Lektin : Viscotoxin) mittels BIACORE-Untersuchungen nach.

Durch Komposition innerhalb eines Präparates kommt es zur Ergänzung der Effekte. Dies sind für Lektine und Viscotoxine einmal die schon erwähnten zytotoxischen Wirkungen, zum anderen aber auch die Affinitäten zu Membransystemen. Ein einfaches Reagenzglasexperiment kann dies anschaulich demonstrieren, auch wenn die Wirkung so im Organismus wohl kaum auftreten wird. Mit einer Suspension gewaschener Erythrozyten (Blutgruppe B) in PBS zeigen Mistellektine Agglutination, Viscotoxine Hämolyse, das Präparat Abnobaviscum Quercus 2 beide und die Kontrolle (gewaschene Erythrozytensuspension) keinen Effekt (Abb. 1).

Gesamt-präparat **Viscotoxin** **Lektine** **Kontrolle**

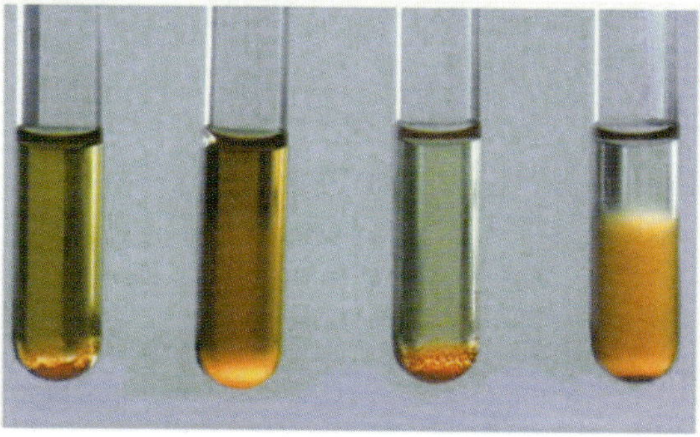

Abb. 1: Effekte von Mistellektinen, Viscotoxinen und einem Gesamtpräparat auf eine gewaschene Erythrozytensuspension

Dies zeigt die gegensätzlichen Wechselwirkungsmöglichkeiten mit allen daran anschließenden Prozessen, die Lektine und Viscotoxine mit Membransystemen entfalten können. Im Folgenden sollen die dazu bekannten Tatsachen unter zwei Aspekten zusammengefasst werden:

1. Welche Wechselwirkungen von Mistellektinen und Viscotoxinen mit misteleigenen Membranen sind bekannt?
2. Wie verändern diese die Wirkungen der isolierten Stoffe?

Wechselwirkungen von Viscotoxinen und Mistellektinen mit Membranen

Die wohl älteste Arbeit zu Wechselwirkungen von Mistelsubstanzen ist die Beschreibung einer überadditiven Zytolyse durch Viscotoxine und Phospholipase A2 (Lankisch und Vogt, 1970). Sie wird aktuell ergänzt durch Giudici *et al.* (2003), die zeigen konnten, dass Viscotoxine an Modellmembranen addieren und diese lysieren.

Scheffler *et al.* (1995) zeigten, dass Mistellektin I und Membranvesikel aus der Mistel pH- und ionenstärkeabhängig Komplexe bilden, wodurch die Hämagglutinationswirkung überadditiv gesteigert werden kann. Ergänzend dazu wies Fischer (1996) zwei präklinische Effekte nach. Mistellektin I und Membranvesikel zusammen bewirken eine überadditive Proliferationssteigerung von $CD4^+$ T-Zellen und eine Verminderung bzw. Aufhebung der zytotoxischen Wirkung von Mistellektin I auf Mauslymphomzellen (EL-4). Über die Charakterisierung von Membranvesikeln siehe den Beitrag von K. Winkler *et al.* in diesem Buch.

Wechselwirkungen von Viscotoxinen mit DNA

Außer mit Membransystemen können Viscotoxine auf Grund ihres basischen Charakters und ihrer Histonähnlichkeit mit DNA Komplexe bilden, die die DNA gegen Hitzedenaturierung stabilisieren (Woynarowski und Konopa, 1980). Diese Ergebnisse wurden mit mistelfremder DNA erarbeitet, konnten aber in einer Diplomarbeit (Pfau, 2001) auch mit misteleigener DNA wahrscheinlich gemacht werden, indem Hinweise auf Komplexe mittels Chromatographie und Kapillarelektrophorese gefunden wurden. Hinsichtlich weiterer Untersuchungen siehe den Beitrag von L. Herman *et al.* in diesem Buch.

Wechselwirkungen von Mistellektinen mit Kohlenhydraten

Mehrere Arbeiten befassen sich mit der Wechselwirkung von Mistellektinen und Kohlenhydraten. Mistellektin I und hochmolekulares Beerenpolysaccharid bilden einen Komplex (Jordan und Wagner, 1986). Galaktose-haltige Disaccharide hemmen kompetitiv die Zuckerbindung von Mistellektin I, was mittels Hämagglutination (Wu *et al.*, 1992) und an Laktosylsepharose (Lee *et al.*, 1992) nachgewiesen wurde. Differenzierte Affinitätsuntersuchungen von Mistellektin I und II und galaktosehaltige Disaccharide publizierte Pfüller (1996). Edlund (1999) griff die Wechselwirkungen der Mistellektine mit den Beerenpolysacchariden erneut auf und differenzierte nach neutralen und sauren

Polysaccharidfraktionen. Die Komplexbildung wurde mittels GPC- und BIA-CORE-Untersuchungen nachgewiesen, war pH-abhängig, jedoch ohne Einfluss auf die Hämagglutinationswirkung bzw. Zytotoxizität des Mistellektins I gegen MOLT-4 Zellen. Die stärkste Komplexbildung zeigte eine Polysaccharidfraktion III, die Arabinogalaktane mit einem Molekulargewicht von 1300 kDa enthielt. Der Komplex konnte nur teilweise durch Zugabe von Galaktose aufgetrennt werden. Die Untersuchung des Komplexes im Vergleich zu den Einzelkomponenten an $CD4^+$ T-Zellen von mistelbehandelten Patienten ergab wie bei Fischer (1996) bei einzelnen Patienten eine überadditive Proliferationssteigerung (Stein *et al.*, 1999).

Neben den unten genannten Ergebnissen fand Edlund (1999) Hinweise auf eine Ionenstärke-abhängige Komplexbildung von sauren Polysacchariden und Viscotoxinen. Diese scheint aber sehr viel schwächer als die der Viscotoxine mit DNA zu sein.

Weitere Mistelsubstanzen für Wechselwirkungen

Neben DNA kommt auch RNA für Wechselwirkungen mit Viscotoxinen in Frage. Systematische Untersuchungen hierzu fehlen noch. Allerdings sind Hinweise auf eine Wechselwirkung von RNA und Polysacchariden publiziert worden (Jordan und Wagner, 1986). Die Autoren beobachteten Trennungsprobleme bei der Polysaccharidreinigung und konnten eine Steigerung der Phagozytoseaktivität von Monozyten/Makrophagen nachweisen.

Neuerdings sind die schon lange als Inhaltsstoffe der Mistel bekannten Triterpenoide Oleanolsäure und Betulinsäure wieder interessant geworden, da ihre Apoptose-auslösende Wirkung für den Einsatz von Mistelpräparaten in der Tumortherapie von Bedeutung sein kann. Auf Grund ihrer schlechten Wasserlöslichkeit werden sie einen Lösungsvermittler brauchen, was ebenfalls ein Wechselwirkungsthema ist. Näheres dazu findet sich in den Beiträgen von S. Jäger *et al.* und K. Urech *et al.* in diesem Buch.

Hinweise auf höhere Komplexierungen

Da Lektine sowohl mit Membranvesikeln als auch mit Polysacchariden in Wechselwirkung treten können, lag es auf der Hand, die Dreifachbeziehung zu untersuchen. Ähnlich wie bei der Hämagglutination können isolierte und gewaschene (durch Chlorophyll grün gefärbte) Membranvesikel der Mistel mit

Mistellektin I zur Fällung (Agglutination) gebracht werden. Versetzt man die Vesikelsuspension vor der Lektinzugabe mit gereinigten Beerenpolysacchariden, so wird die Fällung erheblich verringert (Abb. 2). Reihe A zeigt die ungeschützten Vesikellösungen mit der entsprechenden Lektinmenge nach Filtration, Reihe B die durch Polysaccharide geschützten. Es ist denkbar, aber noch nicht weiter untersucht, dass die Lektine eine Brücke zwischen Vesikeln und Polysacchariden bilden. Möglich ist allerdings auch, dass die Polysaccharide kompetitiv die Bindung der Lektine an die Vesikel unterbinden.

Ebenso könnten Viscotoxine, die sowohl mit den Membransystemen als auch mit der DNA in Verbindung treten können, Teil eines Dreifachsystems sein. Untersuchungen hierzu fehlen jedoch.

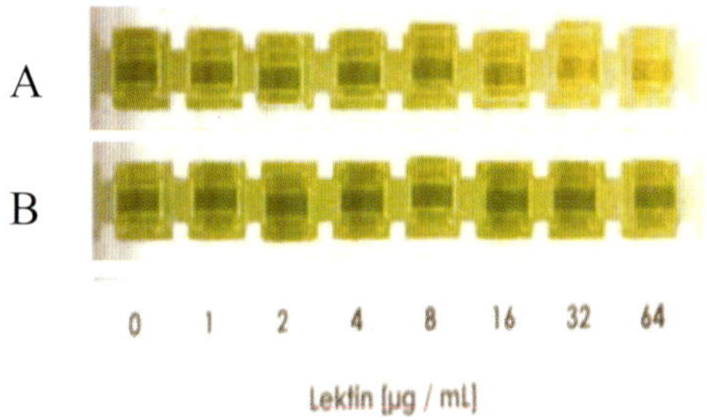

Abb. 2: Dosisabhängiger Fällungseffekt von Mistellektin I auf eine ungeschützte (A) und eine durch Polysaccharide geschützte Vesikelsuspension (B), dargestellt durch Herausfiltern der agglutinierten grünen Vesikel.

Bedeutung der Wechselwirkungsuntersuchungen

Versucht man die dargestellten Ergebnisse über Wechselwirkungen von Mistelsubstanzen zu überschauen, so fällt auf, dass Mistelextrakte, die Membranvesikel enthalten, in den Membranvesikeln gewissermaßen ein galenisches Zentrum besitzen. An dieses können sich andere Lipide, wie die Triterpenoide anlagern oder in die Membran eingebettet werden, es können aber auch Mistellektine und damit Polysaccharide gebunden werden und schließlich Viscotoxine, die ihrerseits in Verbindung mit DNA treten, ihre Affinität zu den Membranen entfalten. Kurz, die Untersuchung von Wechselwirkungen hat galenische Bedeutung.

Alle diese Wechselwirkungen werden nicht ohne Einfluss auf die pharmakologischen Effekte der Mistelpräparate sein, wie die schon bekannten Synergien oder Antagonismen zeigen. Deutlich ist damit aber auch, dass die Komposition etwas anderes ist als die Summe der einzelnen Substanzeffekte.

Weiterhin kann das Studium von Wechselwirkungen mit den biologischen Systemen der Pflanze zu Hinweisen auf pharmakologische Effekte führen, die bisher vielleicht noch nicht untersucht worden sind, also zur Entdeckung von neuen Wirkungen.

Selbstverständlich wird durch die galenische Entwicklung, synergistische oder antagonistische Effekte und die Entdeckung neuer Wirkungen die Therapie erheblich beeinflusst, was gründlich zu überblicken von größter Bedeutung ist.

Für die anthroposophische Therapierichtung ergibt sich aus der naturgegebenen Komposition der Leitfaden für die Arzneimittelentwicklung. Sie kann damit an die heutige Stoffkenntnis und Pharmakologie anknüpfen, ohne ihre grundlegende spirituelle Erkenntnishaltung aufzugeben, die das Wesentliche der zu behandelnden Krankheit und der Arzneipflanze sucht.

Literatur

Dorka, R. (1996): Zur Chronobiologie der Mistel. In: R. Scheer, H. Becker, P.A. Berg (Eds): Grundlagen der Misteltherapie, Hippokrates Verlag, Stuttgart: 28–45.

Edlund, U. (1999): Untersuchung der Wechselwirkungen von Beerenpolysacchariden und Lektinen der Weißbeerigen Mistel (*Viscum album* L.). Inaugural-Dissertation der Universität Witten/Herdecke.

Endo, Y. (1989): Mechanism of action of ricin and related toxic lectins on the inactivation of eukaryotic ribosomes. In: H. Franz (Eds): Advances in Lectin Research, Vol. 2, VEB Verlag Volk und Gesundheit, Berlin: 60–73.

Fischer, S. H. (Eds), (1996): Stimulation der Immunabwehr durch Mistelinhaltsstoffe. *In-vitro*-Versuche zur T-Zellreaktivität. Hippokrates Verlag, Stuttgart.

Giudici, M., Pascual, R., de la Canal, L., Pfüller, K., Pfüller, U., Villalain, José (2003): Interaction of Viscotoxins A3 and B with Membrane Model Systems: Implications to Their Mechanism of Action. Biophys J 85 (2): 971–981.

Janssen, O., Scheffler, A., Kabelitz, D. (1993): *In vitro* effects of mistletoe extracts and mistletoe lectins: Cytotoxicity towards tumor cells due to the induction of programmed cell death (apoptosis). ArzneimForsch/DrugRes 43 (II): 1221–1227.

Jordan, E., Wagner, H. (1986): Structure and Properties of Polysaccharides from *Viscum album* (L.). Oncology 43 (1): 8–15.

Jung, M. L., Baudino, S., Ribéreau-Gayon, G., Beck, J.P. (1990): Characterization of cytotoxic proteins from mistletoe (*Viscum album* L.). Cancer Lett 51: 103–108.

Lankisch, P. G., Vogt, W. (1970): Potentiation of Haemolysis by Combined Action of Phospholipase A and a Basic Peptide Containing S-S-Bonds (Viscotoxin B). Experientia, 27 (2).

Lee, R. T., Gabius, H.J., Lee, Y.C. (1992): Ligand Binding Characteristics of the Major Mistletoe Lectin. The Journal of Biological Chemistry 267 (33): 23722–23727.

Pfau, T. (2001): Wechselwirkungen von DNA der Mistel und Viscotoxinen. In: Chemie (Eds), Fachhochschule, Nürtingen.

Pfüller, U. (1996): Immunmodulation durch Mistelinhaltsstoffe. In: R. Scheer, Becker, H., Berg, P.A. (Eds): Grundlagen der Misteltherapie, Hippokrates Verlag, Stuttgart: 170–182.

Scheffler, A. (2001): Heilpflanzenerkenntnis aus Sicht der anthroposophischen Medizin am Beispiel der Mistel (*Viscum album* L.). In: R. Scheer, Bauer, R., Becker, H., Berg, P.A., Fintelmann, V. (Eds): Die Mistel in der Tumortherapie – Grundlagenforschung und Klinik, KVC Verlag, Essen: 519–558.

Scheffler, A., Musielski, H., Scheer, R. (1995): Synergismus zwischen Lektinen und Vesikeln von *Viscum album* L. Dtsch Zschr Onkologie 27 (3): 72–75.

Schrader-Fischer, G., Apel, K. (1993): cDNA-derived identification of novel thionin precursors in *Viscum album* that contain highly thionin domains but conserved signal and acidic polypeptide domains. Plant Mol Biol 23: 1233–1242.

Stein, G., Edlund, U., Pfüller, U., Büssing, A., Schietzel, M. (1999): Influence of polysaccharides from *Viscum album* L. on human lymphocytes, monocytes and granulocytes *in vitro*. Anticancer Res 19 (5B): 3907–3914.

Woynarowski, J. M., Konopa J. (1980): Interaction Between DNA and Viscotoxins. Hoppe Seyler's Z Physiol Chem 361 (10): 1535–1545.

Wu, A. M., Chin, L.K., Franz, H., Pfüller, U., Herp, A. (1992): Carbohydrate specificity of the receptor sites of mistletoe toxic lectin-I. Biochim Biophys Acta 1117 (2): 232–234.

Korrespondenzadresse:
Dr. rer. nat. Armin Scheffler
Carl Gustav Carus-Institut, Am Eichhof, 75223 Niefern-Öschelbronn
cg.carus@t-online.de

Chronobiologische Untersuchungen an *Viscum album* L. und ihre pharmazeutische Relevanz

Chronobiological Examination in *Viscum album* L. and Its Pharmaceutical Relevance

R. Dorka, W. Engelmann und W. Hellrung

Zusammenfassung

Die Weißbeerige Mistel *Viscum album* L. wird pharmazeutisch zu einem antitumoralen Heilmittel verarbeitet. Sie zeigt sowohl in ihren verschiedenen Organen als auch jahreszeitlich quantitative und qualitative Substanzvariationen. Dies lenkt das Interesse auf die Chronobiologie der Mistel, die Zyklen ihrer Entwicklung und ihre Organdifferenzierung.

Nach der Umstimmung der juvenilen zur adulten Mistel treten jährlich Nutationen und pseudo-dichotomes Wachstum der Gabelsprosse auf, die etwa einen Monat anhalten. Die Meristeme der Gabelsprosse differenzieren sich nahezu synchron zu vegetativen und generativen Primordien. Damit wird eine heterochrone Organbildung eingeleitet, bei der sowohl vegetativ verzögerte als auch generativ beschleunigte Entwicklungsprozesse auftreten. Sie machen die besondere zeitliche Eingliederung der Mistel in den Jahreslauf aus und sind insofern auch für die Erntezeit und somit pharmazeutisch von Relevanz.

Die Nutationsbewegungen der Sprosse korrelieren mit der Blühinduktion und treten erst 3–5 Jahre nach der Keimung in der Adultphase der Mistel auf. Diese Nutationen wurden in Konstanträumen auf den endogenen Charakter ihrer Rhythmen und deren Periodenlängen untersucht. Der Einfluss der Temperatur auf die Periodenlänge wurde registriert. Die Sprosse der Weißbeerigen Mistel *Viscum album* L. weisen circadiane (tagesperiodische) Nutationen mit Temperatur-kompensierter Periode und langperiodische Nutationen mit Temperatur-abhängiger Periode auf. Mit dem Ende dieser Bewegungen sind die Sprosse radial und nicht mehr vertikal ausgerichtet.

Wir konnten das Pflanzenhormon Jasmonsäure und ihre Vorstufe 12-Oxophytodiensäure mittels GC-MS nachweisen. Während der Nutationen erhöhte sich die Konzentration bis zum Faktor 100. Fingrut und Flescher (2002) haben die antitumoralen Eigenschaften von Jasmonsäure und Methyljasmonat zeigen können. Somit weisen unsere Resultate darauf hin, in der Mistel eine weitere, möglicherweise antitumorale Substanzgruppe gefunden haben.

Schlüsselwörter
Chronobiologie der Mistel *Viscum album* L., Nutationen, Jasmonate, antitumorales Heilmittel

Summary
Viscum album L. is used pharmaceutically as an antitumoral remedy. The plant shows variations of the compounds in the different organs as well as during the seasons. This fact makes the rhythms of the mistletoe, its developmental cycle and the differentiation of its organs particularly interesting. After the change from the juvenile to the adult mistletoe nutational movements and pseudo-dichotomic growth of the bifurcate shoots of about one month duration are observed each year. The meristems of the bifurcate shoots differentiate almost synchronously to vegetative and generative primordia. Thereby a heterochronous organ development is induced which shows not only a retarded vegetative but also an accelerated generative development. They are responsible for the peculiar integration of the mistletoe into the course of the year and are therefore also relevant for the harvesting time and for the pharmaceutical processing.
The bending movements (nutations) of the shoots are correlated with the flower induction and occur 3–5 years after germination during the adult phase of the mistletoe. These nutational movements where studied in air conditioned chambers in respect to the endogenous character of the rhythms, their periodicities and temperature dependencies. The shoots of the mistletoe *Viscum album* L. show a circadian nutation with temperature compensated periods and a nutational movement with a longer period which is temperature dependent. At the end of the nutational movements the shoots change from a vertical position to a more radial one.
We were able to detect the plant hormone jasmonic acid and its precursor 12-oxo-phytodienoic acid by GC-MS. The level increased during the nutations up to hundred-fold. Fingrut and Flescher (2002) showed the antitumoral properties of jasmonic acid and methyl jasmonat. So our results indicate that an additional antitumorally acting group of ingredients containing in mistletoe was found.

Keywords
Chronobiology of the mistletoe *Viscum album* L., nutational movements, jasmonic acid, antitumoral remedy

Einleitung

Für die pharmazeutische Verarbeitung der Mistel zu einem Heilmittel können die Zeitpunkte der Ernte ihrer Organe von großer Bedeutung sein, weil sich die Substanzkomposition ändert. Proteine, Viscotoxine, Polysaccharide und Vesikel in vegetativen Organen zeigen im Sommer maximale Werte, während Lipide und Lektine in generativen Organen im Winter angereichert werden (Scheffler, 1996; Schrader-Fischer und Apel, 1993). Deshalb ist ein definierter Erntezeitpunkt zu bestimmten Stadien der Entwicklung der Mistelorgane nötig. Untersuchungen der Chronobiologie der Mistel sollen helfen, diese Entwicklungsstadien exakt kennen zu lernen und die Ernte dadurch zu standardisieren.

Hierbei sind die heterochronen Organbildungen mit sowohl beschleunigten als auch verlangsamten Entwicklungsprozessen zu berücksichtigen, durch welche die Mistel zu ihrer antizyklischen Zeitgestalt im Jahreslauf kommt. Diese heterochronen Organbildungen werden durch nahezu synchrone Meristemdifferenzierung in vegetative und generative Primordien eingeleitet, aus denen sich die Gabelsprosse entwickeln (Göbel, 1994; Dorka, 1996a, 1998). Mit dieser Blüteninduktion treten Pendelbewegungen (Nutationen) auf (Dorka, 1996b).

Diese Nutationsbewegungen wurden in Klimakammern untersucht, um zu sehen, ob sie von einem endogenen Rhythmus kontrolliert werden und ob ihre Periodenlängen von der Temperatur abhängen (Dorka und Hellrung, 2001). Wir vermuteten, dass bei diesen Prozessen Methyljasmonat beziehungsweise Vorstufen wie Jasmonsäure beteiligt sind.

Material und Methode

Viscum album wuchs auf Apfelwirtsbäumen in Containerkultur. Sie wurden während der Nutationsbewegungen von Mai bis Ende Juli in Konstanträumen gehalten. Mit speziell dafür entwickelten Computer-Systemen wurden die Bewegungen mit digitaler Zeitraffer-Bilderfassung registriert und analysiert. Die Daten wurden einer Fourier-Analyse unterzogen. Die Differenzierung der Meristeme und die Entwicklung der Organe wurden histologisch mit dem Lichtmikroskop untersucht. Die Jasmonate wurden aus Freilandproben mit GC-MS analysiert.

Ergebnisse

Die heterochrone Entwicklung der Gabelsprosse

Mit dem ersten Blühimpuls geht der juvenile monopodiale negativ gravitrope Habitus der Mistel in die „Scheindichotomie" der adulten Pflanze über. Bei dieser Umstimmung zeigen die jeweils neu gebildeten Gabelsprosse während ihres Entfaltungswachstums nach einer zunächst negativ gravitropen Phase rhythmische Nutationsbewegungen, die zu der typischen Kugelgestalt der Mistel führen. Die Differenzierung der Bildungsgewebe in vegetative und generative Organanlagen erfolgt nahezu synchron. Damit wird eine heterochrone Organbildung eingeleitet, wie sie in Abbildung 1 dargestellt ist.

1. In der ersten Vegetationsperiode differenziert sich das Meristem synchron in vegetative und generative Primordien; dies ist im histologischen Schnitt durch die Muldenbildung zu erkennen (Abb. 1, Bild 1, siehe Dorka, 1996a).
2. Bis zum Herbst sind die Laubblattanlagen und die von ihnen umhüllten Blütenanlagen bereits stark ausdifferenziert. Präpariert man das um eine Generation ältere Laubblatt ab, sind sie sehr gut sichtbar (Abb. 1, Bild 2).
3. Diese Gabelsprossanlage entfaltet sich während der nächsten Vegetationsperiode und zeigt im Frühjahr zunächst ein negativ gravitropes Wachstum (Abb. 1, Bild 3).
4. Diesem folgt eine vier– bis fünfwöchige Phase von Nutationsbewegungen (Abb. 1, Bild 4).
5. Bis zum Oktober entwickeln sich streng zweigeschlechtliche Blütenorgane mit reifen Pollen im Zweikernstadium und reifen Embryosäcken (Abb. 1, Bild 5).
6. Im Vergleich zu anderen Pflanzen, die dieses Stadium typischerweise erst wenige Tage oder Wochen vor ihrem Blühen erreichen, tritt diese Reife bei der Mistel äußerst früh auf. Sie blüht jedoch meistens erst im Januar oder Februar (Abb. 1, Bild 6).
7. Nach der Befruchtung wird es nahezu ein Jahr dauern, bis die Früchte völlig ausgereift sind (Abb. 1, Bild 7 und 8); oft sind die Scheinbeeren noch im Sommer des folgenden Jahres anzutreffen.

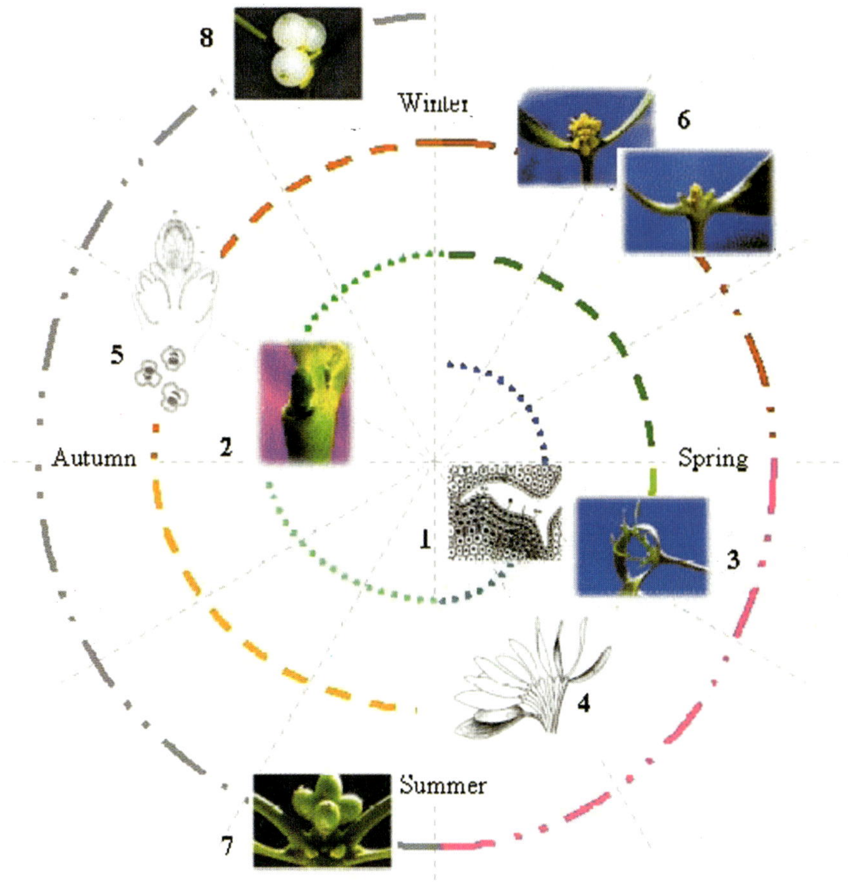

Abb. 1: Entwicklung eines Mistelsprosses, Einzelheiten siehe Kasten auf Seite 26.

Nutationen unter Konstantbedingungen

Es konnten auch unter Konstantbedingungen (Temperatur 20°C ± 0,5, Dauerlicht, konstante Luftfeuchtigkeit 70% ± 2) Nutationsbewegungen beobachtet werden. Registriert wurde von Ende Mai bis Anfang Juli. Abbildung 3 zeigt das Ergebnis einer zwölftägigen Bewegungsanalyse eines Mistelsprosses in einem ausgewählten Beobachtungs-Rechteck (Abb. 2) des digitalisierten Videobildes. Mehrfach treten langperiodische Nutationen mit Perioden von etwa drei Tagen auf (Erklärung der Abbildung in der Legende). Die Fourier-Analyse der Horizontalbewegung (unterer Teil der Abbildung 3) zeigt seine höchste Amplitude bei einer Periodenlänge von 65 Stunden und 23 Minuten. Äußere Zeitgeber mit solchen Periodenlängen sind uns nicht bekannt.

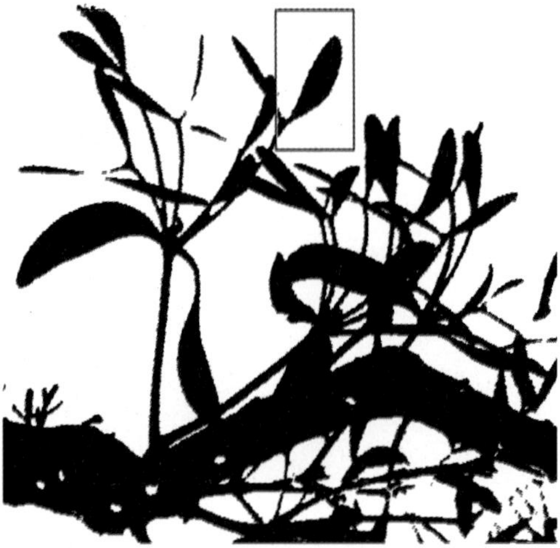

Abb. 2: Ausgewähltes Beobachtungs-Rechteck.

Einfluss verschiedener Temperaturen auf die langperiodischen Nutationen

Ende Mai wurden Mistel-tragende Apfelbäume in Konstanträume gebracht. Im Dauerlicht und bei gleichbleibender Luftfeuchtigkeit wurde die Temperatur zuerst bei 24°C gehalten, anschließend 14 Tage lang auf 14°C abgesenkt und dann wieder auf 24°C gebracht. Betrug die Periodendauer vor der Temperaturänderung etwa 34 bis 60 Stunden, so verlängerte sich diese nach der Temperaturerniedrigung auf etwa 70 bis 80 und in Einzelfällen auf 120 Stunden. Nach anschließendem Anstieg auf die Ausgangstemperatur erniedrigte sich die Periodendauer der Nutationsbewegungen auf etwa 60 bis 70 Stunden (Abb. 4).

Bei Untersuchungen ohne Temperaturänderung sind die Perioden homogener, und es dominieren während des Untersuchungszeitraums Perioden zwischen 40 und 50 Stunden.

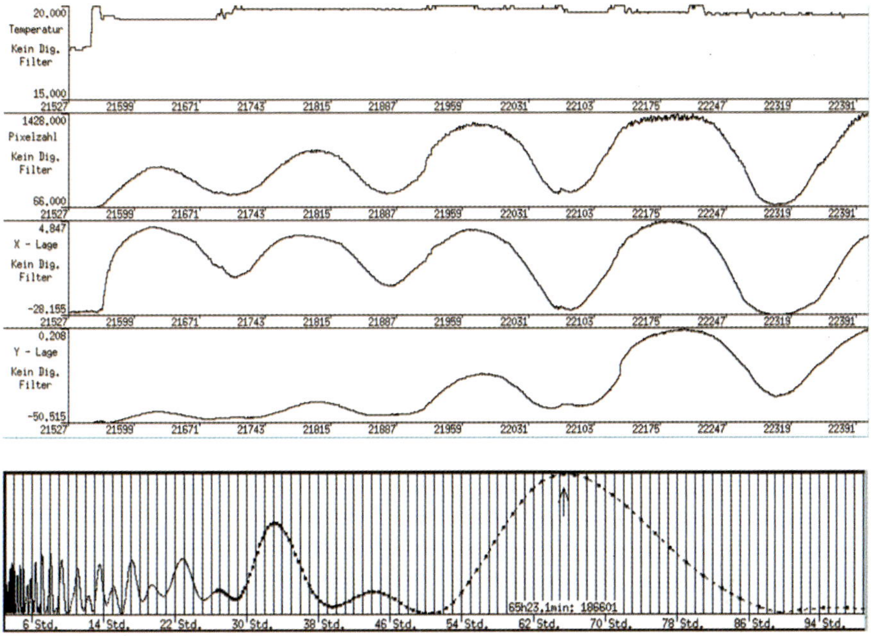

Abb. 3: Bewegungsanalyse eines Gabelsprosses einer Mistel: Oberste Kurve des oberen Teils der Abbildung gibt den Verlauf der Temperatur während der Video-Registrierung wieder. Die darunter liegenden Kurven zeigen den Bewegungsverlauf für Zahl der Pixel (zweite Kurve) und für die horizontale (dritte Kurve) und vertikal die Lage (vierte Kurve) des Gabelsprosses. Unterer Teil der Abbildung: Fourier-Analyse.

Tagesperiodische Bewegungen mit kleiner Amplitude

Neben den langperiodischen Nutationen zeigt die Mistel unter Konstantbedingungen auch tagesperiodische Nutationen mit sehr kleiner Amplitude von 2–10 mm. Die Fourier-Analyse dieser Bewegungen über 12 Tage bei einer konstanten Temperatur von 14°C zeigt ein deutliches Maximum der Periodenlänge bei 23,9 Stunden (Abb. 5). Bei einer Temperaturerhöhung auf 23°C bleibt die Periode gleich (23,7 Stunden, Abb. 6). Das spricht für eine Temperaturkompensation dieser circadianen Rhythmen.

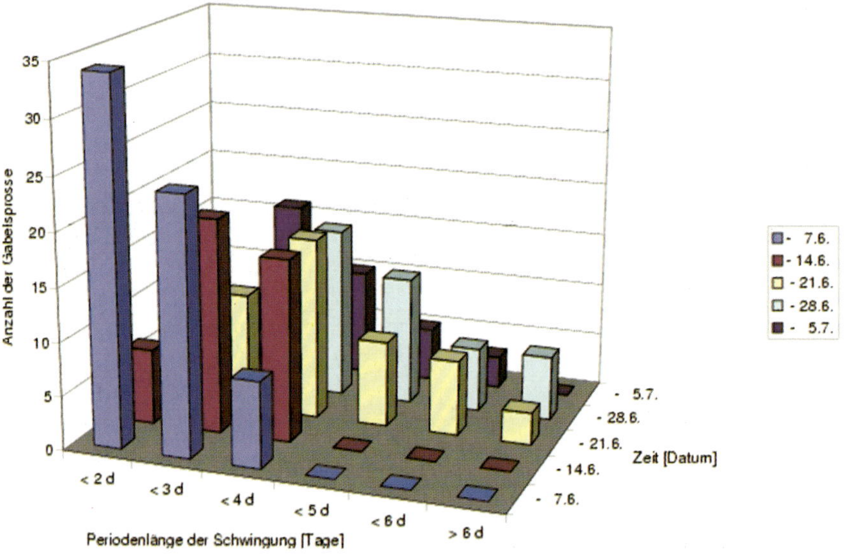

Abb. 4:Häufigkeit des Auftretens verschiedener Periodenlängen (bis 2 Tage, 3 Tage usw., x-Achse) zu verschiedenen Zeitabschnitten der Registrierung (z-Achse nach hinten): Erster (dunkelblaue Säulenschar) und zweiter Tag (braune Säulenschar) vor der Temperaturabsenkung, erster (gelbe Säulenschar) und zweiter Tag (hellblaue Säulenschar) während der Temperaturabsenkung, und alle Tage nach der Temperaturabsenkung (violette Säulenschar). Man erkennt, dass während der Zeit niedrigerer Temperatur die Perioden verlängert sind (nach rechts verschobene Maxima der Häufigkeitssäulen), um danach wieder abzunehmen (nach links verschobene Maxima der Häufigkeitssäulen).

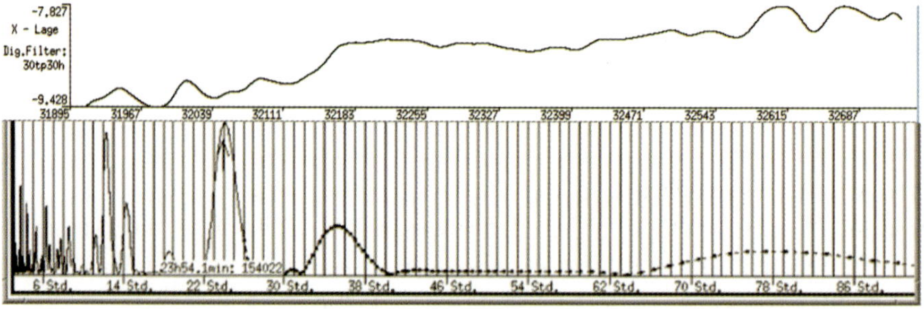

Abb. 5: Oberer Teil: Periodenlängen circadianer Bewegungen der Gabelsprosse von Misteln (ca. 14°C im Mittel), vertikale Bewegung. Die Zahlen geben Bildnummern an. Der Abstand zwischen zwei Zahlen bezeichnet 24 Stunden. Unterer Teil: Fourier-Analyse der vertikalen Bewegung zeigt ein Maximum bei 23 Stunden und 54 Minuten, also Freilauf.

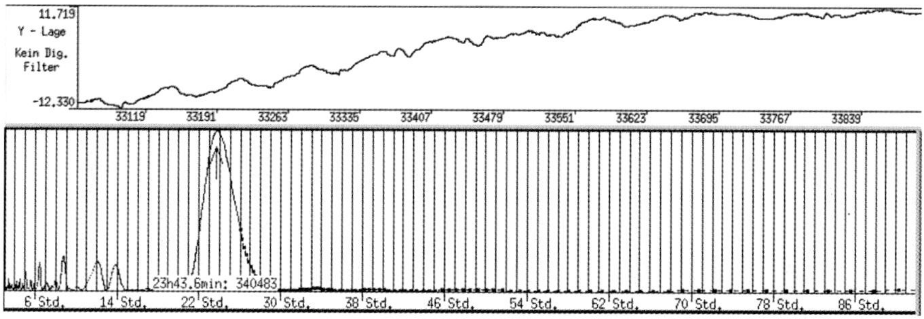

Abb. 6: Oberer Teil: Periodenlängen circadianer Bewegungen der Gabelsprosse von Misteln (ca. 23°C im Mittel) vertikale Position. Die Zahlen geben Bildnummern an. Der Abstand zwischen zwei Zahlen bezeichnet 24 Stunden. Unterer Teil: Fourier-Analyse der vertikalen Bewegung zeigt ein Maximum bei 23 Stunden und 43 Minuten, also Freilauf.

Jasmonatgehalt

Im Vergleich zu anderen Pflanzenarten ist in der Mistel sehr viel Jasmonsäure und 12-Oxophytodiensäure (OPDA) vorhanden. Ein großer Teil der gefundenen Jasmonsäure liegt in Form von (+)-7-iso-Jasmonsäure vor. Unsere Untersuchungen auf Jasmonat vor, während und nach den Nutationsbewegungen ergaben große Unterschiede in den Substanzmengen. Bei den Blättern steigt der OPDA-Gehalt von 154 pMol/g Frischgewicht vor der Nutation auf bis zu 16115 pMol OPDA/g Frischgewicht während der Nutation, um danach bis auf 55 pMol/g Frischgewicht abzufallen (Veröffentlichung in Vorbereitung).

Diskussion

Die Mistel zeigt nach der Umstimmung zur adulten Entwicklungsphase ein verändertes Verhalten gegenüber dem Gravitropismus. In jedem Jahr wird eine neue Generation von Gabelsprossen mit einer synchronen Differenzierung des Meristems in vegetative und generative Organanlagen gebildet. Bei den meisten Samenpflanzen setzt hingegen typischerweise die vegetative Differenzierung erst nach längerem, proliferierend vegetativem Wachstum ein. Die beschleunigte generative Differenzierung geht gleichzeitig mit einer stark verlangsamten Gesamtentwicklung polarer Organe einher. Diese auffälligen Heterochronien führen bei der Mistel zu einer recht ungewöhnlichen und eigenen zeitlichen Einpassung der Organentwicklung in den Jahreslauf: Sie blüht und fruchtet zur gleichen Zeit im Winter und baut ihre typische vegetative Kugelgestalt im Sommer auf.

Zu diesen beiden Zeitpunkten – sowohl im Winter wie auch im Sommer – wird die Mistel geerntet, um dann gemeinsam pharmazeutisch verarbeitet zu werden.

An der Bildung der Kugelgestalt sind besonders langperiodische Nutationen der sich neu bildenden Gabelsprosse über eine mehrwöchige Phase beteiligt. Sie lösen einen zuvor deutlich ausgebildeten Gravitropismus ab oder überlagern ihn zumindest sehr stark. Wahrscheinlich sind bei diesen Nutationen sowohl exogene gravitrope als auch endogene Faktoren beteiligt. Die Änderung der Empfindlichkeit gegenüber dem gravitropen exogenen Faktor kann hierbei nicht nur wie dargestellt entwicklungsbedingt vor und nach der Umstimmung von der juvenilen zur adulten Phase eine Rolle spielen, sondern auch während der Entwicklung des jeweiligen Gabelsprosses. Die Perioden der langperiodischen Nutationen sind nach unseren Befunden Temperaturabhängig. Kurzperiodische Nutationen der Mistelsprosse zeigen circadiane Perioden, die Temperatur-kompensiert und nahezu über das ganze Jahr zu beobachten sind. Die Nutationen sind demzufolge von einer circadianen Uhr und einem längerperiodischen Oszillator beeinflusst. So wird die Sommerernte der Mistel (für Abnobaviscum) am Ende dieser Nutationsbewegungen durchgeführt.

Es ist bekannt, dass Jasmonat bei der Blütenentwicklung beteiligt ist (Wasternak, 2002) und die Morphogenese bei mehreren Pflanzen beeinflusst (Koda, 1992). Jasmonat kann selbst rhythmisch auftreten und beeinflusst rhythmische Prozesse (Engelmann *et al.*, 1997). Möglicherweise spielen Jasmonate auch bei den rhythmischen Nutationsbewegungen der Mistel, die erst nach der Blüteninduktion stattfinden, eine Rolle. Änderungen im Jasmonatgehalt könnten die Morphogenese durch teilweise hemmende, teilweise fördernde Prozesse beeinflussen und dadurch Heterochronien ermöglichen. Die Richtung der Nutationen könnte durch Umordnung der kortikalen Mikrotubuli bestimmt werden. Gasförmiges Jasmonat, das von den Gabelsprossen abgegeben wird, könnte die Gabelsprosse auf maximalen Abstand voneinander bringen und damit die Kugelgestalt hervorrufen. Untersuchungen des Gasraums der Mistel sind von uns geplant. Tatsächlich erhöht sich aber der Gehalt an Jasmonat und seiner Vorstufe 12-Oxo-phytodiensäure in den sich entwickelnden Gabelsprossen während der Phase der Nutationsbewegungen teilweise um den Faktor 100 (GC-MS Nachweis, Veröffentlichung in Vorbereitung). Fingrut und Flescher (2002) konnten zeigen, dass Jasmonsäure in menschlichen Krebszelllinien

Apoptose induziert und die Zellproliferation unterdrückt. Mäuse mit implantierten EL-4 Lymphomen, die Fingrut und Flescher mit Methyljasmonat behandelten, überlebten signifikant länger als unbehandelte. Die erwähnten Resultate und unsere eigenen weisen auf eine möglicherweise antitumorale Substanzgruppe hin, die wir in der Mistel durch unsere jüngsten Analysen gefunden haben.

Danksagung

Wir danken der Hedwig Dobler-Stiftung, dem Rudolf Steiner Fonds und der Software AG-Stiftung für ihre finanzielle Unterstützung. Frau Heide Margrit Fischer danke ich für vielseitige Hilfe. Herrn Prof. Dr. Wasternak und Dr. Miersch für die Jasmonat-Analysen unserer Proben und ihre Bereitschaft zu weiteren Untersuchungen. Eine gemeinsame Veröffentlichung ist in Vorbereitung.

Literatur

Dorka, R. (1996a): Synchronous differentiation of the meristem into vegetative and generative primordia and nutation movements in *Viscum album*, In: Moreno M. T., Cubero J. I., Berner D., Joel D., Musselman L. J., Parker C. (Eds.): Advances in parasitic plant research, Junta de Andalucia: 226–231.

Dorka, R. (1996b): Zur Chronobiologie der Mistel, In: Scheer R., Becker H., Berg P.A. (Eds.): Grundlagen der Misteltherapie. Aktueller Stand der Forschung und klinische Anwendung. Hippokrates Verlag, Stuttgart: 28–45.

Dorka, R. (1998): Zur Heterochronie der Weißbeerigen Mistel (*Viscum album* L.), In: Dorka R., Gehlig R., Schad W., Scheffler A. (Eds.): Zum Erstaunen bin ich da – Forschungswege in Goetheanismus und Anthroposophie. Verlag am Goetheanum, Dornach: 175–183.

Dorka, R., Hellrung, W. (2001): The rhythms of nutational movements in *Viscum album* L. under constant conditions, In: Fer A., Thalouarn T., Joel D. M., Musselman L. J., Parker C., Verkleij J. A. C.: 7th International Parasitic Weed Symposium 5–8 June 2001, Nantes: 139–142.

Engelmann, W., Sommerkamp, A., Veit, S., Hans, J. (1997): Methyl-jasmonate affects the circadian petal movement of *Kalanchoe* flowers, Biol Rhythm Res 28: 377–390.

Fingrut, O., Flescher, E. (2002): Plant stress hormones suppress the proliferation and induce apoptosis in human cancer cells, Leukemia 16 (4): 608–616.

Göbel, T. (1994): Erdengeist und Landschaftsseele; Gestaltwirkungen geistiger Wesen im Pflanzenreich und in der Mistel, Verlag am Goetheanum, Dornach.

Koda, Y. (1992): The role of jasmonic acid and related compounds in the regulation of plant development, International Rev Cytology 135: 155–199.

Koda, Y. (1997): Possible involvement of jasmonates in various morphogenic events, Physiologia Plantarum 100: 639–646.

Scheffler, A. (1996): Differenzierung der Mistelinhaltsstoffe nach Zeit und Ort. In: Scheer R. , Becker H., Berg P.A. (Hrsg.): Grundlagen der Misteltherapie. Aktueller Stand der Forschung und klinische Anwendung. Hippokrates Verlag, Stuttgart: 28–45.

Schrader-Fischer, G., Apel, K. (1993): The anticyclic timing of leaf senescene in the parasitic plant Viscum album is closely correlated with the selective degradation of sulfur-rich viscotoxins. Plant Physiology 101: 745–749.

Wasternak, C. (2002): Jasmonates and octadecanoids: Signals in plant stress responses and development, Progress in Nucleic Acid Research and Molecular Biology 72: 165–219.

Rolf Dorka[1], Prof. Dr. Wolfgang Engelmann[2] und Winfried Hellrung[1]

[1] Carl Gustav Carus-Institut, Niefern-Öschelbronn
[2] Institut für Botanik der Universität Tübingen

Korrespondenzadresse:
Rolf Dorka
Carl-Gustav-Carus Institut
Am Eichhof, D-75223 Niefern-Öschelbronn
biologie.carus@t-online.de

A New Gene Encoding the Ribosome-Inactivating Protein ML III from Mistletoe Extracts

Ein neues Gen kodiert das Mistellektin ML III aus Mistelextrakten

I. B. Pevzner, A. G. Tonevitsky, I. I. Agapov, N. V. Maluchenko, M. M. Moisenovich, M. Yurkova, K. Pfüller und U. Pfüller

Summary

Extracts from mistletoe (*Viscum album* L.) contain three main toxic proteins – ML I (also known as viscumin), ML II and ML III. A catalytic subunit of one of mistletoe toxic lectin has been cloned and expressed in *Escherichia coli* cells. The immunochemical properties of resulting recombinant A-subunit rMLgA allowed to say that obtained protein product is the ML III A-chain. The comparative analysis of nucleotide and deduced amino acid sequences of the cloned ML III, native ML I and other discovered mistletoe toxins, ricin and abrin A-subunits was performed, revealing the main differences in primary structure of these proteins. Antigenicity analysis of the ML III A-subunit has revealed a new epitope D^{179}– E^{184} that is not present in viscumin. Ribosome-inactivating activity of the recombinant ML III A-subunit was determined in a cell-free system exhibiting inhibition of endogenous protein synthesis. The recombinant lectin ML III, its mutants and subunits assist the study and evaluation of therapeutically relevant activities of mistletoe based drugs and extracts.

Keywords: Ribosome-inactvating proteins, RIP II, mistletoe lectins, recombinant ML III A-subunit, monoclonal antibodies, *Viscum album*

Zusammenfassung
Extrakte und Präparate der Europäischen Mistel (*Viscum album* L.) enthalten drei toxische Proteine, die Lektine ML I (Viscumin), ML II und ML III. Die katalytische Untereinheit des Mistellektins ML III wurde kloniert und in *E. coli* exprimiert. Die Struktur und die immunochemischen Eigenschaften der rekombinanten ML III A-Untereinheit werden mit einer Reihe monoklonaler Antikörper, die gegen die Mistellektine ML I bzw. ML III gerichtet sind, untersucht. Die enzymatische Aktivität der rekombinanten ML III A-Untereinheit, die zu einer Inaktivierung der Proteinsynthese auf ribosomaler Ebene führt, wurde in einem zellfreien System quantitativ bestimmt. Eine vergleichende Analyse der Nukleotide und der davon abgeleiteten Aminosäuresequenz der klonierten ML III A- und der nativen ML I A-Untereinheiten zeigt die wesentlichen Differenzen in der Primärstruktur dieser Proteine. Die Antigenitätsanalyse der ML III A-Untereinheit ergab ein neues Epitop D^{179}– E^{184}, das im Viscumin (ML I) nicht vorhanden ist. Die Rolle der toxischen Lektine bezüglich der immunologischen Wirksamkeit der Mistelextrakte wird diskutiert.

Schlüsselwörter: Ribosomen-inaktivierende Proteine, RIP II, Mistellektine, rekombinante ML III A-Untereinheit, monoklonale Antikörper, *Viscum album*

Introduction

Mistletoe lectins belonging to the family of ribosome-inactivating proteins of type II are present in all mistletoe extracts of *Viscum album*. The relative amounts of the three ML-toxins, in mistletoe leaves, changes during the year (Franz,1989). ML I, ML II and ML III exhibit small differences in the molecular weights of their subunits (the molecular mass of ML I A-chain is 29 kDa, B-chain – 34 kDa; the molecular mass of ML II A-chain is 27 kDa, B-chain – 32 kDa; the molecular mass of ML III A-chain is 25 kDa, B-chain – 30 kDa). Furthermore ML I at high concentration forms a dimer with the molecular weight of 115 kDa (Franz *et al.*, 1981; Eifler *et al.*, 1994). Despite these differences the 30 N-terminal amino acids in the ML-toxins are highly homologous (Dietrich *et al.*, 1992). However it is not yet clear whether they are products of one gene and distinctions between them are determined by post-translation changes, or they are products of several genes (Roberts *et al.*, 1988).

The toxic mistletoe lectins – viscumin (ML I), ML II and ML III, produced by *Viscum album* are type II ribosome-inactivating proteins (RIP II) (Barbieri *et al.,* 1993) which are heterodimeric glycoproteins consisting of two subunits linked by a disulfide bond. The toxic A-subunit shows N-glycosidase activity and modifies the 28S rRNA of the eukaryotic ribosome 60S subunit, thus arresting protein synthesis in cell. The mode of action of viscumin is the same as ricin (Endo *et al.*, 1988). The B-subunit of the toxin is a lectin with specificity for galactose (ML I), N-acetylgalactosamine (ML III) or both sugars (ML II) (Ziska *et al.*, 1993).

Interestingly, ML I, ML II and ML III have different functional properties. It has been shown that ML III is the most toxic for some normal and cancer cells, followed by ML I and ML II (Dietrich *et al.*, 1992; Kopp *et al.*, 1993). The properties of ML-toxins present in aqueous extracts of mistletoe are exploited in preparations used as immunomodulatoring agents in anticancer therapy in Europe. Mistletoe toxins stimulate cytokine secretions by immunocompetent cells, suppress the growth of malignant tumors and can induce apoptosis (Franz *et al.*, 1993; Pfüller *et al.*, 1996; Büssing und Schitzel, 1999). ML I A-subunit induces the secretion of cytokines IL-1, IL-2, IL-6 and TNF-α (Franz *et al.,* 1993).

RIP II's provide an ideal model for studying intracellular protein transport (Wesche *et al.*, 1999; Moisenovich *et al.,* 2002). The catalytic subunits of plant toxins are used as a component of immunotoxins (Ghetie *et al.*, 2001). The ability of the toxin for undergoing transmembrane transport forms the basis of a new generation of vaccines, where they are employed as vectors for peptide delivery (Kende *et al.*, 2002; Smith *et al.*, 2002).

In the present study the creation of the recombinant toxin provides wide opportunities for research into RIP II properties and development of new applications. The recombinant toxin can be used for constructing gene-engineered immunotoxins. In comparison with other protein conjugates such constructs have the advantages of: lower molecular weight; lack of glycosylation; and the possibility of insertion into protein signal sequences, which will effect changes in intracellular transport properties and enhance immunotoxin activity (Reiter, 2001).

In this study we have cloned and expressed the ML III A-subunit of *Viscum album* in *E. coli* cells. The deduced amino acid sequence of the ML III A-chain was compared with the A-subunits of viscumin, ricin and abrin, and antigenicity analysis of ML I and ML III A-chains was conducted. The main differences in primary structure of ML I and ML III A-chains were revealed. A new antigenic epitope was found in the ML III A-subunit, that is absent in viscumin. The structure and immunochemical properties of recombinant and renatured ML III A-subunit were investigated with a panel of monoclonal antibodies against three ML-toxins (ML I, ML II and ML III). The recombinant ML III A-subunit was active in a cell-free system of rabbit reticulocyte lysate, inhibiting the synthesis of endogenous globin.

Materials and methods

The oligonucleotides were synthesized by Sintol (Moscow, Russia). DNA-modifying enzymes were purchased from Fermentas (Vilnius, Lithuania). For plasmid DNA isolation and PCR-product preparations we used the QIAprep and QIAquick purification kits from QIAGEN GmbH (Hilden, Germany). *E. coli* strain BL21 [B F^- dcm ompT $hsdS_B$ (r_B^- m_B^-) galλ (DE3) was from Stratagene (Kirkland, WA, USA). Plasmid pET11cjoe, kindly provided by Professor A. Patel, Institute for Virology, Medical Research Centre (Glasgow, UK) was used for cloning and expressing the catalytic ML III subunit. All other reagents were of analytical grade and obtained from Sigma (St. Louis, MO, USA).

Toxins and their subunits

Toxic lectins ML I, ML II and ML III were obtained from leaves of *Viscum album* as described previously (Eifler *et al.*, 1994; Tonevitsky *et al.*, 1999).

The A-subunits were isolated by affinity chromatography using antibodies against the A- and B-subunits as previously described (Tonevitsky *et al.*, 2002a). Ricin and its subunits were isolated from castor beans (*Ricinus communis*) (Tonevitsky *et al.*, 1990; Tonevitsky *et al.*, 2002b). The purified proteins were detected by SDS-PAGE and ELISA. In comparative experiments the renatured recombinant ML I A-chain (rMLIA) (Tonevitsky *et al.*, 2002a) was employed.

Cloning of mistletoe lectin A-subunit gene

Based on the sequence of the full-length toxic lectin gene, cloned in previous work from the DNA isolated from mistletoe growing on a specific pine tree indigenous to Germany (Zimmermann *et al.*, 1996) the primers were created, which contain the *NdeI* and *BamHI* restriction sites for cloning the gene fragment of the A-subunit into the expression plasmid pET11cjoe:

Dir-ML13 :
5`AAAAGCTAGC**CATATG**TACGAGAGGCTAAGACTCAGA 3`
NdeI
Rev-ML 3 : 5`AAAAA**GGATCC***TCATTA*GGAGGAAGATGGCCGGTCC 3`
BamHI Stop Stop

The gene, encoding the A-subunit of mistletoe lectin was amplified from the pUC19 plasmid carrying the full-length gene of mistletoe preprolectin (pMLg2) as a template by PCR with the polymerase system High Fidelity PCR Enzyme Mix. PCR was conducted in 30 mkl of a standard reaction mix with 2.5 mM $MgCl_2$; 10 pM dir-ML13 and rev-ML 3 primers and 2 ng of pMLg2 plasmid. The amplification were performed on PCR-amplificator MC-16 "Tercyk" (DNA-Technology, Russia) using the following parameters: first denaturation at 94.0°C–4:00 min; cycling conditions of denaturation at 94.0°C–0:30 min, annealing at 55.0°C–0:30 min, elongation at 72.0°C–1:00 min for a total of 35 cycles. PCR-products were analyzed by 1% agarose phoresis. A fragment of ~760 bp was cut and purified from gel using a QIAquick spin kit. PCR-product and pET11cjoe vector were restricted by *NdeI* and *BamHI* endonucleases and ligated by T4-DNA ligase. The obtained construct was transformed into *E. coli* BL21(DE3) strain. Restriction analysis of plasmids from the resulting clones revealed the nucleotide fragment of expected length. The nucleotide sequence of the cloned A-chain gene fragment was determined in a VNII (Agricultural

Biotechnology RASHN, Russia). The deduced amino acid sequence of the gene was compared with those of native ML I, ricin and abrin A-chain sequences by the ClustalX (v. 1.81) program.

Expression and purification of recombinant proteins

The transformed *E. coli* cells were incubated at 37°C with shaking in 5 ml of LB broth with ampicillin (50 μg/ml). When OD_{600} was 0.6–1.0, IPTG was added to the culture medium to a final concentration of 1 mM. Cells were further grown for 4 hours and centrifuged at 4000g for 10 min. The lysates of clones after the expression were analyzed by 15% SDS-PAGE under reducing conditions, and the clones which expressed the recombinant protein with a molecular mass of about 30 kDa were chosen. The specificity of expressed proteins was confirmed by immunoblotting with monAb TA7 against the denatured form of mistletoe lectin A-subunits (Tonevitsky *et al.*, 2003).

Inclusion bodies from *E. coli* cells expressed recombinant proteins rML IA (Tonevitzky *et al.,* 2002) and rMLgA were purified as described earlier (Agapov *et al.,* 1999b). Concentration and homogeneity of proteins were controlled by SDS-PAGE. The residue, containing the recombinant A-chains was then dissolved in buffer: 7M Gnd-HCl, 50 mM Tris-HCl, 2% 2-mercaptoethanol, pH 8.0, incubated for 1 h at room temperature and centrifuged at 12000g for 15 min. Protein solution was added dropwise to make up to 100 ml of PBS pH 7.4 to a final protein concentration of 15 μg/ml and incubated for 16 h at 4°C. Protein aggregates were removed by centrifugation, the protein solution was dialyzed against PBS and concentrated. The concentration of recombinant proteins rMLIA and rMLgA was determined by ELISA with monAb against A-subunits of ML I, ML II and ML III.

Assays

Immunochemical properties of recombinant proteins were studied by sandwich ELISA using the panel of monAbs obtained and characterized earlier, having specificity against the native A-subunits of mistletoe lectins – MNA4, MNA9 (Tonevitsky *et al.*, 1994; Temyakov *et al.*, 1997), H8 (Agapov *et al.*, 1999a) and H11 (Tonevitsky *et al.*, 1994; Agapov *et al.*, 1999b) and against denatured A-chains – TA7 (Tonevitsky *et al.*, 2003).

The activity of recombinant A-subunits was determined in a cell-free system of rabbit reticulocyte lysate, exhibiting inhibition of endogenous protein globin synthesis (incorporation of labeled [^{3}H]-Leu).

Results

Cloning and sequence analysis of mistletoe lectin A-subunit gene

Based on the sequence of the full-length toxic lectin gene cloned previously (Zimmermann *et al.*, 1996) the primers for amplification of mistletoe lectin A-subunit gene were created. The resulting recombinant gene product of A-chain rMLgA has 89% identically conserved amino acid residues and similarity of 91.5% in deduced protein sequence compared with the native ML I A-subunit. The identity in amino acid sequence of rMLgA and ricin A-chain (RTA) is 35.2%, and similarity 46.3%; and for rMLgA and abrin A-chain (ABA) 42.4% and 53.4%, respectively. All amino acids forming the active center in catalytic subunits of ribosome-inactivating proteins (shown in rectangles on Fig. 1) and commonly conserved in RIPs are present in rMLgA. It should be noted that the recombinant product rMLgA contains 26 changes in amino acids sequence compared with native ML IA. There are six additional negatively charged residues (Asp and Glu in positions of 102, 144, 192, 197, 224, 263), and in position 102 as a result of the substitution R→D a change from a positively charged amino acid to negatively charged one is observed. In addition to this important change there are two new positively charged Arg residues in positions 106 and 262. These differences change the value of the isoelectric point and the general charge distribution of the protein at neutral pH. A further important difference between native ML IA and the obtained recombinant protein is a change from Asn112 in ML IA to Thr in rMLgA. Following the general rule for glycosylation at sites of the type N-X-S/T, ML IA has a glycosylation site at this position, where N=Asn112, located at the edge of the active site cleft (Fattakhova *et al.,* 2001). The change at position 112 from N→T precludes the existence of this glycosylation site in rMLgA. The majority of the remaining changes represent conserved substitutions of nonpolar aliphatic or polar uncharged amino acids.

```
                 1                                                 50
MLIA      (1)  ----YERLRLRVTHQTTGDEYFRFITLLRDYVSSGS-FSNEIPLLRQSTI
MLgA      (1)  ----YERLRLRVTHQTTGDEYFRFITLLRDYVSSGT-FSNEIPLLRQSTI
 RTA      (1)  MVPKQYPIINFTTAGATVQSYTNFIRAVRGRLTTGADVRHEIPVLPNRVG
 ABA      (1)  ----EDRPIKFSTEGATSQSYKQFIEALRERLRGG--LIHDIPVLPDPTT

                 51                                               100
MLIA     (46)  PVSDAQRFVLVELTNQGGDSITAAIDVTNLYVVAYQAGDQSYFLR---DA
MLgA     (46)  PVSDAQRFVLVELTNQGGDSITAAIDVTNLYVVAYQAGDQSYFLR---DA
 RTA     (51)  LP-INQRFILVELSNHAELSVTLALDVTNAYVVGYRAGNSAYFFHPDNQE
 ABA     (45)  LQ-ERNRYITVELSNSDTESIEVGIDVTNAYVVAYRAGTQSYFLR---DA

                 101                                              150
MLIA     (93)  PRGAETHLFTGTT-RSSLPFNGSYPDLERYAG-HRDQIPLGIDQLIQSVT
MLgA     (93)  PDGAERHLFTGTT-RSSLPFTGSYTDLERYAG-HRDQIPLGIEELIQSVS
 RTA    (100)  DAEAITHLFTDVQNRYTFAFGGNYDRLEQLAGNLRENIELGNGPLEEAIS
 ABA     (91)  PSSASDYLFTGTD-QHSLPFYGTYGDLERWAHQSRQQIPLGLQALTHGIS

                 151                                              200
MLIA    (141)  ALRF---PGGSTRTQARSILILIQMISEAARFNPILWRARQYINSGASFL
MLgA    (141)  ALRY---PGGSTRAQARSIIVLIQMISEAARFNPIFWRVRQDINSGESFL
 RTA    (150)  ALYYYSTGGTQLPTLARSFIICIQMISEAARFQYIEGEMRTRIRYNRRSA
 ABA    (140)  FFRS---GGNDNEEKARTLIVIIQMVAEAARFRYISNRVRVSIQTGTAFQ

                 201                                              250
MLIA    (188)  PDVYMLELETSWGQQSTQVQHSTDGVFNNPIRLAIPPGN-FVTLTNVRDV
MLgA    (188)  PDMYMLELETSWGQQSTQVQQSTEDVFNNPFRLAISTGN-FVTLSNVRDV
 RTA    (200)  PDPSVITLENSWGRLSTAIQESNQGAFASPIQLQRRNGS-KFSVYDVSIL
 ABA    (187)  PDAAMISLENNWDNLSRGVQESVQDTFPNQVTLTNIRNEPVIVDSLSHPT

                 251              268
MLIA    (237)  IASLAIMLFVCGERPSSS
MLgA    (237)  IASIAIMLFVCRDRPSSS
 RTA    (249)  IPIIALMVYRCAPPP---
 ABA    (237)  VAVLALMLFVCNPPN---
```

Fig. 1: Multiple alignment of amino acid sequences of type II RIPs viscumin (ML IA), ricin (RTA) and abrin (ABA) A-subunits with the deduced protein sequence of cloning recombinant rMLgA. The residues forming the active center of the molecules are shown in rectangles, the glycosylation sites in proteins are underlined.

Expression of mistletoe lectin A-subunit gene

Bacterial clones, carrying the plasmids with insertion of the mistletoe lectin A-subunit gene fragment were selected for expression analysis. The expression of recombinant proteins in *E. coli* cells was detected by 15% SDS-PAGE. Optimum production of the protein was achieved at 4 h after induction with IPTG. Clones expressing the recombinant proteins with a molecular mass of approximately 30 kDa were chosen for the further work. The specificity of the recombinant products was confirmed by immunoblotting with monAb TA7 against the denaturing form of mistletoe lectin A-subunits. The recombinant A-subunits were produced in the inclusion bodies of *E. coli* cells, constituting approximately 10% of the total protein.

The inclusion bodies with the recombinant A-subunits were purified from other cell components by washing with STET buffer. For quantitative determination of the recombinant protein abundance, SDS-PAGE was performed with a fixed concentration of native mistletoe toxin ML I. The resulting protein was dissolved in denaturing buffer containing Gnd-HCl. Folding of recombinant protein was conducted by gradual dilution of the denaturing A-subunit 130-fold to a final concentration of 15 μg/ml. The yield of the recombinant protein after renaturation constitutes about 10%.

Immunochemical properties of recombinant proteins

It was previously shown that monAb TA7 was developed against the denatured forms of all three A-subunits of mistletoe toxin lectins ML I, ML II and ML III and used here for the primary immunochemical determination of recombinant proteins rML IA and rMLgA after renaturation. The concentrations of obtained proteins were adjusted prior to other monAbs ELISA applications and for activity analysis in the cell-free protein synthesis system.

Since MonAb MNA4 and MNA9 recognize distinct non-overlapping regions in the ML I A-subunit, the sandwich MNA9–MNA4 allows specific determination of ML IA both in holotoxin form or as an isolated chain (Tonevitsky *et al.,* 1994; Temyakov *et al.,* 1997). The sandwich-ELISA MNA9–MNA4-biotin system was employed to determine the concentration of ML I in mistletoe leaf extracts (Tonevitsky *et al.,* 1999). It is of interest to note that previously cloned recombinant ML I A-chain rMLIA were recognized in that system, but the new recombinant protein rMLgA was not detected (Fig. 2A).

This suggests that the newly expressed protein is not a derivative of viscumin A-subunit. Use of the primers, described above, for cloning the mistletoe lectin A-chain, could result in amplification of the gene sequences of ML II or ML III A-subunits. The recombinant proteins were investigated by ELISA with monAbs developed against ML I and ML II – MNA4 (specific to ML I and ML II A-chains) H8 (specific to ML III A-chain) and H11 (specific to ML II and ML III A-chains) (Tonevitsky *et al.*, 1994; Agapov *et al.*, 1999a).

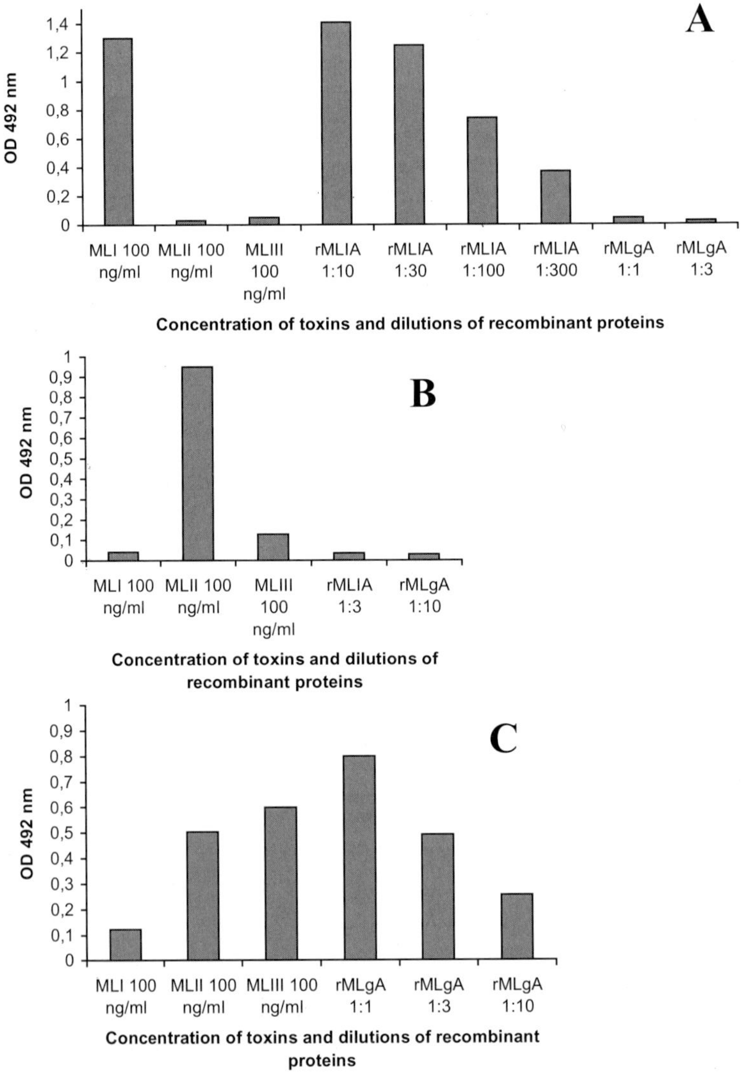

Fig. 2A–C: Interaction of native mistletoe toxic lectins ML I, ML II, ML III and recombinant proteins rMLIA and rMLgA after the renaturation in sandwich-ELISA. A. MNA9-MNA4biotin; B. MNA4-H11biotin; C. H8-H11biotin.

The use of the sandwich-ELISA MNA4–H11-biotin, developed against ML II, indicated that the recombinant products rMLIA and rMLgA are not derived from the ML II A-subunit (Fig. 2B). It was shown that rMLgA was only detected in the ELISA system H8–H11-biotin (Fig. 2C), specific to ML III, suggesting that the A-subunit of the cloning gene carries the MLIII antigenic determinants.

Toxic properties of recombinant proteins

The enzyme activity of the recombinant proteins rMLIA and rMLgA directed to ribosome inactivation was studied in a cell-free system of rabbit reticulocyte lysate. The activity was determined as the inhibition of [^{3}H]-Leu incorporation in endogenous protein globin during protein synthesis. The control proteins were the native viscumin A-subunit and the active recombinant ML I A-subunit (rMLIA) obtained earlier (Tonevitsky *et al.,* 2002a) and renatured from the inclusion bodies analogous to rMLgA.

It was shown that the recombinant product rMLgA was active in the cell-free protein synthesis system resulting in decrease of [3H]-Leu incorporation into synthesized globin by 60%. However the native ML IA and recombinant rMLIA proteins at the same concentration of 800 ng/ml were more active, resulting in a decrease of [^{3}H]-Leu incorporation by 81% and 89%, respectively (Fig. 3).

Prediction of antigenic epitopes of recombinant ML III A-subunit

The methods of Hopp and Woods (1986) and Jameson and Wolf (1988) were used for prediction of antigen epitopes in the ML III A-chain structure. There are several regions with highly pronounced antigenic properties both in ML I and ML III A-chains (Fig. 4). Comparison of the A-chain antigenicity revealed that ML IIIA has a new domain with more pronounced antigenic properties. This ML IIIA domain, D^{179}–E^{184}, contains two amino acid conversions Y179D (neutral to negative polar) and A184E (non-polar to negative polar). This stretch of protein lies in an alpha-helical region, maximally exposed on the molecular surface in viscumin (Krauspenhaar *et al.,* 1999; Niwa *et al.*, 2003).

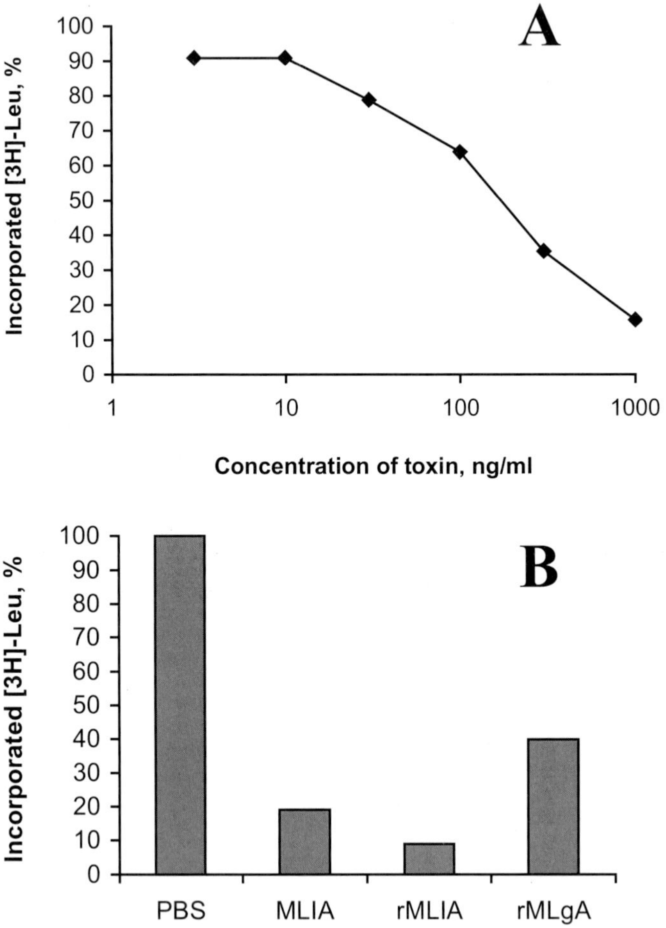

Fig. 3: Toxic activity of native ML I A-subunit and recombinant proteins rMLIA and rMLgA: the inhibition of [^{3}H]-Leu incorporation into the endogenous synthesized protein globin in cell-free system of rabbit reticulocyte lysate. 100% of [^{3}H]-Leu incorporation was determined in the sample without any protein (PBS only), 0% of [^{3}H]-Leu incorporation was determined in the sample with 10 μg/ml of ricin A-chain solution in PBS.

A) The dependence of the native ML IA activity on the protein concentration;

B) Comparison of the activities of native ML IA and recombinant rMLIA and rMLgA at the concentration 800 ng/ml.

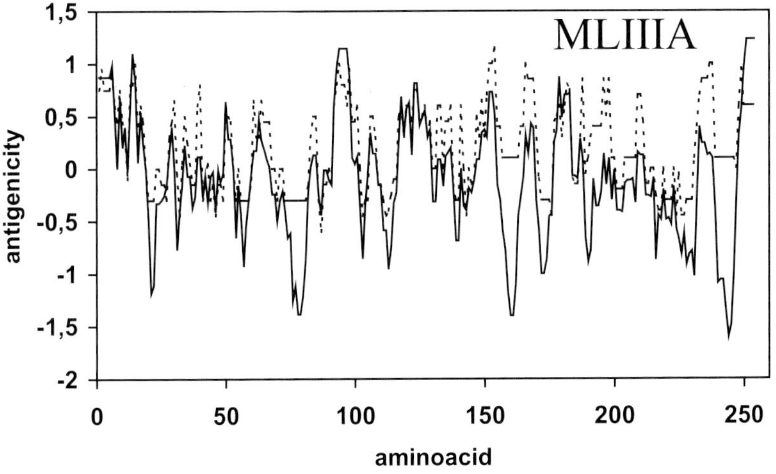

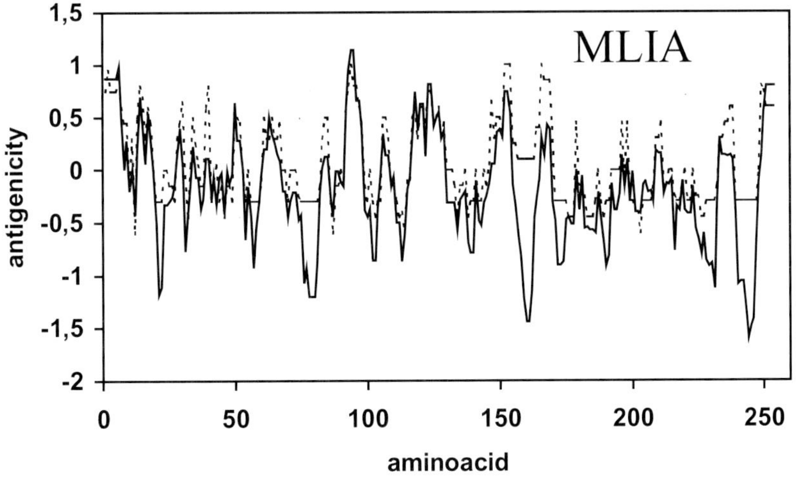

Fig. 4: Prediction of antigen epitopes in the structure of ML I and ML III A-chains by the method of Hopp and Woods (1986) and Jameson and Wolf (1988).
Solid line – method of Hopp and Woods (1986);
Discontinuous line – method of Jameson and Wolf (1988).

Discussion

In the present work amplification of the gene fragment of the A-subunit of mistletoe toxic lectin from the earlier cloned full-length preprolectin gene (Zimmermann *et al.*, 1996) has been carried out. Analysis of the deduced amino acid sequence of the recombinant protein rMLgA revealed that rMLgA differs from the native ML I A-chain in its primary structure. Sequence differences between the native ML IA and the obtained recombinant rMLgA in the form of a number of negatively and positively charged amino acids are responsible for the proteins having quite distinct isoelectric points: pI of ML IA is 6.11 and pI of rMLgA is 5.26, and general charge of A-subunits at neutral pH (-1.87) and (-5.86), respectively. The absence of glycosylation site in rMLgA is in agreement with the data that plant ML III A-subunit is not glycosylated (Zimmermann *et al.,* 1996; Tonevitsky *et al.*, 2003), and suggests that the obtained recombinant subunit is a chain of ML III.

The immunochemical properties of rMLgA, which only interacts with anti-ML III monAbs but not with anti-ML I or ML II-specific monAbs, indicate that the cloned gene fragment actually encodes the mistletoe toxic lectin III A-subunit.

The nature the heterogeneity of mistletoe lectins is a subject for discussion. It has been suggested that ML II and ML III are isoforms of ML I and arise from it as a result of post-translational modifications (Roberts *et al.,* 1988). On the other hand, some type II RIPs are encoded by multigene families. Thus, ricin and ricinus agglutinin are encoded by a small multigene family composed of eight members, some of which are nonfunctional. Both proteins are products of distinct genes despite the high homology between their A- and B-subunits – 93% and 81%, respectively (Roberts, 1985). Likewise, in ML-toxins the greatest differences occur in the B-chain sequences. It is known that ML I has high affinity for galactose, and ML III for N-acetylgalactosamine whereas ML II has equal specificity to both carbohydrates (Ziska *et al.*, 1993). These dissimilarities are associated with differences in B-subunit binding site architecture and amino acid composition. The catalytic subunits of ML-toxins seem not to be identical too since monAb H11 against MLIII A-chain does not react with MLI (Fig. 2C), and vice versa, monAb TA5 directed to ML IA does not recognize ML III (Temyakov *et al.*, 1997). As the ML III A-subunit is not glycosylated the antigenic determinants of anti-ML III monAbs are formed with amino acid residues only. Soler *et al.* (1996) have indicated the presence of at least two distinct genes encoding the ML-toxin A-chains. These observations associated with significant differences in the primary structures of A- and

B-subunits of mistletoe lectins suggest the existence of several distinct genes encoding ML-toxins.

The enzymatic activity of recombinant A-subunits of ML III (rMLgA), ML I (rMLIA) and native ML I A-chain (ML IA) which act as highly specific N-glycosidases on eukaryotic ribosomes and results in inhibition of endogenous protein globin synthesis in cell-free system of rabbit reticulocyte lysate, have been studied in the present work in some detail. It has been shown here that the recombinant protein rMLgA induced a smaller decrease of [^{3}H]-Leu incorporation into the synthesized protein compared to the action of the native and recombinant A-subunits of viscumin at the same concentration (Fig. 3B). Such differences in action of toxic A-chains may be explained by the assumption that the preparation of the obtained recombinant protein rMLgA could contain incorrectly folded molecules, that are recognized by ELISA, but are not active in the cell-free system of protein synthesis. The differences between ML I and ML III A-subunits in terms of the number of charged amino acid residues and in the overall protein charge at pH 7.4 of renaturation buffer could affect the process of folding of the recombinant protein from the denatured state.

The mechanisms responsible for pharmacological effects of mistletoe lectins are not yet completely understood. It has been proposed that the anti-tumor activity of ML-toxins is due to their immunomodulating ability rather than to cytotoxicity (Pfüller, 1996). Furthermore, the degree of cytotoxicity is not the same for all ML-toxins, ML III being the most potent (Dietrich *et al.,* 1992; Kopp *et al.*, 1993). These differences in cytotoxicity of ML-toxins may be due to differences in carbohydrate specificity, as well as to particularities in intracellular transport. Some investigators suppose that viscumin is the active component of the extracts from the point of view of immunomodulating ability. However, the contribution of ML II and ML III should not be ignored. Earlier we showed that potential presence of isolated chains may change the properties of a given preparation (Tonevitsky *et al.*, 2002b). In this article the sequences of viscumin and ML III A-chains have been compared and this revealed a new antigenic epitope in ML IIIA using the methods of Hopp and Woods (1986) and Jameson and Wolf (1988).

By cloning and expressing the fermentative A-subunit of the mistletoe toxic lectin ML III, it has been shown to exhibit significant differences in nucleotide and amino acid sequences compared to the ML I A-chain. The recombinant protein was active in the cell-free system of rabbit reticulocyte lysate inhibiting endogenous protein globin synthesis, and displayed a decrease of [^{3}H]-Leu incorporation into the synthesized protein.

Acknowledgements

This work was supported in part by the Ministry of Education and Research of Germany, WTZ RUS-01/237.

References

Agapov, I. I., Tonevitsky, A. G., Moysenovich, M. M. Maluchenko, N. V., Weyhenmeyer, R., Kirpichnikov, M. P (1999a): Mistletoe lectin dissociates into catalytic and binding subunits before translocation across the membrane to the cytoplasm. FEBS Lett 452: 211–214.

Agapov, I. I., Tonevitsky, A. G., Maluchenko, N. V., Maluchenko, Y. A., Bulah., M. P., Kirpichnikow, M. P. (1999b): Mistletoe lectin A-chain unfolds during the intracellular transport. FEBS Lett 464: 63–66.

Barbieri, L., Battelli, M. G., Stirpe, F. (1993): Ribosome-inactivating proteins from plants. Biochem Biophys Acta 1154: 237–282.

Büssing, A., Schietzel, M. (1999): Apoptosis-inducing properties of *Viscum album* L. extracts from different host trees, correlate with their content of toxic mistletoe lectins. Anticancer Res 19: 23–28.

Dietrich, J. B., Ribereau-Gayon, G., Jung, M. L., Franz, H., Beck, J. P., Anton, R. (1992): Identity of the N-terminal sequences of the three A chains of mistletoe (*Viscum album* L.) lectins: homology with ricin-like plant toxins and single-chain ribosome-inhibiting proteins. Anti-Cancer Drugs 3: 507–511.

Eifler, R., Pfüller, K., Göckeritz, W., Pfüller, U. (1994): Improved procedures for isolation and standardization of mistletoe lectins and their subunits: Lectin pattern of the European Mistletoe. Lectins: Biology, Biochemistry Clinical Biochemistry (Chakrabarti, P. Ed.) Vol. 9, 144–151, M/S Wiley Eastern Limited, New Delhi.

Endo, Y., Tsurugi, K., Franz, H. (1988): The site of action of the A-chain of mistletoe lectin I on eukaryotic ribosomes. The RNA N-glycosidase activity of the protein. FEBS Lett 2: 378–380.

Franz, H. (1993): The *in vivo* toxicity of toxic lectins is a complex phenomenon. In: Lectins: Biology, Biochemistry, Clinical Biochemistry (Van Driessche, E., Franz, H., Beeckmans, S., eds.), Textop, Hellerup, Denmark. 8: 5.

Franz, H. (1989) : *Viscaceae* lectins. In: Advances in lectin research (Franz H., ed.), Berlin, VEB, Verlag Volk und Gesundheit 2: 28–59.

Franz, H., Ziska, P., Kindt, A. (1981): Isolation and properties of three lectins from mistletoe *(Viscum album* L.). Biochem J 195: 481–484.

Fattakhova, G. V., Agapov, I. I., Solopova, O. N., Moisenovich, M. M., Tonevitsky, A. G. (2001): The obtaining of monoclonal antibodies to the isoforms of a plant toxin viscumin. Biotechnology (in Russian) 3: 59–70.

Ghetie, V., Vitetta E. S. (2001): Chemical construction of immunotoxins. Mol Biotechnol 18: 251–268.

Hopp, T. P., Woods, K. R.. (1986): Protein surface analysis. Methods for identifying antigenic determinants and other interaction sites. J Immunol Methods 88: 1.

Jameson, B. A., Wolf, H. (1988): The antigenic index: a novel algorithm for predicting antigenic determinants. Comput Appl Biosc 4: 181.

Kende, M., Yan, C., Hewetson, J., Frick, M. A., Rill, W. L., Tammariello R. (2002) : Oral immunization of mice with ricin toxoid vaccine encapsulated in polymeric microspheres against aerosol challenge. Vaccine 20: 1681–1691.

Kopp, J., Körner, I.-J., Pfüller, U., Göckeritz, W., Eifler, R., Pfüller, K., Franz, H. (1993): Toxicity of mistletoe lectins I, II and III on normal and malignant cells. In: Lectins: Biology, Biochemistry, Clinical Biochemistry (Van Driessche, E., Franz, H., Beeckmans, S., eds.), Textop, Hellerup, Denmark. 8: 41–47.

Krauspenhaar, R., Eschenburg, S., Perbandt, M. *et al.* (1999): Crystal structure of mistletoe lectin I from *Viscum album*. Biochemical and Biophysical Research Communications 257: 418–424.

Moisenovich, M., Tonevitsky, A., Agapov, I., Niwa, H., Schewe, H., Bereiter-Hahn, J. (2002): Differences in endocytosis and intracellular sorting of ricin and viscumin in 3T3 cells. European Journal of Cell Biology 81: 528–539.

Niwa, H., Tonevitsky, A. G., Agapov, I. I., Saward, S., Pfüller, U., Palmer, R. A. (2003): Crystal strucure at 3Å of mistletoe lectin I, a dimeric type-II ribosome-inactivating protein, complexed with galactose. FEBS Journal 270: 2739–2749.

Pfüller, U. (1996): Toxic and immunostimulating effects of mistletoe and related toxic lectins. In: Proceedings of the second scientific workshop of COST 98, Budapest (Bardocz S., Gelencser E., Pusztai A., eds.), Office for Official Publications of the European Communities, Luxemburg, 1: 46.

Reiter, Y. (2001): Recombinant immunotoxins in targeted cancer cell therapy. Adv Cancer Res 81: 93–124.

Roberts, L., Lamb, F., Pappin, D., Lord, M. (1985): The primary sequence of *Ricinus communis* agglutinin. J Biol Chem 260: 15682–15686.

Roberts, L. R., Tregear, J. W., Lord, J. M. (1988): In: Immunotoxins (Frankel A.E., ed.), Kluwer Academic Publishers, Boston, Dordrecht, London: 81–98.

Soler, M. H., Stoeva, S., Schwamborn, C., Wilhelm, S., Stiefel, T., Voelter, W. (1996): Complete amino acid sequence of the A chain of mistletoe lectin I. FEBS Lett 399: 153–157.

Smith, D., Gallimore, A., Jones, E., Roberts, B., Lord, J. M., Deeks, E., Cerundolo, V., Roberts, L. M. (2002): Exogenous peptides delivered by ricin require processing by signal peptidase for transportet assotiated with antigen processing-independent MHC class I-restricted presentation. The Journal of Immunology 169: 99–107.

Temyakov, D. E., Agapov, I. I., Moisenivich, M. M., Prokof'ev, S. A., Malyuchenko, N.V., Egorova, S. E., Pfüller, U., Zinke, H., and Tonevitsky, A. G. (1997): Study of heterogeneity of catalytic subunits of *Viscum album* lectins by monoclonal antibodies. Molecular Biology (in Russian), 31: 3, 536–541.

Tonevitsky, A. G., Agapov, I. I., Pevzner, I. B., Malyuchenko, N. V., Moisenovich, M. M., Pfüller, U., Kirpichnikov, M. P. (2004): Cloning and Expression of Catalytic Subunit of ML III, the Ribosome-Inactivating Protein from *Viscum album*. Biochemistry (Moscow), 69/6, 642–650(9)

Tonevitsky, A. G., Agapov, I. I., Malyuchenko, N. V. Moisenovich, M. M., Vedyakov, A. M. (2002a): Role of the interchain interaction domain of A-chain in viscumin cytotoxicity. Molecular Biology (in Russian) 36: 4, 1–8.

Tonevitsky, A. G., Marx, U., Agapov, I., Moisenovich, M. (2002b): Detection of isolated mistletoe lectin chains in plant extracts. Arzneim-Forsch/Drug Res 52 (I): 67–71.

Tonevitsky, A. G., Agapov, I., Temiakov, D., Moysenovich, M. M., Maluchenko, N. V., Solopova, O. N., Würzner,G., Pfüller, U. (1999): Study of heterogeneity of lectins in mistletoe preparations by monoclonal antibodies to their A-subunits. Arzneim.-Forsch./Drug Res 49 (II): 11, 970–975.

Tonevitsky, A., Toptygin, A., Agapov, I., Pfüller, U., Frankel, A. (1994): Renaturated ricin toxin B chain made in *Escherichia coli* is soluble, stable, and biologically active. Biochem Mol Biol Int 32: 1139–1146.

Tonevitsky, A. G., Zhukova, O. S., Mirimanova, N. V., Omelyanenko, V.G., Timofeeva, N. V., Bergelson, L. D. (1990): Effect of gangliosides on binding, internalization and cytotoxic activity of ricin. FEBS Lett 264: 249–252.

Wesche, J., Rapak, A., Olsnes, S. (1999): Dependence of ricin toxicity on translocation of the toxin A-chain from the endoplasmatic reticulum to the cytosol. The Journal of Biological Chemistry 274: 48, 34443–34449.

Zimmermann, R., Wahlkamp, M., Göckeritz, W., Pfüller, U. (1996): Glycosylation Pattern of Mistletoe Lectins. Lectins: Biology, Biochemistry, Clinical Biochemistry. (Van Driessche E., Rougé P., Beeckmans S., Bøg-Hansen T. C., Eds.). 11: 123–126. published by Textop, Hellerup Denmark.

Ziska, P., Gelbin, M., Franz, H. (1993): Interaction of mistletoe lectins ML-I, ML-II and ML-III with carbohydrates." In Lectins: Biology, Biochemistry, Clinical Biochemistry (Van Driessche E., Franz H., Beeckmans S., eds.) 8: 10–13. published by Textop, Hellerup, Denmark.

Prof. Dr. Alexander G. Tonevitsky[1], Dr. Nataliya V. Maluchenko[1], Dr. Mikhail M. Moisenovich[1], Dr. Igor I. Agapov[2], Irina B. Pevzner[3], Dr. Maria Yurkova[3], Dr. Karola Pfüller[3], Prof. Dr. Uwe Pfüller[3]

[1] Biology Department, M.V. Lomonosov Moscow State University, Vorobyevy Gori, Moscow 119899.
[2] State Scientific Centre of Russian Federation "GNIIGENETIKA", 113545 Moscow, 1st Dorozhny pr., 1.
[3] Institute of Phytochemistry, Private University of Witten/Herdecke, 58453 Witten, Germany.

Korrespondenzadresse:
Prof. Dr. Uwe Pfüller
Universität Witten/Herdecke, Fakultät für Biowissenschaften,
Institut für Phytochemie, Stockumer Straße 10, 58453 Witten
uwep@uni-wh.de

Struktur und Funktion chitinbindender Mistellektine

Structure and Function of Chitin-Binding Mistletoe Lectins

W. Voelter, R. Wacker, R. Tsitsilonis, S. Stoeva und M. Franz

Zusammenfassung

Aus Extrakten von *Viscum album* L. wurden drei chitinbindende Mistellektine, cbML1, cbML2, cbML3, isoliert und deren Primärstruktur ermittelt. Alle drei Mistellektine sind aus zwei Proteinketten mit 48 oder 49 Aminosäureresten aufgebaut und über eine intermolekulare Disulfidbrücke miteinander verknüpft. Die cbML-Sequenzen enthalten eine hohe Anzahl von Cystein- und Glycinresten und vier intramolekulare Disulfidbrücken. Durch die Kombination der Daten, die durch Sequenzierung und MALDI-MS erhalten wurden, konnte die Primärstruktur aller cbML-Isoformen ermittelt werden.

Die cbML-Sequenzen weisen 55% Identität zu Hevein auf, ein chitinbindendes Protein, bestehend aus einer einzigen Kette mit 43 Aminosäureresten. Unter Verwendung von Kernresonanzdaten, die von Hevein vorliegen, konnte eine dreidimensionale Struktur von cbML3 aufgestellt werden. Aus diesem Modell kann geschlossen werden, dass die Chitinbindungsstelle hoch konserviert vorliegt, sowohl bei Hevein als auch bei den cbMLs.

Da die cbMLs auch in pharmazeutischen Mistelpräparaten nachgewiesen wurden, wurde eine Methode entwickelt, mit welcher der cbML-Gehalt in diesen Präparaten quantitativ bestimmt werden kann.

Schlüsselwörter

chitinbindende Mistellektine (cbMLs), Hevein, *Viscum album* L.

Summary

From extracts of *Viscum album* L. three chitin-binding mistletoe lectins, cbML1, cbML2, cbML3, were isolated and their primary structure determined. All three mistletoe lectins are composed of two protein chains of 48 or 49 amino acid residues and linked by an intermolecular disulfide bond. The cbML sequences contain a high number of cysteine and glycine residues and four intramolecular disulfide bridges. By combination of the data, obtained by sequencing and MALDI-MS, the primary structure of all cbML isoforms were determined.

The cbML sequences show 55% identity to hevein, a chitin-binding protein, composed of a single chain of 43 amino acid residues. On the basis of nuclear magnetic resonance data on hevein, a three-dimensional structure of cbML3 was modelled. From this model it can be concluded that the chitin-binding site is highly conserved in hevein as well as in the cbMLs.

As cbMLs are components in pharmaceutical preparations, a method was developed to determine quantitatively the cbML content in these preparations.

Key words

chitin-binding mistletoe lectins (cbMLs), hevein, *Viscum album* L.

Einleitung

Mistelpräparate werden vor allem in der adjuvanten Onkologie eingesetzt. Aufgrund ihrer immunstimulierenden und schmerzlindernden Wirkung verbessern die Extrakte das Allgemeinbefinden und damit die Lebensqualität der Patienten. Zahlreiche Mistelkomponenten wurden bereits isoliert und charakterisiert. Insbesondere den Mistellektinen aus der Familie der Typ II Ribosomen-inaktivierenden Proteine (ML I, ML II und ML III) gilt, aufgrund ihrer immunmodulatorischen und zytotoxischen Eigenschaften, seit Jahrzehnten großes Interesse (Luther und Becker, 1987).

Kürzlich wurde ein Lektin aus der Mistel isoliert, das zu chitinbindenden Proteinen mit Hevein-ähnlichen Domänen homolog ist (Peumans *et al.*, 1996). Der vorliegende Artikel beschreibt erstmals die Isolierung und Strukturaufklärung von drei Isoformen dieser chitinbindenden Mistellektine, cbML1, cbML2 und cbML3.

Ergebnisse

Ausgangsmaterial für die Isolierung der chitinbindenden Mistellektine waren Misteln des Wirtsbaums Mischapfel, die zu verschiedenen Jahreszeiten geerntet wurden. Die Reinigung der Lektinisoformen erfolgte nach einem Aufarbeitungsschema, wie in Abbildung 1 dargestellt. Im Anschluss an die RP HPLC-Trennung (Abb. 2) wurden die drei getrennt gesammelten Proteinfraktionen gegen aq. bidest. dialysiert und lyophilisiert. Identität- und Reinheitskontrollen erfolgten mittels MALDI-MS (Abb. 3), N-terminale Sequenzanalyse und Aminosäureanalyse (Daten nicht gezeigt). Das MALDI-MS-Spektrum der intensivsten HPLC-Peakfraktion, PIII, zeigte m/z-Werte von 10809.0 Da, 5404.8 Da, 3603.5 Da und 2702.9 Da, entsprechend einfach-, zweifach-, dreifach- und vierfachgeladenen Molekülionen (Abb. 3C). PI und PII, die beiden HPLC-Proteinfraktionen geringerer Ausbeute, ergaben ein ähnliches MALDI-MS-Profil mit etwas niedrigeren Molekülmassen von 10582.8 Da bzw. 10695.9 Da (Abb. 3A und 3B).

Mistelextraktion

100 g pulverisierte Mistel/200 ml H_2O; rühren (4°C, 20–24 h); durch Baumwolltuch pressen.

↓

Zentrifugation (6000 x g, 4°C, 20 min).

↓

Überstand mit Eisessig auf pH 4.6.

↓

Zentrifugation (6000 x g, 4°C, 20 min).

↓

Kationenaustauschchromatographie im „Batch"-Verfahren

5 g CM-Sephadex C-50/1 l klarer essigsaurer Mistelextrakt; rühren (4°C, 1 h).

↓

Waschen (50 mM Natriumacetatpuffer, pH 4.6).

↓

Elution der Proteine (0.1 M Tris/HCl, 1 M NaCl, pH 8.0).

↓

Affinitätschromatographie an einer Chitin-"Beads"-Säule

Auftragen des Proteineluats (Flussrate: 0.4 ml/min).

↓

Waschen (0.1 M Tris/HCl, 1 M NaCl, pH 8.0, Flussrate: 0.6 ml/min).

↓

Elution der cbMLs (20 mM Essigsäure in H_2O, Flussrate: 0.6 ml/min).

↓

Dialysieren und lyophilisieren des cbML-Eluats.

↓

RP HPLC zur Nachreinigung der cbMLs und deren Trennung in ihre Isoformen

Injektion des cbML-Lyophilisats (gelöst in 0.1% TFA in H_2O, Konzentration: 2 mg/ml) auf eine Parcosil ProRP 300 C4-Säule (5 µm, 160 x 15 mm; Serva, Heidelberg).

↓

Trennung und Reinigung der cbML-Isoformen (Eluent A: 0,1% TFA in H_2O, Eluent B: 80% Acetonitril in A; Gradient: 20% B für 5 min, dann von 20 auf 35% B in 30 min; Flussrate: 2 ml/min; Detektion: 214 nm).

Abb. 1: Aufarbeitungsschema zur Isolierung der chitinbindenden Lektine aus Misteln

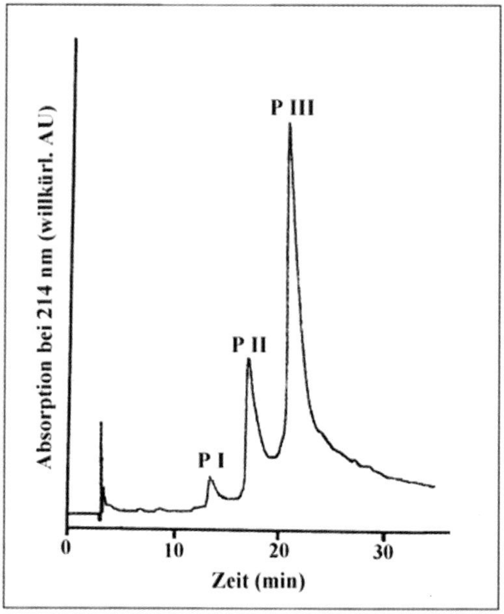

Abb. 2: HPLC-Chromatogramm der cbML-Isoformen, isoliert über Affinitätschromatographie an Chitin-"Beads". Es wurden 1 mg in 500 µl 0.1% TFA gelöstes Proteinlyophilisat aufgetragen. Säule: Parcosil ProRP 300 C4 (5 µm, 160 x 15 mm; Serva, Heidelberg). Elutionspuffer A: 0.1% TFA in H_2O; Elutionspuffer B: 80% CH_3CN in A; Gradient: 20% B für 5 min, dann von 20 auf 35% B in 30 min. Flussrate: 2.0 ml/min. Detektion: UV bei λ = 214 nm.

Zuerst erfolgte die Bestimmung der Primärstruktur der Hauptisoform der chitinbindenden Mistellektine (PIII bzw. cbML3) durch N-terminale schrittweise Proteinsequenzierung nach Edman ohne vorheriger Spaltung des Proteins in kleinere Peptide, wodurch die Primärsequenz der ersten 40 Aminosäuren ermittelt werden konnte: I D H R C G R E A T P P G K L C N D G R C C S Q W G W C G T T Q A Y C S G K C Q. Für eine vollständige Sequenzierung der Hauptisoform wurde diese reduziert und die freien Cysteinreste anschließend mittels Vinylpyridin alkyliert. Nach der Entsalzung des Ansatzes mittels RP HPLC erfolgte der Verdau des Proteins mit Endoproteinase LysC. Man erhielt drei Spaltfragmente, die über HPLC auf einer C18-Säule getrennt wurden (Abb. 4C). LC1-cbML3, das erste aus 14 Aminosäureresten bestehende Spaltpeptid entspricht der cbML3-Sequenz von Position 1 bis 14. Das zweite LysC-Fragment (LC2-cbML3, 24 Aminosäurereste) ist mit dem mittleren Teil von cbML3 an Position 15 bis 38 identisch. Die vollständigen Aminosäuresequenzen erhielt man durch Überlappung des dritten Fragments (LC3-cbML3; 11 Aminosäurereste) an den Positionen 39 und 40 mit den Sequenzdaten des intakten Moleküls: I D H R C G R E A T P P G K L C N D G R C C S Q W G W C G T T Q A Y C S G K C Q S Q C D C N R D L. Die mittels MALDI-MS bestimmten Massen der LysC-Fragmente LC1-3 von cbML3 entsprechen den auf der Basis der Sequenzdaten berechneten Werten (Daten nicht gezeigt).

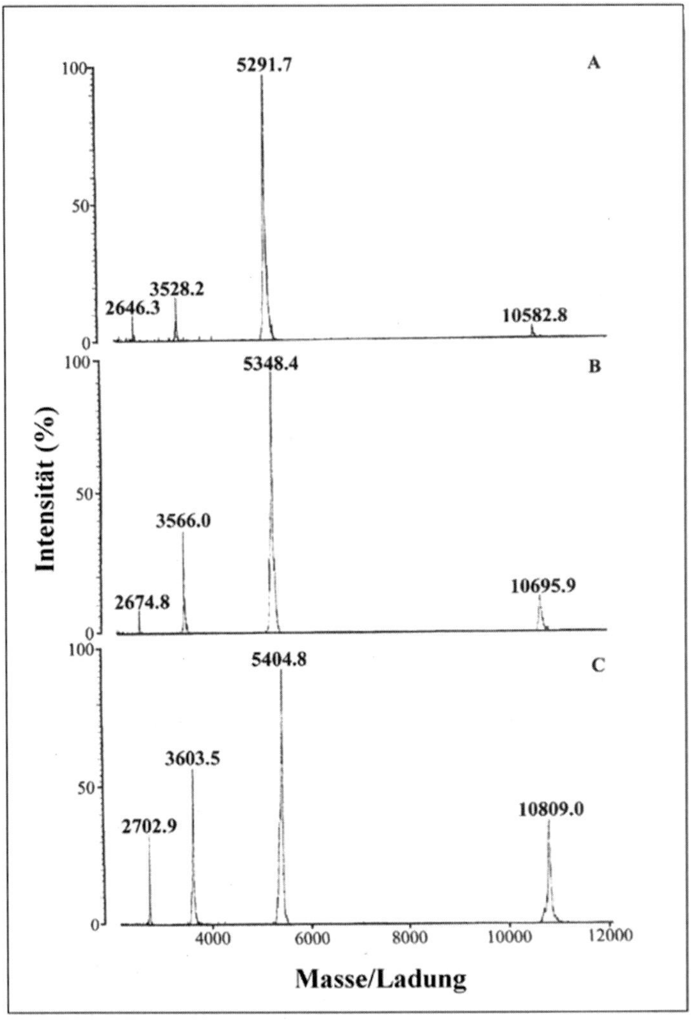

Abb. 3: MALDI MS-Spektren der HPLC-gereinigten cbML-Isoformen (vgl. Abb. 2). (A) PI (cbML1); (B) PII (cbML2); (C) PIII (cbML3). Matrix: α-Cyano-4-hydroxyzimtsäure/2.5-Dihydroxybenzoesäure-Mischmatrix in 50% Acetonitril und 0.1% TFA. Anzahl der Pulse: 50. Laserstärke: 74. Wellenlänge des N_2-Lasers: 337 nm. M/z-Werte: einfachgeladene Molekülionen $[MH]^+$ → 10582.8 (A), 10695.9 (B), 10809.0 (C); zweifachgeladene Molekülionen $[MH_2]^{2+}$ → 5291.7 (A), 5348.4 (B), 5404.8 (C); dreifachgeladene Molekülionen $[MH_3]^{3+}$ → 3528.2 (A), 3566.0 (B), 3603.5 (C); vierfachgeladene Molekülionen $[MH_4]^{4+}$ → 2646.3 (A), 2674.8 (B), 2702.9 (C).

Für die vollständige Sequenzierung der beiden anderen Isoformen cbML1 und cbML2 wurde auf gleiche Weise verfahren, wie bei der Bestimmung der Primärstruktur von cbML3. Das HPLC-Chromatogramm der S-pyridylethylierten, mit Endoproteinase LysC verdauten Proteine zeigen die Abbildungen 4A und 4B.

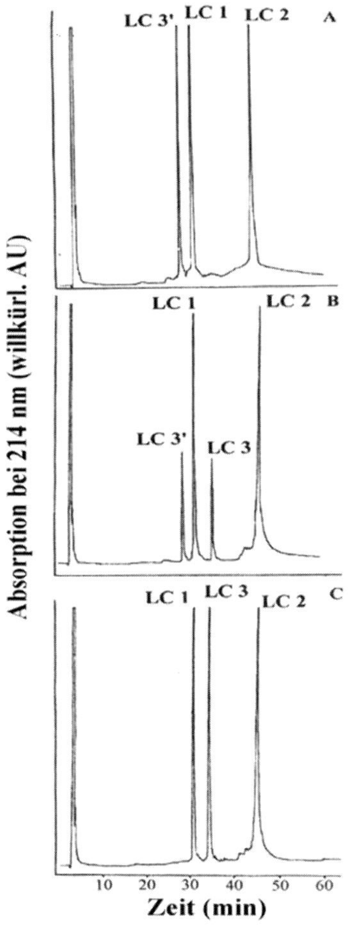

Abb. 4: HPLC-Tennung der Endoproteinase LysC-Spaltfragmente der Lektinisoformen cbML1 (A), cbML2 (B) und cbML3 (C). Zu je 200 µg der S-pyridylethylierten cbML-Isoformen, gelöst in je 500 µl 25 mM Tris/HCl, 1 mM EDTA, 5% Acetonitril, pH 8.5, wurde Endoproteinase Lys C (Enzym:Substrat-Verhältnis von 1:40) zugegeben. Die Spaltansätze wurden bei 37°C 16 h geschüttelt. Die Reaktion wurde mit TFA abgestoppt und die Fragmente mittels RP HPLC getrennt. Säule: Grom-Sil 100 C18 (5 µm, 250 x 4.6 mm; Grom, Herrenberg-Kayh). Elutionspuffer A: 0.1% TFA in H_2O; Elutionspuffer B: 80% CH_3CN in A; Gradient: 0% B für 5 min, dann von 0 auf 50% B in 50 min, schließlich von 50 auf 100% B in 10 min. Flussrate: 0.75 ml/min. Detektion: UV bei λ = 214 nm.

Im Fall von cbML1 wurden ebenfalls drei Spaltfragmente (LC1, LC2 und LC3′) gefunden, während aus dem Verdau von cbML2 vier Spaltpeptide (LC1, LC2, LC3 und LC3′) resultierten. Die Ergebnisse der MALDI-MS-Analysen der LysC-Fragmente von cbML1 und cbML2 wurden mit denen der Hauptisoform verglichen. Die molekularen Massen der LysC-Fragmente LC1 und LC2 stimmen bei allen drei cbML-Isoformen miteinander überein, d.h. cbML1-3 sind bis zur Position 38 identisch, wie auch die Ergebnisse der N-terminalen Sequenzanalysen bestätigten (Daten nicht gezeigt). LC3′-cbML1 hat ein Molekulargewicht von 1487.9 Da, d. h. 113.5 Da weniger als das Fragment LC3 der Hauptisoform cbML3 (Molekulargewicht: 1601.4 Da). Die Ergebnisse der Sequenzierung zeigen, dass beide Fragmente bis zur Position 48 identisch sind. Die Sequenz von LC3′ endet dann an dieser Stelle, während bei LC3 noch ein Leucinrest folgt, der genau der Massendifferenz beider Fragmente entspricht. Fügt man jeweils die drei Peptidfragmente in der richtigen Reihenfolge wieder zusammen, so erhält man für cbML1 eine 48 Aminosäurereste lange Kette und für cbML3 eine um einen Leucinrest verlängerte Kette, bei ansonsten identischer Sequenz. Nach der Spaltung der modifizierten zweiten Isoform (cbML2) erhält man sowohl das LC3- als auch das LC3′-Fragment (Abb. 4B), d. h. cbML2 enthält sowohl die verkürzte, als auch die vollständige Kette. Im Fall von cbML1 und cbML3 ergaben MALDI-MS-Analysen der reduzierten und S-pyridylethylierten, nicht gespaltenen cbML-Isoformen Spektren mit eindeutigen Peaks bei 6247.4 Da bzw. 6360.6 Da, während bei cbML2 zwei Massenpeaks bei 6247.5 Da und 6360.5 Da auftraten (Daten nicht gezeigt). Substrahiert man jeweils 945.9 Da, entsprechend der zusätzlichen Masse aufgrund der Modifizierungen der reduzierten Isoformen, so erhält man die Hälfte der molekularen Massen der intakten, nicht reduzierten Proteine. Das heißt, dass die cbML-Isoformen aus jeweils zwei Polypeptideketten von ungefähr 5 kDa bestehen, wobei für die Bildung der dimeren Strukturen offensichtlich Disulfidbrücken verantwortlich sind.

Auf der Suche nach zu den cbMLs homologen Proteinen stieß man auf Hevein mit einer Sequenzidentität von 55% (Walujono *et al.*, 1975) und auf viele andere Lektine mit chitinbindenden Domänen (Tabelle 1). Auf deren Grundlage wurde eine entsprechende Disulfidbrückenverknüpfung bei den chitinbindenden Mistellektinen angenommen: in jeder Kette der cbML-Dimere bilden acht Cysteinreste vier Disulfidbrücken (Reste 5(5′)→22(22′), 16(16′)→28(28′), 21(21′)→35(35′), 39(39′)→43(43′)). Die Cysteine an den Positionen 45 und 45′ verbinden die beiden Polypeptidketten über eine weitere Disulfidbrücke. Zwischen den drei cbML-Isomeren und Hevein besteht eine hohe Sequenzhomologie. Auf der Grundlage der bereits durch Röntgen- und NMR-Spektroskopie ermittelten Raumstrukturen von Hevein (Rodríguez-Romero *et al.*, 1991; Andersen *et al.*, 1993) wurde ein dreidimensionales Modell der cbML3-Monomere erstellt (Abb. 5).

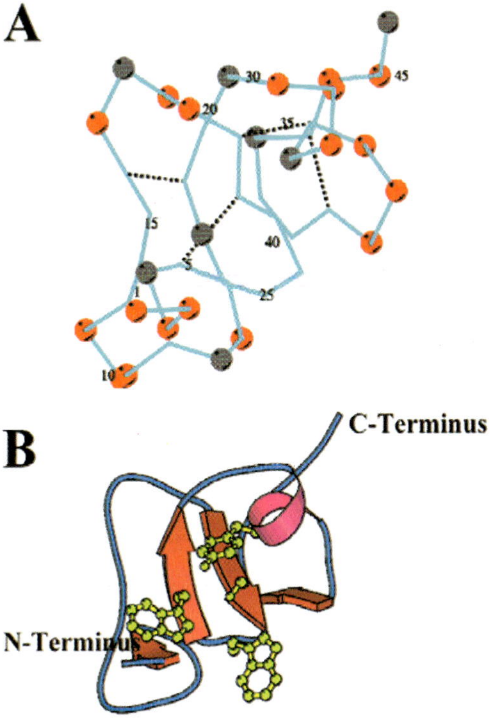

Abb. 5: Strukturmodelle unverkürzter cbML3-Monomere. Die komparative Modellierung der Kette erfolgte mit Hilfe des SWISS-MODEL-Programms (Guex und Peitsch, 1997; Peitsch, 1995 und 1996) und den Koordinaten der über Röntgen- und NMR-Spektroskopie ermittelten Raumstrukturen von Hevein (Andersen *et al.*, 1993; Rodríguez-Romero *et al.*, 1991). Mit Hilfe der Programme FRODO (Jones, 1978) und WHATIF (Vriend, 1990) wurde das Modell optimiert. Zur Überprüfung der Rückgratkonformationen wurde das Modell mit Hilfe des Programms PROCHECK (Laskowski *et al.*, 1993) analysiert. (A) C_α-"Trace" des cbML3-Monomer. Die roten Kugeln entsprechen den weniger konservierten Aminosäureaustauschvorgängen in Bezug auf Hevein. Die konservierten Aminosäureaustauschvorgänge sind durch graue Kugeln markiert. Die gestrichelten Linien entsprechen den Disulfidbrücken. (B) „Cartoon"-Darstellung des cbML3-Monomers. Die Aminosäurereste Ser23, Trp25, Trp27 und Tyr34 sind in violetter Farbe dargestellt und bilden die Zucker-Bindungsstelle bei chitinbindenden Proteinen.

Tab. 1: Sequenzalignment von cbML3 und homologen Proteinen: HEV, Hevein (Zugangsnr. in der Swiss-Datenbank: P02877) (Walujono *et al.*, 1975); WGA, Weizenkeimlektin (Isolektin 1, Reste 87 bis 129; Zugangsnr. in der Swiss-Datenbank: P10968) (Wright und Olafsdottir, 1986); NL, Nessellektin (Reste 22 bis 65; Zugangsnr. in der Swiss-Datenbank: P11218) (Beintema und Peumans, 1992) und SN-HLPf, Sambucus nigra Hevein-ähnliches Fruchtprotein (Reste 27 bis 70; Zugangsnr. in der Swiss-Datenbank: Q9SYS5) (Van Damme *et al.*, 1999). Die Nummerierung der Aminosäuren und die markierten Sekundärstrukturelemente beziehen sich auf das cbML3-Modell (Abb. 5). Die hochkonservierten Aminosäurereste sind grau unterlegt. α: α-Helix, β: β-Faltblatt.

```
                            10                  20                  30                      40
cbML      I D H R C G R E A T P P G K L C N D G R C C S Q W G W C G T T Q A Y C - - S G K C Q S - Q C D C N R D L
HEV       - - E Q C G R Q A G - - G K L C P N N L C C S Q W G W C G S T D E Y C S P D H N C Q S - N C K D
WGA       - - I K C G S Q A G - - G K L C P N N L C C S Q W G F C G L G S E F C - - G G G C Q S G A C S T D
NL        S A Q R C G S Q G G - - G G T C P A L W C C S I W G W C G D S E P Y C - - G R T C E N - K C W S G
SN-HLPf   G P W Q C G R D A G - - G A L C H D N L C C S F W G F C G S T Y Q Y C - - E D G C Q S - Q C R D T
                  ↓                     ↓         ↓ ↓           ↓             ↓           ↓         ↓
                 22                    28        35 5          16            21          43        39
          ←β→                                    ←β→           ←β→           ←α→         ←β→
```

Mit Ausnahme zweier Prolininsertionen an den Positionen 11 und 12 in cbML3 (Tabelle 1), durch die an dieser Stelle eine andere Faltung der Schleifenkonformation verursacht wird, haben alle anderen Sequenzunterschiede kaum eine Auswirkung auf die Proteinfaltung. Das Strukturmodell zeigt vier kurze β-Faltblätter und eine α-Helix. Die vier konservierten intramolekularen Disulfidbrücken stabilisieren die dreidimensionale Struktur von cbML3 (Tabelle 1). Mit hoher Wahrscheinlichkeit liegt bei diesem Lektin zwischen Asp18 und Arg20 eine Salzbrücke vor, während beim Hevein keine gefunden wurde. Die Berechnung der Lösungsmittelzugänglichkeit ergab beim cbML3 eine geringere Exposition der Disulfidbrücken bildenden Cysteinreste. Der dem Hevein fehlende Cys45-Rest von cbML3 ist an der Oberfläche exponiert und bildet mit dem Cys45′-Rest des zweiten Monomers eine Disulfidbrücke. Wie bereits bei Hevein (Asensio *et al.*, 1995) und WGA (Wright, 1990; Wright und Jaeger, 1993) gezeigt wurde, bilden die Aminosäurereste Ser23, Trp25, Trp27 (im Fall von WGA: Phe) und Tyr34 (im Fall von WGA: Phe) (Tabelle 1) das Bindungszentrum, welches spezifisch ist für die Bindung von N-Acetylneuraminsäure und GlcNAc. Im Fall des chitinbindenden Mistellektins zeigt das dreidimensionale Modell, dass die erwähnten Aminosäurereste eine ähnliche Funktion haben und für die spezifische Bindung von GlcNAc und GlcNAc-enthaltenen Kohlenhydraten verantwortlich sind (Abb. 5).

Diskussion

Neben den gut charakterisierten Mistellektinen I, II und III wurden weitere Lektine, die spezifisch an Chitin binden, aus der Mistel mittels Affinitätschromatographie und anschließender Umkehrphasenhochleistungsflüssigchromatographie (RP HPLC) isoliert und strukturell charakterisiert. MALDI-MS-Messungen der Proteine und die Ermittlung der vollständigen Primärsequenzen demonstrieren, dass es sich bei diesen Proteinen um Dimere handelt, deren cystein- und glycinreiche ca. 5 kDa schwere Untereinheiten über Disulfidbrücken verknüpft sind. CbML1 und cbML3 sind Homodimere, aufgebaut aus je zwei zuckerfreien Polypeptidketten von 48- bzw. 49-Aminosäureresten, während cbML2 ein Heterodimer ist, bestehend aus einer verkürzten (48 AS) und einer vollständigen (49 AS) Kette. Die Sequenzen aller cbML-Untereinheiten sind bis zur 48. Aminosäure identisch. Die um eine Aminosäure längeren Polypeptidketten haben an Position 49 einen Leucinrest. Dies erklärt auch das Verhalten der drei Isolektine während der RP HPLC-Reinigung: cbML3 hat, aufgrund seiner zwei zusätzlichen hydrophoben Aminosäuren, die höchste

Retentionszeit, während cbML1 zuerst eluiert, da ihm zwei Leucinreste fehlen. Entweder stammen die verschiedenen Isoformen von verschiedenen Genen ab, oder die zusätzliche C-terminale Aminosäure ist das Resultat posttranslationaler Prozesse. Vielleicht verkürzen aber auch Carboxypeptidasen während der Reinigung der Proteine diese um eine Aminosäure.

Die chitinbindenden Mistellektine zeigen hohe Sequenzhomologien zu Hevein und anderen Proteinen mit Hevein-ähnlichen Domänen (Tabelle 1). Zu den invarianten Aminosäureresten zählen die Cysteinreste an den Positionen 5, 16, 21, 22, 28, 35, 39 und 43 und die Glycinreste an den Positionen 6, 13, 19, 26, 29 und 37. Der Serinrest an Position 23 und die aromatischen Aminosäuren an den Positionen 25, 27 und 34 sind ebenfalls hochkonserviert. Bei allen homologen Proteinen bilden die acht Cysteinreste intramolekulare Disulfidbrücken, deren Lage, vor allem die ersten sechs Cysteinreste betreffend, keine Variationsmöglichkeit offen lässt. CbML1, cbML2 und cbML3 haben noch je einen neunten Cysteinrest an den Positionen 45 bzw. 45´. Diese sind verantwortlich für die Dimerbildung durch Ausbildung intermolekularer Disulfidbrücken, d. h. die cbML-Proteine sind die ersten sequenzierten chitinbindenden Lektine, deren Hevein-ähnliche Domänen kovalent miteinander verbunden sind. Aufgrund der zahlreichen Disulfidbrücken haben chitinbindende Lektine mit Hevein-ähnlichen Domänen eine hohe Thermostabilität.

Bei Hevein und WGA bilden die Aminosäurereste Ser23, Trp25, Trp27 (im Fall von WGA: Phe) und Tyr34 (im Fall von WGA: Phe) (Tabelle 1) das Bindungszentrum, das spezifisch ist für N-Acetylneuraminsäure, N-Acetylglukosamin und N-Acetylglukosamin-enthaltende Kohlenhydrate (Asensio *et al.*, 1995; Wright, 1990; Wright und Jaeger, 1993). Studien mit Kristallen eines Brennesselisolektins (UDA-VI), das zwei Hevein-ähnliche Domänen besitzt, im Komplex mit Tri-N-Acetylchitotriose (NAG3) bestätigen, dass die Triade aus den drei aromatischen Aminosäureresten wesentlich für die Zuckerbindung ist: die Tryptophanreste sind für die Positionsbestimmung und Orientierung der Pyranoseringe zuständig, während der Tyrosinrest den Sauerstoff der Hydroxylgruppe an C3 erkennt und zur Fixierung der Acetylgruppe des Zuckers beiträgt, zusammen mit dem Serinrest, der eine Wasserstoffbrücke zum Acetylsauerstoffatom ausbildet (Harata und Muraki, 2000). Die Wechselwirkungen zwischen der Acetylgruppe und den Aminosäureresten Serin und Tyrosin sind wesentlich für die Zuckerspezifität von UDA-VI und, mit großer Wahrscheinlichkeit, der meisten anderen chitinbindenden Proteine mit Hevein-ähnlichen Domänen, so auch der cbML-Proteine. Für die Aufklärung der Raumstruktur der chitinbindenden Mistellektine und deren Wechselwirkungen mit Zuckern sind jedoch Daten aus Röntgenstruktur- und NMR-Untersuchungen notwendig.

Literatur

Andersen, N. H, Cao, B., Rodriguez-Romero, A., Arreguin, B. (1993): Hevein: NMR assignment and assessment of solution-state folding for the agglutinin-toxin motif, Biochemistry 32: 1407–1422.

Asensio, L., Canada, F. J., Bruix, M., Rodriguez-Romero, A., Jimenez-Barbero, J. (1995): The interaction of hevein with *N*-acetylglucosamine-containing oligosaccharides – Solution structure of hevein complexed to chitobiose, Eur J Biochem 230: 621–633.

Beintema, J. J., Peumans, W. J. (1992): The primary structure of stinging nettle (*Urtica dioca*) agglutinin. A two-domain member of the hevein family, FEBS Lett. 299: 131–134.

Guex, N., Peitsch, M. C. (1997): SWISS-MODEL and the Swiss-PdbViewer: An environment for comparative protein modelling, Electrophoresis 18: 2714–2723.

Harata, K., Muraki, M. (2000): Crystal structures of *Urtica dioica* agglutinin and its complex with tri-*N*-acetylchitotriose, J. Mol. Biol. 297; 673–681.

Jones, T. A. (1978): A graphics model building and refinement system for macromolecules, J Appl Cryst 11: 268–272.

Laskowski, R. A., MacArther, M. W., Moss, D. S., Thornton, J. M. (1993): A program to check the stereochemical quality of protein structures, J Appl Cryst 26: 283–291.

Luther, P., Becker, H. (1987): Die Mistel: Botanik, Lektine, medizinische Anwendung, Springer-Verlag, Berlin Heidelberg New York.

Peitsch, M. C. (1995): Protein modeling by E-mail, Bio/Technology 13: 658–660.

Peitsch, M. C. (1996): ProMod and Swiss-Model: Internet-based tools for automated comparative protein modelling, Biochem Soc Trans 24: 274–279.

Peumans, W. J., Verhaert, P., Pfüller, U., Van Damme, E. J. M. (1996): Isolation and partial characterization of a small chitin-binding lectin from mistletoe (*Viscum album*), FEBS Lett. 396: 261–265.

Rodríguez-Romero, A., Ravichandran, K. G., Soriano-García, M. (1991): Crystal structure of hevein at 2.8 Å resolution, FEBS Lett. 291: 307–309.

Van Damme, E. J. M., Charels, D., Roy, S., Tierens, K., Barre, A., Martins, J. C., Rougé, P., van Leuven, F., Does, M., Peumans, W. J. (1999): A gene encoding a hevein-like protein from elderberry fruits is homologous to PR-4 and class V chitinase genes, Plant Physiol 119: 1547–1556.

Vriend, G. (1990): A molecular modelling and drug design program, J Mol Graphics 8: 52–56.

Walujono, K., Scholma, R. A., Beintema, J. J., Mariono, A., Hahn, A. M. (1975): Amino acid sequence of hevein, In: Proceedings of the International Rubber Conference, Rubber Research Institute of Malaysia, Kuala Lumpur, 2: 518–531.

Wright, C. S. (1990): 2.2 Å resolution structure analysis of two refined *N*-acetylneuraminyl-lactose-wheat germ agglutinin isolectin complexes, J Mol Biol 215: 635–651.

Wright, C. S., Jaeger, J. (1993): Crystallographic refinement and structure analysis of the wheat germ agglutinin with a bivalent sialoglycopeptide from glycophorin a, J Mol Biol 232: 620–638.

Wright, C. S., Olafsdottir, S. (1986): Structural differences in the two major wheat germ agglutinin isolectins, J Biol Chem 261: 7191–7195.

Prof. Dr. Dr. h.c. mult. Wolfgang Voelter[1], Dr. Roland Wacker[1], Dr. Rania Tsitsilonis[2], PD Dr. Stanka Stoeva[1] und Dr. Mirita Franz[1]

[1] Physiologisch-chemisches Institut der Universität Tübingen
[2] Biologisches Institut der Universität Athen

Korrespondenzadresse:
Prof. Dr. Dr. h. c. mult. Wolfgang Voelter
Physiologisch-chemisches Institut der Universität Tübingen,
Hoppe-Seyler-Str. 4, 72076 Tübingen
wolfgang.voelter@uni-tuebingen.de

Isolierung und Quantifizierung der chitinbindenden Mistellektine (cbMLs) aus Mistelextrakten und die Validierung dieser Methode

Isolation and Quantification of the Chitin-Binding Mistletoe Lectins (cbMLs) from Mistletoe Extracts and the Validation of This Method

M. Franz, S. Vollmer, R. Wacker, S. Jäger, R. Scheer, S. Stoeva, R. Lehmann, R. Tsitsilonis und W. Voelter

Zusammenfassung

Kürzlich wurden drei Isomere einer neuen Klasse von Mistellektinen, die spezifisch an Chitin binden, isoliert und ihre Primärstruktur bestimmt. Um den Gehalt an chitinbindenden Mistellektinen (cbMLs) in kommerziellen Mistellextrakten zu bestimmen, wurde eine Methode etabliert, mit der kleine Mengen von cbMLs durch Affinitäts- und Umkehrphasen-Hochdruckflüssigchromatographie (RP HPLC) isoliert und quantifiziert werden können. Eine Validierung wurde gemäß den ICH Richtlinien durchgeführt, und es wurde gezeigt, dass Spezifität, Robustheit und Präzision gewährleistet sind. Außerdem ist eine Linearität zwischen 0,6 und 4,1 µg/ml cbML-Gehalt in den Extrakten gesichert. Die Wiederfindungsrate beträgt zwischen 94 und 100%. Damit ist die Richtigkeit der Methode ebenfalls gewährleistet. Was den Arbeitsbereich der Analysenmethode betrifft, so können minimal 1,2 µg und maximal 8,2 µg cbMLs mit dem Affinitätsmaterial inkubiert werden. Die Nachweis- und Bestimmungsgrenze beträgt 0,13 bzw. 0,46 µg/ml cbMLs.

Schlüsselwörter

Mistelextrakte, chitinbindende Mistellektine (cbMLs), Quantifizierung, Validierung, *Viscum album* L.

Summary

Recently, three isomers of a new class of mistletoe lectins, specifically binding to chitin, were isolated from mistletoe extracts and their primary structures determined.

To determine the content of the chitin-binding mistletoe lectins (cbMLs) in commercial mistletoe extracts, a method was established to isolate and quantify small amounts of cbMLs by using affinity and reverse phase high performance liquid chromatography (RP HPLC). According to ICH guidelines this analytical method was validated, demonstrating that specificity, robustness and precision are guaranteed. In addition, linearity is ensured between 0.6 and 4.1 µg/ml content of cbMLs in the extracts and recovery was calculated to be between 94 and 100%. So, accuracy of this method is guaranteed as well. As far as the range of the analytical method is concerned, a minimum of 1.2 µg and a maximum of 8.2 µg cbMLs can be incubated with the affinity material. Detection and quantitation limit was calculated to be 0.13 and 0.46 µg/ml cbMLs, respectively.

Key words

Mistletoe extracts, chitin-binding mistletoe lectins (cbMLs), quantification, validation, *Viscum album* L.

Einleitung

Kürzlich wurde ein Lektin aus der Mistel isoliert, das zu chitinbindenden Proteinen mit Hevein-ähnlichen Domänen homolog ist (Peumans *et al.*, 1996). Weitere Untersuchungen zeigten, dass es mindestens drei Isoformen der chitinbindenden Mistellektine gibt, bestehend aus jeweils zwei Polypeptidketten von 48 bzw. 49 Aminosäureresten, die über eine intermolekulare Disulfidbrücke miteinander verknüpft sind (Stoeva *et al.*, 2001; Voelter *et al.*, 2000).

Einige pharmazeutische Mistelpräparate enthalten chitinbindende Mistellektine. Es wurde nun eine Methode etabliert, mit der kleine Mengen cbMLs aus Mistellextrakten durch Mikroaffinitätschromatographie im „Batch"-Verfahren isoliert und anschließend mittels RP HPLC quantifiziert werden können. Gemäß den ICH-Richtlinien (ICH harmonised tripartite guidelines, 1994 und 1996) wurde eine Validierung dieses Verfahrens durchgeführt.

Material und Methoden

Um den cbML-Gehalt in Mistelextrakten zu bestimmen, wurde eine Methode entwickelt, bei der die Proteine aus wenigen Millilitern Extrakt über Mikroaffinitätschromatographie an gereinigtem Chitin isoliert und anschließend mittels RP HPLC analysiert und quantifiziert wurden (Abbildung 1). Die Identität der isolierten Proteinfraktionen wurde mittels MALDI-MS und Sequenzierung der ersten acht N-terminalen Aminosäuren überprüft (Daten nicht gezeigt). Für die Quantifizierung wurde eine Kalibriergerade mit einer cbML-Standardlösung (0,05 mg/ml in 0,1% TFA in H_2O) erstellt. Abbildung 2 zeigt ein Beispiel einer HPLC-Trennung der cbML-Isoformen, die zuvor aus 2 ml Abnobaviscum® Betulae-2 (20 mg/ml) (Charge: 603 ABY) isoliert worden waren.

Auf der Grundlage der ICH-Richtlinien für Validierungen analytischer Methoden wurden die Spezifität, die Robustheit, die Methoden- und Laborpräzision, die Linearität und die Richtigkeit der Methode untersucht und der Arbeitsbereich und die Nachweis- und Bestimmungsgrenzen ermittelt (ICH harmonised tripartite guidelines, 1994 und 1996). Die Ergebnisse wurden mit Hilfe des Computerprogramms VALIDAT 2000 (Version 2.20.0929) ausgewertet und interpretiert (Validat 2000, Onlinehandbuch, 2000).

Die Durchführung der Validierung erfolgte mit Mistelextrakten der Abnoba Heilmittel GmbH von den Sorten Abnobaviscum® Betulae-2 (Charge: 603 ABY und 903 B-L), Abnobaviscum® Pini-2 (Charge: 912 ABU) und Abnobaviscum® Fraxini-2 (Charge: 005 KLT), jeweils Verdünnungsstufe 2 (20 mg/ml).

Tabelle 1 zeigt den cbML-Gehalt der verwendeten Sorten und Chargen. Die Analysen wurden von einer Person unter identischen Versuchsbedingungen durchgeführt und deren Ergebnisse bei den entsprechenden Validierungspunkten miteinbezogen (i. A. als Referenzwert).

Äquilibrierung von gereinigtem Chitin

Zentrifugation von je 150 µl Chitinsuspension; Waschen der Chitinpellets mit je 2 ml 0,5 M NaCl-Lösung (dreimal); Zentrifugationsbedingungen: 8000 x g, RT, 1 min.

↓

Bindung von cbMLs an Chitin

Inkubation von je 2 bzw. 4 ml Mistelextrakt mit äquilibriertem Chitin (RT, 30 min).

↓

Zentrifugation (8000 x g, RT, 1 min).

↓

Entfernung unspezifisch gebundener Mistelkomponenten

1) Waschen der Chitinpellets mit 1.5 M Ammoniumacetatlösung, pH 5.5 (dreimal); Zentrifugationsbedingungen: 8000 x g, RT, 1 min.

2) Waschen mit H_2O (zweimal); Zentrifugationsbedingungen: 8000 x g, RT, 1 min.

↓

Elution der gebundenen cbMLs (dreimal)

Zugabe von je 50 µl 0,1% TFA zu den Chitinpellets; Inkubation unter Schütteln (10 min); Zentrifugation (8000 x g, RT, 3 min).

↓

RP HPLC-Analysen der cbML-Eluate

Injektion des cbML-Eluats auf eine VYDAC 300 C4-Säule (5 µm, 250 x 2 mm; Vydac, Hesperia/CA).

↓

Trennung der cbMLs und Peakflächenintegration mittels eines Integrators (Eluent A: 0,1% TFA in H_2O, Eluent B: 80% Acetonitril in A; Gradient: 20% B für 2 min, dann 20 auf 80% B in 20 min, schließlich von 80 auf 100% B in 15 min; Flussrate: 0,25 ml/min; Detektion: 214 nm).

Abb. 1: Aufarbeitungsschema zur Mikroisolierung und Quantifizierung der chitinbindenden Mistellektine aus Mistelextrakten.

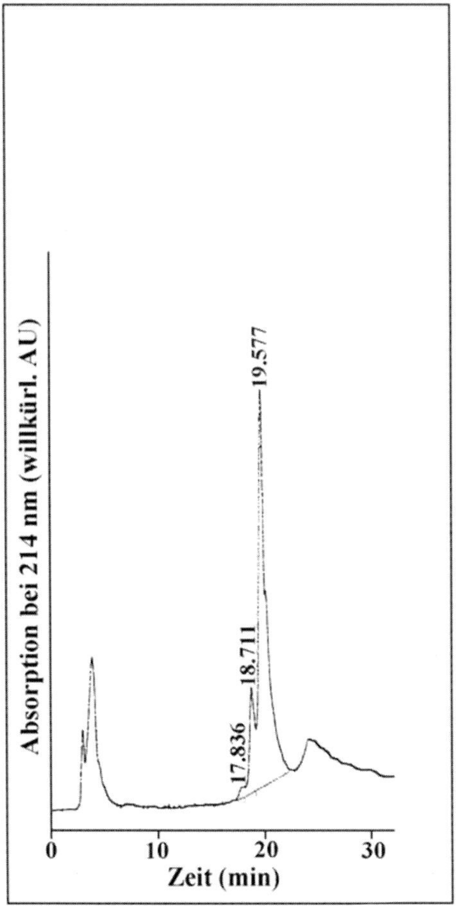

Abb. 2: HPLC-Chromatogramm and Integrationsprofil der cbML-Isoformen, isoliert über Mikroaffinitätschromatographie aus 2 ml Abnobaviscum® Betulae-2 (20 mg/ml) (Charge: 603 ABY). Säule: Vydac 300 C4 (5 µm, 250 x 2.0 mm; Vydac, Hesperia/CA). Elutionspuffer A: 0,1% TFA in H_2O; Elutionspuffer B: 80% CH_3CN in A; Gradient: 20% B für 2 min, dann von 20 auf 80% B in 20 min und von 80 auf 100% B in 15 min. Flussrate: 0,25 ml/min. Detektion: UV bei λ = 214 nm. Berechnete Peakflächen der cbML-Isoformen: 17.836 min: 105755 AU x min; 18.711 min: 1168145 AU x min; 19.577 min: 6862702 AU x min; Summe: 8136602 AU x min.

Tab. 1: Neunfach-, Sechsfach- bzw. Einzelbestimmungen von Abnobaviscum® Betulae-2 (20 mg/ml) (Charge: 603 ABY und 903 B-L), Abnobaviscum® Pini-2 (20 mg/ml) (Charge: 912 ABU) und Abnobaviscum® Fraxini-2 (20 mg/ml) (Charge: 005 KLT). Je 2 ml Betulae bzw. Pini- und 4 ml Fraxini-Extrakt wurden mit äquilibriertem Chitin inkubiert, nach einigen Waschschritten (dreimal mit Ammonium-acetatlösung, zweimal mit H_2O) wurden die gebundenen cbMLs mit 0.1% TFA wieder in H_2O eluiert.

Abnobaviscum® Extrakt (Sorte und Charge)	Betulae-2 (20 mg/ml) (603 ABY)	Betulae-2 (20 mg/ml) (903 B-L)	Pini-2 (20 mg/ml) (912 ABU)	Fraxini-2 (20 mg/ml) (005 KLT)
Anzahl der Werte	9	1	6	9
Mittelwert (µg/ml cbMLs)	3,096	3,130	4,023	1,078
Relative Standard-abweichung (%)	2,157	-	2,199	6,025
Ausreißertest nach Dixon				
Ausreißer	nein	-	nein	nein
Trendtest nach Neumann				
Trend	nein	-	nein	nein

Ergebnisse

Systemeignungstest

Vor den Analysen wurde ein Systemeignungstest durchgeführt. Zum einen musste gewährleistet sein, dass weder Verschleppung noch Säulen-"memories" auftreten. Dazu wurde nach jeder Injektion verschiedener Mengen eines cbML-Standards auf die RP C4-Säule ein HPLC-Lauf mit 250 µl wässriger TFA durchgeführt. Auf diese Weise wurde auch nach jeder Analyse während der gesamten Validierung verfahren. In keinem der Fälle wurden Verschleppungen oder Proben-"memories" beobachtet (Daten nicht gezeigt). Desweiteren wurde überprüft, ob das Extraktionsmedium (VS 2-Puffer), ein isotonischer Ascorbat-Phosphat-Puffer, der zur Herstellung der hier untersuchten Mistelextrakte verwendet wurde, frei von Verunreinigungen durch die chitinbindenden Mistellektine ist. Dazu wurden drei Analysen mit VS 2-Puffer durchgeführt. Da die Chromatogramme keine Proteinpeaks mit den entsprechenden Retentionszeiten zeigten (Daten nicht gezeigt), konnte davon ausgegangen werden, dass keine cbML-Proteine im VS 2-Puffer vorhanden waren. Um zu zeigen, dass die Systempräzision gewährleistet ist, wurden unterschiedliche Mengen einer cbML-Standardlösung an verschiedenen Tagen auf die RP C4-Säule injiziert und die

Flächen der Peaks berechnet. Es wurden jeweils Sechsfachbestimmungen durchgeführt, wobei die Variationskoeffizienten unter 5% lagen (Daten nicht gezeigt).

Spezifität

Für die Validierung wurde zunächst die Spezifität der Methode untersucht, d.h., ob die cbMLs auch in Gegenwart von MLI und Viscotoxinen, Proteine, die aufgrund ihrer Eigenschaften als potentielle Störfaktoren zu betrachten sind, eindeutig quantifiziert werden können. Dazu wurden vor der 30minütigen Inkubation zu je 2 ml Betulae-Extrakt der Charge 603 ABY 200 µl MLI- bzw. Viscotoxinlösung (MLI-Standard: 0,5 mg/ml MLI in VS 2-Puffer; Viscotoxin-Aceris-Standard der Abnoba Heilmittel GmbH: 99,4 µg/ml Viscotoxine in H_2O 0,1% TFA; jeweils Dreifachbestimmungen) zupipettiert und die Mikroisolierung wie beschrieben fortgesetzt. Als Vergleichswert diente die Neunfachbestimmung des gleichen Betulae-2-Extrakts (vgl. Tabelle 1). Weder MLI noch die Viscotoxine hatten einen Einfluss auf die HPLC-Chromatogramme bzw. die Ausbeuten an cbMLs (Daten nicht gezeigt), d.h. die chitinbindenden Mistellektine können spezifisch in der Gegenwart von MLI und Viscotoxinen nachgewiesen werden.

Robustheit

Zur Überprüfung der Robustheit der Methode wurden die cbML-Eluate hinsichtlich ihrer Stabilität vor der Injektion auf die RP C4-Säule untersucht. Die chitinbindenden Mistellektine wurden aus jeweils 2 ml Betulae-Extrakt (Charge: 603 ABY) mittels Mikroaffinitätschromatographie isoliert und die Eluate max. 0 bis 1 Tag (Neunfachbestimmung; vgl. Tabelle 1) bzw. 10 und 14 Tage (jeweils Dreifachbestimmungen) bei 4°C gelagert bevor sie über RP HPLC analysiert und quantifiziert wurden. Die Ergebnisse zeigten, dass die cbML-Eluate bis zum 10. Tag nach der Reinigung ohne erkennbaren Verlust gekühlt gelagert werden können, bevor sie in die HPLC injiziert werden. Jedoch nahm nach vierzehntägiger Lagerung der detektierbare cbML-Gehalt im Eluat um ca. 10% ab (Daten nicht gezeigt). Wahrscheinlich liegt das an der Bildung von unlöslichen Proteinaggregaten, die ausfallen und bei der Zentrifugation des Eluats durch ein 0,22 µm Filter-Reaktionsgefäß zurückbleiben. Zusätzlich kommt es zu Wechselwirkungen zwischen den cbML-Aggregaten und der Kunststoffwand der Reaktionsgefäße.

Die Ergebnisse erfüllen die Spezifikation, nach der die cbML-Eluate mindestens drei Tag gekühlt gelagert werden können, ohne dass Verluste auftreten.

Präzision

Die Methodenpräzision wird anhand der Wiederholbarkeit unabhängiger Analysen bestimmt. Es wurden Sechs- bzw. Neunfachbestimmungen von Betulae-2, Pini-2 und Fraxini-2 durchgeführt. Die Ergebnisse wurden bereits in Tabelle 1 aufgeführt. Die relativen Standardabweichungen lagen bei 2,2% im Fall der Sorten Betulae und Pini und bei 6,0% im Fall von Fraxini. Tests nach Neumann und Dixon (Validat 2000, Onlinehandbuch, 2000) zeigten weder einen Trend noch Ausreißer. Damit ist unsere Spezifikation (relative Standardabweichung ≤ 6%) erfüllt, und die Präzision der Methode ist gewährleistet.

Um die Laborpräzision zu prüfen, führten zwei unabhängige Analytiker jeweils Neunfachbestimmungen von je 2 ml Betulae-Extrakt der Charge 603 ABY durch. Die Ergebnisse der ersten Person entsprechen den Werten der Tabelle 1. Die zweite Versuchsreihe wurde im Verlauf von zwei Monaten durchgeführt, wobei sowohl das RP-Säulenmaterial als auch die Waschpuffer erneuert wurden (Tabelle 2).

Tab. 2. Bestimmung der Laborpräzision. Zwei Analytiker führten jeweils neun Isolierungen und Quantifizierungen der cbMLs in Betulae-2 (20 mg/ml)-Extrakt (Charge: 603 ABY) durch. Die erste Person beendete die Versuchsreihe innerhalb weniger Tage unter identischen Bedingungen. Die Analysen der zweiten Person wurden in einem Zeitraum von zwei Monaten durchgeführt. Währenddessen wurden Säulenmaterial und Waschpuffer erneuert.

Analytiker	1	2
Anzahl der Messungen	9	9
Mittelwert der Ergebnisse (µg/ml cbMLs)	3,096	3,145
Relative Standardabweichung (%)	2,157	2,210
Trend (Trendtest nach Neumann)	nein	nein
Ausreißer (Ausreißertest nach Dixon)	nein	nein
Robustheit (Test auf Robustheit nach Horwitz)	ja	ja
Mittelwert beider Mittelwerte (µg/ml cbMLs)	3,120	
Relative Standardabw. des gesamten Mittelwerts (%)	3,373	
Ausreißer	nein	

t-Test auf Robustheit	
Robustheit	ja
F-Test auf Varianzhomogenität	
Varianzhomogenität	ja

Die Mittelwerte der Neunfachbestimmungen waren 3,096 bzw. 3,145 µg/ml. Es ließen sich weder Trends noch Ausreißer feststellen, und Robustheit war gewährleistet. Der Mittelwert der gesamten 18 Messungen (ohne Ausreißer) war 3,120 µg/ml mit einem Variationskoeffizient von 3,4%, Robustheit und Varianzhomogenität waren gewährleistet. Es wurde damit gezeigt, dass die Analysenmethode nicht von der durchführenden Person abhängt. Auch Erneuerungen des RP-Säulenmaterials und der Waschpuffer hatten keinen Einfluss auf die Analysenergebnisse. Die Tatsache, dass manche Isolierungen und Quantifizierungen im Abstand von bis zu zwei Monaten durchgeführt worden waren, hatte ebenfalls keinen nennenswerte Effekt auf die Ergebnisse.

Linearität

Für die Bestimmung der Linearität der Methode waren Analysen bei mindestens fünf verschiedenen Konzentrationen notwendig (Tabelle 3).

Tab. 3. Ergebnisse der Analysen verschiedener Verdünnungen von Betulae-2 (20 mg/ml)-Extrakt (Charge 603 ABY) zur Bestimmung der Linearität. Der Extrakt wurde 1:5, 2:5, 1:2, 3:5 und 4:5 mit VS 2-Puffer verdünnt (0,6, 1,2, 1,5, 1,9 und 2,5 µg/ml cbMLs). Für den Wert bei 150% cbML-Gehalt (4,7 µg/ml) wurde die entsprechende Menge einer cbML-Standardlösung (0,05 mg/ml cbMLs in VS 2-Puffer) zum Extrakt zugegeben. Von jeder Verdünnung wurden 2 ml eingesetzt. Es wurden Ein-, Drei- bzw. Neunfachbestimmungen (vgl. Tabelle 1) durchgeführt. Die Auswertung der Analysenergebnisse erfolgte über eine Regressionsgerade nach der Methode der kleinsten Fehlerquadrate: y = a + bx; a = Achsenabschnitt, b = Steigung.

Theoretischer cbML-Gehalt in Betulae-2 (20 mg/ml)-Extrakt (Charge: 603 ABY) (µg/ml)	0,6	1,2	1,5	1,9	2,5	3,1	4,7
Anzahl der Messungen	1	1	3	1	1	9	3
Mittelwert der Ergebnisse (µg/ml cbMLs)	0,492	1,181	1,501	1,824	2,482	3,096	4,106
Statistische Kenndaten über den linearen Bereich von 0,6 µg/ml bis 3,1 µg/ml							
Steigung b	1,019						
Achsenabschnitt a	-0,062						
Korrelationskoeffizient	0,998						
Reststandardabw.	0,057						

Die Ergebnisse zeigten, mit Ausnahme der Messung bei 150% cbML-Gehalt, eine hohe Übereinstimmung zwischen den theoretischen und den Analysenwerten (Tabelle 3). Für den 150%-Wert ergab sich eine Abweichung von über

10%. Die Berechnung der Regressionsgeraden erfolgte aus den Werten der ersten sechs Verdünnungsstufen, da diese eine lineare Beziehung zeigten (Abbildung 3). Der Korrelationskoeffizient für diese Kurve lag bei 0,998 (Tabelle 3).

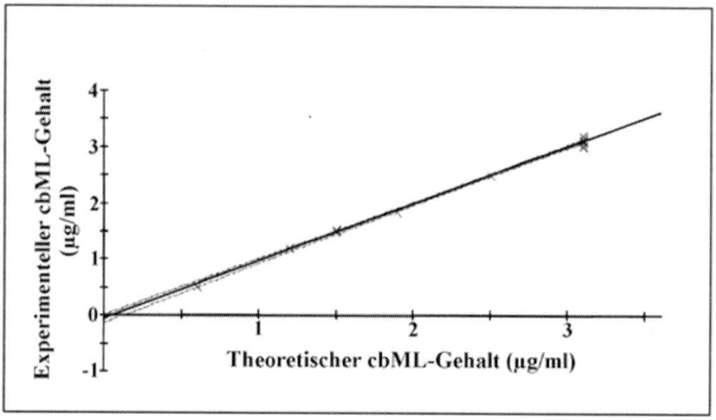

Abb. 3: Regressionsgerade über den linearen Bereich der Analysenergebnisse verschiedener Verdünnungen des Betulae-2 (20 mg/ml) Extrakts der Charge 603 ABY. Der Extrakt wurde 1:5, 2:5, 1:2, 3:5 und 4:5 mit VS 2-Puffer verdünnt, so dass der theoretische cbML-Gehalt bei 0,6, 1,2, 1,5, 1,9 und 2,5 µg/ml lag. Die gemessenen Werte sind über den jeweiligen theoretischen cbML-Gehalt aufgetragen. Daten der Regressionsgeraden y = a + bx: Achsenabschnitt a = -0,062; Steigung b = 1,019; Konfidenzintervall des y-Achsenabschnitts (0)=[-0,137; 0,013].

Eine Einzelanalyse des Betulae-Extrakts der Charge 903 B-L ergab ebenfalls einen cbML-Gehalt von 3,1 µg/ml. Es wurden zusätzlich zwei Einzelbestimmungen bei 130% (≡ 4,0 µg/ml) und bei 50% (≡ 1,6 µg/ml) cbML-Gehalt durchgeführt, deren Ergebnisse ein lineares Verhältnis in diesem Bereich zeigten. Man erhielt eine Regressionsgerade mit einem Korrelationskoeffizienten von 1,00 (Daten nicht gezeigt). Die Ergebnisse demonstrieren Linearität im Bereich von 0,6 bis 4,1 µg/ml cbML-Gehalt. Um dies zu bestätigen, wurden noch zwei weitere Mistelextraktsorten untersucht: Pini-2 und Fraxini-2. Von jedem Extrakt wurden Analysen bei 50, 100 und 150% cbM-Gehalt durchgeführt. Pini zeigte Linearität im Bereich 2,0 µg/ml bis 4,1 µg/ml und Fraxini von 0,6 µg/ml bis 1,7 µg/ml cbML-Gehalt (Daten nicht gezeigt), wodurch die Ergebnisse, die für den Betulae-Extrakt ermittelt wurden, bestätigt werden. Daher ist für die cbML-Bestimmung Linearität im Bereich zwischen 0,6 und 4,1 µg/ml gegeben.

Aus Tabelle 4 sind die Wiederfindungsraten für den linearen Bereich der einzelnen Sorten ersichtlich, deren Berechnungen aus den Ergebnissen zur Bestimmung der Linearität erfolgte. Im linearen Bereich der Methode lagen die Wiederfindungsraten bei 98% im Fall von Betulae und Pini und bei 94% im Fall von Fraxini. Damit ist die Spezifikation (Wiederfindungsrate > 90%) erfüllt, und zusammen mit den Ergebnissen zur Spezifität und Präzision bestätigt dies gleichzeitig die Richtigkeit der Analysenmethode.

Tab. 4. Bestimmung der Wiederfindungsraten über den linearen Bereich der Analysenmethode. Die Berechnungen erfolgten im Fall von Betulae-2 (20 mg/ml) (Charge: 603 ABY) mit den Werten von 0,6 bis 3,1 µg/ml cbML-Gehalt (Tabelle 3), und im Fall der Sorten Pini-2 (20 mg/ml) (Charge: 912 ABU) und Fraxini-2 (20 mg/ml) (Charge: 005 KLT) mit den Werten von 2,0 bis 4,1 µg/ml (Daten nicht gezeigt) bzw. von 0,6 bis1,7 µg/ml cbML-Gehalt (Daten nicht gezeigt). Das 100%-Niveau (Referenzwert) entsprach dem durchschnittlichen cbML-Gehalt in 1 ml Abnobaviscum®-Extrakt der jeweiligen Sorte (Tabelle 1).

Abnobaviscum®-Extrakt (Sorte und Charge)	Betulae-2 (20 mg/ml) (603 ABY)	Pini-2 (20 mg/ml) (912 ABU)	Fraxini-2 (20 mg/ml) (005 KLT)
Anzahl der Werte[1]	16	6	9
Steigung b	1,019	1,020	0,921
Achsenabschnitt a	-0,062	-0,094	0,025
Korrelationskoeffizient	0,998	0,999	0,981
Wiederfindungsrate (%)	98,416	98,449	93,785
Vertrauensbereich der Wiederfindungsrate	98,416 ± 2,537	98,449 ± 2,013	93,785 ± 6,637
Konstanter systematischer Fehler der Methode	nein	nein	nein
Proportionaler systematischer Fehler der Methode	nein	nein	nein

[1] Die Werte entsprechen denen aus der Bestimmung der Linearität

Auf der Grundlage der Ergebnisse zur Bestimmung der Linearität über verschiedene Verdünnungsstufen des Betulae-Extrakts der Charge 603 ABY (Tabelle 3) lassen sich auch die Nachweis- und Bestimmungsgrenze der chitinbindenden Mistellektine und der Arbeitsbereich angeben. Damit beträgt die niedrigste zu detektierende Menge der cbMLs in den Extrakten 0,13 µg/ml (Daten nicht gezeigt). Die niedrigste Konzentration, die quantitativ mit genügender Präzision und Richtigkeit bestimmt werden kann, liegt bei 0,46 µg/ml cbMLs (Daten nicht gezeigt). Die Analysenmethode ist im Bereich zwischen 0,6 und 4,1 µg/ml cbMLs linear. Bei den Inkubationsschritten wurden im Fall von

Betulae jeweils 2 ml Extrakt mit äquilibriertem gereinigten Chitin inkubiert, d.h., dass der Arbeitsbereich zwischen 1,2 und 8,2 µg liegt. Dies entspricht der Menge an chitinbindenden Mistellektinen, die auf das Chitin aufgetragen werden kann.

Diskussion und Schlussfolgerung

Neben den gut charakterisierten Mistellektinen I, II und III wurden weitere Lektine, die spezifisch an Chitin binden, aus der Mistel isoliert und strukturell charakterisiert. Um den Gehalt dieser chitinbindenden Mistellektine in kommerziellen Mistelextrakten zu bestimmen, wurde eine Methode entwickelt, mit der diese Proteine über Mikroaffinitätschromatographie an gereinigtem Chitin und anschließender Umkehrphasenhochleistungsflüssigchromatographie (RP HPLC) aus den Extrakten isoliert und quantifiziert werden können. In der Validierung basierend auf den aktuellen ICH-Richtlinien für die „Validierung analytischer Methoden" (ICH harmonised tripartite guidelines, 1994 und 1996) konnten Spezifität, Robustheit, Linearität, Präzision und Richtigkeit dieser Analysenmethode gezeigt werden. Statistische Berechnungen auf der Grundlage der Linearitätsergebnisse ergaben eine Bestimmungsgrenze von 0,46 µg/ml und eine Nachweisgrenze von 0,13 µg/ml. Die Validierung erfolgte mit Betulae, Pini und Fraxini-Extrakten. Damit sind die beiden Eckpunkte Pini – niedrigste Wirkstoffkonzentration – und Fraxini – höchste Wirkstoffkonzentration – eingeschlossen (Scheer *et al.*, 1995), und die Methode ist grundsätzlich für alle 20 mg/ml-Extrakte der Abnoba Heilmttel GmbH geeignet.

Literatur

ICH harmonised tripartite guideline: Text on validation of analytical procedures, Q2A. International conference on harmonization of technical requirements for registration of pharmaceuticals for human use (1994).

ICH harmonised tripartite guideline: Validation of analytical procedures: methodology, Q2B. International conference on harmonization of technical requirements for registration of pharmaceuticals for human use (1996).

Peumans, W. J., Verhaert, P., Pfüller, U., Van Damme, E. J. M. (1996): Isolation and partial characterization of a small chitin-binding lectin from mistletoe (*Viscum album*), FEBS Lett. 396:261–265.

Scheer, R., Errenst, M., Scheffler, A. (1995): Wirtsbaumbedingte Unterschiede von Mistelpräparaten, Dtsch. Zschr. Onkol 27:143–149.

Stoeva, S., Franz, M., Wacker, R., Krauspenhaar, R., Guthöhrlein, E., Mikhailov, A., Betzel, C., Voelter, W. (2001): Primary structure, isoforms, and molecular modeling of a chitin-binding mistletoe lectin, Arch. Biochem. Biophys. 392:23–31.

Validat 2000 Onlinehandbuch, Headwork-Consulting GmbH, Bonner Talweg 55, D-53113 Bonn.

Voelter, W., Wacker, R., Franz, M., Maier, T., Stoeva, S. (2000): Complete structural characterization of a chitin-binding lectin from mistletoe extracts, J. Prakt. Chem. 342:812–818.

Dr. Mirita Franz[1], Simone Vollmer[1], Dr. Roland Wacker[1], Sebastian Jäger[2], Dr. Rainer Scheer[2], PD. Dr. Stanka Stoeva[1], Dr. Rainer Lehmann[3], Dr. Rania Tsitsilonis[4] und Prof. Dr. Dr. h.c. mult. Wolfgang Voelter[1]

[1] Physiologisch-chemisches Institut der Universität Tübingen
[2] Carl Gustav Carus-Institut, Niefern-Öschelbronn
[3] Medizinische Klinik der Universität Tübingen
[4] Biologisches Institut der Universität Athen

Korrespondenzadresse:
Prof. Dr. Dr. h.c. mult. Wolfgang Voelter
Physiologisch-chemisches Institut der Universität Tübingen,
Hoppe-Seyler-Str.4, 72076 Tübingen
wolfgang.voelter@uni-tuebingen.de

Vergleichende Zytotoxizitätsstudien von Viscotoxin-Isoformen und Röntgenstruktur von Viscotoxin A3 aus Mistelextrakten

Comparative Cytotoxicity Studies of Viscotoxin Isoforms and X-ray Structure of Viscotoxin A3 From Mistletoe Extracts

B. Kahle, J. É. Debreczeni, G. M. Sheldrick und A. Zeeck

Zusammenfassung

Die Europäische Mistel (*Viscum album* L.) enthält neben Mistellektinen die Viscotoxine als pharmakologisch wichtige Inhaltsstoffe. Wir berichten über unsere Untersuchungen an Extrakten von Misteln der Wirtsbäume Pappel und Kiefer. Aus diesen Extrakten wurden ohne die Verwendung von Phosphatpuffern sieben Viscotoxin-Isoformen isoliert und mittels HPLC sowie hochauflösender ESI-Massenspektrometrie charakterisiert. Dabei konnte gezeigt werden, dass das in den Viscotoxinen gebundene Phosphat pflanzlicher Herkunft ist. Neben den bereits bekannten Isoformen (A1, A2, A3, B, 1-PS und U-PS) haben wir ein bisher unbekanntes, als VT B2 bezeichnetes Mikroprotein isoliert. Die aus den Massenspektren der bekannten Viscotoxine gewonnenen Daten stimmen mit den aus der Primärsequenz berechneten zum Teil nicht überein. Vergleichende Zytotoxizitäts-Studien gegen die Tumorzelllinien Mammakarzinom MCF7, Magenadenokarzinom HM02 und Leberkarzinom HepG2 wurden mit allen Isoformen sowie mit den Rohextrakten durchgeführt. Sechs der sieben Isoformen weisen eine Zytotoxizität auf, variieren jedoch in ihrer Wirkstärke. U-PS besitzt keine zytotoxische Aktivität. Damit in Einklang stehen Primärsequenzuntersuchungen: U-PS gehört nicht, wie bisher angenommen wurde, zur Familie der Viscotoxine.
Unsere Röntgenstruktur der VT-Isoform A3 zeigt erstmals die dreidimensionale Struktur im Kristallzustand und gibt Auskunft über die charakteristische Phosphatbindestelle dieses Moleküls.

Schlüsselwörter:

Viscotoxine, U-PS, *Viscum album* ssp. *album*, *Viscum album* ssp. *austriacum*, Isolierung, Primärstruktur, Zytotoxizität, Tumorzelllinien, Röntgenstruktur

Summary
The European mistletoe (*Viscum album* L.) contains viscotoxins besides mistletoe lectins as pharmacologically active components. Here we report on our investigations of extracts from poplar- and pine-mistletoes. From these extracts we isolated seven viscotoxin-isoforms without the use of phosphate buffer, followed by HPLC and high-resolution ESI-MS characterization. Thus, we were able to demonstrate that the previously described phosphates found as viscotoxin adducts are of plant origin. The microproteins isolated by us included all known isoforms (A1, A2, A3, B, 1-PS and U-PS) as well as a previously unreported isoform, named viscotoxin B2. The data that were gained by mass spectrometry on viscotoxins partly contradict those calculated for their primary structure reported in the literature. Comparative cytotoxicity studies were carried out against the tumour cell lines mamma carcinoma MCF7, stomach carcinoma HM02 and liver carcinoma HepG2. Six out of the seven isoforms exhibited cytotoxicity with varying potency. U-PS showed no cytotoxicity at all, which is in accordance with the results from our primary structure investigations: contrary to previous belief, U-PS does not belong to the family of viscotoxins.
Our X-ray structure of isoform VTA3 shows for the first time its three-dimensional structure in the crystalline state and gives information on the characteristic phosphate-binding site of this molecule.

Keywords:
viscotoxins, U-PS, *Viscum album* ssp. *album*, *Viscum album* ssp. *austriacum*, isolation, primary structure, cytotoxicity, tumour cell lines, X-ray structure

Einleitung

Die Europäische Mistel (*Viscum album* L.) enthält neben Mistellektinen die Viscotoxine (VT) als pharmakologisch wichtige Inhaltsstoffe. VT wurden vor über 50 Jahren zum ersten Mal isoliert und charakterisiert (Winterfeld und Bjil, 1948). Basierend auf ihrer Sequenzhomologie, der Disulfidbrücken-Anordnung (Orrú *et al.*, 1997) und ihrer biologischen Rolle (Florack und Stiekema, 1994) wurden die Viscotoxine in späteren Studien in die Familie der α- und β-Thionine eingeordnet. Von diesen niedermolekularen, stark basischen, cysteinreichen Mikroproteinen sind bis heute sechs Isoformen (A1, A2, A3, B, 1-PS und U-PS) beschrieben worden und über eine Wirtsbaum-Abhängigkeit der Viscotoxin-Komposition in den Misteln wurde ebenfalls berichtet (Schaller *et al.*, 2000).

Die zytotoxische Wirkung von Viscotoxinen und Mistelextrakten wurde an verschiedenen Tumorzelllinien getestet (Urech *et al.*, 1995; Jung *et al.*, 1990; Büssing *et al.*, 1999), jedoch nur in wenigen Fällen vergleichend (Schaller und Urech, 1996). Zusätzlich zu ihrer zytotoxischen Aktivität zeigen Viscotoxine immunmodulierende Wirkungen in nicht-toxischen Konzentrationen (Stein *et al.*, 1999a, 1999b; Tabiasco *et al.*, 2002).

Trotz intensiver Untersuchung der biologischen Aktivität dieser Mikroproteine ist ihr Wirkungsmechanismus bis heute nicht eindeutig geklärt. Carrasco *et al.* konnten 1981 zeigen, dass Thionine die Zellmembranen verschiedener Zelltypen permeabilisieren. Allgemein geht man davon aus, dass die Viscotoxine in einem ersten Schritt an negativ geladene Phosphoslipide der Membranen binden. Hypothesen zum Wirkmechanismus des lytischen Effekts der Thionine umfassen u. a. die Bildung von Ionenkanälen (Hughes *et al.*, 2000), sowie Membranschädigungen durch elektrostatische Interaktionen (Coulon *et al.*, 2003).

Im Folgenden berichten wir über die Isolierung von sieben Viscotoxinen unter Verwendung phosphatfreier Lösungsmittel und über den Vergleich ihrer zytotoxischen Wirkung an drei verschiedenen Tumorzelllinien. Fünf der isolierten Isoformen sind literaturbekannt und mehrfach beschrieben worden, die anderen beiden sind neu bzw. werden erstmals charakterisiert. Weiterhin berichten wir über die Röntgenstruktur von VT A3. Diese zeigt erstmals die dreidimensionale Struktur im Kristallzustand und gibt Auskunft über die charakteristische Phosphatbindestelle dieses Moleküls.

Material und Methoden

Materialien

Die organischen Lösungsmittel für die Chromatographie und Massenspektrometrie wurden in *gradient grade* Qualität von der Firma Acros Organics bezogen, Wasser wurde bidestilliert.

Aufarbeitung des Pflanzenmaterials

Frische Mistelpflanzenteile (Stängel und Blätter) sowohl von dem Wirtsbaum Pappel (Göttingen, Deutschland) als auch Kiefer (Steigerwald, Deutschland) wurden grob zerkleinert und 5 Tage bei 60 °C getrocknet. Das getrocknete Material wurde in einer Planetenmühle (Retsch PM 4000) gemahlen und 24 Stunden in 2 %iger Essigsäure bei 4 °C sowie durch anschließende 30 minütige Behandlung im Ultraschallbad extrahiert. Nach Aufgabe des Extraktes auf eine Kationenaustauschersäule (SE-Sephadex® C-25, H^+) und Spülen mit 0.02 M Ammoniumacetatlösung konnten die adsorbierten Mikroproteine mit 1 M Ammoniumacetatlösung eluiert werden. Das Eluat wurde fast bis zur Trockne eingeengt. Der Rückstand wurde in Wasser aufgenommen und an einer MPLC (Merck, LiChroprep RP-8, Größe C, 20 ml) mit 40 %igem Acetonitril (MeCN), 0.1 % TFA enthaltend, chromatographiert. Die Fraktion mit den Mikroproteinen wird im Folgenden als Rohviscotoxin (VE) bezeichnet.

HPLC

Die weitere Aufreinigung von VE erfolgte an einer präparativen HPLC unter Verwendung unterschiedlicher präparativer und semi-präparativer Säulen (Nucleosil 100 C8 und Phenomenex® Aqua C18) sowie verschiedener Methoden (MeCN-Wasser-Gradienten, 0.1 % TFA enthaltend). Detektiert wurde bei den Wellenlängen 215, 220 und 280 nm (Girmann, 2002). Es wurden während der gesamten Aufreinigung und Isolierung keine phosphathaltigen Lösungsmittel verwendet.

Aus VE von *Viscum album* ssp. *album* (*Populus* sp.) (VE-P) konnten die Viscotoxine A1, A2, A3, B, B2 und 1-PS isoliert werden. Das Mikroprotein U-PS wurde aus dem Rohviscotoxin (VE-K) der Subspecies *V. album* ssp. *austriacum* (*Pinus* sp.) erhalten.

Bestimmung der Viscotoxine durch HPLC und ESI-MS

Die Identifizierung der Viscotoxine erfolgte an einer analytischen HPLC unter Verwendung der Säule Prontosil 200-3-C8-SH (Fa. Bischoff) und einem MeCN-Wasser-Gradienten (10–40 % MeCN in 30 min, 0.6 ml/min). Detektiert wurde bei Wellenlängen von 215, 220 und 280 nm. Zur Bestätigung der HPLC-Befunde wurden die mehrfach geladenen Ionen der einzelnen Isoformen durch Elektrospray-Ionisations-Massenspektrometrie (ESI, LC-Q, Finnigan) ermittelt.

Hochaufgelöste Elektrospray-Ionisations-Massenspektrometrie (HRESI-MS)

Die monoisotopische Masse aller isolierten Mikroproteine wurde durch Elektrospray-Ionisation-(ESI)-Fourier-Transformation-Ionen-Cyclotron-Resonanz-(FT-ICR)-Massenspektrometrie (Apex IV, Bruker Daltonics GmbH, Bremen) bestimmt.

Phosphatbestimmungen

NMR-Spektroskopie

10 mg des jeweiligen Mikropeptids wurden in 0.4 ml deuteriertem Methanol gelöst. Die ^{31}P-NMR-Spektren wurden an einem Bruker Advance 500-Spektrometer (202.5 MHz) erhalten. Als externer Standard diente Phosphorsäure.

Quantitative photometrische Analyse

Zu dem jeweiligen Viscotoxin (c = 0.25 mg/ml in Wasser) wurden 2 M NaOH hinzugegeben und 12 h bei Raumtemperatur reagieren gelassen. Nach Einstellung des pH-Wertes (pH 4) wurden 10 %ige Ascorbinsäure und ein Molybdat-Reagenz (2.7 M Schwefelsäure, 83.5 mM Na_2MoO_4, 10.8 mM KSb(III)oxidtartrat und 33.3 mM Weinsäure) hinzugegeben und nach weiteren 15 min bei einer Wellenlänge von 715 nm im Photometer (Metrohm 662) vermessen. Die Mengenbestimmung erfolgte nach Erstellung einer Eichkurve über das Analysenprogramm des Photometers.

Primärstrukturanalyse von U-PS

Edman-Abbau

50 pmol des Mikroproteins U-PS wurde mit 10% Mercaptoethanol reduziert. Die anschließende N-terminale Sequenzierung des Mikroproteins erfolgte nach der Methode von Edman in einem automatischen Proteinsequenzer Modell 477A mit PTH-Aminosäureanalysator Modell 120 A (Applied Biosystems, Weiterstadt) nach Protokollen des Herstellers.

MS/MS-Sequenzierung

Vor der Sequenzierung wurden 150 µg U-PS, gelöst in 150 µl 50 mM Tris-Puffer (pH 8.5), unter Argon mit 8 µl 0.2 M Dithiothreitol reduziert (60 min, 53 °C) und anschließend mit 12 µl 0.4 M Ammoniumiodacetatlösung modifiziert (30 min, RT, im Dunkeln). Das Produkt wurde an der HPLC (Säule: Prontosil 200-3-C8-SH) mit einem Laufmittelgradienten 0–50 % MeCN, 0.1 TFA enthaltend, in 15 min aufgereinigt und danach mit Trypsin (Roth, Karlsruhe) enzymatisch verdaut (16 h, 37 °C). Die Sequenz der tryptischen Fragmente wurden durch HPLC-ESI-MS/MS (Säule: Prontosil 200-3-C8-SH, MeCN-Wasser-Gradienten, CID 35 %) analysiert. Es wurden hauptsächlich Fragmente durch Spaltung der Amidbindungen erhalten.

Aus den Sequenzen überlappender Fragmente aus beiden Experimenten konnte eine Teilsequenz für U-PS ermittelt werden.

Bestimmung der Zytotoxizität

Die zytotoxische Aktivität der isolierten Mikroproteine und von Rohviscotoxin aus Pappel- und Kiefernmisteln wurde an den Tumorzelllinien HM02 (Magenadenokarzinom), HEPG2 (Leberkarzinom) und MCF7 (Mammakarzinom) nach NCI-Richtlinien vergleichend bestimmt (Grever *et al.*, 1992).

Kristallisation und Datensammlung

Eine 15 mg/ml Lösung des Mikroproteins in Wasser wurde nach der hanging-drop-Methode (Ducruix *et al.*, 1992) zur Kristallisation gebracht. Nadelförmige Kristalle mit einer Kantenlänge von 350 µm konnten nach 10 Tagen aus 30 % PEG 8000, 0.05 M Cacodylatpuffer (pH 6.5), 0.15 M Ammoniumsulfat-

Lösung bei Raumtemperatur erhalten werden. Die Datensammlung erfolgte nach Debreczeni *et al.*, 2003.

Ergebnisse und Diskussion

Isolierung und Identifizierung der Mikroproteine sowie ihrer Phosphataddukte aus der Pappelmistel

Viscotoxine sind bekannt für die Bildung von Addukten mit Phosphationen. Jedoch wurden diese Phosphataddukte bisher als Artefakte der Isolierung angesehen, bei der Phosphatpuffer zugegen war (Orrú *et al.*, 1997). Wir haben ein phosphatfreies Aufarbeitungsschema (Girmann, 2002) entwickelt und konnten zeigen, dass das Phosphat pflanzlicher Herkunft ist. Auf diese Weise isolierten wir aus Pappelmisteln (*Viscum album* ssp. *album*) die für diese Mistelart bekannten Mikroproteine A1, A2, A3, B und eine bisher unbekannte, als B2 bezeichnete Isoform. Ersten Ergebnissen einer Röntgenstrukturanalyse zufolge handelt es dich bei B2 ebenfalls um ein Viscotoxin. Im Gegensatz zu Literaturhinweisen (Schaller, 2000) fanden wir auch VT 1-PS im Pappelmistelextrakt. Pro 100 g Mistelpulver betrug die Ausbeute im Durchschnitt 5 mg VT A1, 8 mg VT A2, 15 mg VT A3, 14 mg VT B, 7 mg VT 1-PS und 0.2 mg VT B2. Betrachtet man das Verhältnis der einzelnen Visctoxine untereinander, fällt der hohe Gehalt an VT B auf, der als untypisch für Laubbaummisteln gilt (Schaller *et al.*, 2000).

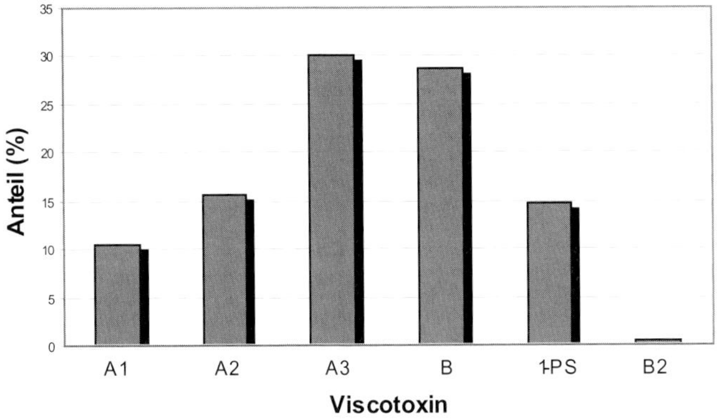

Abb. 1: Verteilung der Viscotoxin-Isoformen in dem untersuchten Rohviscotoxin VE-P.

Alle VT-Isoformen wurden durch HPLC sowie Massenspektrometrie identifiziert und charakterisiert. In einer ersten Analyse mittels HPLC und ESI-Massenspektrometrie ließen sich die bekannten Isoformen scheinbar den Referenzsubstanzen und den publizierten Viscotoxinen zuordnen. Erst die hochaufgelösten monoisotopischen Molmassen (Tab. 2) zeigen im Fall von VT A1 und VT 1-PS signifikante Abweichungen zu denen, die sich aus den publizierten Peptidsequenzen berechnen lassen (Samuelsson *et al.*, 1968, 1971, 1974; Olson *et al.*, 1972, Schaller *et al.*, 1996, Orrú *et al.*, 1997).

Tab. 1: Gefundene und berechnete Molmassen der isolierten VT-Isoformen.

Visco-toxin-Isoform	**publizierte Summenformel**	**HPLC R_t**	**ESI-FT-ICR-MS Molmasse [Da]**		
		[min]	gefunden	berechnet	Δ [ppm]
A1	$C_{200}H_{330}N_{62}O_{68}S_6$	21.9	4881.24368	4880.25940	+ 201
A2	$C_{199}H_{318}N_{62}O_{66}S_6$	25.2	4824.17673	4824.17575	+ 0.20
A3	$C_{201}H_{328}N_{62}O_{64}S_6$	25.9	4826.26548	4826.26416	+ 0.27
B	$C_{197}H_{322}N_{64}O_{67}S_6$	18.9	4848.20798	4848.20810	- 0.03
1-PS	$C_{202}H_{324}N_{64}O_{66}S_6$	24.0	4893.25062	4894.22888	- 200
B2	-	20.3	4849.19164	-	-

Ursache für die gefundenen Diskrepanzen könnten geringfügige strukturelle Abweichungen der isolierten Substanzen gegenüber den literaturbeschriebenen sein, die durch die Retentionszeiten der HPLC-Chromatogramme nicht erkennbar sind. So könnte z. B. die Sequenz der jeweiligen Isoform innerhalb der nicht-konservierten Bereiche in Abhängigkeit vom Wirtsbaum minimal variieren.

In den Massenspektren der isolierten Viscotoxine trat neben dem Molekülpeak noch der einer Minderkomponente mit einer Massendifferenz von +98 Da auf. Hier gibt sich das von Olson 1997 beschriebene Phosphataddukt zu erkennen. In den ^{31}P-NMR-Spektren der Proben fand sich das entsprechende Signal für ein nicht-kovalent gebundenes Phosphat bei 2.03 ppm. Die quantitative photometrische Analyse ergab nach Hydrolyse der Peptide für das Phosphataddukt einen durchschnittlichen Anteil von ca. 5 %.

Isolierung und Primärstrukturanalyse von U-PS aus Kiefernmistel

Aus der Kiefernmistel konnten wir nach dem oben beschriebenen Aufarbeitungsschema das Mikroprotein U-PS isolieren, welches zum ersten Mal 1996 von Schaller und Urech erwähnt und den Viscotoxinen zugeordnet, aber nicht in seiner Struktur aufgeklärt worden war. In ersten Untersuchungen zeigte sich, dass U-PS in mehreren Punkten deutlich vom Verhalten der bekannten Viscotoxine abweicht. So erweist sich diese Verbindung als instabil gegenüber Hitze und Proteasen, und darüber hinaus ergab sich aus den Massenspektren von U-PS kein Hinweis auf ein Phosphataddukt. Die monoisotopische Masse beträgt 4756.92492 Da.

Eine Peptidsequenzierung mittels der Methode von Edman und ESI-MS/MS-Analyse offenbarte die in Abbildung 2 dargestellte Teilsequenz von U-PS. Eine nachfolgende Datenbank-Recherche (Altschul *et al.*, 1997) mit diesen Sequenzdaten zeigte, dass U-PS zur Familie der γ-Thionine gehört (Nitti *et al.*, 1995). Die Teilsequenz von U-PS zeigt Homologien (bis zu 70 %) zu den Primärstrukturen von verschiedenen γ-Thionin-Vorläufern aus höheren Pflanzen.

Teilsequenz von U-PS

2	**T**	**C**	**S**	**A**	**P**	**S**	**G**	**R**	**F**	**K**	**G**	**A**	**C**	**F**	**S**	**S**	**N**	**T**	**C**	**S**	**N**	**I**	**C**	**K**	**T**	**L**	**E**	**G**	*28*
	T	C			P	S	G		F	K	G		C		S	S	N		C		N		C		T		E	G	
35	**T**	**C**	**K**	**T**	**P**	**S**	**G**	**K**	**F**	**K**	**G**	**V**	**C**	**A**	**S**	**S**	**N**	**N**	**C**	**K**	**N**	**V**	**C**	**Q**	**T**	**-**	**E**	**G**	*61*

Teilsequenz eines γ-Thionin-Precursors aus der Fichte *Picea abies*

Abb. 2: Vergleich der Teilsequenzen von U-PS und einem γ-Thionin-Precursor, im untersuchten Bereich stimmen alle konservierten Cys-Positionen überein.

Vergleichende Zytotoxizitätsstudien

Die Zytotoxizität der einzelnen Isoformen gegen Tumorzelllinien wurde bisher nur in wenigen Studien vergleichend untersucht (Schaller *et al.*, 1996; Konopa *et al.*, 1980). Daher haben wir alle isolierten Mikroproteine sowie Rohviscotoxin VE-P (Pappel) und VE-K (Kiefer) gegen die drei Tumorzelllinien HM02, HEPG2 und MCF7 getestet. Die verschiedenen Isoformen und die beiden Rohviscotoxine wiesen erhebliche Unterschiede in ihren Aktivitäten sowohl untereinander als auch gegenüber den einzelnen Tumorzelllinien auf. Bis auf U-PS zeigten alle Isoformen eine gute Wirkung gegen die HM02-Zelllinie (Tab. 2), wobei VT A2 am aktivsten war, gefolgt von VT A3.

In den beiden anderen Zelllinien (Tab. 3 und Tab. 4) fällt die Wirkung dieser Substanzen schwächer aus, hier zeigt VT A3 jeweils die höchste Aktivität. Von den Reinsubstanzen zeigt VT B2 in allen drei Tumorzelllinien die geringste Wirkung, wohingegen U-PS keine der drei Tumorzelllinien hemmt. VE-K hat in allen Zelllinien einen sehr geringen TGI-Wert, während bei VE-P das Ausmaß der Aktivität in der Reihenfolge HM02, MCF7 und HEPG2 abnimmt.

Tab. 2: Zelllinie HM02 (Magenadenokarzinom).

Viscotoxin-Isoform	GI_{50} (µg/mL)	TGI (µg/mL)	LC_{50} (µg/mL)
A1	0.30	0.95	>1
A2	0.05	0.15	0.42
A3	0.10	0.21	0.41
B	0.21	0.70	>1
1-PS	0.18	0.55	0.85
U-PS	> 10 (0)	> 10 (0)	> 10 (0)
B2	2.1	> 10 (86)	> 10
VE-P	1.2	2.5	5.0
VE-K	> 10 (39)	> 10	> 10

GI_{50} = Konzentration, die eine halbmaximale Hemmung des Zellwachstums bewirkt.
TGI = Konzentration, die eine vollständige Hemmung des Zellwachstums bewirkt.
LC_{50} = Konzentration, die eine halbmaximale zytotoxische Wirkung zeigt, d. h. die 24 h nach Aussaat die vorliegende Zellzahl um die Hälfte reduziert.

Werte in Klammern: % Hemmung bei angegebener Konzentration.

Tab. 3: Zelllinie HEPG2 (Leberkarzinom).

Viscotoxin-Isoform	GI50 (µg/mL)	TGI (µg/mL)	LC50 (µg/mL)
A1	0.58	9.9	>10
A2	0.24	1.6	8.0
A3	0.14	0.38	> 1
B	1.0	3.2	> 10
1-PS	1.2	3.2	> 10
U-PS	> 10 (0)	> 10 (0)	> 10 (0)
B2	9.8	> 10	> 10
VE-P	> 10 (37)	> 10	> 10
VE-K	> 10	> 10	> 10

Tab. 4: Zelllinie MCF7 (Mammakarzinom).

Viscotoxin-Isoform	GI50 (µg/mL)	TGI (µg/mL)	LC50 (µg/mL)
A1	0.022	> 1 (86)	> 1
A2	0.052	> 1 (81)	> 1
A3	0.075	0.60	0.95
B	0.33	> 1 (70)	> 1
U-PS	> 10 (0)	> 10 (0)	> 10 (0)
1-PS	0.85	> 1 (75)	> 1
B2	9.6	> 10	> 10
VE-P	0.70	7.5	> 10
VE-K	1.7	> 10 (68)	> 10

Die Unterschiede zwischen VE-K und VE-P zeigen eindeutig eine Abhängigkeit der Zytotoxizität einzelner Mistelextrakte von deren Genese und der daraus resultierenden qualitativen sowie quantitativen VT-Komposition. Die Toxizitäts-Werte für VE-P beruhen insbesondere auf der Aktivität der Inhaltsstoffe VT A3 und VT A2. Die Hauptinhaltsstoffe von VE-K sind die weniger aktiven Mikroproteine 1-PS und U-PS. Dies führt dazu, dass die Kiefernmistel als viscotoxinärmste unter den drei Unterarten die mit der geringsten Zytotoxizität ist (Schaller *et al.*, 2000).

Röntgenstrukturanalyse von VT A3: Strukturbeschreibung

Abbildung 3 zeigt die Kristallstruktur, die aus Einkristallen des Mikroproteins erhalten wurde. VT A3 liegt demnach im Kristall als Dimer zweier geringfügig unterschiedlich angeordneter Moleküle vor. Die dreidimensionale Struktur beider Monomereinheiten ähnelt dem Großbuchstaben L, wie alle bisher publizierten Tertiärstrukturen von Viscotoxinen (Romagnoli *et al.*, 2000; Coulon *et al.*, 2003) und anderen α- und β-Thioninen (Han *et al.*, 1996; Milbrandt *et al.*, 2003). Der lange Schenkel des Buchstaben L wird von den zwei antiparallelen α-Helices (Asn^{6}-Arg^{18}, Pro^{22}-Ser^{30}) definiert, während der kurze Schenkel sich aus zwei antiparallelen β-Strängen (Lys^{1}-Pro^{5}, Cys^{32}-Gly^{37}) zusammensetzt. Das C-terminale Ende der Proteinkette ist fixiert durch eine Wasserstoffbrücke zwischen Lys^{46} und Cys^{4}. Wie erwartet wird jedes Monomer durch drei Disulfidbrücken Cys^{3}/Cys^{40}, Cys^{4}/Cys^{32}, Cys^{16}/Cys^{26} stabilisiert, die ein „concentric motif“ bilden.

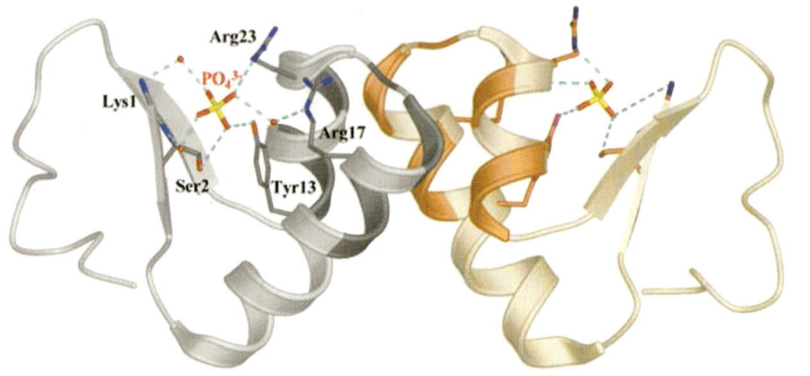

Abb. 3: Dreidimensionale Dimerstruktur von Viscotoxin A3.

Wie Abb. 3 weiter zu entnehmen ist, bilden die Aminosäuren Lys^1, Ser^2, Tyr^{13}, Arg^{17} und Arg^{23} mit ihren Seitenketten eine positiv geladene Furche zwischen den zwei Domänen der L-Struktur. In dieser Furche bindet jedes der beiden Monomeren ein Phosphation nicht-kovalent. Die funktionelle Bedeutung der phosphatbindenden Aminosäuren spiegelt sich in der hohen Konserviertheit dieser Aminosäuregruppen innerhalb der Viscotoxin-Familie wider. Diese Bindetasche scheint für die zytotoxischen Eigenschaften von VT A3 von Bedeutung zu sein. So ist in mehreren Studien gezeigt worden, dass Viscotoxine an Phospholipide von künstlichen Membranen sowie Plasmamembranen binden (Giudici *et al.*, 2003, Coulon *et al.*, 2003). Modellstudien an verwandten Mikroproteinen deuten darauf hin, dass Phospholipide die Phosphationen aus der Bindetasche verdrängen (Rao *et al.*, 1995).

Eine genauere Beschreibung der 3D-Struktur sowie ein Vergleich mit den NMR-Strukturen von VT A3 (Romagnoli *et al.*, 2000) ist bei Debreczeni *et al.*, 2003 wiedergegeben.

Literatur

Altschul, S. F., Madden, T. L., Schäffer, A. A., Zhang, J., Zhang, Z., Miller, W., Lipman, D. J. (1997): Gapped BLAST and PSI BLAST: a new generation of protein database search programs, Nucleic Acids Res. 25:3389–3402.

Büssing, A., Stein, G. M., Wagner, M., Wagner, B., Schaller, G., Pfüller, U., Schietzel, M. (1999): Accidental cell death and generation of reactive oxygen intermediates in human lymphocytes induced by thionins from *Viscum album* L., Eur. J. Biochem. 26:279–287.

Coulon, A., Mosbah, A., Lopez, A., Sautereau, A.-M., Schaller, G., Urech, K., Rouge, P., Darbon, H. (2003) : Comparative membrane interaction study of viscotoxins A3, A2 and B from mistletoe (*Viscum album*) and connections with their structures, Biochem. J. 374:71–78.

Debreczeni, J. É., Girmann, B., Zeeck, A., Krätzner, R., Sheldrick, G. M. (2003): Structure of viscotoxin A3: disulfide location from weak SAD data, Acta Cryst. D59:2125–2132.

Ducruix, A., Griegé, R. (1992): Crystallisation of Nucleic Acids and Proteins, 1. Aufl., Oxford University Press, New York 1992.

Florack, D. E. A., Stiekema, W. J. (1994): Thionins: properties, possible biological roles and mechanisms of action, Plant Mol. Biol. 26:25–37.

Girmann, B. (2002): Beiträge zur Isolierung und Strukturaufklärung der Viscotoxine aus *Viscum album* L. sowie von cytotoxischen Komponenten der Gilvocarcin-Reihe aus Streptomyceten (Dissertation), Cuvillier Verlag, Göttingen 2002.

Giudici, M., Pascual, R., Canal de la, L., Pfüller, K., Pfüller, U., Villalaín, J. (2003): Interaction of viscotoxins A3 and B with membrane model systems: implication to their mechanism of action, Biophys. J. 85:971–981.

Grever, M. R., Schepartz, S. A., Chabner, B. A. (1992): The National Cancer Institute: cancer drug discovery and development program, Semin. Oncol. 19: 622–638.

Han, K. H., Park, K. H., Yoo, H. J., Cha, H., Suh, S. W., Thomas, F., Moon, T. S., Kim, S. M. (1996): Determination of the three-dimensional structure of hordothionin-α by nuclear magnetic resonance, Biochem. J. 313:885–892.

Hughes, P., Whitecross, M., Llevellyn, D., Gage, P. (2000): The cytotoxic plant protein, beta-purothionin, forms ion channels in lipid membranes, J. Biol. Chem. 275:823–827.

Jung, M. L., Baudino, S., Ribereau-Gayon, G., Beck, J. P. (1990): Characterization of cytotoxic proteins from mistletoe (*Viscum album* L.), Cancer Lett. 51: 103–108.

Konopa, J., Woynarowski, J. M., Lewandowska-Gumieniak, M. (1980): Isolation of viscotoxins, cytotoxic basic polypeptides from *Viscum album* L., Hoppe-Seylers Z. Physiol. Chem. 361:1525–1533.

Milbradt, A. G., Kerek, F., Moroder, L., Renner, C. (2003): Structural characterization of hellethionins from *Helleborus purpurascens*, Biochem. 42:2404–2411.

Nitti, G., Orrú, S., Bloc, C. Jr., Morhy, L., Marino, G., Pucci, P. (1995): Amino acid sequence and disulphide-bridge pattern of three gamma-thionins from *Sorghum bicolor*, Eur. J. Biochem. 228:250–256.

Olson, T., Samuelsson, G. (1972): The amino acid sequence of viscotoxin A2 from European mistletoe (*Viscum album* L., Loranthaceae), Acta Chem. Scand. 26:585–595.

Orrú, S., Scaloni, A., Giannattasio, M., Urech, K., Pucci, P., Schalle,r G. (1997): Amino acid sequence, S-S bridge arrangement and distribution in plant tissues of thionins from *Viscum album*, Biol. Chem. 378:989–996.

Rao, U., Stec, B., Teeter, M. M. (1995): Refinement of purothionins reveal solute particles important for lattice formation and toxicity. Part 1: α_1-purothionin revisited, Acta Cryst., D51:904–913.

Romagnoli, S., Ugolini, R., Focolari, F., Schaller, G., Urech, K., Giannattasio, M., Ragona, L., Molinari, H. (2000): NMR structural determination of viscotoxin A3 from *Viscum album* L., Biochem J. 350:569–577.

Samuelsson, G., Seger, L., Olson, T. (1968): The amino acid sequence of oxidized viscotoxin A3 from the European mistletoe (*Viscum album* L., Loranthaceae), Acta Chem. Scand. 22:2624–2642.

Samuelsson, G., Pettersson, B. (1971): The amino acid sequence of viscotoxin B from the European mistletoe (*Viscum album* L., Loranthaceae), Eur. J. Biochem. 21:86–89.

Samuelsson, G., Jayawardene, A. L. (1974): Isolation and characterization of viscotoxin 1-PS from *Viscum album* L. ssp. *austriacum* (Wiesb.) Vollmann, growing on *Pinus sivestris*, Acta Pharm. Suedica 11:175–184.

Schaller, G., Urech, K. (1996): Cytotoxicity of different viscotoxins and extracts from European subspecies of *Viscum album* L., Phytoth. Res. 10:473–477.

Schaller, G., Urech, K., Grazi, G. (2000): Viscotoxine in den drei Unterarten von *Viscum album* L., In: Mistilteinn – Beiträge zur Mistelforschung, Verein für Krebsforschung, Hiscia 2000/1, Arlesheim, 32–39.

Stein, G. M., Schaller, G., Pfüller, U., Schietzel, M., Büssing, A. (1999a): Thionins from *Viscum album* L.: influence of the viscotoxins on the activation of granulocytes, Anticancer Res. 19:1034–1042.

Stein, G. M., Schaller, G., Pfüller, U., Wagner, M., Wagner, B., Schietzel, M., Büssing, A. (1999b): Characterisation of granulocyte stimulation by thionins from European mistletoe and from wheat, Biochim. Biophys. Acta 1426: 80–90.

Tabiasco, J., Pont, F., Fournié, J.-J., Vercellone, A. (2002): Mistletoe viscotoxins increase natural killer cell-mediated cytotoxicity, Eur. J. Biochem. 269:2591–2600.

Urech, K., Schaller, G. (1995): Comparative study of the cytotoxic effect of viscotoxin and mistletoe lectin on tomour cells in culture, Phytother. Res. 9: 49–55.

Winterfeld, K., Bjil, L. H. (1948): Viscotoxin, ein neuer Inhaltsstoff der Mistel (*Viscum album* L.), Liebig´s Ann. 561:107–115.

Danksagung

Wir danken Herrn Prof. W. Beil (Medizinische Hochschule, Hannover) für die Durchführung der Zelltests und Herrn Dr. H. Frauendorf (Georg-August Universität, Göttingen) für die Messungen der FT-ICR-Experimente. Herrn Dr. A. Scheffler und Herrn S. Jäger (Carl Gustav Carus-Institut, Niefern-Öschelbronn) danken wir für die Überlassung von Referenzsubstanzen.

Dr. Beatrix Kahle[1], Dr. Judit É. Debreczeni[2], Prof. Dr. George M. Sheldrick[2] und Prof. Dr. Axel Zeeck[1]

[1]Institut für Organische und Biomolekulare Chemie der Universität Göttingen
[2]Lehrstuhl für Strukturchemie der Universität Göttingen

Korrespondenzadresse:
Prof. Dr. Axel Zeeck
Universität Göttingen, Institut für Organische und Biomolekulare Chemie,
Tammannstr. 2, 37077 Göttingen
azeeck@gwdg.de

Membranaktivität der Viscotoxine A3 und B – Interaktionen mit Modellmembranen

Membrane Activity of Viscotoxins A3 and B – Interactions with Membrane Model Systems

M. Giudici, J. Villalaín, K. Pfüller und U. Pfüller

Zusammenfassung

Unter den Thioninen, einer Gruppe von amphiphilen, basischen und damit membranaktiven pflanzlichen Polypeptiden, nehmen die Viscotoxine eine Sonderstellung ein. Ihre biologische Aktivität ist charakterisiert durch antimikrobielle und toxische Eigenschaften bei gering ausgeprägtem hämolytischen Charakter. Erstmals wurden die membranaktiven und membranotropen Eigenschaften an ausgewählten Viscotoxin-Isomeren, den Viscotoxinen A3 und B, gegenüber negativ geladenen Phospholipid-Modellmembranen mit Infrarot- und Fluoreszenzspektroskopie untersucht. Beide Viscotoxine interagieren intensiv mit Modellmembranen in vergleichbarer, jedoch signifikant unterschiedlicher Weise, indem sie sich an der Membranoberfläche selbst organisieren und damit die Membran destabilisieren.

Schlüsselwörter:

Thionin, Viscotoxin, Mistel, *Viscum album*, Membran, Vesikel, IR- und Fluoreszenzspektroskopie

Summary

Among the very homologous family of α- and β-thionins, known for their antimicrobial activity, the viscotoxin subfamily differs from other members because of its toxicity against tumoral cells and its weakly haemolytic character. Thionins are small basic proteins found in different plant species, which are known to exert cytotoxic properties and are thought to interact with biomembranes. The effects of two viscotoxins, namely A3 and B, including the reduced derivatives have been tested against different negatively-charged phospholipid membranes by using infrared and fluorescence spectroscopies.

Both viscotoxins are bound with high affinity to negatively-charged phospholipids containing membranes, although displaying slightly differences which are related to the proposed bioactivity. Viscotoxins interact with membranes in a complex way, most likely organizing themselves at the surface inducing defects that lead to the destabilization and disruption of membrane bilayer. The viscotoxin isomers show only weak difference in structure, but pronounced differences in mechanism of membrane interaction.

Keywords:
Thionin, viscotoxin, mistletoe, *Viscum album*, membrane, vesicle, IR- and fluorescence spectroscopy

Einleitung

Thionine sind kleine amphiphile und basische Mikroproteine, die in einer großen Zahl von Pflanzen in Samen, Blättern und Stängeln nachgewiesen wurden. Sie sind aus 45–50 Aminosäuren aufgebaut mit 3–4 intramolekularen Disulfidbrücken, die den Molekülen einen stabilen und kompakten Charakter verleihen bei großer Sequenzhomologie (Florack *et al.*, 1994). Thionine zeigen toxische Aktivität gegenüber Mikroorganismen, pflanzlichen und tierischen Zellen, ohne dass ihre genaue biologische Funktion bekannt ist (Bohlman *et al.*,1991; Epple *et al.,* 1997; Garcia-Olmedo *et al.*, 1998; Holtorf *et al.*, 1998; Büssing *et al.,* 1999). Bisher wurden die Viscotoxine A1, A2, A3, B, 1-PS und U-PS isoliert und ihre biologischen Aktivitäten beschrieben (Orrù *et al.,*1997). Die Viscotoxin-Isoformen vom Thionintyp aus *Viscum album* und verwandten Spezies zeigen unterschiedliche toxische Aktivitäten gegenüber verschiedenen Tumorzelllinien, die möglicherweise auf unterschiedliche molekulare Sekundärstrukturen und damit verbundene unterschiedliche membranotrope Eigenschaften zurückzuführen sind (Büssing *et al.,* 1998; Schaller *et al.*, 1996; Urech *et al.*, 1995; Stein *et al.*, 1999; Konopa *et al.,* 1980). Strukturuntersuchungen an Viscotoxin A3 wurden in jüngster Zeit von Romagnoli et al. und Debreczeni *et al.* (2003) beschrieben (Romagnoli *et al.*, 2000; Stein *et al.,* 1999).

Material und Methoden

Die Viscotoxine wurden aus einem Pool von getrockneten Laub- und Nadelbaummisteln (*Viscum album* L.) nach der von Samuelsson angegebenen Methode (Thunberg *et al.*, 1982) bzw. aus gesammelten Nebenfraktionen von der Mistellektingewinnung isoliert. Die Reinigung und Fraktionierung in die Isoformen erfolgte durch Reverse phase-HPLC an C8- bzw. C18-Trägern (Debreczeni *et al.,* 2003; Schaller *et al.*, 2000). Trifluoracetat-Gegenionen wurden durch mehrfache Gefriertrocknung in Gegenwart von 10 mM HCl entfernt. Auch nach Pufferaustausch an G25 bzw. ausgiebiger Dialyse verbleibt jedoch ein Phosphatgehalt in den lyophilisierten Isoformen A3 und B von 1–2 %. Reduzierte und an den freien Thiolgruppen blockierte Viscotoxine wurden durch aufeinander folgende Umsetzungen mit 2-Thioethanol in Gegenwart von 6 M Harnstoff und 2-Vinylpyridin erhalten. Die Lipide wurden von Avanti Polar Lipids (Birmingham), die Marker und Reportermoleküle von Molecular Probes (Eugene, OR), alle weiteren Reagenzien von SIGMA (St. Louis, MO) bezogen.

Abkürzungen

MLV (multilamellare Vesikel), LUV (large unilamellare Vesikel), DPH (1,6-Diphenyl-1,3,5-hexatrien), TMA-DPH (1-(4-Trimethylammoniumphenyl)-6-phenyl-1,3,5-hexatrien-p-toluensulfonat), DMPS (Dimyristoylphospatidylserin), DMPC (Dimyristoylphosphatidylcholin), DMPA (Dimyristoylphosphatidylsäure), DMPG, (Dimyristoylphosphatidylglycerol)

Modellmembranen und Viscotoxinapplikation

Die Herstellung von multilamellaren und large unilamellaren Vesikeln (MLV, LUV, (Pfüller, 1987) sowie die Applikation bzw. Integration der Viscotoxine in diese Modellmembranen wird von Giudici *et al.* (2003) beschrieben.

Fluoreszenzpolarisations-Messungen

Mit Viscotoxinen behandelte MLV werden mit den Fluoreszenzmarkern DPH und TMA-DPH in Dimethylformamid als Reportermoleküle versetzt und 60 bzw. 20 min bei 55 °C inkubiert.

Für Leakage-Experimente wurden LUV mit 8-Aminonaphtalin-1,3,6-trisulfonsäure und p-Xylen-bispyridiniumbromid behandelt. Nicht im Wasserpool der Vesikel vorliegender Fluoreszenzmarker wurde durch Filtration an Sephadex-G 75 abgetrennt.

Infrarot Spektroskopie (IR) und Staedy-state Fluoreszenzmessungen

Die IR-und Fluoreszenz-Messungen an MLV werden unter Giudici *et al.* (2003), die Aufnahme der 2D IR-Korrelationsspektren in Contreras *et al.* (2001) beschrieben.

Resultate

Struktur der Viscotoxine A3 und B

Die IR-Spektren in D_2O-Puffer bei 5° und 60 °C zeigen für A3 und B keine signifikanten Veränderung in Lage und Intensität der Banden in der Amide I'-Region (Abb.1 A und B). Abweichend dazu werden in den Spektren der reduzierten Derivate (Abb. 1 C und D) in Breite und Intensität der Banden signifikante Unterschiede beobachtet.

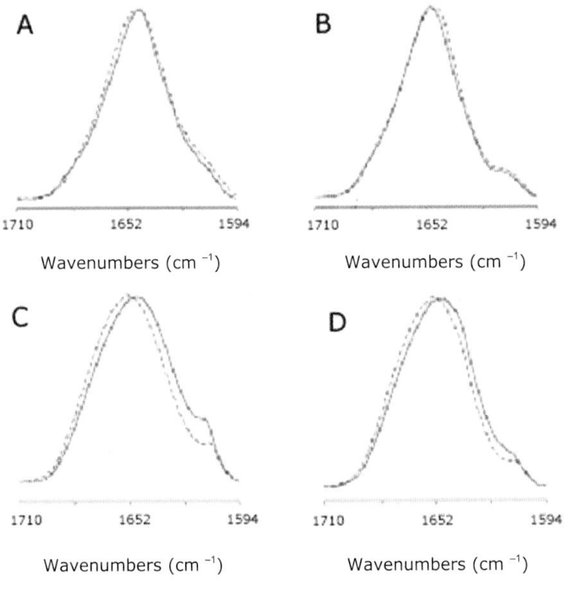

Abb. 1: Ausschnitte der Amid I'-Region aus IR-Sepektren von Viscotoxin A3 (A), Viscotoxin B (B), Viscotoxin $A3_{reduziert}$ (C) und Viscotoxin $B_{reduziert}$ (D) bei 5 ° (durchgezogene Linie) und 60° (punktierte Linie) in D_2O-Puffer.

Bindung der Viscotoxine A3 und B an Modellmembranen

Die IR-Spektren zeigen für A3 und B in der Amide I'- und Carbonyl-Region mit steigender Proteinkonzentration eine Zunahme der Bindung an die DMPC/DMPA-Vesikel, wobei im Verhältnis weniger B als A3 gebunden wird

(Abb. 2 A und B, sowie C und D). Es zeigen sich Unterschiede in der Bandenstruktur der IR-Daten für A3 und B vor allem bei ~ 1650 cm^{-1}. Werden reine zwitterionische DMPC-Vesikel eingesetzt, verbleiben beide Isoformen im Überstand. Reduzierte Viscotoxine A3 und B werden ebenfalls vollständig an negativ geladene DMPC/DMPA-Vesikel gebunden (Abb. 2 E und F, sowie G und H). Die IR-Daten für $A3_{red.}$ und $B_{red.}$ in membrangebundener (Abb. 2 E und G) und löslicher Form (Abb. 2 F und H) sind unterschiedlich. In Lösung werden die Banden bei 1616 und 1685 cm^{-1} nicht beobachtet.

Die Feinstrukturanalyse der breiten Amid I'-Banden hinsichtlich ihrer Komponenten ergab, dass eine Bindung der Viscotoxine an die Modellmembranen nicht zu abrupten Änderungen führt – in Übereinstimmung mit der kompakten Struktur der Proteine. 2D IR-Korrelationsspektren lassen signifikante Unterschiede in der Bindung von A3 und B an Modellmembranen erkennen (Daten siehe Giudici *et al.,* 2003).

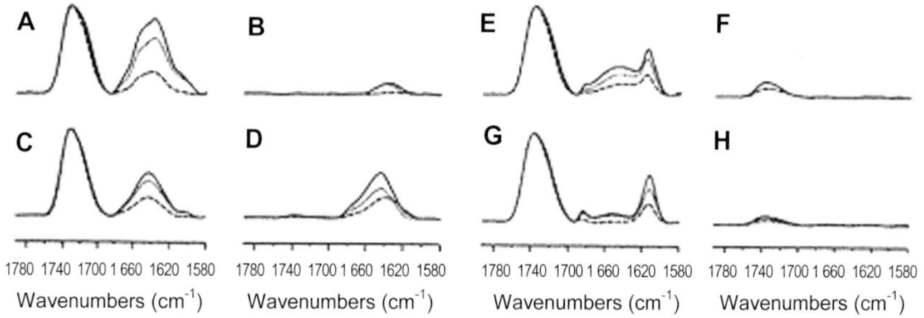

Abb. 2: Infrarotspektren der Carbonyl- und Amid I'-Regionen von Viscotoxin/Vesikel-Pellets (A, C, E und G) und der Überstände (B, D, F und H) für Proben, die A3 (A und B), B (C und D) bzw. $A3_{red.}$ (E und F) und $B_{red.}$ (G und H) in Gegenwart von DMPC/DMPA-Vesikeln enthalten. Das Lipid/Viscotoxinverhältnis beträgt 100:1 (—), 50:1 (….) und 25:1 (---). Das DMPC/DMPA-Verhältnis beträgt für alle Experimente 50:50.

Steady-state Fluoreszenzanisotropie

Beide Viscotoxin-Isoformen beeinflussen Struktur und thermotrope Eigenschaften (Fluid-Gel-Übergangstemperatur) der Modellmembranen, besonders DMPS-MLV, gemessen über das Fluoreszenzverhalten der Reportermoleküle DPH (innere Bilayerregion) und TMA-DPH (äußere Bilayerregion). Aus Messungen der intrinsischen Fluoreszenz der Viscotoxin-Tyrosylgruppen in

DMPA-Membranen kann auf eine Einschränkung der Beweglichkeit dieser Gruppen nach Membranbindung geschlossen werden (Daten siehe Giudici *et al.*, 2003).

Leakage-Experimente

Die Viscotoxin-Isoformen A3 und B können aus EPC/EPA- bzw. EPC/BPS-Vesikeln im Wasserpool eingeschlossene Fluorophore freisetzen, wobei A3 eine größere Freisetzung bewirkt als B. Die reduzierten Viscotoxine sind generell weniger wirksam als die nativen Isoformen (Abb. 3 A und B).

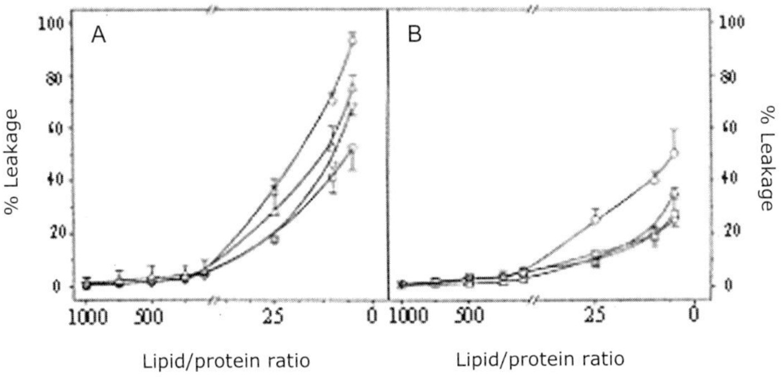

Abb. 3: Daten für die Fluorophor-Freisetzung aus LUV (Verhältnis der Phospholipide ist 1:1; EPC/EPA-LUV = A) bzw. EPC/BPS-LUV = B) durch A3 (o), $A3_{red.}$ (□), B (Δ) und $B_{red.}$ (▼) bei 25° und unterschiedlichen Lipid/Viscotoxinverhältnissen.

Diskussion

Die IR-Untersuchung der Viscotoxin-Isoformen A3 und B bei 5° bzw 60° bestätigt die hohe konformationelle Stabilität der Mikroproteine im Vergleich zu den reduzierten und an den Thiolgruppen blockierten Derivaten (Abb. 1). Die Bindungskapazität der MLV-Modellmembranen aus DMPC/DMPA für A3 und B ist signifikant unterschiedlich. Die Isoform B wird in deutlich größerem Ausmaß gebunden. Vesikel, gebildet aus dem zwitterionischen DMPC, binden die Viscotoxine nicht. Viscotoxine werden mit hoher Affinität und Kapazität offensichtlich nur an negativ geladene Modellmembranen gebunden. Vesikel, gebildet aus einer binären Mischung eines negativ geladenen Lipids DMPA oder DMPG und einem zwitterionischen (DMPC), binden A3 mit deutlich höherer Kapazität als B.

Reduzierte und damit denaturierte Viscotoxine binden ebenfalls an negativ geladene Vesikel. Ein bemerkenswerter Unterschied ist jedoch das Ausmaß der Selbstassoziation bzw. Selbstaggregation der membrangebundenen reduzierten und nichtreduzierten Isoformen. Nur die reduzierten Viscotoxine zeigen Konformationsänderungen und Selbstaggregation an der Membranoberfläche, ausgewiesen durch die Frequenz und die Intensität der scharfen Carbonyl-Banden bei 1616 und 1685 cm^{-1}. Membrangebundene reduzierte Viscotoxine im aggregierten Zustand sind nicht in der Lage, die Permeabilitätsbarriere so zu stören, dass eine membranotrope Aktivität bzw. Lyse resultiert.

Viscotoxine interagieren in einer komplexen Weise mit Membranen als offensichtliche Hauptursache für ihre biologische Aktivität. Nach einer elektrostatischen Interaktion mit negativ geladenen Membranlipiden im ersten Schritt, einem partiellen Eindringen in die Bilayer verbunden mit einer Beeinflussung der Konformation von Lipidmolekülen im zweiten, kommt es zu einer Lysis und dem Austritt von Zellkomponenten. An der Bindung bzw. dem gesamten membranotropen Effekt der Viscotoxine könnte auch der Phosphatrest der Phospholipide im Sinne einer selektiven Interaktion mit dem Mikroprotein beteiligt sein. Vorläufige Ergebnisse zeigen, dass Phosphationen von den Viscotoxinen sehr fest gebunden werden können. Eine Phosphateliminierung gelingt quantitativ durch aufeinander folgende Reduktion, Gelchromatographie und Reoxidation. Substituierte Phosphate wie das Dinatriumsalz des p-Nitrophenylesters der Phosphorsäure (p-Nitrophenylphosphat) zeigen ebenfalls eine hohe Affinität gegenüber Viscotoxinen (unveröffentlicht).

Acknowledgements

This work has been supported by grant PM98-0100 from DGESIC, Spain (to J.V.) and in part by the Ministry of Education and Research of Germany, WTZ RUS-01/237 (K.P., U.P.). M.G. acknowledges a pre-doctoral fellowship from CONICET, Argentina.

Literatur

Bohlman, H. and Apel, K. (1991): Thionins. Annu Rev Plant Physiol Plant Mol Biol 42: 227–240.

Büssing, A., Schaller, G., Pfüller, U. (1998): Generation of reactive oxygen intermediates (ROI) by the thionins from *Viscum album* L. Anticancer Research 18: 4291–4296.

Büssing, A., Stein, G.M., Wagner, M., Wagner, B., Schaller, G., Pfüller, U., Schietzel, M. (1999): Accidental cell death and generation of reactive oxygen intermediates in human lymphocytes induced by thionins from *Viscum album* L.. Eur J Biochem 262: 79–87.

Contreras, L. M., Almeida, R F. M., Villalaín, J., Fedorov, A., Prieto, M. (2001): Interaction of alpha-melanocyte stimulating hormone with binary phospholipid membranes: structural changes and relevance of phase behavior. Biophys J 80: 2273–2283.

Debreczeni, J. E., Girmann, B., Zeeck, A., Krätzner, R., Sheldrick, G. M. (2003): Structure of viscotoxin A3: disulfide location from weak SAD data. Acta Cryst D59: 2125–2132.

Epple, P., Apel, K., Bohlmann, H . (1997): Overexpression of an endogenous thionin enhances resistance of *Arabidopsis* against *Fusarium oxysporum*. Plant Cell 9: 509–520.

Florack, D. E., Stiekema, W. J. (1994): Thionins: properties, possible biological roles and mechanisms of action. Plant Mol Biol 26(1):25–37.

Garcia-Olmedo, F., Molina, A., Alamillo, J. M., Rodriguez-Palenzuela, P. (1998): Plant defense peptides. Biopolymers 47(6): 479–91.

Giudici, M., Pascual, R., de la Canal, L., Pfüller, K., Pfüller, U., Villalaín, J. (2003): Interaction of viscotoxins A3 and B with membrane model systems: implications to their mechanism of action. Biophys J 85: 971–981.

Holtorf, S., Ludwig-Müller, J., Apel, K., Bohlemann, H. (1998): High-level expression of a viscotoxin in *Arabidopsis thaliana* gives enhanced resistance against *Plasmodiophora brassicae*. Plant Mol Biol 36: 673–680.

Konopa, J., Woynarowski, J. M., Lewandowska-Gumieniak, M. (1980): Isolation of viscotoxins. Cytotoxic basic polypeptides from *Viscum album* L.. Hoppe Seylers Z Physiol Chem 361: 1525–1533.

Orrù, S., Scaloni, A., Giannattasio, M., Urech, K., Pucci, P., Schaller, G. (1997): Amino acid sequence, S-S bridge arrangement and distribution in plant tissues of thionins from *Viscum album*. Biol Chem 378: 986–996.

Pfüller, U. (1987): Mizellen, Vesikel, Mikroemulsionen – Tensidassoziate und ihre Anwendung in Analytik und Biochemie, Springer-Verlag, Berlin, Heidelberg, New York, London, Paris, Tokio.

Romagnoli, S., Ugolini, R., Focolari, F., Schaller, G., Urech, K., Giannattasio, M., Ragona, L., Molinari, H. (2000): NMR structural determination of viscotoxin A3 from *Viscum* album L.. Biochem J 350: 569–577.

Schaller, G., Urech, K., Giannattasio, M. (1996): Cytotoxicity of Different Viscotoxins and Extracts from the European Subspecies of *Viscum album* L.. Phytother Res 10: 473–477.

Schaller, G., Urech, K., Grazi, G. (2000): Viscotoxine in den drei Unterarten von *Viscum album* L. Mistilteinn 1: 32–40.

Stein, G. M., Schaller, G., Pfüller, U., Wagner, M., Wagner, B., Schietzel, M., Büssing, A. (1999): Characterisation of granulocyte stimulation by thionins from European mistletoe and from wheat. Biochim Biophys Acta 1426: 80–90.

Stein, G.M:, Schaller, G., Pfüller, U., Schietzel, M., Büssing, A. (1999): Thionins from *Viscum album L.*: influence of the viscotoxins on the activation of granulocytes. Anticancer Res. 19: 1037–1042.

Thunberg, E., Samuelsson, G. (1982): Isolation and properties of ligatoxin A, a toxic protein from the mistletoe *Phoradendron liga*. Acta Pharm Suec 19: 285–292.

Urech, K., Schaller, G., Ziska, P., Giannattasio, M. (1995): Comparative study on the cytotoxic effect of viscotoxin and mistletoe lectin on tumour cells in culture. Phytother Res 9: 949–55.

Marcela Giudici[1], Prof. Dr. José Villalaín[1], Dr. Karola Pfüller[2] und Prof. Dr. Uwe Pfüller[2]

[1] Instituto de Biología Molecular y Celular,Universidad “Miguel Hernández”, E-03202 Elche-Alicante, Spain.
[2] Institut für Phytochemie, Private Universität Witten/Herdecke gGmbH, D-58453 Witten, Germany.

Korrespondenzadresse:
Prof. Dr. Uwe Pfüller
Universität Witten/Herdecke, Fakultät für Biowissenschaften,
Institut für Phytochemie, Stockumer Straße 10, 58453 Witten
uwep@uni-wh.de

Nachweis der Wechselwirkungen zwischen misteleigener DNA und Viscotoxinen

Evidence of Interactions Between Mistletoe DNA and Viscotoxins

L. Hermann, U. Pfüller und A. Scheffler

Zusammenfassung

Die Mistel (*Viscum album* L.) zeichnet sich durch einen hohen Gehalt an DNA aus, deren pharmakologische Bedeutung jedoch noch nicht untersucht wurde. Es ist bekannt, dass Viscotoxine, die zu den tumorwirksamen Eiweißen wässriger Mistelpräparate zählen, mit nicht misteleigener DNA in Wechselwirkung treten und dabei die DNA gegen äußere Einflüsse, z.B. Hitzedenaturierung, schützen können.

Die Interaktionen zwischen misteleigener DNA und Viscotoxinen sind allerdings noch nicht untersucht worden. Zunächst erfolgte die Isolierung und Quantifizierung misteleigener DNA aus dem Pflanzenmaterial nach Proteolyse und Entfettung. Verschiedene Organe der Mistel wurden so hinsichtlich ihrer DNA-Mengen untersucht und mit DNA-Mengen anderer Organismen verglichen. Der Wechselwirkungsnachweis wurde mittels Kapillar- und Gelelektrophorese geführt. Mittels Gelelektrophorese konnte der komplexbildende Effekt der Viscotoxine auf die DNA dosisabhängig durch Verzögerung der Wanderung im elektrischen Feld bzw. bei hoher Viscotoxinkonzentration durch Immobilisierung nachgewiesen werden. Kapillarelektrophoretisch ist der Nachweis auf zweierlei Art möglich, dadurch, dass positiv geladene Viscotoxine zur Kathode wandern und durch DNA Zumischung verzögert werden und dadurch, dass negativ geladene DNA zur Anode wandert und durch Zumischung von Viscotoxin verzögert wird.

Die Arbeit zeigt, dass zytotoxisches Viscotoxin an misteleigene DNA gebunden werden kann.

Schlüsselwörter:

Viscum album L., DNA, Viscotoxine, Gelelektrophorese, Kapillarelektrophorese

Summary

Although mistletoe (*Viscum album* L.) stands out for a high DNA content, the pharmacological significance of that DNA has not been studied yet. It is known that viscotoxins, which are classed with the tumour-effective proteins of aqueous mistletoe preparations, do not interact with mistletoe DNA and can thus protect the DNA from external influences, e.g. thermal denaturation. However, the interaction between mistletoe DNA and viscotoxins has not been studied yet. Following proteolysis and defatting, mistletoe DNA was isolated from plant matter and quantified. Various organs of the mistletoe were examined in this way regarding their DNA content and compared with the DNA content of other organisms. Proof of interaction was furnished by means of capillary and gel electrophoresis. Gel electrophoresis made it possible to show the complexing effect viscotoxins have on the DNA as a function of the dose, by retarded migration in an electrical field, or with high viscotoxin concentration, by immobilization. By means of capillary electrophoresis proof can be furnished in two ways: by migration of positively charged viscotoxins towards the cathode and their retardation by the admixture of DNA, or by migration of negatively charged DNA towards the anode and its retardation by the admixture of viscotoxin.

The study demonstrates that cytotoxic viscotoxin can be bound to mistletoe DNA.

Keywords:

Viscum album L., DNA, Viscotoxins, Gel electrophoresis, Capillary Electrophoresis

Einleitung

Viscum album L.-Extrakte werden seit Jahren in der adjuvanten Tumortherapie eingesetzt.

Mit einem Gesamtgehalt von über 20% Protein in der Trockenmasse gilt die Mistel als eine proteinreiche Pflanze (Jung *et al.*, 1990). Unter diesen zahlreichen Proteinen sind einige charakteristisch, z. B. die Lektine und Viscotoxine. Die tumornekrotisierende Wirkung der Mistel wird auf die Viscotoxine zurückgeführt (Tabiasco *et al.*, 2002).

Viscotoxine sind amphiphile, basische Polypeptide (isoelektrischer Punkt: pH 11), die in *Viscum album* L. bisher in 6 Isoformen beschrieben wurden: A1, A2, A3, B, B2 und 1-PS (Girmann, 2003). Zur Erklärung der zytotoxischen Wirkung der Viscotoxine wird die direkte Auflösung der Lipidmembranen von Zellen durch detergenzartige Wirkung der Viscotoxine angenommen (Coulon *et al.*, 2001). Es wurden auch Unterschiede von Präparaten, die aus Misteln verschiedener Wirtsbäume hergestellt wurden, untersucht. Es konnte gezeigt werden, dass je nach Wirtsbaum unterschiedliche Viscotoxinmuster zu finden sind (Schaller *et al.*, 1996).

Bisher ungeachtet und daher noch nicht verstanden ist der extrem hohe DNA-Gehalt der Mistel im Vergleich zu anderen Pflanzen (Nagl *et al.*, 1989). Auch liegen keine Aussagen über einen Beitrag zur Tumorwirksamkeit von Mistel-DNA vor, obwohl sich in den letzten Jahren Hinweise mehren, die der DNA eigene pharmakologisch interessante Wirksamkeit zusprechen (Hurley, 2002). Bis jetzt konnten Bindungen der Viscotoxine B, A2 und A3 an die DNA aus Kälberthymus nachgewiesen werden (Woynarowski und Konopa, 1980).

Die Wechselwirkungen zwischen misteleigener DNA und Viscotoxinen sind noch nicht untersucht worden. Es ist uns gelungen, die Komplexbildung zwischen den beiden Polymersubstanzen mittels Elektrophorese auf Agarosegelen und Kapillarelektrophorese nachzuweisen.

Material und Methoden

DNA-Isolierung aus Viscum album *L.*

Für die Isolierung wurden einjährige Blätter einer weiblichen Apfelbaummistel herangezogen. Die Homogenisierung des Mistelmaterials erfolgte nach dem Druckspaltprinzip (Feles *et al.*, 1991), bei dem das Pflanzenmaterial durch einen dünnen Spalt in Anwesenheit einer Pufferlösung gepresst wird. Als

Presspuffer wurde hierbei ein NaCl (0,15m)-EDTA (0,1m)-Puffer, pH 8,0 verwendet. Während der Pressung wurde der Mistelsaft einer fünfmaligen Homogenisierung unterzogen.

Die nasschemische Isolierung erfolgte folgendermaßen: um die Nukleinsäure freizulegen wurden die Proteine in Anwesenheit einer 25%igen SDS (Sodiumdodecylsulfat)-Lösung durch das eiweißverdauendes Enzym Proteinase K gespalten und anschließend durch Zugabe eines starken kationischen Detergenzes CTAB (Cetyltrimethylammoniumbromid) durch Komplexbildung abgetrennt. Die lipophilen Bestandteile wurden durch eine Chloroform / Pentanol-Extraktion herausgetrennt. Die DNA wurde aus der entfetteten wässrigen Phase mit eiskaltem Ethanol (99%) gefällt, mehrmals mit 70%igen Ethanol gewaschen und an der Luft getrocknet. Einjährige Triebe (Blätter, Stängeln und Kurztriebe) einer weiblichen Apfelbaummistel enthalten durschnittlich 2,8µg DNA/mg Mistelhomogenisat. Die Reinheit der isolierten DNA wurde mittels A_{260}/A_{280}-Koeffizienten bestimmt, dieser lag durchschnittlich bei 1,9.

Alle verwendeten Chemikalien wurden in analysenreiner Qualität von Merck (Darmstadt) oder Sigma (Steinheim) bezogen.

Viscotoxin-Isolierung aus Viscum album *L.*

Das verwendete Viscotoxin A3 wurde in Anlehnung an die Literaturbeschreibung von Schaller *et al.*, 1996 isoliert (Details siehe Beitrag von Jäger *et al.*, S. 181 ff in diesem Buch). Die Reinheit der Substanz lag bei 95%.

Methodik und Ausrüstung der Gelelektrophorese

Als Gel wurde eine Agarose-Fertiggellösung verwendet. Dabei handelt es sich um eine hochschmelzende Agarose Fertiggelmischung (1%ig Merck), die nach dem Erhitzen in der Mikrowelle direkt gegossen wird. Trennbereich: 100bp-10kbp. Tris-Acetat-EDTA-Fertigpuffer, pH 8,3 (Merck) wurde als Laufpuffer eingesetzt Zum Auftragen der Proben in die Geltaschen wurde sogenannter „Gel Loading“ Puffer (Methylenblau) verwendet, Fertigpuffer der Firma Merck. Bei der Elektrophoresekammer handelt es sich um die horizontale Elektrophoresekammer: E-H6, Gelgröße: 8,3*10,2cm (Merck). Zur Detektion der DNA wurde Ethidiumbromid-Lösung (10%ig) verwendet (Merck), die Lösung wurde direkt zum frischgegossenen Agarosegel zugegeben (20µl). Der Elektrophoreselauf dauerte 1Stunde und 20min.

Ausrüstung der Kapillarelektrophorese

Gerät: Agilent/HP 3D CE System. Für die Untersuchungen bei positiver Polarität wurde folgende Kapillare verwendet: Agilent Extended Light Path Capillaries Bare Fused-Silica; Durchmesser 50µm, totale Länge 64,5cm, effektive Länge 56cm. Verwendetes Puffersystem ist eine 1:1 (v/v) zusammengesetzte Mischung aus Puffer 1 und Puffer 2. Puffer 1 ist ein 50mM Phosphat-Puffer, pH 2,5, Fertigpuffer (Agilent) und Puffer 2 auch ein 50mM Phosphat-Puffer, pH 2,5 mit einem 0,05%igen Anteil an Hydroxyethylcellulose, Fertigpuffer (Agilent). Hydroxyethylcellulose ist ein Modifier und wird zum Zwecke der Minimierung der Absorptionen an der Kapillarinnenwand eingesetzt. Die Messungen wurden bei 254nm und 280nm vorgenommen.

Ergebnisse

Die Wechselwirkungen zwischen misteleigener DNA und zytotoxischem Viscotoxin A3 wurden gelelektrophoretisch untersucht.

Die DNA/Viscotoxin Komplexe wurden durch das direkte Mischen der beiden Polymerlösungen erhalten (sowohl die DNA, als auch das Viscotoxin wurden in dest. Wasser gelöst). In der Abbildung 1 sind Komplexe mit jeweils konstantem DNA-Anteil und steigendem Viscotoxinanteil dargestellt. In der ersten Reihe befindet sich der Komplex mit einem zweifachen DNA-Überschuss (DNA/Vtox 2:1), in Reihen 2 und 3 liegt ein Polymerverhältnis von etwa 1:1 vor. In Reihe 4 ist das DNA/Vtox-Verhältnis 1:2 und in Reihen 5 und 6 entsprechend 1:3 und 1:4 (es ist dabei folgendes zu beachten: die Viscotoxin und DNA-Anteile beziehen sich auf das Gewicht der Polymere und nicht auf deren Molverhältnisse).

Bei konstantem DNA-Anteil und steigender Viscotoxinkonzentration im Komplex wird die DNA durch stetig steigende, an das Polymer gebundene Viscotoxinanteile immer stärker zurückgehalten. Man kann beobachten, wie der entstehende Komplex zunehmend in der Geltasche liegen bleibt. Parallel dazu wandert die „restliche“ DNA durch das Gel in Richtung Anode. Die Intensität und die Geschwindigkeit dieser wandernden DNA nimmt ab, je mehr Viscotoxin an der Komplexbildung beteiligt ist. Die Situation sieht entsprechend anders aus, wenn die Polymeranteile im Komplex anders zusammengesetzt sind (siehe dazu die Abbildung 2).

Wird der Viscotoxinanteil konstant gehalten und die DNA-Konzentration erhöht, so beobachtet man ein gegenteiliges Phänomen: die Zurückhaltungstendenz schwächt sich ab, verursacht durch das fehlende Polypeptid. Die DNA wandert ungehindert in Richtung Anode.

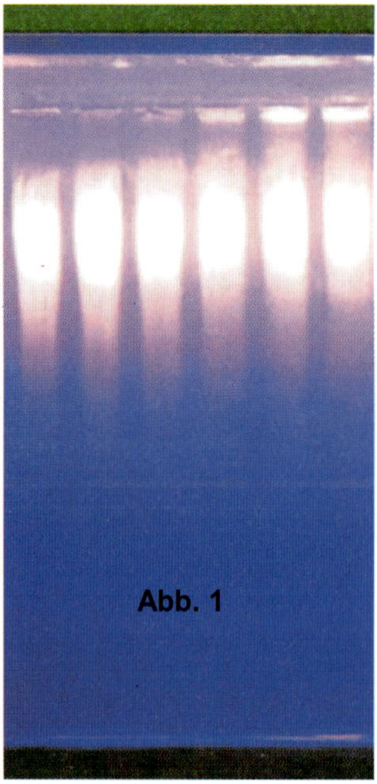

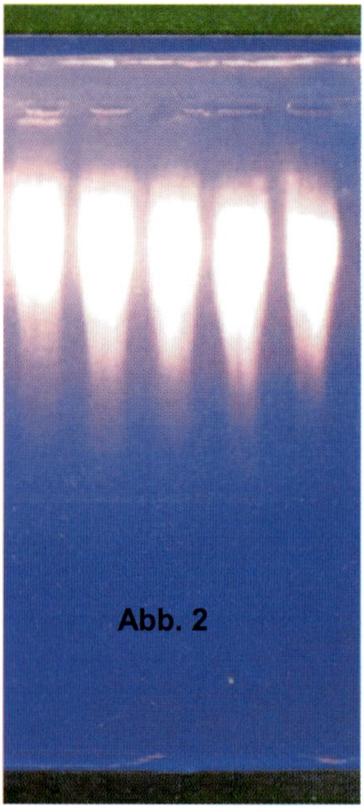

Abb. 1:
Reihe 1: 7µg DNA (Wirtsbaum: Mali, weiblich) + 3µg Viscotoxin A3
Reihe 2: 7µg DNA (Wirtsbaum: Mali, weiblich) + 5µg Viscotoxin A3
Reihe 3: 7µg DNA (Wirtsbaum: Mali, weiblich) + 10µg Viscotoxin A3
Reihe 4: 7µg DNA (Wirtsbaum: Mali, weiblich) + 15µg Viscotoxin A3
Reihe 5: 7µg DNA (Wirtsbaum: Mali, weiblich) + 20µg Viscotoxin A3
Reihe 6: 7µg DNA (Wirtsbaum: Mali, weiblich) + 30µg Viscotoxin A3

Abb. 2:
Reihe 1: 7µg DNA (Wirtsbaum: Mali, weiblich) + 10µg Viscotoxin A3
Reihe 2: 13µg DNA (Wirtsbaum: Mali, weiblich) + 10µg Viscotoxin A3
Reihe 3: 17µg DNA (Wirtsbaum: Mali, weiblich) + 10µg Viscotoxin A3
Reihe 4: 21µg DNA (Wirtsbaum: Mali, weiblich) + 10µg Viscotoxin A3
Reihe 5: 26µg DNA (Wirtsbaum: Mali, weiblich) + 10µg Viscotoxin A3

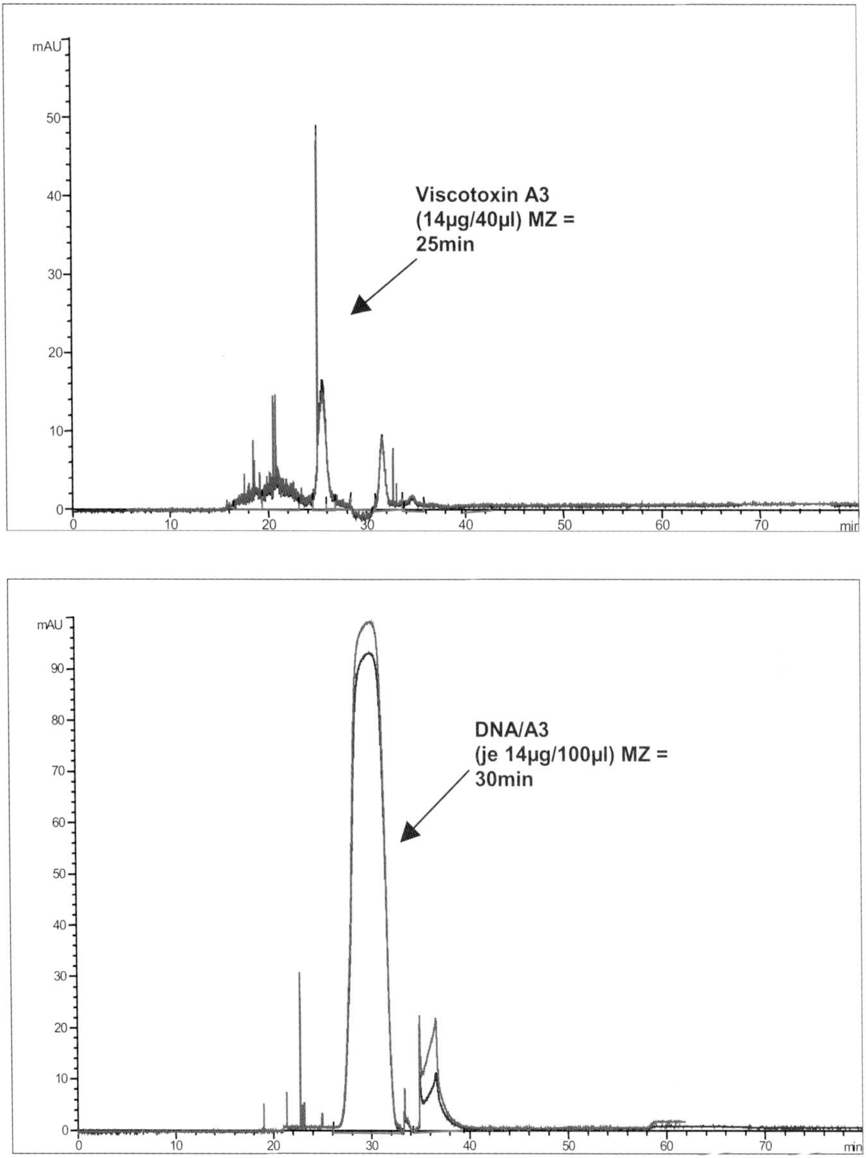

Abb. 3: CE-Elektropherogramme von Viscotoxin A3 und DNA/A3 (1/1) im Vergleich. Spannung: 2,5kV, Strom: 3µA, Druck: 5mbar, positive Polarität. Injektion: 50mbar, 20sec.

Die Interaktionen zwischen DNA und A3 wurden ebenfalls kapillarelektrophoretisch untersucht. Die negative und positive Poolung des kapillarelektrophoretischen Systems bietet die Möglichkeit, auf zwei verschiedenen Wegen sowohl die Einzelsubstanzen, als auch Komplexe zu untersuchen. Bei positiver Poolung fließt der elektroosmotische Fluss (EOF) in der Kapillare von der Anode zur Kathode, dies entspricht der Laufrichtung der Viscotoxine. Wird an das Viscotoxin ein bestimmter DNA-Anteil gebunden, so schlägt sich dies in den Migrationszeitunterschieden nieder. Die Variation der Parameterkombination aus Druck und Spannung gibt dabei die Möglichkeit, Unterschiede zwischen der reinen Substanz und dem Komplex zu erzeugen.

Bei einer Parameterkombination aus Spannung 2,5kV; Strom 3µA und Druck 5mbar ergibt der 1/1-zusammengesetzter Komplex aus DNA und A3 (je 14µg in 100µl Wasser), im Vergleich zur der reinen Substanz Viscotoxin A3, eine Verzögerung der Migrationszeit um 5min (siehe dazu die Abbildung 3).

Diskussion

Mit den durchgeführten Untersuchungen konnte gezeigt werden, dass es möglich ist, den Wechselwirkungsnachweis zwischen DNA und Viscotoxin mittels Elektrophorese auf Agarosegelen sowie in der Kapillare zu führen. Das Wanderungsverhalten der Komplexe ist von dem der reinen DNA (Gelelektrophorese) sowie des Viscotoxins (Kapillarelektrophorese bei positiver Polarität) verschieden.

Das positiv geladene Viscotoxin hindert die negativ geladene DNA in ihrer Wanderung, indem es sich an die DNA bindet und die Ladungsverhältnisse verändert. Das Ergebnis davon ist: die DNA wird in der Gelelektrophorese verzögert bzw. im Startloch festgehalten, oder die Migrationszeit des Viscotoxins in der Kapillare wird länger.

Das elektrische Feld, das durch die angelegte Spannung erzeugt wird, übt offenbar Einfluss auf das Wanderungsverhalten heterogener Komplexformen aus. Es ist anzunehmen, dass einzelne DNA-Bruchstücke mit den daran klebenden Viscotoxinmolekülen aber auch nackte DNA-Anteile langsam herausgelöst werden. Da insgesamt die negative Ladung dieser Bruchstücke überwiegt, kommt es zur Wanderung in Richtung Anode. Besonders gut sichtbar ist dieses Phänomen in der Gelelektrophorese.

Es ist am wahrscheinlichsten, dass die Wechselwirkung zwischen Viscotoxin und DNA aus einer Kombination sowohl von totaler Einbettung als auch von Oberflächenassoziation besteht. Es wurde diskutiert, dass die Viscotoxine das Helix-Turn-Helix-Bindungsmotif ausnutzen, um mit der DNA zu wechselwirken (Romagnoli *et al.*, 2000). Dabei spielen nicht nur die elektrostatischen Anziehungskräfte, sondern auch spezifische Wechselwirkungen zwischen den Seitenketten der Aminosäuren und den Basen durch die Ausbildung der H-Brücken eine Rolle.

Ausblick

Die Arbeit zeigt, dass zytotoxisches Viscotoxin an misteleigene DNA gebunden werden kann. Im nächsten Schritt ist die Existenz des Komplexes in Mistelpräparaten nachzuweisen und die Einflüsse der verschiedenen Herstellungsverfahren zu erkennen. Darüber hinaus bieten sich pharmakologische Untersuchungen des isolierten Komplexes und der misteleigenen DNA an.

Literatur

Coulon, A., Berkane, E., Sautereau, A.-M. (2001) : Modes of interaction of a natural cysteine-rich peptide: viscotoxin A3, The biochemical journal 14 : 145–159.

Feles, M., Koehler, R., Scheffler, A. (1991): Verfahren und Vorrichtung zur Herstellung von Presssaft aus Pflanzen. Europäisches Patent Nr. 0288603

Girmann, B. (2003): Beiträge zur Isolierung und Strukturaufklärung der Viscotoxine aus *Viscum album* L. sowie von cytotoxischen Komponenten der Gilvocarcin-Reihe aus Streptomyceten, Dissertation Universität Göttingen

Hurley, L. H. (2002): DNA and its associated processes as targets for cancer therapy, Nature reviews cancer 2(3): 188–200.

Jung, M. L., Baudino, S., Ribéreau-Gayon, G., Beck, J. P. (1990): Characterization of cytotoxic proteins from mistletoe (*Viscum album* L.), Cancer Letters 51: 103–108.

Nagl, W., Stein, B. (1989): DNA charakterization in host-spezific *Viscum album ssp.*, Plant Systematics and Evolution 166: 243–248.

Romagnoli, S., Ugolini, R., Focolari, F. (2000): NMR structural determination of viscotoxin A3 from *Viscum album* L., The biochemical journal 350: 569–577.

Schaller, G., Urech, K., Giannattasio, M., Jäggy, C. (1996): Viscotoxinspektren von *Viscum album* L. auf verschiedenen Wirtsbäumen, In: R. Scheer, H. Becker, P. A. Berg (Hrsg): Grundlagen der Misteltherapie, Aktueller Stand der Forschung und klinische Anwendung, Hippokrates Verlag, Stuttgart, 105–110.

Tabiasco, J., Pont, F., Fournie, J.-J., Vercellone, A. (2002): Mistletoe viscotoxins increase natural killer cell-mediated cytotoxicity, European Journal of Biochemistry 269: 2591–2600.
Woynarowski, J. M., Konopa, J. (1980): Interaction between DNA and viscotoxins, Hoppe-Seyler`s Zeitung für physiologische Chemie: 361: 1535–1545.

Lilia Hermann[1], Prof. Dr. Uwe Pfüller[2] und Dr. Armin Scheffler[1]

[1] Carl Gustav Carus-Institut, Am Eichhof 1, 75223 Niefern/Öschelbronn
[2] Universität Witten/Herdecke, Institut für Phytochemie, Stockumer Str. 10, 58453 Witten-Annen

Korrespondenzadresse:
Dr. Armin Scheffler
Carl Gustav Carus-Institut,
Am Eichhof, 75223 Niefern/Öschelbronn
cg.carus@t-online.de

Quantifizierung von Oleanolsäure und Betulinsäure in *Viscum album* L. und deren wässrigen Extrakten

Quantification of Oleanolic Acid and Betulinic Acid in *Viscum album* L. and Their Aqueous Extracts

S. Jäger, U. Pfüller und A. Scheffler

Zusammenfassung

Betulinsäure (BA) und Oleanolsäure (OA) sind Triterpenoide, die in *Viscum album* L. enthalten sind. In dieser Arbeit wird die Validierung von Methoden beschrieben, mit deren Hilfe eine Quantifizierung von BA und OA in Pflanzenmaterial und dessen wässrigen Extrakten möglich ist. Wegen ihrer antitumoralen Eigenschaften sind Triterpensäuren interessante Pflanzeninhaltsstoffe. Obwohl diese in Wasser praktisch unlöslich sind, konnten sie in wässrigen Pflanzenextrakten nachgewiesen werden. Die vorgestellten Methoden entsprechen den von der ICH (international conference on harmonisation) vorgeschlagenen Richtlinien. Die Quantifizierung von BA und OA in Pflanzenmaterial und dessen wässrigem Extrakt ist wichtig für die Beurteilung der pharmakologischen Wirkung und der galenischen Optimierung von Mistelpräparaten. Die in wässrigen Pflanzenextrakten zu erreichende Konzentration von ~ 1 µg/mL BA und OA wird als relevant für Effekte wie Apoptose angesehen, die von Mistelextrakten ausgelöst werden.

Schlüsselwörter:

Oleanolsäure, Betulinsäure, Quantifizierung, ASE, GC/FID, Validierung

Summary

Betulinic acid and oleanolic acid are triterpenoids present in *Viscum album* L. In this study, the validation of methods is presented, which allow the quantification of betulinic acid and oleanolic acid in plant material and their aqueous extracts. These substances are promising ingredients of the plant due to their antitumoral properties. Even though betulinic acid and oleanolic acid are nearly insoluble in water, aqueous plant extracts contain these substances. The methods presented meet ICH guideline specifications. The quantification of betulinic acid and oleanolic acid in plant material and their aqueous mistletoe extracts is of interest for the discussion of pharmaceutical properties and galenical optimisation. The betulinic acid and oleanolic acid amounts of ~ 1 µg/mL reached in aqueous plant extract are believed to be relevant for effects such as apoptosis caused by mistletoe extracts.

Keywords:
oleanolic acid, betulinic acid, quantification, ASE, GC/FID, validation

Einleitung

In Publikationen über pharmakologische Wirkungen von Mistelinhaltsstoffen werden vor allem die zytotoxischen Viscotoxine und immunomodulierenden Lektine aufgeführt (Klein *et al,*. 2002; Tabiasco *et al.,* 2002). Die Pflanze enthält pentazyclische Triterpenoide wie Betulinsäure (BA) und Oleanolsäure (OA) (Abbildung 1), die als antibiotisch, antimykotisch, antientzündlich und antitumoral eingestuft werden (Brieskorn, 1987; Safayhi und Sailer, 1997). OA wird in einem Reviewartikel als hepatoprotektiv, antientzündlich, antihyperlipidämisch und antitumoral beschrieben (Liu, 1995). Apoptose konnte durch einen direkten Effekt auf Mitochondrien in neuroektodermalen Tumorzellen durch BA (ED_{50}: 1,1 µg/mL) induziert werden (Pisha *et al.*, 1995; Fulda und Debatin, 2000). Neue Untersuchungen zeigen, dass OA immunomodulierende Eigenschaften hat (Chiang *et al,*. 2003).

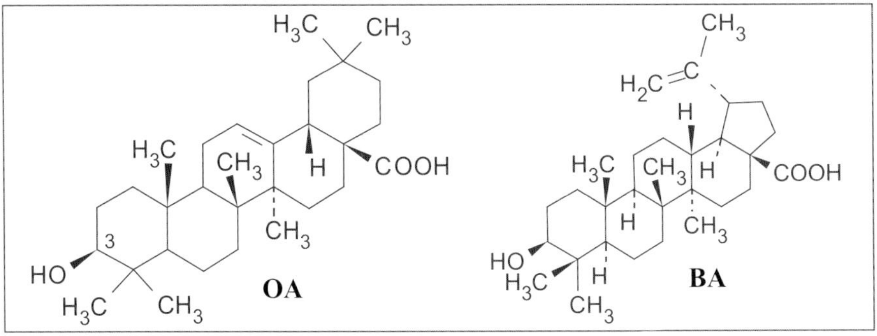

Abb. 1: Strukturformeln von OA und BA

Freie Triterpensäuren sind in Wasser praktisch unlöslich, weshalb ihre Löslichkeit in wässrigen Extrakten nur durch Wechselwirkungen mit anderen Substanzen wie Vesikeln, lipophilen Proteinen oder in Form von polaren Derivaten wie Glycosiden vorstellbar ist. Auch die Salze der Triterpensäuren könnten die Löslichkeit verbessern. Oberhalb der kritischen mizellaren Konzentration könnten Triterpensäuren in Form von Mizellen löslich sein.

Die Quantifizierung von BA und OA in Pflanzenmaterial und dessen wässrigem Extrakt ist wichtig für die Beurteilung der pharmakologischen Wirkung und der galenischen Optimierung von Mistelpräparaten. In der Literatur sind verschiedene Methoden zur Quantifizierung von Triterpensäuren publiziert worden. Die Bestimmung erfolgt meist mit GC (Gaschromatographie)- oder HPLC (Hochleistungsflüssigchromatographie)-Technik (Mahato *et al.*, 1992). Einige Methoden verwenden zeitintensive semipräparative Dünnschichtchromatographie als Aufreinigungsschritte (Albi *et al.*, 2001; Galgon *et al.*, 1999; Wollenweber *et al.*, 2000). Die Chromatographie an C-18 Umkehrphasen (Oliveira *et al.* 2002) wurde als ungeeignet angesehen, da eine Basislinientrennung zwischen BA und OA nicht erreicht werden konnte. Weitere apparative Methoden verwenden für die Quantifizierung von OA und BA Kapillarelektrophorese (Liu *et al.*, 2000) und überkritische Kapillarflüssigchromatographie (Tavares *et al.*, 2001). Durch die selektive Extraktion von Pflanzenmaterial mittels n-Heptan und ASE (beschleunigte Lösungsmittelextraktion) konnte auf eine aufwendige Probenaufreinigung mit Dünnschichtchromatographie verzichtet werden. In der vorliegenden Arbeit wird eine schnelle, teilautomatisierte Methode präsentiert, die geeignet ist, BA und OA in Pflanzenmaterial mittels ASE und GC/FID (Gaschromatographie mit Flammenionisationsdetektion) zu bestimmen.

Eine Bestimmung von BA oder OA in wässrigem Pflanzenextrakt ist bisher nicht publiziert worden. Lediglich die sehr polaren Tetranortriterpenoide Azadirachtin A – I ($C_{35}H_{44}O_{16}$) konnten mittels HPLC in wässrigen Pflanzenextrakten nachgewiesen werden (Govindachari *et al.*, 1999). Die Quantifizierung von BA und OA in wässrigem Extrakt wurde durch Flüssig-Flüssig-Extraktion, Aufkonzentrierung der Probe und GC/FID mit einer Empfindlichkeit von weniger als 1 µg/mL erreicht.

Material und Methoden

Pflanzenmaterial

Junge Blätter und Achsen weiblicher Büsche von *Viscum album* L. wurden nach der Ernte in flüssigem Stickstoff gelagert.

Lösungsmittelextraktion von OA und BA aus Pflanzenmaterial

Das Pflanzenmaterial wurde bei 80 °C getrocknet, zerkleinert und 5 g mittels ASE 300 (Dionex GmbH) in 34 mL Extraktions-Zellen extrahiert. Die Extraktion erfolgte mit n-Heptan bei 120 °C und 10 MPa in 5 Zyklen mit einer statischen Zeit von 7 min. Der Extrakt wurde mit Tetrahydrofuran auf 200 mL aufgefüllt.

Wässrige Extraktion von Pflanzenmaterial

Die Extraktion des Pflanzenmaterials erfolgte durch das Press-Spalt-Verfahren (Feles *et al.*, 1991) unter Argonschutz in wässriger 10 mM Na_2HPO_4-Lösung. Die Konzentration der Analyten wurde auf 0,1 g Pflanzenmaterial pro 1 g Extrakt eingestellt, der Extrakt bei 5000 g für 10 min zentrifugiert und durch eine 0,22 µm Membran (GV, Millipore) filtriert.

Lösungsmittelextraktion von OA und BA aus wässrigem Extrakt

Wässriger Extrakt (20 mL) wurde dreimal mit je 35 mL Ethylacetat extrahiert, die organischen Phasen vereinigt, am Rotationsverdampfer (Heidolph) eingeengt und der Rückstand quantitativ in 0,5 mL Tetrahydrofuran aufgenommen. Als interner Standard wurde Cholesterol mitgeführt.

Quantifizierung von OA und BA (GC/FID)

Zur Quantifizierung von OA und BA wurden Proben und Standards (0,5 mL, Konzentration: 0,001–0,5 mg/mL) mit 0,1 mL Silylierungsreagenz (Silylating Mixture Fluka III, Sigma Aldrich) derivatisiert.

Die Quantifizierung erfolgte gaschromatographisch durch externe Standardkalibrierung. Die GC-Trennung (HP 6890 Plus, Agilent Technologies Deutschland GmbH) erfolgte an einer ZB-35 Säule (L: 30 m, ID: 250 µm, 0.25 µm/df (Länge, Innendurchmesser, Filmdicke), Phenomenex) mit Wasserstoff als Trägergas bei konstantem Druck von 11,93 psi. 1 µL Probe wurde mittels Splitinjektion (10:1) bei 320 °C injiziert und die Trennung der Analyten mit einem Gradienten von 130 °C bis 330 °C erreicht. Zur Detektion wurde ein Flammenionisationsdetektor (FID) bei 335 °C verwendet, dessen Flamme mit 25 mL/min Stickstoff als Makeup, 50 mL/min Wasserstoff und 400 mL/min Nullluft als Brenngase brannte.

Validierung

Die Validierung wurde weitgehend gemäß den Richtlinien der ICH zur Validierung analytischer Methoden durchgeführt (ICH). Folgende Anpassungen und Abweichungen lagen vor: Die Ermittlung des linearen Verhaltens der Analyten bei der Analyse wurde nicht mit gleichbleibendem Gehalt an Matrix und variierendem Analytgehalt durchgeführt. Dies ist bei der Bestimmung einer Komponente aus einer biologischen Matrix nicht ohne weiteres möglich. Eine Standardaufstockung wurde nicht gewählt, da die addierten Analyten nicht in das biologische System zu integrieren sind. Eine Standardaufstockung wäre somit nicht aussagekräftig. Das lineare Verhalten wurde belegt, indem unterschiedliche Probenmengen zur Analyse eingesetzt wurden. Durch diese Methode wurde die Extraktionskapazität von unterschiedlichen Analytmengen überprüft. Durch wiederholte Extraktion des Probenmaterials bzw. Mitführen eines internen Standards wurde untersucht, ob die Analyse die Gesamtmenge an Analyt erfasst wurde.

Durch folgende Parameter wurde die Validität belegt: Präzision, Laborpräzision, Linearität, Nachweis- und Bestimmungsgrenze (LOD, LOQ), und Richtigkeit.

Ergebnisse

Die Methode für die Analyse von BA und OA aus Pflanzenmaterial wurde auf die Vollständigkeit der Extraktion und einen möglichen Abbau von Analyt bei 120 °C getestet. Durch die Verwendung von Wasserstoff als Trägergas der gaschromatographischen Trennung konnte eine Auflösung zwischen OA und BA von 3,5 erreicht werden. Die Validierungsergebnisse werden lediglich für BA gezeigt. OA verhielt sich ähnlich und führte zu vergleichbaren Ergebnissen. Die statistischen Auswertungen wurden mit Hilfe von validierter und qualifizierter Software durchgeführt (Validat 2000 Version 2.0, Headwork-consulting GmbH).

Spezifität

Die Spezifität der GC-Trennung wurde durch Standardaddition belegt. Die Abbildungen 2 und 3 zeigen die Chromatogramme von Triterpenoiden, bestimmt im n-Heptanextrakt der Pflanze bzw. dem wässrigen Pflanzenextrakt.

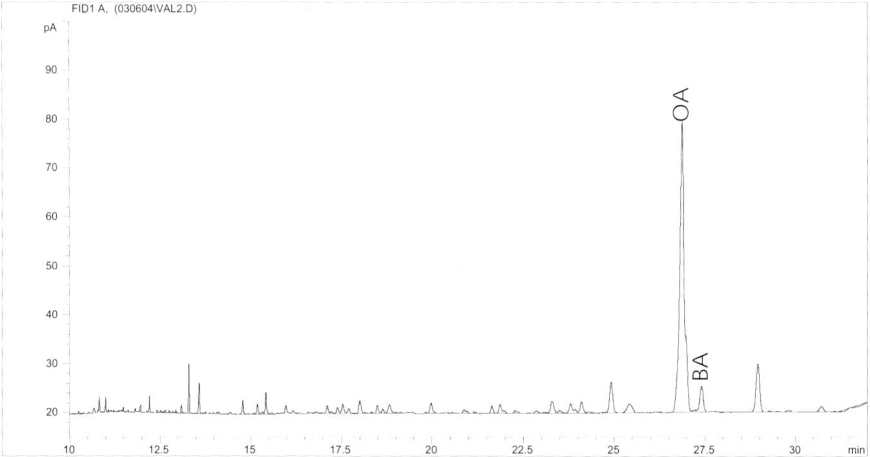

Abb. 2: Nachweis von BA und OA in Pflanzenmaterial mit GC/FID

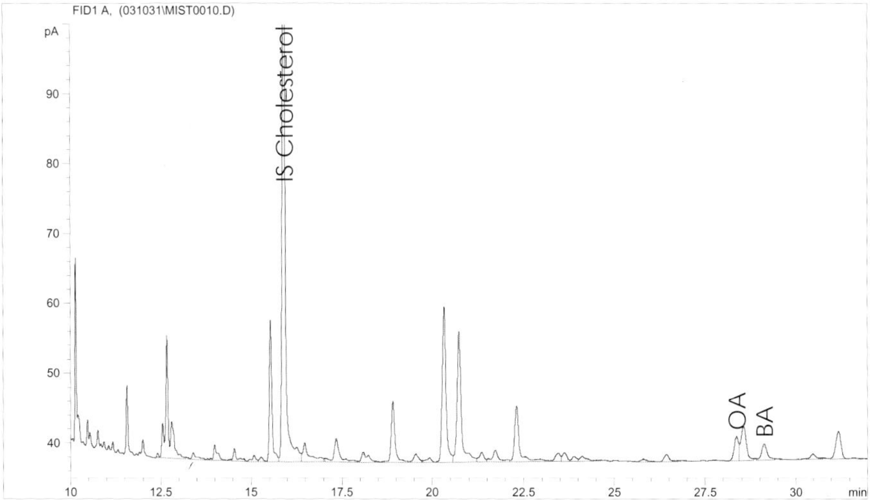

Abb. 3: Nachweis von BA und OA in wässrigem Extrakt mit GC/FID. Cholesterol dient als interner Standard.

Der BA-Peak ist basisliniengetrennt mit einer Auflösung besser 1,5. β-Amyrinacetat eluiert nach OA als Schulter und wurde durch Lotfällung auf die Basislinie von der OA Peakfläche abgetrennt. Die Retentionszeiten der Analyten auf den Beispielchromatogrammen unterscheiden sich leicht, da sie sich mit dem

Altern der Säule verschieben. Arbeitstäglich wurde mit externem Standard kalibriert.

Präzision und Laborpräzision

Für die Bestimmung der Präzision wurde der Mittelwert ($n \geq 6$) und die relative Standardabweichung (CV) der ausreisserfreien (Dixon) und trendfreien (Neumann) Daten berechnet. Das getrocknete Pflanzenmaterial enthielt BA zu 0,12 g/100g mit einem CV von 2,7 %. In wässrigem Extrakt war BA zu 0,91 µg/mL mit einem CV von 2,6 % nachweisbar. Die Laborpräzision (Wiederholpräzision) wurde für BA nur für die Direktbestimmung aus Pflanzenmaterial an unterschiedlichen Tagen ermittelt. Für die Bestimmung der Robustheit ($t = 0{,}62309$) und Varianzenhomogenität ($F = 2{,}56849$) wurde der T- und F-Test angewendet. Die Abbildung 4 zeigt den Box- und Whisker-Plot der Laborpräzision.

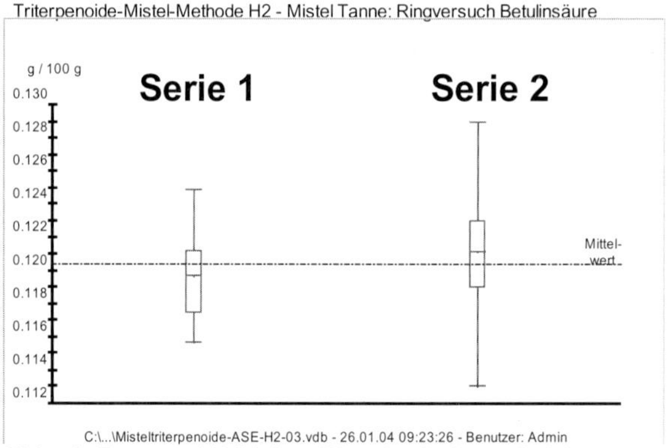

Abb. 4: Box- and Whisker-Plot der Laborpräzision

Linearität

Das lineare Verhalten der Analyse wurde durch die Extraktion sechs verschiedener Probeneinwaagen belegt (Pflanzenmaterial: 0–10 g; wässriger Extrakt: 5–30 mL). Die Ergebnisse der Präzision (5 g Pflanzenmaterial und 20 mL wässriger Extrakt) wurden als Referenz für die Berechnung der theoretischen Analytgehalte in den Proben vor der Gaschromatographie genutzt [mg/mL]. Der ermittelte Gehalt (Y) wurde gegen den berechneten Gehalt (X) von Analyt in den aufgearbeiteten Proben aufgetragen. (Abbildung 5, 6). Durch Linear-regression wurden die folgenden Geradengleichungen erhalten:

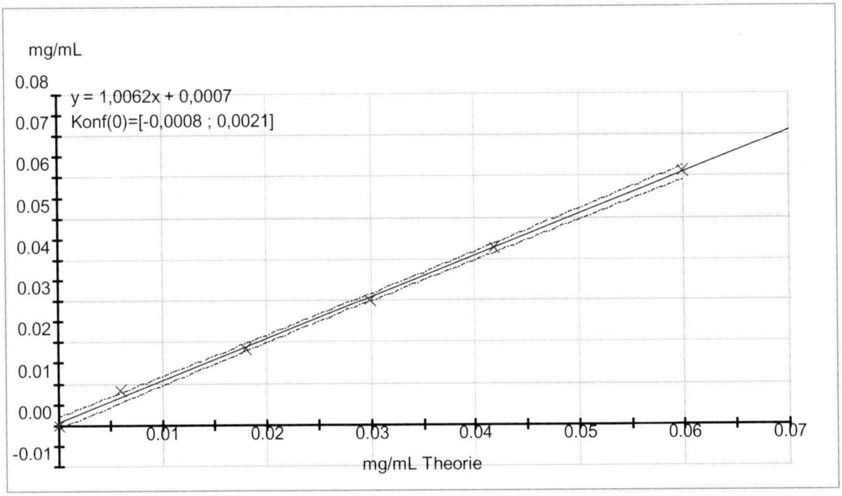

Abb. 5: Linearität der Methode für BA in Pflanzenmaterial

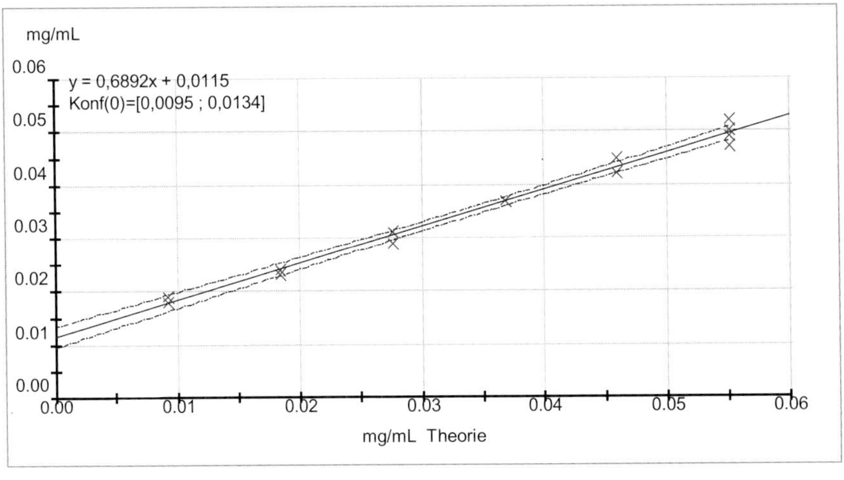

Abb. 6: Linearität der Methode für BA in wässrigem Extrakt

Pflanzenmaterial

Linearregression: Y = 1,0062 · X + 0,0007; r = 0,9992. Die Analyse von BA aus Pflanzenmaterial verhält sich mit einem Regressionskoeffizienten von 0.9992 linear. Statistisch (α = 0,05) schließt die Regressionsgerade den Ursprungspunkt (Konfidenzintervall des Y-Achsenabschnittes: 0,0006518 ± 0,0018317) und die theoretische Steigung von 1 ein (Konfidenzintervall der Steigung: 1,0062256 ± 0,0552499).

Wässriger Extrakt

Linearregression: Y = 0,6892 · X + 0,0115; r = 0,9969. Die Analyse von BA aus wässrigem Extrakt führt zu einem Korrelationskoeffizienten von 0.9969. Statistisch (α = 0,05) schließt die Regressionsgerade weder den Nullpunkt (Konfidenzintervall des Y-Achsenabschnittes: 0,01147 ± 0,00246) noch die theoretische Steigung von 1 ein (Konfidenzintervall der Steigung: 0,68920 ± 0,06283). Die Residuen (Abbildung 7) schwanken jedoch zufällig um die Gerade. Die niedrige Reststandardabweichung von 0,00107 mg/mL und die Verfahrensstandardabweichung von 0,00156 mg/mL zeigen die gute Reproduzierbarkeit bei jedem Validierungslevel. Die Wiederfindungsrate des internen Standards betrug mehr als 90 %.

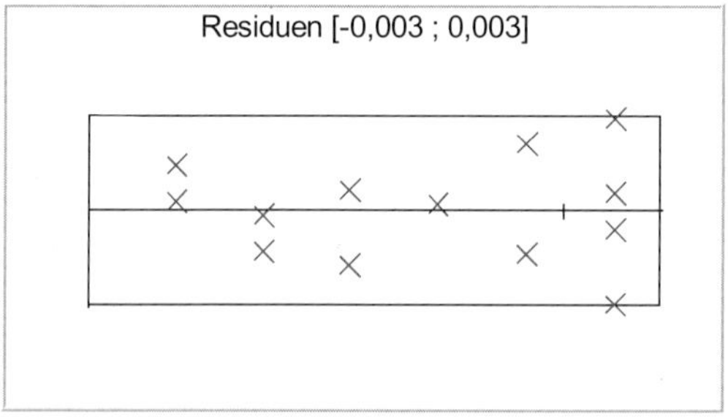

Abb. 7: Residuen der Linearität von BA in wässrigem Extrakt

Nachweis-(LOD) und Bestimmungsgrenze (LOQ)

Die Nachweis- und Bestimmungsgrenze von BA wurde aus den Daten der Linearität berechnet. Es wird die BA-Konzentration in den Proben nach Probenvorbereitung bzw. Aufkonzentrierung auf 0,5 mL aufgeführt:

$LOD_{Pflanzenmaterial}$:	5 µg/mL (nach Probenvorbereitung)
$LOD_{wässriger\ Extrakt}$:	7 µg/mL (nach Probenvorbereitung)
$LOQ_{Pflanzenmaterial}$:	15 µg/mL (nach Probenvorbereitung)
$LOQ_{wässriger\ Extrakt}$:	20 µg/mL (nach Probenvorbereitung)

Die Berechnung über das Signal-Rauschverhältnis ergibt vergleichbare Resultate. Die Probenvorbereitung von 20 mL wässrigem Extrakt führt zu einer Probenaufkonzentrierung um den Faktor 40, weshalb Konzentrationen von 0,5 µg/mL BA im wässrigen Extrakt analysiert werden können. Der lineare Arbeitsbereich der Analyse ist begrenzt durch die Bestimmungsgrenze und die obere getestete Linearitätskonzentration.

Richtigkeit

Die Richtigkeit wird durch die Ergebnisse der oben genannten Validierungsparameter diskutiert, wie es für die Richtigkeitsbestimmung von pharmazeutischen Präparaten empfohlen wird (ICH). Da die Spezifität, Präzision und Linearität gezeigt werden konnte, wird die Richtigkeit daraus abgeleitet. Die Analyse von Pflanzenmaterial und wässrigen Extrakten führt zu einer Analysenunsicherheit von weniger als ± 5 %.

Diskussion

Die hier vorgestellten Methoden zur Analyse von BA und OA in Pflanzenmaterial und wässrigem Extrakt sind in den angegebenen Grenzen valide. Erstmalig konnte BA und OA in wässrigem Pflanzenextrakt identifiziert und quantifiziert werden. In wässrigem Extrakt wurden Konzentrationen von 0,9 µg/mL BA und 1,3 µg/mL OA gefunden. Diese Konzentrationen könnten als relevant für einen pharmakologischen Effekt erachtet werden, da die Bindung von OA an Albumin (Ying und Simon, 1991) und die Akkumulation von BA in Tumorgewebe (Shin *et al.*, 1999) gezeigt werden konnte. In Dimethylsulfoxid gelöst waren 1,1 µg/mL BA nötig, um Apoptose halbeffektiv an der Melanomzelllinie MEL-1 auszulösen (Pisha *et al.,* 1995). Da die direkte Löslichkeit mit ca. 0,2 µg/mL deutlich unter den analysierten Gehalten liegt und das Vorliegen von self organized assemblies in wässrigen Pflanzenextrakten unwahrscheinlich ist, werden Vesikel aus Phospholipiden oder lipophile Proteine als Wechselwirkungspartner vermutet. Ob diese Formulierungen die pharmakologischen

Effekte erreichen, die in der Literatur beschrieben sind, muss in weiterführenden Experimenten untersucht werden.

In dem Mistelpräparat Abnobaviscum® Verdünnungsstufe 2 (20 mg/mL) sind BA und OA zu ~ 0,03 µg/mL enthalten.

Bisher wurde eine apoptotische Wirkung von Mistelextrakten mit Lektinen in Zusammenhang gebracht (Klein *et al.,* 2002). Anhand der Literaturdaten und dieser Untersuchungen muss auch BA als apoptoseinduzierende Substanz in wässrigen Mistelextrakten beachtet werden.

Literatur

Albi, T., Guinda, A., Lanzon, A. (2001): Obtaining procedure and determination of terpenic acids of olive leaf (*olea europaea*). Grasas Aceites 52: 275–278.

Brieskorn, C. H. (1987): Triterpenoide, physiologische Funktion und therapeutische Eigenschaften. Pharm Unserer Zeit 16: 161–180.

Chiang, L.-C., Ng, L. T., Chiang, W., *et al.* (2003): Immunomodulatory Activities of Flavonoids, Monoterpenoids, Triterpenoids, Iridoid Glycosids and Phenolic Compounds of *Plantago* Species. Planta Med 69: 600–604.

Fulda, S., Debatin, K. M. (2000): Betulinic acid induces apoptosis through a direct effect on mitochondria in neuroectodermal tumors. Med Pediatr Oncol 35: 616–618.

Feles, M., Koehler, R., Scheffler, A. (1991): Verfahren und Vorrichtung zur Herstellung von Presssaft aus Pflanzen. Europäisches Patent Nr. 0288603

Galgon, T., Hoke, D., Drager, B. (1999): Identification and quantification of betulinic acid. Phytochem Anal 10: 187–190.

Govindachari, T. R., Gopalakrishnan, G., Suresh, G. (1999): Triterpenoidal constituents of an aqueous extract from neem kernels. Fitoterapia 70: 558–560.

ICH (International Conference on Harmonization of Technical Requirements for Registration of Pharmaceuticals for Human Use). Q2A, Validation of Analytical Procedures (Definitions and Terminology), Q2B, Validation of Analytical Procedures (Methodology). http:\\ifpma.org.

Klein, R., Classen, K., Berg, P. A., *et al.* (2002): *In vivo*-induction of antibodies to mistletoe lectin-1 and viscotoxin by exposure to aqueous mistletoe extracts: A randomised double-blinded placebo controlled phase I study in healthy individuals. Eur J Med Res 7: 155–163.

Liu, H., Wang, K., Chen, X., *et al.* (2000): Determination of oleanolic acid in *ligustrum lucidum* and its medicinal preparation by capillary electrophoresis. Anal Lett 33: 1105–1115.

Liu, J. (1995): Pharmacology of oleanolic acid and ursolic acid. J Ethnopharmacol. 49: 57–68.
Mahato, S. B., Nandy, A. K., Roy, K. (1992): Triterpenoids, Review Article number 67. Phytochemistry 31: 2199–2249.
Oliveira, d. B. H., Santos, C. A. M., Espindola, A. (2002): Determination of the triterpenoid, betulinic acid, in *Doliocarpus schottianus* by HPLC. Phytochem Anal 13: 95–98.
Pisha, E., Chai, H., Lee, I.-S., *et al.* (1995): Discovery of betulinic acid as a selective inhibitor of human melanoma that functions by induction of apoptosis. Nature Medicine 1: 1046–1051.
Safayhi, H., Sailer, E. R. (1997): Anti-inflammatory actions of pentacyclic triterpenes. Planta Med 63: 487–493.
Shin, Y. G., Cho, K. H., Chung, S. M., et al. (1999): Determination of betulinic acid in mouse blood, tumor and tissue homogenates by liquid chromatography-electrospray mass spectrometry. J Chromatogr B 732: 331–336.
Tabiasco, J., Pont, F., Fournie, J. J., *et al.* (2002): Mistletoe viscotoxins increase natural killer cell-mediated cytotoxicity. Eur. J. Biochem. 269: 2591–2600.
Tavares, M. C. H., Vilegas, J. H. Y., Lancas, F. M. (2001): Separation of underivatised triterpene acids by capillary supercritical fluid chromatography. Phytochem Anal 12: 134–137.
Wollenweber, E., Wieland, A., Haas, K. (2000): Epicuticular waxes and flavonol aglycones of the European mistletoe, *Viscum album* L. Z Naturforsch 55: 314–317.
Ying, Q. L., Simon, S. R. (1991): Ursolic Acid and Its Triterpenoid Analogs Are Natural Slowly Binding Inhibitors of Plasmin. J Cell Biochem Suppl 15: 127.

Sebastian Jäger[1, 2], Prof. Dr. Uwe Pfüller[2], Dr. Armin Scheffler[1]

[1] Carl Gustav Carus-Institut
[2] Institut für Phytochemie, Private Universität Witten/Herdecke gGmbH

Korrespondenzadresse:
Dr. Armin Scheffler
Carl Gustav Carus-Institut,
Am Eichhof, D-75223 Niefern-Öschelbronn
cg.carus@t-online.de

Triterpene der Mistel (*Viscum album*) in der „leimartigen Substanz“ Viscin und ihre antiproliferative Wirkung

Triterpenes of Mistletoe (*Viscum album*) in the „Bird-Lime” Viscin and Its Antiproliferative Activity

K. Urech, J. M. Scher, K. Hostanska und H. Becker

Zusammenfassung

Der als Vogelleim benutzte fettlösliche Extrakt Viscin aus *Viscum album* L. zeigte antiproliferative Wirkungen auf Leukämiezellen *in vitro*. Mit Hilfe von bioaktivitätsgeführter Fraktionierung konnten die pentazyklischen Triterpene Oleanol-, Ursol-, Betulinsäure und Lupeol und die Fettsäuren Ölsäure und Linolsäure als aktive Komponenten des Viscins isoliert resp. identifiziert werden. Viscin und die drei daraus isolierten Triterpensäuren induzierten Apoptose in erythroblastischen (K562), lymphoblastischen (Molt4) und monoblastischen (U937) Leukämiezellen.

Zusätzlich konnten auch die Triterpenoide β-Amyrin, β-Amyrinacetat, Lupeolacetat, Stigmasterol und β-Sitosterol, sowie Stearinsäure und Palmitinsäure als Bestandteile des Viscins identifiziert werden.

Schlüsselwörter:

Viscin, Triterpene, Fettsäuren, antiproliferative Wirkung, Apoptose, Leukämiezellen, *Viscum album*

Summary

The lipoid extract viscin from *Viscum album* L. used as bird-lime in former times was shown to have antiproliferative effects on leukemia cells in culture. By means of bioactivity guided fractionation the pentacyclic triterpenes ursolic acid, betulinic acid, oleanolic acid, and lupeol and the fatty acids oleic acid and linoleic acid could be identified as active components of it.

Viscin and the three triterpene acids ursolic acid, betulinic acid and oleanolic acid isolated from viscin induced apoptosis in erythroblastic K562, lymphoblastic Molt4 and monoblastic U937 leukemia cells.

Besides, the triterpenoids β-amyrin, β-amyrin-acetate, lupeolacetate, stigmasterol and β-sitosterol and the fatty acids palmitic acid and stearic acid could be identified in viscin.

Keywords:

Viscin, triterpenes, fatty acids, antiproliferative effects, apoptosis, leukemia cells, *Viscum album*

Einleitung

Antitumorale Wirkungen der Mistel (*Viscum album*) werden hauptsächlich auf zytotoxische, immunmodulatorische und protektive Wirkungen von wasserlöslichen Komponenten, namentlich der beiden Gruppen von toxischen Proteinen, Viscotoxine und Mistellektine, zurückgeführt (Review s. Büssing, 2000). Wenig Aufmerksamkeit wurde der Wirkung von fettlöslichen Bestandteilen der Mistel geschenkt, obwohl frühe experimentelle Untersuchungen von Lipoid-Extrakten tumorhemmende Wirkungen zeigten (Selawry *et al.*, 1961).

Ethnologische Untersuchungen beschreiben die Herstellung einer lipophilen Masse aus *V. album*, die bereits in der Antike als Vogelleim benutzt wurde (Tubeuf, 1923). Diese äußerst klebrige, von Macaire (1833) als Viscin benannte Substanz wurde zur topischen Behandlung von Ekzemen, Ulzerierungen, Verbrennungen und granulierenden Wunden angewandt (Riehl, 1900; Klug, 1906). Bei der Grundlegung der anthroposophischen Misteltherapie bei Krebserkrankungen wurde dem Viscin als „leimartige Substanz" eine besondere Bedeutung beigemessen (Steiner, 1920).

Diese dezidierten Hinweise auf pharmakologische Wirkungen des Viscins wurden bisher nicht weiter untersucht. Auch konnten keine Resultate zur chemischen Zusammensetzung des Viscins gefunden werden. Im Anschluss an unsere Arbeiten zur Zytotoxizität von *V. album* (Jäggy *et al.*, 1995; Urech *et al.*, 1995; Schaller *et al.*, 1998; Orrù *et al.*, 1997; Romagnoli *et al.*, 2000; Coulon *et al.*, 2003) haben wir deshalb umfangreiche Untersuchungen des Viscins durchgeführt. Ziel der folgenden Studie war die Charakterisierung der biologischen Aktivität des Viscins und die Isolierung resp. Identifizierung von biologisch aktiven Substanzen mit Hilfe der bioaktivitätsgeführten Fraktionierung.

Material und Methoden

Extrakte

Viscin wurde nach einem von Tubeuf (1923) beschriebenen Verfahren aus den grünen Teilen (Blättern und Stängeln) der Kiefernmistel *V. album* ssp. *austriacum* (Wiesb.) Vollm. (Ernte im November in den Alpes de Hte Provence, Frankreich) hergestellt. Dazu wurde die Pflanze (ohne Beeren) in einer Mühle zerquetscht, mit Wasser angefeuchtet, mehrmals durch die Mühle gegeben und danach als wässrige Maische von Hand geknetet, bis Viscin sich zu kleinen Klümpchen zusammenballte. Diese wurden gesammelt und die vereinigte klebrige Masse unter kaltem Wasser von wasserlöslichen und faserigen Bestandteilen befreit.

Zellkultur-Assays

Lymphoblastische Molt4, erythroblastische K562 und monoblastische U937 Leukämiezellen und Yoshida Sarkomzellen wurden in serumhaltigem Vollmedium kultiviert (Kultivierungsbedingungen: s. Urech *et al.*, 1995; Hostanska *et al.*, 2002). Im Testmedium wurde der Serumanteil auf 2% reduziert. Die Zellproliferation wurde indirekt über die Bestimmung der Viabilität im WST-1 Assay (Roche Diagnostica) gemessen. Dazu wurden $5x10^3$ Zellen in 100µl Medium mit 10µl Testsubstanz in Triplikaten angesetzt, nach 44 Std. mit dem WST-1 Reagens versetzt, nach weiteren 4 Std. die Absorption bei 450 nm gemessen und aus den Differenzen zur unbehandelten Kontrolle die Wachstumshemmung berechnet. Zur Berechnung der Konzentration, die 50 % des Zellwachstums hemmt (IC50), wurde eine Regressionsanalyse des Dosis-Wirkungsverlaufs durchgeführt. Die Testsubstanzen wurden in DMSO gelöst. Zellwachstum und Apoptose blieben durch die verwendeten DMSO-Konzentrationen unbeeinflusst.

Zellanalysen wurden durchgeführt anhand von morphologischen Parametern (Ölimmersions-Lichtmikroskopie an Giemsa-gefärbten Cytospin-Präparaten und durchflusszytometrische Bestimmung der Größe und Granularität der Zellen) und mit durchflusszytometrischen Messungen der Phosphatidylserin-Translokation der Zellmembranen (Annexin V [AV]-Bindung) und der Propidiumjodid (PI)-Aufnahme in die Zellen, wie von Hostanska *et al.* (2002) beschrieben.

Fraktionierung und phytochemische Analysen

Die Auftrennung der Haupt- und Unterfraktionen wurde mittels Vakuumflüssigchromatographie durchgeführt. Die verwendeten Trennsysteme, stationäre und mobile Phase, wurden vorher in DC-Vorversuchen bzw. Gradienten-HPLC ermittelt. Die Reinsubstanzen wurden durch anschließende präparative HPLC (RI-Detektor) erhalten. Die flüchtigen Verbindungen wurden mittels Gaschromatographie/Massenspektrometerkopplung (GC/MS) mit Elektronenionisationsdetektor charakterisiert (HP G 1800 A). Die Massenspektren der nicht flüchtigen Verbindungen wurden im Direkteinlass mit einem Finnigan MAT 90 Massenspektrometer (Fa. Finnigan, Bremen) gemessen. Die NMR-Spektren wurden mit einem DRX 500 NMR-Spektrometer (Bruker, Karlsruhe) mit 500 MHz (^{1}H-NMR) bzw. 125 MHz (^{13}C-NMR) aufgenommen.

Resultate

Der fettlösliche Rohextrakt Viscin hemmte das Wachstum der drei untersuchten Leukämiezelllinien mit IC50-Werten von 118 ± 24, 138 ± 24 und 252± 37 µg/ml in Molt4, U937 respektive K562 Zellen. Der Messparameter Proliferationshemmung erlaubte eine bioaktivitätsgeführte Fraktionierung des Viscins. Diese führte zur Isolierung resp. Identifizierung der folgenden Wirksubstanzen (Abb.1).

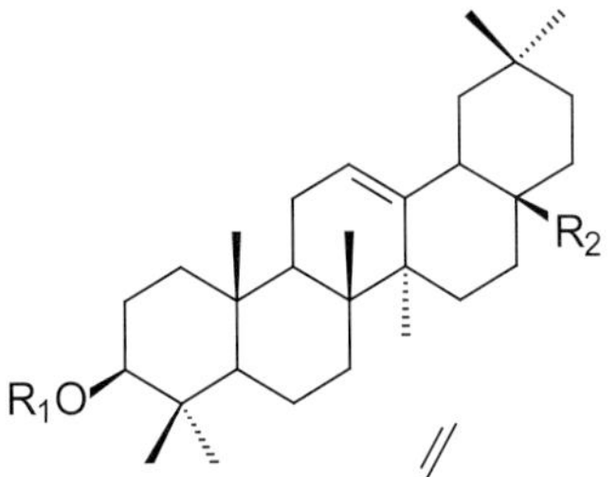

	R_1	**R_2**
β-Amyrin	H	CH_3
β-Amyrinacetat	$COCH_3$	CH_3
Oleanolsäure	H	COOH

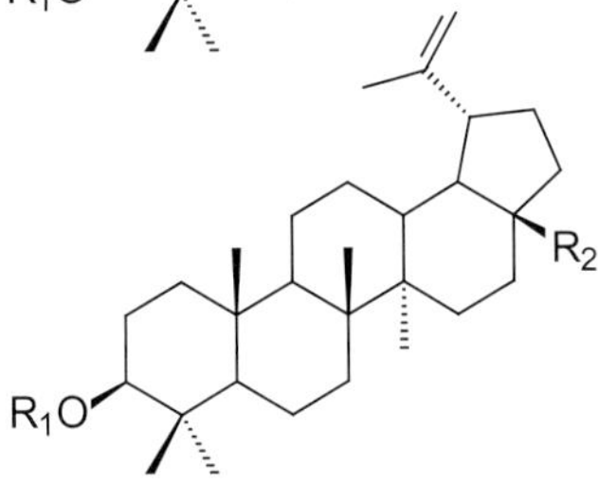

	R1	R2
Lupeol	H	CH3
Lupeolacetat	COCH3	CH3
Betulinsäure	H	COOH

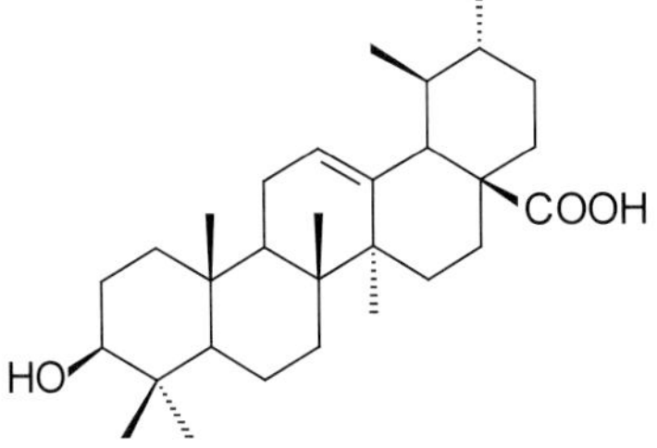

Ursolsäure

Abb. 1: Strukturformeln der isolierten bzw. mittels GC/MS nachgewiesenen Triterpenoide; isolierte Fettsäuren nicht dargestellt.

Das Viscin (5.0 g) wurde mittels Normalphasen-Vakuumflüssigchromatographie (VLC) unter Verwendung eines Stufengradienten von Hexan über Ethylacetat (EtOAc) nach Methanol vorgetrennt (250 ml Schritte). Mittels begleitender DC-Kontrolle konnten die Eluate zu insgesamt sieben Fraktionen zusammengefasst werden (Fraktion 1–7). Fraktion 5, die mit Hexan-EtOAc (1:1–0:1) eluierte, zeigte antiproliferative Aktivität. Auf dem Dünnschichtchromatogramm war eine mit Anisaldehyd/H_2SO_4 lila anfärbbare Substanzzone zu erkennen, die weder Fluoreszenz noch Fluoreszenzlöschung aufwies (R_f 0.2; Hexan-EtOAc 7:3). Das HPLC-Trennsystem mit Diol-Kieselgel als polarer stationärer Phase und einem unpolaren Eluenten aus 10% EtOAc in Hexan ergab ein optimales Trennergebnis. Hierbei konnten Oleanolsäure als Reinstoff und eine Mischung aus Ursol- und Betulinsäure erhalten werden. Diese Mischung konnte anschließend mittels HPLC an RP-18 Kieselgel getrennt werden (MeOH/H_2O/HCOOH, 89/10/1).

Eine Voruntersuchung von Fraktion 2 (eluierte bei der ersten VLC mit 99-92.5% Hexan in EtOAc) zeigte, dass sie im Wesentlichen aus zwei Hauptkomponenten bestand. Die beiden acetylierten Triterpene β-Amyrinacetat und Lupeolacetat wurden mittels HPLC an Diol-modifiziertem Kieselgel voneinander getrennt.

Zur chromatographischen Feintrennung von Fraktion 4, die bei der ersten VLC mit Hexan-EtOAc (3:1–1:1) eluierte, zeigte eine zweite VLC mit einem flacheren Gradienten gute Ergebnisse (Fraktionen 4.1–4.7). Anhand GC/MS gelang es, in Fraktion 4.1 die beiden Triterpene β-Amyrin und Lupeol sowie die beiden Fettsäuren Öl- und Stearinsäure nachzuweisen. Die gesättigte C_{16}–Monocarbonsäure Palmitinsäure konnte ebenfalls mittels GC/MS in Fraktion 4.2 detektiert werden. Durch Aufarbeitung von Fraktion 4.3 mittels HPLC an einer analytischen Diol-Säule (Hexan/EtOAc, 95/5) konnte das ubiquitäre Phytosterol β-Sitosterol sowie Linolsäure isoliert werden.

Die isolierten Naturstoffe wurden anhand von Literaturvergleichen der ^{1}H-, ^{13}C-NMR- und Massenspektren identifiziert. Die Identifizierung der Substanzen mittels GC/MS erfolgte durch Spektrenvergleich mit käuflich erworbenen Substanzen bzw. durch Spektrenvergleich mit der Wiley-Datenbank: Oleanolsäure (Zhang *et d.*, 1999), Ursolsäure (Lin *et al.*, 1987), Betulinsäure (Idrayanto *et al.*, 1983), β-Amyrinacetat (Bhattacharyya *et al.*, 1986), Lupeolacetat (Wenkert *et al.*, 1978), β-Sitosterol (De-Eknamku and Potduang, 2003), Linolsäure (Zimmer, 1993).

Sechs der im Viscin identifizierten Substanzen wurden als Reinsubstanzen im Zellkulturtest gemessen und zeigten proliferationshemmende Wirkungen (Tab. 1). Die aktivste Verbindung bei den Triterpenoiden war Ursolsäure gefolgt von Betulinsäure, Oleanolsäure und von dem schwächer wirksamen Lupeol. Die IC50 Werte der antiproliferativen Aktivität von Ursolsäure, Betulinsäure und Oleanolsäure, im Molt4-Test betrugen, 5.5 ± 1.1, 11.2 ± 1.5 resp. 21.5 ± 3.1 μM. Die beiden ungesättigten Fettsäuren Ölsäure und Linolsäure zeigten starke Hemmwirkungen.

Tab. 1: Proliferationshemmung von Molt4-Zellen durch lipophile Substanzen des Viscins aus *V. album*. [1]aus Viscin isolierte und gereinigte Substanz; [2]kommerzielles Produkt von Sigma, im Viscin identifizierte Substanz; [3]α- Ketoboswelliasäure (AKBA, Positivkontrolle) aus *Boswellia serrata*.

Substanz	Konzentration μg/ml	%Hemmung der Proliferation
Viscin	100	38.7 ± 3.9
Oleanolsäure [1]	10	47.8 ± 6.1
Betulinsäure [1]	5	47.5 ± 5.0
Ursolsäure [1]	5	81.8 ± 4.3
Lupeol [2]	45	72.0 ± 3.1
Ölsäure [2]	15	43.2 ± 2.7
Linolsäure [2]	5	47.1 ± 4.8
AKBA [3]	10	68.4 ± 6.8

Einen ersten Hinweis auf die Wirkungsweise des Viscins zeigte eine lichtmikroskopische Analyse von Giemsa-gefärbten Molt4-Zellen. Nach 48 Std. Behandlung mit 200μg/ml Viscin war nicht nur die Zahl der Zellen signifikant vermindert, sondern auch die Zellmorphologie der Zellen verändert. Kerne waren granuliert und Zellen geschrumpft. Diese für Apoptose typischen Veränderungen korrespondierten mit durchflusszytometrischen Resultaten zur Zellgröße und Granularität (Abb. 2). Eine quantitative Analyse der Phosphatidylserintranslokation und Propidiumjodid-Permeabilität der Zellmembranen zeigte einen Anstieg der Anzahl apoptotischer Zellen bei 48 Std. Behandlung von Molt4-Zellen (Abb.2). U937-Zellen besaßen eine ähnliche Sensitivität wie Molt4-Zellen, K562-Zellen waren deutlich weniger sensitiv (59.7 ± 4.0%, 45.0 ± 12% resp. 22.3 ± 2.9% apoptotische Zellen nach 48 Std bei 200μg/ml Viscin). Apoptose konnte auch mit aus Viscin isolierter Oleanolsäure, Ursolsäure und Betulinsäure in allen drei untersuchten Leukämiezelllinien induziert werden. Das Ausmaß der Apoptoseinduktion durch diese drei Mistelsubstanzen entsprach demjenigen der entsprechenden kommerziellen, aus anderen Quellen isolierten Reinsubstanzen (Daten nicht gezeigt).

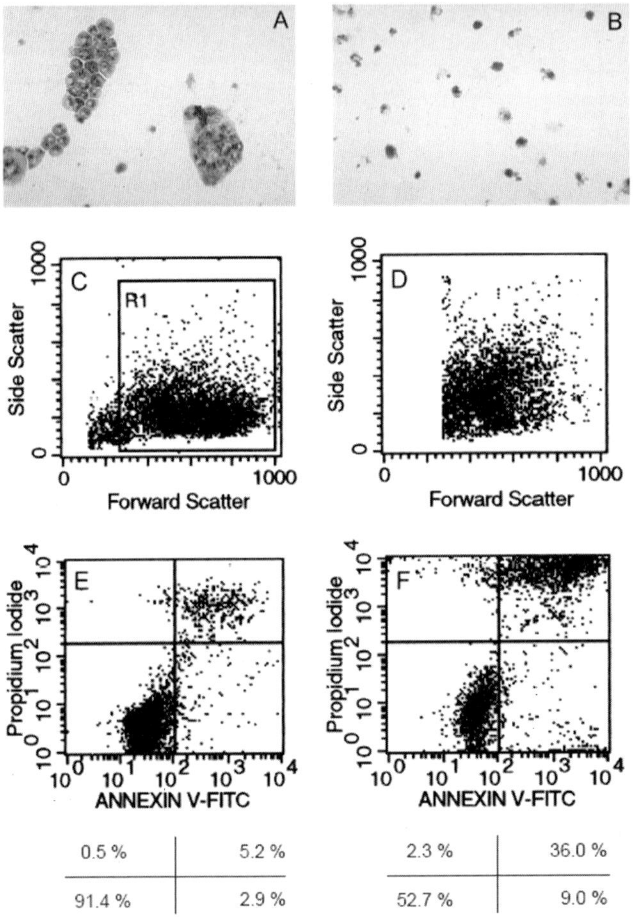

Abb. 2: Mikroskopische und durchflusszytometrische Detektion von Apoptose durch Behandlung von Molt4-Zellen mit Viscin. Die Zellen wurden mit Medium allein (A, C, E) oder mit 200µg/ml Viscin (B, D, F) 48 Std inkubiert. Morphologische Veränderungen wurden lichtmikroskopisch (A, B) und mit Streulichtmessungen in der Durchflusszytometrie (C, D; forward scatter: Zellgrösse; side scatter: Granularität) detektiert. Zellen der Region R1 in C und D wurden gleichzeitig anhand ihrer Annexin V-Bindung und Propidiumjodid-Aufnahme quantifiziert (E, F; % Zellen in den entsprechenden Quadranten).

Diskussion

Das Auffinden einer antiproliferativen nicht Lektin- und Viscotoxin-abhängigen Zytotoxizität des Viscins machte es möglich, gezielt pharmakologisch wirksame Substanzen aus diesem ethnologisch interessanten Lipoidkomplex zu isolieren und zu identifizieren. 6 verschiedene wirksame Komponenten konnten gefunden werden. Neben Viscin zeigten drei dieser Komponenten (Oleanolsäure, Betulinsäure und Ursolsäure) Apoptose-induzierende Wirkungen. Apoptose als Wirkmechanismus der drei Triterpensäuren aus anderen pflanzlichen Herkünften wurde bereits früher beschrieben (Kim *et al.*, 2000; Fulda *et al.*, 2001; Fernandes *et al.* 2003). Die anderen drei von uns in ihrer zytotoxischen Wirkung nicht weiter charakterisierten Wirkkomponenten des Viscins Lupeol, Ölsäure und Linolsäure (vgl. Chaturvedula *et al.*, 2002; Puertolanno *et al.*, 2003) zeigen, dass die antileukämische Wirkung des Viscins auf eine ganze Reihe unterschiedlicher Komponenten zurückgeführt werden muss.

Sieben verschiedene Vertreter der Triterpene konnten von uns als Bestandteile des Viscins nachgewiesen werden. Die erste Entdeckung eines Triterpens, Oleanolsäure, in der Mistel geht auf das Jahr 1931 zurück (Hämmerle, 1931). Schon früher wurden in aufwendigen Trennverfahren fettlösliche Substanzen aus der Mistel isoliert und ohne Kenntnis ihrer chemischen Zusammensetzung mit Namen wie Viskautschin (Reinsch, 1861), Viscumsäure, Visciflavin (Leprince 1907) und Visciresinol (Einleger *et al.*, 1924) versehen. Viscumsäure stellte sich als Oleanolsäure heraus (Hämmerle, 1931; Bauer und Gerloff, 1936; Dörle, 1938) und die später beschriebenen α- und β-Viscol (Bauer und Gerloff, 1936) wurden als β-Amyrin und Lupeol identifiziert (Obata, 1941; Meyer und Jeger, 1948). Obata (1942) fand Sitosterol. Diese Reihe von pentazyklischen Triterpenen der Mistel wurde später erweitert mit Betulinsäure, Ursolsäure, Stigmasterol, Ergosterol, Phytosterol und β-Amyrinacetat (Krzaczek, 1977; Fukunaga *et al.*, 1987; Wollenweber *et al.*, 2000). Zusammen mit dem in unserer qualitativen Analyse neu entdeckten Lupeolacetat gehören somit 11 verschiedene pentazyklische Triterpene in den Bestand von *Viscum album.*

Eine große Zahl von pharmakologischen Wirkungen von Triterpenen unterschiedlicher pflanzlicher Herkunft sind bekannt. Namentlich Oleanolsäure, Betulinsäure und Ursolsäure zeigten eine Vielfalt unterschiedlicher Effekte, die hier nur kurz aufgezählt werden sollen: Antitumorale, antiinflammatorische, antivirale, antibakterielle, antiatherogene, antinozizeptive, antiulzerogene und hepatoprotektive Wirkungen. Damit ist ein Spektrum pharmakologischer Wirkungen triterpensäurehaltiger Pflanzen angedeutet, das durch die Entdeckung des Triterpengehaltes des Viscins ein neues Licht auf das pharmakologische Potential der Mistel, *V. album*, wirft. Die klinische Relevanz der Misteltriterpene ist gegenwärtig kaum abzuschätzen, stammen doch die hier angedeuteten pharmakologischen Resultate praktisch ausschließlich aus präklinischen Untersuchungen. Zudem fehlen bislang zuverlässige Gehaltsbestimmungen in *V. album*.

Literatur

Bauer, K. H., Gerloff, U. (1936): Ueber die Harzalkohole der Mistel. 9. Mitteilung über die Chemie der Harzbestandteile. Arch. Pharm. 274: 473–485.

Bhattacharyya, J., Barros, C. B. (1986): Triterpenoids of *Cnidosculus urens*. Phytochemistry 25: 274–276.

Büssing, A. (2000): Mistletoe – The Genus *Viscum*, Harwood academic publishers, Amsterdam.

Chaturvedula, V. S., Schilling, J. K., Miller, J. S., Andriantsiferana, R., Rasamison, V. E., Kingston, D. G. (2002): Two new triterpene esters from the twigs of *Brachylaena ramiflora* from the Madagascar rainforest. J Nat Prod 65: 1222–1224.

Coulon, A., Mosbah, A., Lopez, A., Sautereau, A., Schaller, G., Urech, K., Rougé, P., Darbon, H. (2003): Comparative membrane interaction study of viscotoxins A3, A2 and B from mistletoe (*Viscum album*) and connections with their structures. Biochem J 374: 71–78.

De-Eknamku, W., Potduang, B.(2003): Biosynthesis of β-sitosterol and stigmasterol in *Croton sublyratus* proceeds via a mixed origin of isoprene units. Phytochemistry 62: 389–398.

Dörle, E. (1938): Über zwei therapeutisch wirksame Inhaltsstoffe der Mistel (*Viscum album* L.). Diss. Universität Freiburg i. Br.

Einleger, J., Fischer, J., Zellner, J. (1924): Zur Chemie heterotropher Phanerogamen. IV. Mitteilung. Sitz.Ber.Akad.Wiss.Wien Abt.II b 132: 263–281.

Fernandes, J., Castilho, R. O., da Costa, M. R., Wagner-Souza, K., Kaplan, M. A., Gattass, C. R. (2003): Pentacyclic triterpenes from Chrysobalanaceae species: Cytotoxicity on multidrug resistant and sensitive leukemia cell lines. Cancer Letters 190:165–169.

Fukunaga, T., Kajikawa, I., Nishiya, K., Watanabe, Y. (1987): Studies on the constituents of the European mistletoe, *Viscum album* L. Chem Pharm Bull 35: 3292–3297.

Fulda, S., Debatin, K. M. (2001): Betulinic acid induces apoptosis through a direct effect on mitochondria in neuro ectodermal tumors. Med Ped Oncol 35: 616–618.

Hämmerle, W. (1931): Beitrag zur Kenntnis der Sapogenine. Diss. ETH Zürich.

Hostanska, K., Daum, G., Saller, R. (2002): Cytostatic and apoptosis-inducing activity of boswellic acids towards malignant cell lines *in vitro*. Anticancer Research 22: 2853–2862.

Idrayanto, G., Voelter, W., Reinhard, E. (1983): Steroids and triterpenes in cell cultures. Chemiker-Zeitung 107: 238–239.

Jäggy, C., Musielski, H., Urech, K., Schaller, G. (1995): Quantitative determination of lectins in mistletoe preparations. Arzneim. Forsch./Drug Res. 45: 905–909.

Kim, D. K., Baek, J. H., Kang, C. M., You, M. A. et al. (2000): Apoptotic activity of ursolic acid may correlate with the inhibition of initiation of DNA replication. Int J Cancer 87 (5): 629–636.

Klug, A. (1906): Viscolan, eine neue Salbengrundlage. Dtsch Med Wochenschrift 32: 2071–2072.

Krzaczek, T. (1977): Pharmacobotanical research on the subspecies of *Viscum album* L. III. Terpens and sterols. An. Univ. M.Curie Lublin-Polonia 32: 125–134.

Leprince, M. (1907) : Contribution à l'étude chimique du gui (*Viscum album*). Acad Sc Paris 145: 940–941.

Lin, C. N., Chung, M. I., Gan, K. H., Chiang, J. R. (1987): Xanthones from Formosan gentianaceous plants. Phytochemistry 26: 2381–2384.

Macaire, M. (1833): Mémoire sur la viscine. Société Phys et Hist Naturelle 6: 27–34.

Meyer, A., Jeger, O. (1948): Zur Kenntnis der Triterpene 136. Mitteilung. Über die Identität des Viscols mit β-Amyrin und des β-Viscols mit Lupeol. Helv Chim Acta 31: 1868–1871.

Obata, Y. (1941): The components of *Viscum album* III. The unsaponifiable matter of the leaves, the so-called α-viscol and β-viscol. J Agr Chem Soc Japan 17: 784–786.

Obata, Y. (1942): The components of *Viscum album*. II Free resin acids and unsaponifiable matter of resin wax contained in the woody portions. J Agr Chem Soc Japan 18, 60: 222–229.

Orrù, S., Scaloni, A., Giannattasio, M., Urech, K., Pucci, P., Schaller, G. (1997): Amino acid sequence, S-S bridges arrangement and distribution in plant tissues of thionins from *Viscum album*. Biological Chemistry 378: 989–996.

Puertollano, M. A., de Pablo, M. A., Alvarez de Cienfuegos, G. (2003): Polyunsaturated fatty acids induce cell death in YAC-1 lymphoma by a caspase-3-independent mechanism. Anticancer Res 23: 3905–3910.

Reinsch, P. (1861): Bestandteile der Mistel (*Viscum album*). Chem Centr Bl 10: 145–148.

Riehl ,G. (1900): Über Viscin und dessen therapeutische Verwendung. Dtsch med Wochenschr 26: 653–655.

Romagnoli, S., Ugolini, R., Fogolari, F., Schaller, G., Urech, K., Giannattasio, M., Ragonas, L., Molinari, H. (2000): NMR structural determination of viscotoxin A3 from *Viscum album* L. Biochem J 350: 569–577.

Schaller, G., Urech, K., Grazi, G., Giannattasio, M. (1998): Viscotoxin composition of the three European subspecies of *Viscum album*. Planta Medica 64: 677–678.

Selawry, O. S., Vester, F., Mai, W., Schwartz, M. R. (1961): Zur Kenntnis der Inhaltsstoffe von *Viscum album*, II. Tumorhemmende Inhaltsstoffe. Hoppe-Seyler's Z physiol Chemie 324: 262–281.

Steiner, R. (1920): Geisteswissenschaft und Medizin. Vortrag vom 2.4.1920 in Dornach. Rudolf Steiner Verlag, Dornach.

Tubeuf, K. v. (1923): Monographie der Mistel. München & Berlin (Verlag Oldenbourg).

Urech, K., Schaller, G., Ziska, P., Giannattasio, M. (1995): Comparative study on the cytotoxic effect of viscotoxin and mistletoe lectin on tumor cells in culture. Phytotherapy Res 9: 49–55.

Wenkert, E., Baddeley, G. V., Burfitt, I. R., Moreno, L. N. (1978): Carbon-13 nuclear magnetic resonance spectroscopy of naturally-occurring substances. LVII. Triterpenes related to lupane and hopane. Organic Magnetic Resonance 11: 337–343.

Wollenweber, E., Wieland, A., Haas, K. (2000): Epicuticular waxes and flavonol aglycones of the European mistletoe, *Viscum album* L. Z Naturforsch 55: 314–317.

Zhang, Z., Koike, K., Jia, Z., Nikaido, T., Guo, D., Zheng, J. (1999): Four new triterpenoidal saponins acylated with one monoterpenic acid from *Gleditsia sinensis*. J Nat Prod 62: 740–745.

Zimmer, M. (1997): Die chinesische Maulwurfsgrille *Gryllotalpa africana* Beauvois und die saarländische Maulwurfsgrille *Gryllotalpa gryllotalpa* Linne in der Wundheilkunde. Dissertation, Math.-Nat. Fakultät Universität des Saarlandes.

Dr. Konrad Urech [1], Dr. Jochen M. Scher [2], Dr. Katarina Hostanska [3] und Prof. Dr. Hans Becker [2]

[1] Verein für Krebsforschung, Institut Hiscia, Kirschweg 9, CH-4144 Arlesheim
[2] Pharmakognosie und Analytische Phytochemie der Universität des Saarlandes, D-66041 Saarbrücken
[3] Abteilung für Innere Medizin, Universitätsspital Zürich, Rämistr. 100, CH-8091 Zürich

Korrespondenzadresse:
Dr. Konrad Urech
Institut Hiscia, Kirschweg 9, CH-4144 Arlesheim
urech@hiscia.ch

Charakterisierung von Vesikeln in Mistelextrakten

Characterisation of Vesicles in Aqueous Mistletoe Extracts

K. Winkler, G. Leneweit, A. Kimpfler und R. Schubert

Zusammenfassung

Bei der Herstellung von Mistelextrakten durch ein Press-Spalt-Verfahren werden Membranen von Zellwänden und Zellorganellen des Mistelausgangsmaterials in Form von Vesikeln kolloidal in Lösung gebracht.

In Mistelextrakt wurden aufgrund der grünen Färbung durch Chlorophyll lipoide Strukturen vermutet. Erstmals ist es gelungen, Vesikel ohne Fixierung in Mistelextrakt zu untersuchen. Der Nachweis der Vesikel konnte durch Cryo-Transmissions-Elektronenmikroskopie erbracht werden. Der Nachweis ist sowohl in frischem Mistelextrakt als auch aus Ampullen von Abnobaviscum gelungen.

Zur Quantifizierung der Vesikel wurde eine Methode etabliert und nach den Richtlinien der ICH (International Conference on Harmonisation) zur Validierung analytischer Methoden (Q2A) validiert, mit der Phospholipide, also Membranbausteine, mittels Flüssig-Flüssig-Extraktion extrahiert und photometrisch nach einer Färbereaktion analysiert werden können.

Zur Charakterisierung der Größe wurde eine Methode entwickelt, mit der zunächst die Vesikel über Größenausschlusschromatographie von den niedermolekularen Substanzen abgetrennt, die Fraktionen gesammelt und dann mittels MALLS (Multi Angle Laser Light Scattering) untersucht werden können. Von jeder Fraktion wurde ein UV-VIS Spektrum aufgezeichnet und die Größe der enthaltenen Teilchen bestimmt. Mit der Phospholipidanalytik wurde gezeigt, in welchem Bereich Vesikel in welchen Mengen eluieren, was die Befunde der Photometrie bestätigt.

Die Größe der Vesikel entspricht der Größe, die bei der Cryo-TEM Analyse beobachtet werden konnte.

Schlüsselwörter:
Vesikel, Phospholipide, Membranen, MALLS, Multi Angle Laser Light Scattering, Cryo-TEM, Cryo-Transmissions-Elektronenmikroskopie, wässrige Mistelextrakte

Summary
During the preparation of mistletoe extracts by a press – slit – technique, membranes of cell walls and cell organells of the plant material form vesicles, which are colloidally suspended.
It was assumed that chlorophyll containing green mistletoe extracts enclose lipoid structures. For the first time it was possible to analyse unfixed vesicles out of the mistletoe extract. The visualization was carried out with cryo transmission electron microscopy (cryo-TEM). It was possible to prove the existence of vesicles in fresh mistletoe extract and in ampoules of Abnobaviscum.
The quantification of vesicles was established through the analysis of phospholipids, which are the main components of membranes. Phospholipids were extracted by liquid-liquid extraction and quantified photometrically. The method was validated mainly according to ICH guidelines for the validation of analytical methods (Q2A).
For the characterisation of the vesicle size a method was developed with which the vesicles were separated from low molecular weight substances by size exclusion chromatography. Fractions were collected and average sizes were determined by MALLS (Multi Angle Laser Light Scattering). Furthermore, the UV-VIS absorbance and phospholipid concentration were measured in every fraction. Phospholipid quantification was in agreement with photometrical data.
The sizes of vesicles measured by MALLS match the results obtained by cryo-TEM.

Keywords:
Vesicles, phospholipids, membrane, MALLS, Cryo-TEM, aqueous mistletoe extracts

Einleitung

Pflanzenextrakte können nach unterschiedlichen Extraktionsverfahren hergestellt werden. Ein besonderes Verfahren ist das Press-Spalt-Verfahren (Feles *et al.*, 1991), bei dem das Pflanzenmaterial intensiv aufgeschlossen wird. Pflanzeninhaltsstoffe werden so besonders effektiv in Lösung gebracht; Zellmembranen können sich neu formieren und als Vesikel kolloidal in Lösung gehen.

Eine Charakterisierung solcher Pflanzenextrakte, die die gesamte Bandbreite aller Pflanzeninhaltsstoffe enthalten, kann zum einen über Konzentrationsbestimmungen bestimmter Inhaltsstoffe geschehen, zum anderen aber auch über die Bestimmung der Größe, des Molgewichts oder der Form von kolloidal gelösten Stoffen.

In der vorliegenden Arbeit sollen Vesikel, die bei der Herstellung von Mistelextrakt durch das Press-Spalt-Verfahren entstehen, näher charakterisiert werden. Die Charakterisierung umfasst den Nachweis der Vesikel in Mistelfrischextrakt, sowie in Ampullen von Abnobaviscum – einem Präparat, das mit dem Press-Spalt-Verfahren hergestellt wird –, die Quantifizierung von Phospholipiden als Membranbausteine und die Bestimmung der Größe der Vesikel mit Hilfe der GPC / MALLS.

Multi Angle Laser Light Scattering ist eine statische Lichtstreumethode zur Bestimmung der Größe und der Molgewichte von kolloidal gelösten Teilchen. Die MALLS hat den Vorteil gegenüber der dynamischen Lichtstreuung, dass auch im Durchfluss, also nach Auftrennung der zu untersuchenden Substanzen über GPC, in sehr geringen Mengen sehr sauber gemessen werden kann. Aussagen über absolute Radien und Molekulargewichte ohne Hydrathülle sind möglich.

Material und Methoden

Chemikalien, Materialien und allgemeine Methoden

Alle verwendeten Chemikalien waren von analysenreiner Qualität. Phosphatidylcholin wurde von der Firma Lipoid (Ludwigshafen) freundlicherweise zur Verfügung gestellt.

Weibliche Mistelbüsche wurden im Sommer von Apfelbäumen (*Malus doméstica* (Borkh.)) geerntet. Bis zur Weiterverarbeitung wurde das Pflanzenmaterial in flüssigem Stickstoff gelagert.

Einjährige Triebe wurden in 10 mM Na_2HPO_4 unter Argonschutzatmosphäre homogenisiert, so dass ein Extrakt mit einer Konzentration von 100 mg Pflanzenmaterial pro g Extrakt erhalten wurde. Dieser Rohextrakt wurde zentrifugiert und filtriert (0,22 μm, GV, Millipore). Der erhaltene Mistelextrakt war grün und opaleszierend. Für vergleichende Untersuchungen wurde ein Mistelpräparat verwendet, das ebenso nach dem Press-Spalt-Verfahren hergestellt wurde: Abnobaviscum® Mali 2 (AV) der Abnoba Heilmittel GmbH.

Liposomen wurden zu Vergleichszwecken nach der Extrusionsmethode (New, 1990) in 8,5 mM Natriumphosphatpuffer (pH 7,4) hergestellt. 2,1 mM Lipid (Phosphatidylcholin : Cholesterol, 95,2 : 4,8 mol/mol) wurden eingesetzt. Die Suspension wurde mit wenigen μg Fluorescein angefärbt und durch eine Polycarbonatmembran mit 100 nm Porengröße extrudiert.

6,3 mL Mistelextrakt wurden über eine GPC-Säule (Sepharose CL-4B, Pharmacia, 97 mm x Ø 32 mm) fraktioniert. Als mobile Phase wurde 10 mM Phosphatpuffer (pH 7,4) bei einer Flussrate von 1,4 mL/min verwendet. Die Fraktionengröße betrug 1,4 mL.

Vom unfraktionierten frischen Extrakt sowie von den Fraktionen der GPC wurde ein Spekrum von 200 bis 800 nm aufgezeichnet.

Der Phospholipidgehalt wurde in frischen Mistelextrakten und in den durch GPC-Trennung erhaltenen Fraktionen bestimmt. Die zu untersuchenden Proben wurden zur Proteindenaturierung erhitzt und die Lipide mit Methanol / Chloroform (1:1 v/v) extrahiert. Die organische Phase wurde abgedampft, die Probe verascht und der Phosphatgehalt durch Anfärben mit Ammoniummolybdat bestimmt (Bartlett, 1959).

Nachweis der Vesikel durch Cryo-Transmissionselektronenmikroskopie (Cryo-TEM)

Vesikel aus frisch hergestelltem Mistelextrakt sowie aus Ampullen von AV wurden durch Zentrifugation (48 000 g, 30 min, 10°C) aufkonzentriert (Fischer *et al.*, 1997). Das grüne Pellet wurde in 10 mM Phosphatpuffer pH 7,4 resuspendiert. Die zu untersuchende Probe wurde auf ein Kupfergrid aufgebracht, in flüssigem Ethan schockgefroren und mittels Cryo-TEM (Cryo-Transmissionselektronenmikroskopie) untersucht. Für die Aufnahmen des frisch hergestellten Extrakts wurde ein Zeiss CEM 902, für die Aufnahmen von AV ein Zeiss CEM 912 Elektronenmikroskop verwendet (Schmidtgen *et al.*, 1998).

Charakterisierung der Größe über GPC / MALLS

Größe und Gewicht der Vesikel wurde mit Hilfe der statischen Laserlichtstreuung bestimmt (Dawn DSP-F, Optilab 903, Wyatt Technology). Die Mistelextrakte wurden über Sepharose CL-4B (s.o.) vorgetrennt, dann über eine weitere GPC (Hema Bio 1000) aufgetrennt und mit MALLS / RI (Multi angle laser ligth scattering / Refractive index detection) charakterisiert. Die Berechnung der Größen erfolgte mit Legendre-Polynomen (Fröse, 2000) unter der Verwendung von dn/dc = 0,160 mL/g (Van Zanten *et al.*, 1991). Als mobile Phase wurde 10 mM Phosphatpuffer (pH 7,4) verwendet. Das System wurde vor den Messungen mit Partikelstandards (MALLS) und mit NaCl (RI) kalibriert.

Für jeden Messpunkt wird eine Konzentration c_i und ein Gyrationsradius $\langle r^2\rangle^{1/2}$ bestimmt. Die gewichteten mittleren Radien wurden nach den folgenden Definitionen (Tab. 1) ermittelt:

Tab. 1: Berechnung der gewichteten mittleren Radien.

$\langle r^2\rangle_n := \sum[(c_i/M_i)\langle r^2\rangle]/\sum(c_i/M_i)$
$\langle r^2\rangle_w := \sum(c_i \langle r^2\rangle) / \sum c_i$
$\langle r^2\rangle_z := \sum (c_i M_i \langle r^2\rangle) /\sum(c_i M_i)$

Ergebnisse

Die nach dem oben genannten Verfahren hergestellten wässrigen Pflanzenextrakte sind grün gefärbt und enthalten Chlorophyll, das aus den Chloroplastenmembranen stammt (Errenst *et al.*, 1999). Chlorophyll ist nicht wasserlöslich. Dies ist ein Hinweis auf lipoide Strukturen in diesen Extrakten.

Nachweis der Vesikel durch Cryo-TEM

Mit Hilfe der Cryo-TEM (Cryo-Transmissionselektronenmikroskopie) konnte gezeigt werden, dass wässrige Mistelextrakte, die nach dem Press-Spalt-Prinzip hergestellt werden, liposomenähnliche Vesikel enthalten.

Abbildung 1 a, b, c zeigt repräsentative Aufnahmen von frisch hergestelltem Mistelextrakt. Abbildung 1 d, e zeigt Aufnahmen von AV. Deutlich zu erkennen sind mehrere unilamellare Vesikel sowohl in dem frisch hergestellten Versuchsextrakt (v1–v12) als auch in dem Präparat (v13–v20). Sehr viel seltener sind auch bi- oder oligolamellare Vesikel zu finden (ov). Die dunkle Linie (e) neben den Vesikeln stellt den Rand den Kohlelochfilms dar. Des weiteren sind Eiskristalle (i), Artefakte des Einfrierens, zu erkennen. Die Größe der Vesikel liegt zwischen 50 und 250 nm.

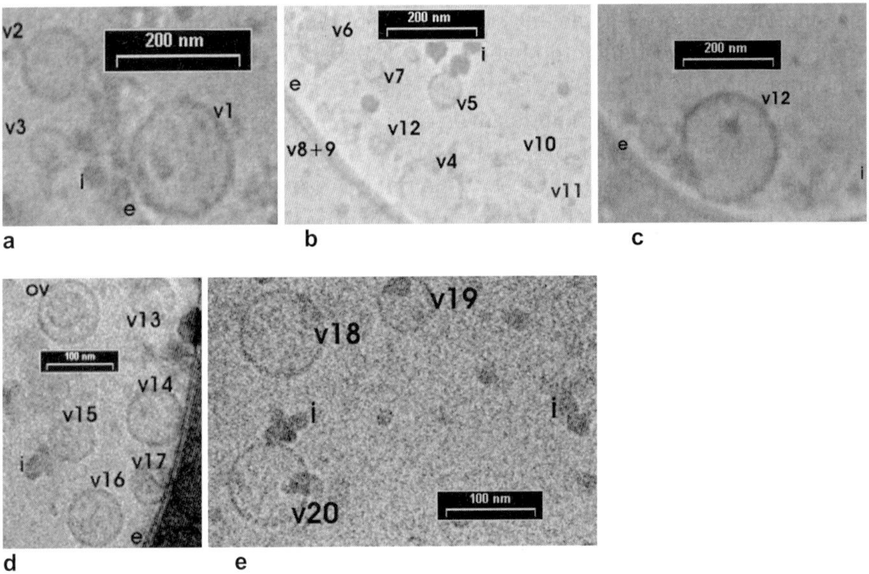

Abb. 1 a, b, c: Vesikel in frischem Mistelextrakt: Skala 200 nm; e: Rand des Kohlelochfilms; i: Eiskristalle, Artefakte; v1–v9: unilamellare Vesikel.
Abb. 1 d, e: Vesikel in Abnobaviscum: Skala 100 nm; e: Rand des Kohlelochfilms; i: Eiskristalle, Artefakte; v10–v20: unilamellare Vesikel; ov: oligolamellares Vesikel.

Größenbestimmung durch MALLS

Pflanzenextrakte enthalten, da sie natürliche Produkte sind, eine ganze Reihe von Inhaltsstoffen. Für die Bestimmung und die Charakterisierung der Vesikel war es daher notwendig, niedermolekulare Bestandteile des Extrakts abzutrennen. Die Trennung wurde mit Hilfe von Größenausschlusschlomatographie (GPC) durchgeführt, so dass Fraktionen gesammelt werden konnten, die nur noch hochmolekulare Substanzen und Aggregate (z. B. Vesikel) enthielten.

Das Elutionsprofil der Vesikel von der GPC wurde durch Aufzeichnung der Spektren verfolgt (Abbildung 2). Abbildung 3 zeigt ein typisches Spektrum einer vesikelhaltigen Fraktion. Deutlich zu erkennen sind die Absorptionsbanden bei 437 nm und bei 679 nm, die durch das enthaltene Chlorophyll entstehen. Vesikel eluieren in den Fraktionen 19 bis 29 nahe der oberen Ausschlussgrenze der Säule.

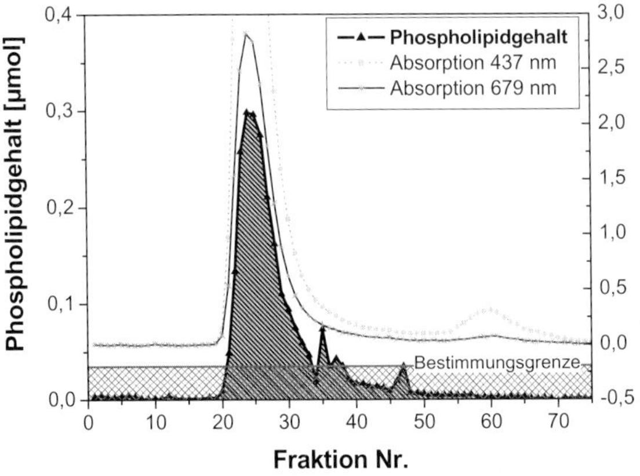

Abb. 2: Elutionsprofil von wässrigem Mistelextrakt auf der Sepharose CL-4B. Dreieck: Phospholipidgehalt; Kreuz: Absorption bei 679 nm (Sekundärachse); Kreis: Absorption bei 437 nm (Sekundärachse).

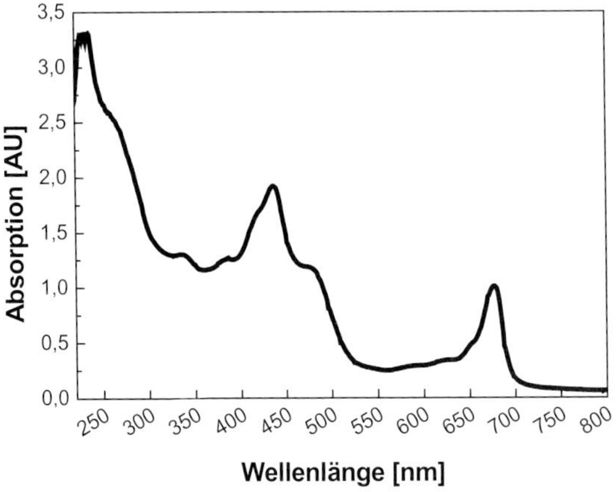

Abb. 3: Typisches Spektrum einer vesikelhaltigen Fraktion.

Polyphenolische Substanzen sind grün-braun gefärbt. Sie werden an der unteren Ausschlussgrenze der Säule ab Fraktion 50 gefunden.

Die Ausschlussgrenzen wurden mit Liposomen (∅ ~100–200 nm), die mit Fluorescein (M = 332 g/mol) versetzt waren, ermittelt.

Die grün gefärbten vesikelhaltigen Fraktionen der GPC wurden GPC / MALLS / RI untersucht. Es wird ein Peak bei 5 min beobachtet. Die obere Ausschlussgrenze der verwendeten Säule liegt bei 4,5 min, die untere bei 8 min, unter den gewählten Bedingungen.

Für die Auswertung wurde ein Peakbereich gewählt, der alle Werte, die größer als 30 % der maximalen Lichtstreuintensität sind, mit einbezieht. In diesem Bereich wurden die Gyrationsradien $<r^2>^{1/2}$ bestimmt (Abbildung 4). Alle vesikelhaltigen Fraktionen haben eine ähnliche Zusammensetzung. Auf der Hema Bio 1000 werden die Vesikel ihrer Größe entsprechend aufgetrennt. Die Radien variieren zwischen 40 und 115 nm. Wird das Konzentrationssignal zur Gewichtung mit herangezogen, können Verteilungen der Werte dargestellt werden (s. Abbildung 5).

Aus den Einzelwerten aller Fraktionen können Anzahl-gewichtete, Gewichts-gewichtete und Intensitäts-gewichtete Mittelwerte berechnet werden. Diese sind in Tabelle 2 zusammengefasst.

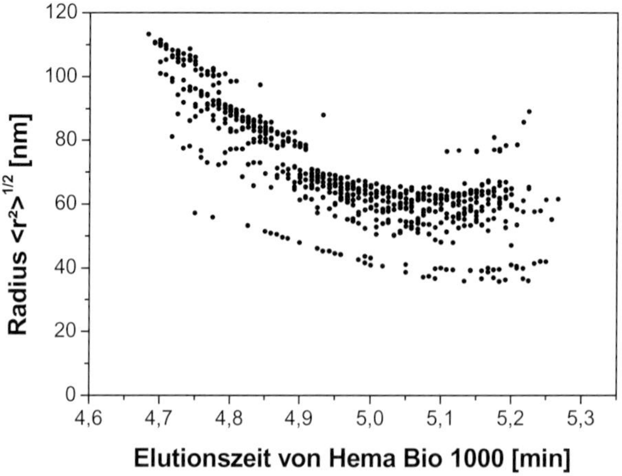

Abb. 4: Gyrationsradien gegen die Elutionszeit auf der Hema Bio 1000 aufgetragen.

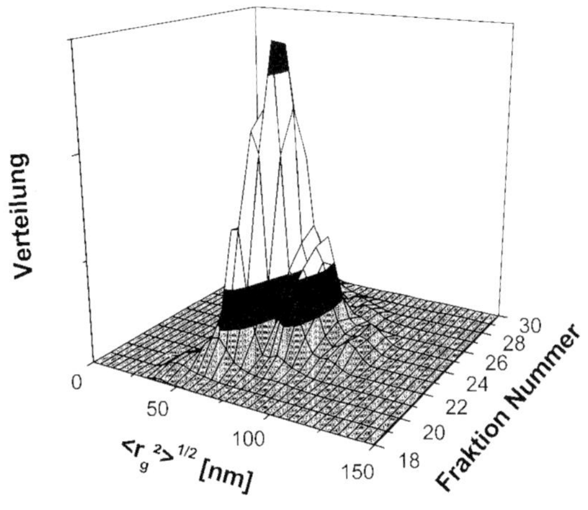

Abb 5: Verteilung der Radien in den Fraktionen der Sepharose CL-4B.

Tab. 2: Anzahl-gewichtete, Gewichts-gewichtete und Intensitäts-gewichtete Mittelwerte (zusammengefasst).

Gewicht der Assoziationskolloide [10^6 g/mol]		**RMS-Radius [nm]**	
M_n	61	**$<r^2>_n$**	64,9
M_w	76	**$<r^2>_w$**	68,3
M_z	103	**$<r^2>_z$**	75,4

Diskussion

Die grüne Färbung der Mistelextrakte, die durch das Press-Spalt-Verfahren (Feles *et al.*, 1991) hergestellt werden, deutet auf lipoide Strukturen in diesen Extrakten hin, da das enthaltene Chlorophyll, das für die Färbung verantwortlich ist, selber nicht wasserlöslich ist (Errenst *et al.*, 1999).

Durch Cryo-TEM-Untersuchungen konnten vesikuläre Strukturen gezeigt werden. Die meisten Vesikel sind einschalig (unilamellar). Der Durchmesser liegt zwischen 50 und 250 nm. Der Nachweis der Vesikel ist zum ersten Mal ohne eine Fixierung mit Glutaraldehyd (Fischer *et al.*, 1996 und 1997; Scheffler *et al.*, 1995) gelungen. Glutaraldehyd zur Fixierung muss kritisch bewertet werden, da nicht ausgeschlossen werden kann, dass durch die Fixierung Artefakte gebildet werden, die ein falsch positives Ergebnis vortäuschen. Die früher vorgestellten Ergebnisse konnten bestätigt werden.

Weiterhin konnten Vesikel in dem Präparat AV nachgewiesen werden. Dieses Präparat wird auch nach dem Press-Spalt-Prinzip hergestellt, jedoch enthält es weniger Pflanzenmaterial als der zu Vergleichszwecken frisch hergestellte Extrakt. Zudem durchläuft AV während des Herstellungsprozesses mehrere Sterilfiltrationsschritte, die Vesikel abtrennen könnten. Es ist daher hervorzuheben, dass die Vesikel ausreichend konzentriert, ausreichend stabil und klein genug sind, um im Endpräparat nachweisbar zu sein.

Für den Nachweis und die Charakterisierung der Vesikel wurden die Bestandteile des Extrakts der Größe nach aufgetrennt. Diese Aufarbeitung wurde entwickelt, um die Vesikel ausreichend von niedermolekularen Substanzen zu trennen, die die weitere Analytik stören könnten. Weiterhin sollte die polydispers vorliegende Vesikelfraktion der Größe nach aufgetrennt werden, um bessere Ausgangsbedingungen für die Lichtstreuanalyse zu erhalten.

Nahe der oberen Ausschlussgrenze können Fraktionen gewonnen werden, die das typische Absorptionsspektrum von Chlorophyll zeigen. In diesen Fraktionen konnten auch die Phospholipide deutlich oberhalb der Nachweis- (0,012 μmol P) und Bestimmungsgrenze (0,035 μmol P) nachgewiesen werden. Die Grenzen der Analytik wurden im Rahmen einer Validierung nach den Richtlinien der ICH untersucht.

Phospholipide sind Bestandteile von Zellmembranen in der Pflanze. Ihr Nachweis ist ein weiterer Beweis für extrahierte Zellmembranen, die die Vesikel bilden. Chlorophyll und Phospholipide eluieren erwartungsgemäß in denselben Fraktionen. Beide können als Marker für das Elutionsverhalten dienen. Die Menge der Phospholipide korreliert mit der Menge der gebildeten Vesikel. Allerdings darf der Phospholipidgehalt nicht mit der Gesamtmenge der Vesikel gleichgesetzt werden, da diese eine Reihe weiterer Bestandteile enthalten. Es ist zum Beispiel bekannt, dass natürliche Membranen recht hohe Anteile von Proteinen oder auch Glycolipiden wie Mono- und Digalactosyldiglycerid enthalten (Kleinig *et al.*, 1992). Diese werden mit diesem Nachweis nicht quantifiziert. Da die Menge der Phospholipide aber direkt mit der Menge der gebildeten Vesikel in Zusammenhang steht, steht mit dieser Analytik ein Verfahren zur Verfügung, um unterschiedliche Formulierunge bezüglich ihres Vesikelgehaltes zu vergleichen.

Die grün gefärbten Fraktionen wurden mit statischer Laserlichtstreuung untersucht. Diese hat gegenüber der Cryo-TEM den Vorteil, dass in dem vorliegenden geringen Konzentrationsbereichen noch eine statistische Auswertung bezüglich der Größenverteilung möglich ist.

Die Durchmesser der enthaltenen Vesikel variieren zwischen 80 und 230 nm. Die nach Anzahl, Gewicht und Intensität gewichteten Mittelwerte der Radien liegen zwischen 65 und 75 nm.

Die Polydispersität $P_z = M_z/M_n$ der Proben (Einzelwerte hier nicht dargestellt (Winkler *et al.,* 2004)) bewegt sich in einem vernünftigen Bereich (P_z=1,67). Eine erhöhte Polydispersität ist zu erwarten, da das Herstellungsverfahren nicht darauf ausgerichtet ist, möglichst monodisperse Proben zu erhalten. Die Membranen werden im Spalt zerrissen und formen spontan Vesikel. Auch die Cryo-TEM-Aufnahmen zeigen unterschiedliche Größen. Der berechnete mittlere Radius $\langle r^2\rangle^{1/2}_z$ aus den Lichtstreuergebnissen beträgt 75 nm, d. h. 150 nm Durchmesser. Die Durchmesser bewegen sich zwischen 80 und 230 nm, was sich sehr gut mit den Ergebnissen der Cryo-TEM (50–250 nm) deckt.

Literatur

Bartlett, G. R. J. (1959): Phosphorus assay in column chromatography. J. Biol. Chem., 234: 466.

Errenst, M., Scheffler, A. (1999): Photohaemolytic Activity of Chlorophyll Degradation Products in a Mistletoe Extract. Planta Med., 65: 627–631.

Feles, M., Koehler, R., Scheffler, A. (1991): Verfahren und Vorrichtung zur Herstellung von Presssaft aus Pflanzen. Europäisches Patent Nr. 0288603.

Fischer, S., Scheffler, A., Kabelitz, D. (1996): Reaktivität von T-Lymphocyten gegenüber Mistelinhaltsstoffen. In: R. Scheer, Becker, H., Berg, P.A. (Eds): Grundlagen der Misteltherapie, Hippokrates Verlag,Stuttgart.

Fischer, S., Scheffler, A., Kabelitz, D. (1997): Oligoclonal in vitro response of CD4 T cells to vesicles of mistletoe extracts in mistletoe-treated cancer patients. Cancer Immunol. Immunother., 44: 150–156.

Fröse, D. (2000): Light scattering data evaluation using Legendre polynomials. Macromol. Symp., 162: 95–107.

Kleinig, Sitte. (1992): Chemische Zusammensetzung von Biomembranen. Zellbiol: 60–62.

New (1990): Liposomes – a practical approach. IRL Press Oxford.

Scheffler, A., Musielski, H., Scheer, R. (1995): Synergismus zwischen Lektinen und Vesikeln von *Viscum album* L. Dtsch. Zschr. Onkol., 27: 72–75.

Schmidtgen, M. C., Drechsler, M., Lasch, J., Schubert, R. (1998): Energy-filtered cryotransmission electron microscopy of liposomes prepared from human stratum corneum lipids. J. Microsc., 191: 177–186.

Van Zanten, J. H., Monbouquette, H. G. (1991): Characterization of Vesicles by Classical Light Scattering. Journal of Colloid & Interface Science, 146: 330–336.

Winkler, K., Leneweit, G., Schubert, R. (2004): Characterization of membrane vesicles in plant extracts. Journal of Colloid & Interface Science, in Planung.

Dr. Karin Winkler[1,2], Dr. Gero Leneweit[1], Dr. Andrea Kimpfler[2] und Prof. Dr. Rolf Schubert[2]

[1] Carl Gustav Carus-Institut, Gesellschaft zur Förderung der Krebstherapie e. V., Niefern-Öschelbronn
[2] Institut für Pharmazeutische Wissenschaften, Universität Freiburg

Korrespondenzadresse:
Dr. Karin Winkler
Carl Gustav Carus-Institut,
Am Eichhof, 75223 Niefern-Öschelbronn
cg.carus@t-online.de

Vesikel und Triterpenoide – Galenik lipophiler Substanzen in wässrigen Mistelextrakten

Vesicles and Triterpenoids – Galenic of Lipophilic Components in Aqueous Mistletoe Extracts

K. Winkler, S. Jäger, G. Leneweit, R. Schubert, U. Pfüller und A. Scheffler

Zusammenfassung

In wässrigen Extrakten aus *Viscum album* L. sind neben leicht wasserlöslichen Lektinen und Viscotoxinen lipoide Substanzen wie Membranlipide und Triterpenoide enthalten. Die Membranlipide bilden in dem nach dem Press-Spalt-Verfahren hergestellten Mistelextrakt vesikuläre Strukturen aus, die als Wechselwirkungspartner für schwer in Wasser zu lösende Triterpenoide aber auch für die amphiphilen Proteine wie Lektine und Viscotoxine in Frage kommen.

Ziel der Untersuchung war es, die Wechselwirkungen der Lektine, Viscotoxine und dem Triterpenoid Oleanolsäure mit Vesikeln zu untersuchen. Durch Größenausschlusschromatographie (GPC) wurde ein wässriger Extrakt aus *Viscum album* L. in verschiedene Fraktionen mit gestaffelter Molekülgröße aufgetrennt. Die genuinen Vesikel weisen einen Durchmesser von 50–250 nm auf, weshalb sie an der GPC-Phase Sepharose CL-4B deutlich von frei gelösten Lektinen, Viscotoxinen und Oleanolsäure abgetrennt werden. Es konnte gezeigt werden, dass alle drei Stoffgruppen zu einem Teil mit den Vesikeln co-eluieren, weshalb eine Wechselwirkung zu Vesikeln angenommen wird. Gegenüber den anderen Viscotoxinen zeigt Viscotoxin A3 eine besonders starke Affinität zu den im vesikelhaltigen Peak enthaltenen Substanzen.

Für die pharmakologische Beurteilung der Inhaltsstoffe von Mistelextrakten ist deren galenische Darreichungsform von Bedeutung. So könnten vesikulär gebundene Wirkstoffe die Freisetzungseigenschaften verändern.

Schlüsselwörter:
Viscum album, Mistel, Vesikel, Lektine, Viscotoxine, Oleanolsäure, Wechselwirkung, GPC

Summary

Aqueous mistletoe extracts contain proteins (lectins, viscotoxins) and lipophilic substances (phospholipids and triterpenoids). The membrane lipids form vesicular structures if the aqueous extract is prepared using the press-slit-technique. These vesicles are possible interaction partners for lipophilic and amphiphilic substances.

The aim of this study was to investigate the interactions between lectins, viscotoxins and the triterpenoid oleanolic acid with vesicles. Using gel permeation chromatography (GPC), the aqueous plant extract was separated in fractions of different molecular weight. Because the diameter of the genuine vesicles is 50–250 nm, they are well separated from freely dissolved lectins, viscotoxins and triterpenoids. It could be shown that all three groups are partly co-eluting with vesicles, therefore an interaction with vesicles is assumed. In comparison with all other viscotoxins, viscotoxin A3 shows the strongest affinity to substances contained in the vesicle peak.

For the pharmacological evaluation of mistletoe extract substances, the galenic formulation is important. It is likely that active substances bound to vesicles behave in changed release rates.

Keywords:
Viscum album, mistletoe, vesicles, lectins, viscotoxins, oleanolic acid, interaction, GPC

Einleitung

Bei der Herstellung von Mistelextrakten nach dem Press-Spalt-Prinzip ist das Ziel, möglichst alle lösbaren Pflanzenbestandteile vollständig in den Extrakt zu überführen. Die Pflanze enthält eine Reihe von lipophilen Bestandteilen, die in wässriger Lösung schlecht oder gar nicht löslich sind. Von den Lipiden werden die Membranlipide und Triterpenoide als pharmakologisch relevante Substanzen betrachtet. Lektine und Viscotoxine sind amphiphil, weshalb sie beim Lösungsverhalten lipoider Substanzen im Wässrigen eine Rolle spielen könnten.

Für die Membranlipide ist bekannt, dass sie vesikuläre Strukturen in wässrigen Mistelextrakten ausbilden können (siehe Winkler *et al.*: „Charakterisierung von Vesikeln in Mistelextrakt", Beitrag in diesem Buch). Triterpenoide sind mit Steroiden strukturell verwandt. Die Steroide finden sich in biologischen Membranen zur Beeinflussung der Membranfluidität (Lehninger *et al.*, 1994). Da Triterpenoide in Wasser nahezu unlöslich sind, ist zu erwarten, dass kolloidale Strukturen, wie Vesikel, Mizellen oder Lipoproteinaggregate zu ihrer Löslichkeit im Wässrigen beitragen.

Die Lektine und amphiphilen Viscotoxine sind im Mistelextrakt direkt löslich, haben aber die Möglichkeit, mit den Membranen der Vesikel in Interaktion zu treten. Derartige Wechselwirkungen können deren Pharmakokinetik beeinflussen (Kanaoka *et al.*, 2001; Turanek *et al.*, 2001; Yu *et al.*, 2002).

Um Hinweise auf derartige Wechselwirkungen zu erhalten, wurden die Inhaltsstoffe des Mistelextrakts durch Gelpermeationschromatographie (GPC) der Größe nach aufgetrennt. Vesikel lassen sich aufgrund ihrer Größe von frei gelösten Triterpenoiden, Lektinen und Viscotoxinen abtrennen.

Durch die Bestimmung des Elutionsverhaltens der einzelnen Substanzen können Wechselwirkungen von verschieden großen Substanzen erkannt werden. Es wurden Interaktionen der Triterpenoide, Viscotoxine und Lektine mit Vesikeln mit Hilfe der Gelchromatographie an Sepharose CL 4B untersucht.

Material und Methoden

Pflanzenmaterial und wässrige Extraktion

Junge Blätter und Achsen weiblicher Büsche von *Viscum album* L. (von *Malus doméstica* (Borkh.)) wurden nach der Ernte in flüssigem Stickstoff gelagert.

Die Extraktion des Pflanzenmaterials erfolgte durch das Press–Spalt–Verfahren unter Argonschutz in wässrigem 10 mM Na_2HPO_4.

Die Konzentration wurde auf 0,1 g Pflanzenmaterial pro 1 g Extrakt eingestellt, der Extrakt bei 5000 g für 10 min zentrifugiert und durch eine 0,22 μm Membran (GV, Millipore) filtriert.

Fraktionierung über Sepharose CL-4B, Spektren, Phospholipidanalytik, Bestimmung der Größe

Der erhaltene Extrakt wurde, wie unter „Charakterisierung von Vesikeln in Mistelextrakt" (Betrag von Winkler *et al.* in diesem Buch) beschrieben, über Sepharose CL-4B (cross linked, 4 % Agarose, optimaler Trennbereich M: $70x10^3$-$20x10^6$, Pharmacia Biotech) der Größe nach aufgetrennt. Vom Ausgangsextrakt und von den Fraktionen wurden die Spektren aufgezeichnet und der Phospholipidgehalt, sowie die Größe der enthaltenen Vesikel bestimmt. Die obere und untere Ausschlussgrenze der GPC wurde mit 100–200 nm großen Vesikeln und Fluorescein überprüft.

Um die Analyse empfindlicher und einfacher zu machen, wurden die Fraktionen zu größeren Einheiten FP00 bis FP70 vereinigt (Abb. 1) und darin der Triterpenoid-, Viscotoxin- und Lektingehalt bestimmt.

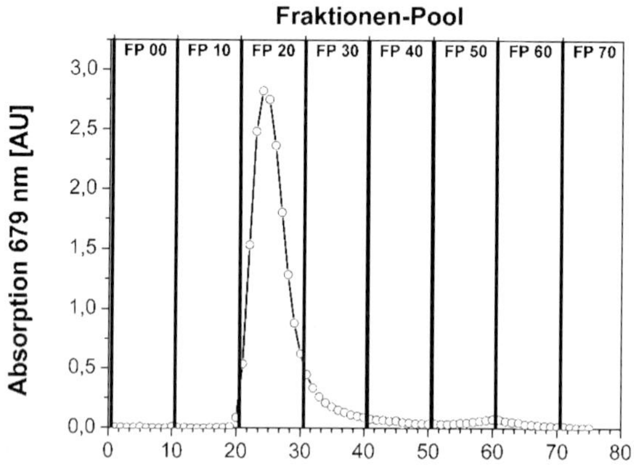

Abb. 1: Elutionsprofil des Mistelextraktes an Sepharose CL-4B. Dargestellt ist die Absorption bei 679 nm jeder einzelnen Fraktion, sowie die Vereinigung zu den Fraktionenpools FP 00–FP 70. Die Absorption von 679 nm ist geeignet, um die genuinen Vesikel zu detektieren, da diese Chlorophyll enthalten und dieses bei der Wellenlänge absorbiert.

Triterpenoidanalytik

Die Quantifizierung von Oleanolsäure wurde gemäß der im Artikel von Jäger *et al.* („Quantifizierung von Oleanolsäure und Betulinsäure in *Viscum album* L. und deren wässrigen Extrakten", Beitrag in diesem Buch) beschriebenen Methode durchgeführt. Um die Empfindlichkeit zu erhöhen, wurden von jeder der gepoolten GPC-Fraktionen je 40 mL in einer Doppelbestimmung analysiert.

Lektin-ELISA

Der Nachweis wurde in Mikrotestplatten (Nunc Immuno Plate Maxi Sorp) durchgeführt. Zunächst wurde die Platte mit je 100 µL/Kavität Fangantikörper (Anti ML-A-5H8 10 µg/mL in 0,1 M Bicarbonatpuffer, SIFIN, Berlin) beschichtet und 30 min bei Raumtemperatur (RT) inkubiert. Nach der Inkubation wurde die Platte 3 x mit je 250 µL PBS-Tween (0,012 M Na_2HPO , 0,003 M NaH_2PO_4, 0,15 M NaCl, 0,1 % Tween 20) gewaschen und mit den Standards zur externen Kalibrierung und Proben (je 100 µL) beladen. Nach weiteren 30 min Inkubation bei RT (Raumtemperatur) und 3 Waschschritten (s.o.) wurde mit 100 µL einer 1:3000 Verdünnung des Detektionsantikörpers Anti ML-A-5F5-POD in PBS-Tween (SIFIN, Berlin) inkubiert. Nichtgebundene Antikörper wurden nach 30-minütiger Inkubation bei RT durch dreimaliges Waschen mit PBS-Tween entfernt. 100 µL gebrauchsfertige Tetramethylbenzidinlösung (Merck, Darmstadt) wurden in jede Kavität zugegeben, die Reaktion nach 4,5 min mit 100 µL 0,5 N H_2SO_4 abgestoppt und die Absorption gegen den Leerwert bei 450 nm gemessen. Zur Auswertung wurde das Computerprogramm Easy FIT der Firma Tecan (Crailsheim) verwendet.

Viscotoxinanalytik

Der Viscotoxingehalt wurde mittels HPLC/UV (High Performance Liquid Chromatography) durch Gradientenelution mit Wasser/MeCN (Acetonitril) je + 0,1 % TFA (Trifluoressigsäure) auf Aqua C 18, 200Å, 5 µm, 250 x 4,6 mm, (Phenomenex) bestimmt. Die Detektion fand bei 210 nm statt und der Gehalt wurde durch externe Standardkalibrierung ermittelt.

Es wurden die Viscotoxingehalte in den GPC Fraktionen (FP00–FP70) bestimmt. Durch Quantifizierung des Viscotoxingehaltes in dem wässrigen Mistelextrakt vor GPC konnte die Wiederfindungsrate der Viscotoxine in den GPC Fraktionen bestimmt werden.

Das Verhalten von reinen Viscotoxinen wurde durch die Fraktionierung einer Viscotoxingesamtfraktion unter gleichen Bedingungen geprüft. Die Viscotoxingesamtfraktion wurde gemäß dem Vorgehen wie in dem Artikel „Machbarkeitsstudie zur Entwicklung einer LC-MS/MS-Methode zur Bestimmung von Viscotoxin A2 in Ratten-Serum“ (siehe Jäger *et al.*: Machbarkeitsstudie zur Entwicklung einer LC-MS/MS-Methode zur Bestimmung von Viscotoxin A2 in Ratten-Serum, Beitrag in diesem Buch) beschrieben, hergestellt. Dazu wurden die Viscotoxine aus wässrigem Extrakt von Eschenmistel über einen Kationenaustauscher (PCA, Machery Nagel) und durch Ultrafiltration (YM3, Millipore 5000x g) gereinigt und anschließend lyophilisiert. Das Lyophilisat wurde in GPC Puffer gelöst und die Konzentration der Viscotoxine wie beschrieben ermittelt.

Ergebnisse

UV/VIS-Spektren, Phospholipidanalytik

Das Elutionsverhalten der Vesikel kann über die Spektren der einzelnen Fraktionen sowie den Phospholipidgehalt verfolgt werden. Die Vesikel eluieren nahe der oberen Ausschlussgrenze (siehe Winkler *et al.*: Charakterisierung von Vesikeln in Mistelextrakt, Beitrag in diesem Buch).

Oleanolsäureanalytik

Im wässrigen Extrakt konnte Oleanolsäure in einer Konzentration von 0,83 µg/mL (n = 6, VK (Variationskoeffizient) = 8,0 %) nachgewiesen werden. Die Fraktionen der GPC wurden zu acht großen Einheiten gepoolt und darin der Oleanolsäuregehalt in Doppelbestimmungen quantifiziert.

Abbildung 2 zeigt die Wiederfindungsraten von Oleanolsäure in den gepoolten Fraktionen. Es ist zu erkennen, dass ungefähr 1/3 der Oleanolsäure gemeinsam mit den Vesikeln, 2/3 mit anderen großmolekularen Aggregaten und keine Oleanolsäure an der unteren Ausschlussgrenze eluiert. Die Gesamtwiederfindungsrate von über 100 % wird auf Analysenschwankungen zurückgeführt.

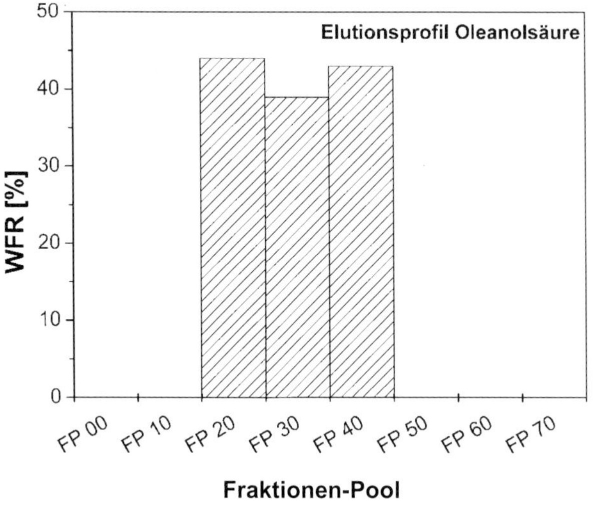

Abb. 2: Elutionsprofil der Oleanolsäure. Wiederfindungsraten (WFR) in den Fraktionen.

Lektin-ELISA

Die Lektine eluieren zum größten Teil nahe der unteren Ausschlussgrenze, wie es für ihre Molekülgröße zu erwarten ist (s. Abb. 3). Ca. 6 % des Gesamtlektins werden im Vesikelpeak nachgewiesen.

Viscotoxinanalytik

Die Fraktionierung der Viscotoxingesamtfraktion ergab, dass die Viscotoxine VT A1, VT A2 und VT A3 (Viscotoxine A1, A2, A3) an der unteren Ausschlussgrenze eluieren. Keine Viscotoxine konnten in den Fraktionen, in denen Vesikel üblicherweise eluieren, nachgewiesen werden.

Wird jedoch der wässrige Mistelextrakt fraktioniert, eluieren Viscotoxine nahe der oberen Ausschlussgrenze gemeinsam mit den Vesikeln (s. Abb. 4). Im Chromatogramm (s. Abb. 5) ist eindeutig eine Interaktion der Viscotoxine nachweisbar. Insbesondere VT A3 zeigt diesen Effekt.

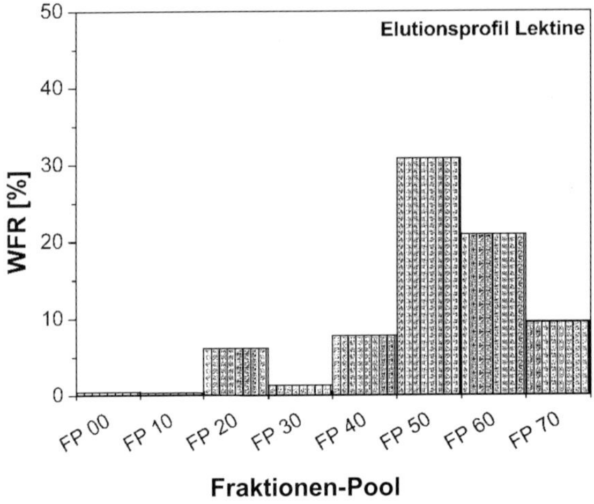

Abb. 3: Elutionsprofil der Lektine. Wiederfindungsraten (WFR) in den Fraktionen. Ca. 6 % des Gesamtlektins eluieren im Vesikelpeak.

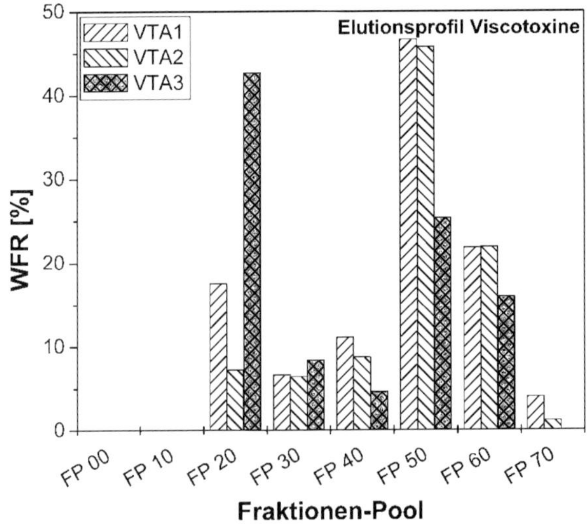

Abb. 4: Elutionsprofil der Viscotoxine. Balken: Wiederfindungsraten (WFR) in den Fraktionen.

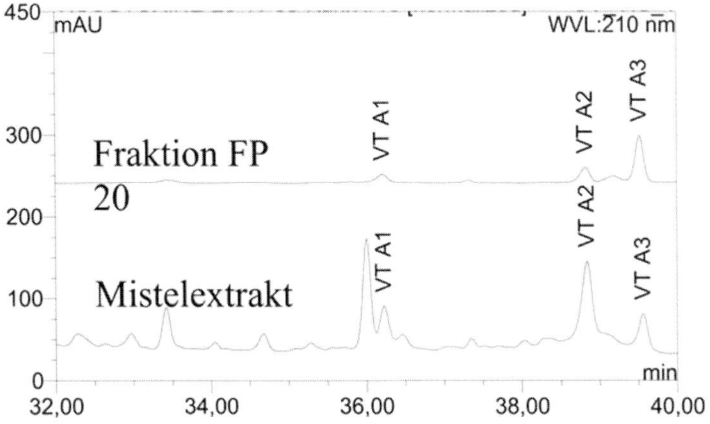

Abb. 5: HPLC-Chromatogramme der Viscotoxinanalytik. Unteres Chromatogramm: Fraktion FP 20, oberes Chromatogramm: Mistelextrakt vor der GPC. Detektion 210 nm.

Diskussion

Oleanolsäure

Oleanolsäure ist im wässrigen System schwer löslich. Dies konnte bestätigt werden, da keine frei gelöste oder molekular dispergierte Oleanolsäure nachgewiesen werden konnte. Von der GPC eluierte die Oleanolsäure in Fraktionen, die große Moleküle und Aggregate enthalten (FP20–FP40). Als Wechselwirkungspartner kommen neben Vesikeln andere Aggregate wie Mizellen, bestehend aus Proteinen oder Lysophospholipiden, in Frage. Steroide sind der Oleanoläure strukturell ähnlich. Steroide sind natürliche Bestandteile von biologischen Zellmembranen und dort für deren Stabilität und Funktionalität verantwortlich (Lehninger *et al.*, 1994).

Lektine

Bereits 1997 wurde von Fischer *et al.* beschrieben, dass Wechselwirkungen zwischen Glutaraldehyd-fixierten Vesikeln und Lektinen zu beobachten sind. Die hämagglutinierende Wirkung der Lektine wurde durch Vesikel abhängig von der Ionenstärke und dem pH-Wert verstärkt. Es konnte zudem ein synergistischer Effekt bezüglich der Proliferation der T-Helferzellen durch Vesikel und Lektine nachgewiesen werden (Fischer, 1997; Fischer *et al.*, 1997). Weiterhin ist bekannt, dass Lektine an Membranen binden und in diese integriert werden können (Agapov *et al.*, 1997; Pohl *et al.*, 1998a; Pohl *et al.*, 1998b).

Die Wechselwirkung der Lektine mit Vesikeln konnte auch bei der Untersuchung des vorliegenden Mistelextraktes beobachtet werden. Allerdings liegt der größte Teil der Lektine frei, d. h. nicht an Vesikel gebunden, vor.

Viscotoxine

Viscotoxine sind kationische amphiphile Proteine, die zur Gruppe der Thionine gehören. Sie besitzen zytotoxische, zelllytische Eigenschaften, wie es für viele Thionine bekannt ist (Giudici *et al.*, 2003), aber auch immunmodulatorische Wirkungen sind bekannt (Tabiasco *et al.*, 2002).

Untersuchungen zu Interaktionen von VT mit Membranen zeigten, dass sich insbesondere VT A3 in Membranen einlagern kann, während VT B sich aufgrund des stärker hydrophilen Charakters kaum in die Membranen integriert. Die Membranen müssen dazu negativ geladene Phospholipide enthalten (Coulon *et al.*, 2002; Coulon *et al.*, 2003; Giudici *et al.*, 2003).

Bei den hier vorliegenden Untersuchungen eluiert ein großer Teil von VT A3 und ein kleinerer Teil der anderen Viscotoxine nahe der oberen Ausschlussgrenze. Als Wechselwirkungspartner werden aufgrund der oben genannten Untersuchungen die Vesikel vermutet. Allerdings ist auch bekannt, dass Interaktionen zwischen DNA und Viscotoxinen auftreten können, die für das Elutionsverhalten der Viscotoxine in diesem Fall verantwortlich sein könnten (Li *et al.*, 2002; Woynarowski *et al.*, 1980).

Es ist zu prüfen, welche Konsequenzen die Interaktionen der Viscotoxine mit Vesikeln für die pharmakokinetischen Eigenschaften insbesondere von VT A3 hat.

Literatur

Agapov, I. I., Tonevitsky, A. G., Shamshiev, A. T., Pohl, E., Pohl, P., Palmer, R. A., Kirpichnikov, M. P. (1997): The role of structural domains in RIP II toxin model membrane binding. FEBS Lett 402: 91–93.

Coulon, A., Berkane, E., Sautereau, A.-M., Urech, K., Rouge, P., Lopez, A. (2002): Modes of membrane interaction of a natural cysteine-rich peptide: Viscotoxin A3. Biochim Biophys Acta 1559: 145–159.

Coulon, A., Mosbah, A., Lopez, A., Sautereau, A. M., Schaller, G., Urech, K., Rouge, P., Darbon, H. (2003): Comparative membrane interaction study of viscotoxins A3, A2 and B from mistletoe (*Viscum album*) and connections with their structures. Biochem J 374: 71–78.

Fischer, S. (1997): Immunstimulation und synergistischer Effekt mit Vesikeln aus Mistelextrakten. Erfahrungsheilkunde 46: 341–348.

Fischer, S., Scheffler, A., Kabelitz, D. (1997): Aqueous mistletoe extracts and vesicles induce T-cell proliferation of sensitized lymphocytes in patients treated with mistletoe extracts. Eur J Cancer 33: 45–45.

Giudici, M., Pascual, R., de la Canal, L., Pfüller, K., Pfüller, U., Villalaín, J. (2003): Interaction of Viscotoxins A3 and B with membrane model systems: Implications to their mechanism of action. Biophys J 85: 971–981.

Kanaoka, E., Takahashi, K., Yoshikawa, T., Jizomoto, H., Nishihara, Y., Hirano, K. (2001): A novel and simple type of liposome carrier for recombinant interleukin-2. Journal of Pharmacy & Pharmacology 53: 295–302.

Lehninger, A. L., Nelson, D. L., Cox, M. M. (1994): Prinzipien der Biochemie. pp. 312. Verlag: Spektrum akademischer Verlag Heidelberg, Berlin, Oxford.

Li, S. S., Gullbo, J., Lindholm, P., Larsson, R., Thunberg, E., Samuelsson, G., Bohlin, L., Claeson, P. (2002): Ligatoxin B, a new cytotoxic protein with a novel helix-turn-helix DNA-binding domain from the mistletoe *Phoradendron liga*. Biochem. J 366: 405–413.

Pohl, P., Antonenko, Y. N., Evtodienko, V. Y., Pohl, E. E., Saparov, S. M., Agapov, I. I., Tonevitsky, A. G. (1998a): Membrane fusion mediated by ricin and viscumin. Biochim Biophys Acta-Biomembr 1371: 11–16.

Pohl, P., Saparov, S. M., Pohl, E. E., Evtodienko, V. Y., Agapov, I. I., Tonevitsky, A. G. (1998b): Dehydration of model membranes induced by lectins from *Ricinus communis* and *Viscum album*. Biophys J 75: 2868–2876.

Tabiasco, J., Pont, F., Fournie, J. J., Vercellone, A. (2002): Mistletoe viscotoxins increase natural killer cell-mediated cytotoxicity. Eur J Biochem 269: 2591–2600.

Turanek, J., Zaluska, D., Vacek, A., Borkovcova, P., Thurnvaldova, J., Blaha, L., Masek, K. (2001): Stimulation of nonspecific immunity, haemopoiesis and protection of mice against radiation injury by 1-adamantylamide-L-alanyl-D-isoglutamine incorporated in liposomes. Int Immunopharmacol 1: 167–175.
Woynarowski, J. M., Konopa, J. (1980): Interaction between DNA and viscotoxins. Cytotoxic basic polypeptides from *Viscum album* L. Hoppe-Seylers Zeitschrift für Physiologische Chemie 361: 1535–1545.
Yu, H. Y., Li, S. D., Sun, P. (2002): Kinetic and dynamic studies of liposomal bupivacaine and bupivacaine solution after subcutaneous injection in rats. Journal of Pharmacy & Pharmacology 54: 1221–1227.

Dr. Karin Winkler[1, 2], Sebastian Jäger[1, 3], Dr. Gero Leneweit[1], Prof. Dr. Rolf Schubert[2], Prof. Dr. Uwe Pfüller[3], Dr. Armin Scheffler[1]

[1] Carl Gustav Carus-Institut, Gesellschaft zur Förderung der Krebstherapie e. V., Niefern-Öschelbronn
[2] Institut für Pharmazeutische Wissenschaften, Universität Freiburg
[3] Institut für Phytochemie, Private Universität Witten/Herdecke gGmbH

Korrespondenzadresse:
Dr. Armin Scheffler
Carl Gustav Carus-Institut,
Am Eichhof, 75223 Niefern-Öschelbronn
cg.carus@t-online.de

Untersuchung des Iscador®-Maschinenprozesses in Modellsystemen der Zytotoxikologie und Phytopathologie

Investigation of the Iscador® Production Process in Model Systems of Cytotoxicology and Phytopathology

S. Baumgartner, H. Flückiger, Ch. Jäggy, G. Schaller, D. Shah Rossi und K. Urech

Zusammenfassung

Gemäß dem Begründer der Anthroposophischen Medizin, Rudolf Steiner, sollen Mistelextrakte durch einen maschinellen pharmazeutischen Prozess in ihrer Wirkung gesteigert werden. Die für diesen Zweck am Institut Hiscia entwickelte Maschine, die zur Herstellung von Iscador® eingesetzt wird, wurde im Hinblick auf die angestrebte Wirkungssteigerung untersucht. Als Untersuchungsparameter dienten die Zellviabilität von Molt4- und Yoshida-Tumorzellen sowie die Entwicklung von Crown-Gall-Tumoren bei *Kalanchoe daigremontiana*.

Der Iscador®-Maschinenprozess hatte weder einen relevanten Einfluss auf die Menge der Lektine bzw. Viscotoxine in den Extrakten noch auf deren Bioaktivität im Molt4- bzw. Yoshida-Zellkulturtest. In dem phytopathologischen Tumormodell ließ sich jedoch eine signifikante Wirkungssteigerung der Mistelextrakte durch den Iscador®-Maschinenprozess nachweisen. Zusammengenommen mit früheren Resultaten anderer Modellsysteme ergibt sich damit, dass die Verarbeitung von Mistelextrakten auf der untersuchten Maschine des Instituts Hiscia zu einer deutlichen Wirkungssteigerung von Mistelextrakten im Hinblick auf ihre Schutzwirkung vor externen Noxen in botanischen Untersuchungssystemen führt. Dieser Schutzeffekt erstreckt sich auf physikalische, chemische und biologische Noxen. Diese Wirksamkeit des Iscador®-Maschinenprozesses scheint sich aber nicht auf die an Lektine und Viscotoxine gebundene Toxizität zu erstrecken, wie sie in Zellkulturassays gemessen werden kann.

Schlüsselwörter:
Anthroposophische Pharmazie, Iscador®, *Viscum album,* Molt4, Yoshida, Crown-Gall-Tumoren

Summary
It was Rudolf Steiner's idea to enhance the efficacy of mistletoe extracts as a remedy for carcinoma by using a specific mechanical pharmaceutical process. In this study the machine developed for the production of Iscador® at the Hiscia Institute of the Society for Cancer Research was investigated with reference to the desired enhancement of efficacy by three preclinical test systems: cell viability of Molt4 and Yoshida cell lines and crown gall tumor development of *Kalanchoe daigremontiana*.
The Iscador® specific mechanical pharmaceutical process had neither an influence on the quantity of lectins and viscotoxins in mistletoe extracts nor on their bioactivity in the Molt4 and Yoshida bioassay. However, the effect of mistletoe extracts against crown gall tumor formation could be significantly enhanced by this mechanical pharmaceutical process.
A synopsis with earlier results of other test systems allows the conclusion that use of the Hiscia Institute's machine for the production of Iscador® results in a significant increase in the efficacy of the mistletoe extracts with regard to their potential for protection against external factors in botanical test systems. This protective effect covers impairments by physical, chemical and biological factors. The latter's efficacy, however, does not extend onto the toxicity bound to lectins and viscotoxins as measured by cell viability bioassays.

Keywords:
Anthroposophical pharmaceutics, Iscador®, *Viscum album,* Molt4, Yoshida, crown gall tumor

Einleitung

Der therapeutische Einsatz von Extrakten der Weißbeerigen Mistel (*Viscum album* L.) bei Krebserkrankungen beruht auf geisteswissenschaftlichen Forschungen von R. Steiner, dem Begründer der Anthroposophischen Medizin (Steiner, 1920). Dieser betonte, dass „die Verwendung des Mistelsaftes wirklich davon abhängt, dass wir ihn noch eigentlich steigern müssen in seiner Wirkung". R. Steiner fügte hinzu, dass „wir nicht etwa in einer so einfachen Weise nach der Verwendung von *Viscum* streben, sondern dass wir dazu einen Apparat brauchen. Erst bringen wir die Mistelsäfte in eine vertikale Bewegung und diese lassen wir durchsetzen von einer horizontal rotierenden Bewegung…" Erst „auf diese komplizierte Art" entstehe eigentlich „das Heilende des *Viscums*", das „unbedingt spezifische Mittel" für das Karzinom (Steiner, 1924).

Der pharmazeutischen Verarbeitung des Mistelextraktes zum eigentlichen Heilmittel muss demzufolge im Rahmen einer anthroposophisch erweiterten Medizin eine grosse Bedeutung zugemessen werden. Entsprechend intensiv waren auch die Bemühungen, einen „Apparat" zu entwickeln, welcher die von R. Steiner gestellten Anforderungen erfüllt.

Im Institut Hiscia des Vereins für Krebsforschung, Arlesheim, wurden unter der Leitung von A. Leroi im Laufe des letzten Jahrhunderts verschiedene Maschinen für die Iscador®-Herstellung gebaut. Sukzessive Weiterentwicklung durch Mitarbeiter des Instituts Hiscia führte zu einer Konstruktion, bei der Mistel-Winterextrakt vom Zentrum einer drehenden Scheibe horizontal ausspreitet und sich im hochgebogenen Scheibenrand mit vertikal tropfendem Mistel-Sommerextrakt vereinigt (Flückiger und Baumgartner, 2003; Heertsch und Baumgartner, 2003).

In Fortführung früherer Anstrengungen (Leroi, 1949; Leroi, 1962) wurde in den letzten Jahren mittels verschiedener präklinischer Untersuchungsmethoden der Iscador®-spezifische Herstellungs- bzw. Maschinenprozess genauer untersucht. So ergaben Experimente mit Kressekeimlingen erste Hinweise auf eine Wirkung des Iscador®-Maschinenprozesses (Baumgartner und Flückiger, 2001). Da die Effekte quantitativ relativ bescheiden waren, wurden zusätzlich verschiedene botanische Untersuchungssysteme mit externen Noxen evaluiert. Hierbei konnte beobachtet werden, dass die Applikation von Mistelextrakten in verschiedenen botanischen Modellsystemen mit externen Noxen (Senf- bzw. Weizenkeimlinge unter Applikation von UV-Strahlung oder Colchicin) zu einer Verringerung der Schadenssymptome führte; quantitativ gesehen wurde die Wirkung des reinen Mistelextraktes (*Viscum*-Kontrolle) durch den Iscador®-Maschinenprozess auf gut das Doppelte verstärkt (Flückiger und Baumgartner, 2003).

Um die präklinischen Modellsysteme der klinischen Problematik noch etwas anzunähern, wurden die Experimente in zwei Richtungen ausgedehnt. So wurde einerseits untersucht, ob die Bioaktivität der Lektine und Viscotoxine, d.h. ihre Toxizität im Molt4- bzw. Yoshida-Zellkulturmodell (Urech *et al.*, 1995), durch den Iscador®-Maschinenprozess verändert wird. Andererseits wurde ein Pflanzentumormodell aufgegriffen, in dem eine hemmende Wirkung von Mistelextrakten auf die Bildung von durch *Agrobacterium tumefaciens* induzierten Crown-Gall-Tumoren bei *Kalanchoe daigremontiana* beobachtet worden war (Schröder, 1982). Bei dieser Hemmwirkung muss es sich um eine systemisch-regulative Wirkung handeln, da die Hemmung der Tumorentwicklung weder auf eine direkte toxische Wirkung auf die Bakterien noch auf eine verbesserte Wundheilung der Pflanzen allein zurückgeführt werden konnte. Auch hier wurde untersucht, ob der Iscador®-Maschinenprozess die Wirkung von Mistelextrakten verstärken kann.

Material und Methoden

Präparation der Mistelextrakte

Zur Herstellung der Komponenten für Iscador® M (Mali) werden Mistelpflanzen (*Viscum album* L. ssp. *album*) von Apfelbäumen (*Malus domestica* Boekh.) kurz vor Johanni bzw. Weihnachten geerntet. Die ein- bis zweijährigen Blätter, Stängel, Blüten und Fruchtanlagen sowie bei der Winterernte die gereiften Beeren werden auf einem Walzenstuhl mechanisch aufgeschlossen, mit destilliertem Quellwasser, Zucker und misteleigenen Laktobazillen versetzt und während dreier Tage milchsauer vergoren. Der durch Abpressung gewonnene Extrakt ist nach Sterilfiltration stabil.

Zur Herstellung von Iscador® gelangt Wintermistelextrakt ins Zentrum einer mit 10'000 U/min rotierenden Titanscheibe von 1 m Durchmesser. Von hier spreitet er horizontal aus und vereinigt sich anschließend mit aus 1 m Höhe senkrecht tropfendem Sommermistelextrakt im hochgebogenen Rand der Scheibe (Heertsch und Baumgartner, 2003). Die Iscador®-Ursubstanz besitzt ein Droge-Extrakt-Verhältnis von 1:5 (Extrakt aus 200 mg Mistelpflanze auf 1 ml Flüssigkeit) und weist einen Mistellektingehalt von 10,0 ± 1,6 µg/ml auf (Iscador® Mali spez.).

Als Vergleichsprobe zu Iscador® diente eine *Viscum*-Kontrolle, die aus denselben Komponenten wie die Iscador®-Probe bestand. Winter- und Sommer-Mistelextrakt wurden dazu nacheinander in ein Gefäß gefüllt und durch 10maliges Kippen des Gefäßes homogen gemischt.

Iscador®- und *Viscum*-Ursubstanzen wurden für diese Experimente in Portionen von 1 ml steril ampulliert und bei 4°C gelagert. Als weitere Kontrolle wurde in allen Experimenten eine Nullprobe (destilliertes Wasser) mitgeführt.

Bestimmung von Viscotoxin- und Lektingehalt

Der Mistellektingehalt wurde durch einen ELISA mit Hilfe einer Kombination monoklonaler Antikörper bestimmt, die spezifisch gegen die Mistellektine der Laubholzmistel (ML I, ML II und ML III) gerichtet sind (Musielski und Rüger, 1996). Die Bestimmung des Viscotoxingehaltes (VT A1, VT A2, VT A3 und VT B) erfolgte mittels HPLC (Schaller *et al.*, 1998).

Zellkulturassays

Die murinen Yoshida-Sarkomzellen wurden in RPMI 1640, 1 mM Pyruvat, 1 µg/ml Biotin, 50 µg/ml Gentamycin und 20% foetalem Kalbsserum, die humane Leukämie-Zelllinie Molt4 in einem serumfreien Medium (UltraCULTURE, Bio-Wittaker, USA) als Suspensionskulturen bei 5% CO_2, 37°C und feuchter Atmosphäre kultiviert.

Zur Bestimmung der Zytotoxizität wurde die Viabilität der Zellen mit Hilfe des WST1-Testes (Roche Diagnostics AG) gemessen. Diese Methode misst die Spaltung eines Tetrazoliumsalzes durch aktive Mitochondrien und ergibt ein Maß für die Zahl lebender Zellen. Dazu wurden in 4 Parallelansätzen 40‘000 Zellen mit den Extrakten in einem Gesamtvolumen von 200 µl in einer Mikrotiterplatte (96 Löcher) für 24 Std. inkubiert. Danach erfolgte die Zugabe von WST-1 und eine weitere Inkubation von 2,5 Std. Das Reaktionsprodukt wurde bei 450 nm gemessen.

Eine zweite Methode zur Bestimmung der Zytotoxizität mit Molt4-Zellen benutzte die DNA-Synthese als Viabilitätsparameter. Dazu wurden die Zellen in RPMI 1640 mit 10% foetalem Kalbsserum und Gentamycin (50 µg/ml) wachsen gelassen und die 24 Std. mit den Extrakten inkubierten Zellen mit 20 µl {Methyl-^{3}H}Thymidin (18,5 kBq) versetzt und weitere 30 Min. inkubiert. Die eingebaute Radioaktivität wurde nach Sammeln der Zellen auf einem

Glasfaserfilter (Cell harvester, Titertek Flow Lab. Ltd.) in einem β-counter bestimmt.

Aus dem Dosis-Wirkungsverlauf (je 4 Konzentrationsstufen) wurde für jeden Extrakt die Konzentration berechnet, welche die Viabilität der Zellpopulation um 50% gegenüber der unbehandelten Kontrolle reduzierte (ED50-Wert).

Crown-Gall-Modellsystem

Zur Kultur der verwendeten Testpflanze *Kalanchoe daigremontiana* wurde ein Gemisch von einem Teil TKS 1 (nährstoffangereicherter Torf) und einem Teil Sand verwendet. Die blattbürtigen Jungpflanzen wurden einzeln in Plastiktöpfchen gesetzt und bei konstanter Luftfeuchtigkeit und Temperatur unter künstlicher Belichtung für ca. 4 Wochen kultiviert, bis sie 3–4 Blattpaare entwickelt hatten. Bei Beginn des Experiments wurden mit einem speziell angefertigten Nadelstempel 24 Löcher in beide Blätter eines Blattpaares gestanzt und mit der vorbereiteten Bakteriensuspension infiziert (s.u.).

Die Bakterienkultur *Agrobacterium tumefaciens* B6 wurde von der DSMZ, Braunschweig bezogen (Nr. 30205). Vor dem Beimpfen der Pflanzen wurden die Bakterien aus dem tiefgefrorenen Zustand (-80°C) in flüssiges Kulturmedium (erste experimentelle Serie (s.u.): 6 g/l Proteosepepton, 5 g/l Saccharose, 1 g/l Hefeextrakt; zweite Serie: 6 g/l Sojapepton, 5 g/l Glucose, 1 g/l Hefeextrakt) übertragen und für 14 Std. bei 28°C kultiviert. Durch Zentrifugieren und mehrmaliges Waschen in isotonischer Lösung erhielt man eine Bakteriensuspension, die dann auf die gewünschte Konzentration (im Durchschnitt 10^7 KBE/ml) verdünnt wurde.

Die Mistelextrakte wurden gleichzeitig mit den Tumor-auslösenden Bakterien appliziert, d.h. zu je 9 ml der Bakteriensuspension wurde entweder 1 ml Wasser, *Viscum*- oder Iscador®-Ursubstanz beigegeben, was für die Mistelextrakte eine Endkonzentration von 20 mg/ml bedeutet. Für die Impfung wurde ein Papierstreifen (14 x 9 mm) mit 80 µl Impflösung befeuchtet und auf die 24 frisch gestanzten Löcher gelegt. Die getrockneten Papiere wurden am nächsten Tag entfernt.

Etwa 4 Wochen nach der Infektion (6 Wochen in der zweiten experimentellen Serie, s.u.) wurde die Tumorentwicklung mithilfe einer definierten Bewertungsskala (0–6) bonitiert. Auf Abb. 1B würde zum Beispiel die Tumorgrösse in der Reihe am Blattgrund von links nach rechts als Stufen 3/3/4/1 bewertet. Für die Bonitierung wurden nur die Tumoren auf der Blattoberseite berücksichtigt. Grundlage der statistischen Auswertung war die durchschnittliche Tumorbonitierung pro Blatt.

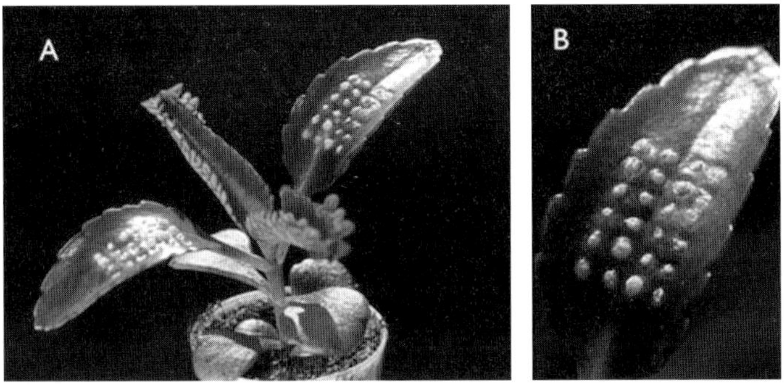

Abb. 1: Tumorentwicklung bei *Kalanchoe daigremontiana*, zwei Monate nach Infektion mit *Agrobacterium tumefaciens*. Links (A): ganze Pflanze; rechts (B): infiziertes Blatt mit Crown-Gall-Tumoren.

Da sich die Absolutwerte der Bonitierung von Experiment zu Experiment relativ deutlich unterscheiden können, wurden die Messwerte jedes Einzelexperimentes für die endgültige Auswertung so normiert, dass der Durchschnitt der Wasserkontrolle 100% ergab.

Es wurden zwei unabhängige experimentelle Serien durchgeführt. In der ersten Serie wurden Mistelextrakte aus der Herstellung von Ostern 1999 untersucht; hierzu wurden sechs unabhängige Experimente (mit je 10 Pflanzen pro Parameter) von H.F. angesetzt. Die Behandlungsparameter waren dabei nicht verblindet. In der zweiten Serie wurden Mistelextrakte aus der Herstellung vom Herbst 2002 untersucht; diese fünf Einzelexperimente (mit je 18 Pflanzen pro Parameter) wurden von S.B. durchgeführt. Die Mistelextrakte waren in dieser Serie verblindet; eine Verblindung der Nullkontrolle war aufgrund der hohen Konzentration der Mistelextrakte (20 mg/ml) nicht möglich.

Ergebnisse

Viscotoxin- und Mistellektin-Gehalt

Es wurden Daten von 12 unabhängigen Iscador®-Herstellungen (Mali spez.) aus den Jahren 1997–2002 untersucht.

Der Gesamtmistellektingehalt (ML I, ML II und ML III) lag für Iscador®, d.h. die maschinell verarbeiteten Komponenten, um 2,4 ± 6,6 % (Mittelwert ± Standardabweichung) höher als bei der *Viscum*-Kontrolle; dieser Unterschied ist statistisch nicht signifikant (p=0,231, t-Test).

Der Gesamtviscotoxingehalt (VT A1, VT A2, VT A3 und VT B) lag für Iscador® um 9,5 ± 20,4 % (Mittelwert ± Standardabweichung) tiefer als bei der nicht maschinell gemischten *Viscum*-Kontrolle; dieser Unterschied ist statistisch nicht signifikant (p=0,197, t-Test).

Zellkulturassays

Die Bioaktivität der Lektine wurde anhand von Proben zweier unabhängiger Herstellungschargen (Ostern 1999) in je vier unabhängigen Experimenten mit Molt4-Zellen untersucht (je 2 Experimente in serumfreiem Medium mit dem WST1-Test bzw. mit foetalem Kalbsserum und DNA-Synthesemessung). Im Durchschnitt über alle acht Experimente liegt der ED50-Wert für Iscador® um 4,7 ± 10,3 % (Mittelwert ± Standardabweichung) höher als bei der *Viscum*-Kontrolle; dieser Unterschied ist nicht signifikant (p=0,33, t-Test).

Die Bioaktivität der Viscotoxine wurde anhand von Proben einer Herstellungscharge (Ostern 2002) in vier unabhängigen Experimenten mit Yoshida-Sarkomzellen untersucht. Für den Vergleich von Iscador® und der *Viscum*-Kontrolle wurden die ED50-Werte mit der differentiellen Empfindlichkeit der Yoshida-Zellen auf die verschiedenen Viscotoxin-Isoformen gewichtet. Im Durchschnitt über alle vier Experimente liegt der ED50-Wert für Iscador® um 4,4 ± 6,2 % (Mittelwert ± Standardabweichung) tiefer als bei der *Viscum*-Kontrolle; dieser Unterschied ist ebenfalls statistisch nicht signifikant (p=0,93, t-Test).

Crown-Gall-Modellsystem

In der ersten experimentellen Serie wurden sechs unabhängige Experimente mit Iscador® bzw. *Viscum*-Kontrolle einer Herstellungscharge (Ostern 1999) durchgeführt. Die Mistelextrakte führten zu einer deutlichen Hemmung (p<0.001, U-Test; Abb. 2A) der Tumorentwicklung, wobei dieser Hemmeffekt für Iscador® mit -26,5% signifikant (p=0,042, U-Test) stärker war als für die nicht maschinell prozessierte *Viscum*-Kontrolle (-17,9% Hemmung).

In einer zweiten experimentellen Serie wurden weitere fünf unabhängige Experimente mit Iscador® bzw. *Viscum*-Kontrolle einer Herstellungscharge (Herbst 2002) durch eine andere Person durchgeführt, wobei nun Iscador® und *Viscum*-Kontrolle verblindet waren. Die Resultate waren qualitativ identisch: Die Mistelextrakte führten zu einer deutlichen Hemmung (p<0,001, U-Test; Abb. 2B) der Tumorentwicklung, wobei dieser Hemmeffekt für Iscador® mit

-12,1% signifikant (p=0,039, U-Test) stärker war als für die nicht maschinell prozessierte *Viscum*-Kontrolle (-9,1% Hemmung).

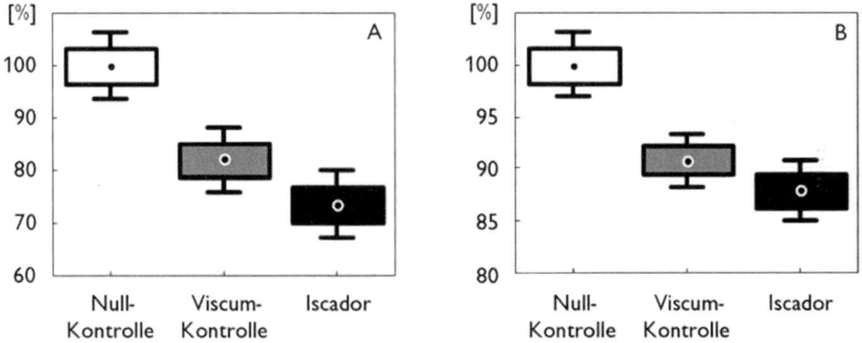

Abb. 2: Bonitur der Tumorentwicklung (in % der Nullkontrolle, jeweils Mittelwert ± einfacher und doppelter Standardfehler) bei *Kalanchoe daigremontiana* nach Infektion mit *Agrobacterium tumefaciens* bei gleichzeitiger Behandlung mit Iscador® bzw. *Viscum*-Kontrolle (je 20 mg/ml). Links (A): erste experimentelle Serie, Experimentatorin H.F., Mistelextrakte nicht verblindet; rechts (B): zweite experimentelle Serie, Experimentator S.B., Mistelextrakte verblindet.

Während die relativen Effekte von Iscador® bzw. *Viscum*-Kontrolle in den beiden experimentellen Serien vergleichbar sind, unterscheiden sich die Absolutwerte um einen Faktor zwei (Abb. 2). Mögliche Gründe hierfür sind die unterschiedliche Zeitdauer zwischen Infektion und Bonitur (vier bzw. sechs Wochen), Differenzen im Kultivierungsmedium der Bakterienkultur sowie intersubjektive Unterschiede in den Boniturskalen der beiden Experimentatoren.

Ein Pool beider Datensätze ergibt ebenfalls eine signifikante Verstärkung der Hemmwirkung von Mistelextrakten auf die Crown-Gall-Tumorbildung durch den Iscador®-spezifischen maschinellen Verarbeitungsprozess (p=0,0077, U-Test): Die durch Iscador® induzierte Hemmung liegt um 38% höher als diejenige der nicht maschinell verarbeiteten *Viscum*-Kontrolle.

Weder Iscador® noch die *Viscum*-Kontrolle zeigten in der eingesetzten Konzentration (20 mg/ml) einen direkten toxischen Effekt auf die Bakterien, wenn die Mistelextrakte mit den Agrobakterien in flüssigem Medium für 0,25, 1,5 oder 3 Stunden inkubiert wurden (Daten nicht gezeigt).

Diskussion

Aus den dargestellten Daten geht hervor, dass weder Menge noch Bioaktivität (Zytotoxizität) von Mistellektinen und Viscotoxinen in Mistelextrakten durch den Iscador®-Maschinenprozess relevant modifiziert werden.

Im Kontrast dazu steht die deutliche und signifikante Wirkungssteigerung der Mistelextrakte durch die maschinelle Verarbeitung der Sommer- und Winter-Komponenten in dem phytopathologischen Modell: die Hemmwirkung von Iscador® liegt deutlich über derjenigen der nicht maschinell verarbeiteten *Viscum*-Kontrolle. Da die Mistelextrakte keine direkte toxische Wirkung auf die Bakterien ausübten, muss es sich bei der Hemmung der Tumorbildung um einen systemisch-regulativen Effekt handeln.

Dieses Phänomen der Verstärkung der Wirkung von Mistelextrakten durch den Iscador®-Maschinenprozess in dem untersuchten Crown-Gall-Tumormodell steht im Einklang mit Resultaten anderer botanischer Testsysteme mit externen Noxen: so wurde durch die Applikation von Iscador® die Widerstandskraft von Senf- und Weizenpflanzen gegenüber externen Noxen wie UV-Strahlung und Colchicin stärker erhöht, als durch die nicht maschinell gemischte *Viscum*-Kontrolle (Flückiger und Baumgartner, 2003).

Gemäß der vorliegenden Daten erscheint es als wahrscheinlich, dass weder Mistellektine noch Viscotoxine für diese Wirkungssteigerung verantwortlich zu machen sind. Ob andere Inhaltsstoffe (Polysaccharide, Proteine, Alkaloide, Flavonoide, Triterpene, etc.) durch den Iscador®-Maschinenprozess quantitativ oder qualitativ modifiziert werden, muss momentan noch offen bleiben.

Literatur

Baumgartner, S. M., Flückiger, H. (2001): Biologische Wirksamkeit des Iscador-spezifischen Mischprozesses von Winter- und Sommermistelsaft. In: R. Scheer, R. Bauer, H. Becker, P. A. Berg, V. Fintelmann (Eds): Die Mistel in der Tumortherapie, KVC Verlag, Essen, 41–54.

Flückiger, H., Baumgartner, S. (2003): Auswirkung des Iscador-Maschinenprozesses auf Mistelextrakte in botanischen Untersuchungssystemen. Der Merkurstab, 56: 114–121.

Heertsch, A., Baumgartner, S. (2003): Technische Aspekte des Iscador-Maschinenprozesses. Mistilteinn, 4: 42–51.

Leroi, A. (1949): Die neuen Versuchspräparate, ihre Prüfung und einige klinische Beobachtungen. Mitteilungsblatt des Vereins für Krebsforschung, 1: 16–27.

Leroi, A. (1962): Experimentelle Untersuchungen über die Wirkung der Heilmittelzentrifuge auf destilliertes Wasser. Mitteilungsblatt des Vereins für Krebsforschung 17/18: 915–921.

Musielski, H., Rüger, K. (1996): Verfahren zur quantitativen Bestimmung von Mistellektin I und Mistellektin II und/oder Mistellektin III in Mistelextrakten unter Verwendung monoklonaler Antikörper, die spezifisch mit Mistellektin reagieren. In: R. Scheer, H. Becker, P. A. Berg (Eds): Grundlagen der Misteltherapie, Hippokrates Verlag, Stuttgart: 95–104.

Schaller, G., Urech, K., Grazi, G., Giannattasio, M. (1998): Viscotoxin Composition of the three European Subspecies of *Viscum album*. Planta Medica 64: 677–678.

Schröder, G. (1982). Einfluss eines Extraktes aus *Viscum album* L. auf Induktion, Wachstum, DNS- und Histongehalt von Crown-Gall-Tumoren. Dissertation in Fakultät II – Biologie, Universität Hohenheim, Hohenheim.

Steiner, R. (1920): Dreizehnter Vortrag, Dornach, 2. April 1920. In: H. W. Zbinden (Ed): Geisteswissenschaft und Medizin (GA 312, 4. Auflage 1961), Rudolf-Steiner Nachlassverwaltung, Dornach: 210–227.

Steiner, R. (1924): Aus Besprechungen mit praktizierenden Ärzten, Dornach, 22. April 1924. In: H. W. Zbinden (Ed): Physiologisch-Therapeutisches auf Grundlage der Geisteswissenschaft (GA 314, 1. Auflage 1965), Verlag der Rudolf-Steiner-Nachlassverwaltung, Dornach: 285–288.

Urech, K., Schaller, G., Ziska, P., Giannattasio, M. (1995): Comparative Study on the Cytotoxic Effect of Viscotoxin and Mistletoe Lectin on Tumour Cells in Culture. Phytotherapy Research 9: 49–55.

Dr. Stephan Baumgartner[1, 2], Dr. Heidi Flückiger[1], Christoph Jäggy[1], Dr. Gerhard Schaller[1], Devika Shah Rossi[1] und Dr. Konrad Urech[1]

[1] Verein für Krebsforschung, Institut Hiscia, Kirschweg 9, CH-4144 Arlesheim
[2] Kollegiale Instanz für Komplementärmedizin (KIKOM), Universität Bern, Insel-Spital, Imhoof-Pavillon, CH-3010 Bern

Korrespondenzadresse:
Dr. Stephan Baumgartner
Institut Hiscia, Kirschweg 9, CH-4144 Arlesheim
s.baumgartner@hiscia.ch

Machbarkeitsstudie zur Entwicklung einer LC-MS/MS-Methode zur Bestimmung von Viscotoxin A2 in Ratten-Serum

Study of the Possibility for Developing a LC-MS/MS Method for the Determination of Viscotoxin A2 in Rat-Serum

S. Jäger, J. Eisenbraun, R. Baiér, B. Schmid, B. Kahle, A. Zeeck und R. Scheer

Zusammenfassung

Im Rahmen einer Embryotoxizitätsstudie mit den Mistelpräparaten Abnobaviscum® Pini und Fraxini wurde untersucht, ob im Serum der für diese Studie eingesetzten Ratten nach subcutaner Gabe Arzneistoffspiegel festzustellen sind. Auf diese Weise sollte für Abnobaviscum® Fraxini eine Basis für weitere pharmakokinetische Untersuchungen geschaffen werden. In der vorliegenden Studie wurde nach Viscotoxin A2 gesucht. Als Vergleichssubstanz wurde Viscotoxin A2 aus Abnobaviscum® Fraxini-2 isoliert, gereinigt und mittels CE/UV, HPLC/UV und HRESI-MS (High Resolution Electron Spray Ionization-Mass Spectrometry) charakterisiert. Die Reinheit betrug 95 % und die monoisotopische Masse 4824.17561 Da.

Untersucht wurden Serumproben der höchsten Dosierungsgruppe: predose-Proben und Proben, die 1 h bzw. 2 h nach Applikation genommen wurden. Mit diesen Serumproben wurde im Rahmen einer Machbarkeitsstudie überprüft, ob die LC-MS/MS Technik einen Beitrag zum Nachweis sowie zur Quantifizierung von Viscotoxin A2 in Serumproben liefern kann. Die Methode wurde dabei weder endgültig optimiert noch validiert. Dennoch konnten erste, auf Serumspiegel hinweisende Ergebnisse erhalten werden. Die untersuchten Serumproben lassen den Schluss zu, dass die subcutan verabreichte Dosis zu nachweisbaren Viscotoxin A2-Spiegeln in Rattenserum führt. Die gefundenen Viscotoxinspiegel waren allerdings sehr niedrig, sie lagen zwischen Bestimmungs- und Quantifizierungsgrenze der Methode.

Dennoch ist mit dieser Untersuchung der Einstieg in pharmakokinetische Messungen erfolgt.

Schlüsselwörter:
Pharmakokinetik, Abnobaviscum®, Viscotoxine, Serum, LC-MS/MS, HRESI-MS, CE/UV, HPLC/UV

Summary
During a study for the determination of the embryotoxicity of the mistletoe preparations Abnobaviscum® Fraxini and Pini, it was tested whether the serum of rats from this study contained detectable drug levels after subcutaneous application of Abnobaviscum® Fraxini-2. This examination was intended to be used as a basis for further pharmacokinetic examinations. In the present study, the serum was analysed for viscotoxin A2. As an external standard, viscotoxin A2 was isolated from Abnobaviscum® (Fraxini) and characterized by CE/UV, HPLC/UV and HRESI-MS (High Resolution Electron Spray Ionization-Mass Spectrometry). Purity was determined to be 95 % and the monoisotopic mass was 4824.17561 Da.
Analysis was performed pre-dose and post-dose (1 and 2 hours after application) with serum samples from the rat group with the highest dose. The possibility for developing a qualitative and quantitative LC-MS/MS method for viscotoxin A2 was tested here. The method was neither completely optimised nor validated. Nevertheless, preliminary results were obtained. These findings suggest that the serum samples contain detectable viscotoxin A2 levels after subcutaneous application. However, the obtained concentrations were between the limit of quantification and the limit of detection. Thus, a first step towards pharmacokinetic research was achieved by this study.

Keywords:
Pharmacokinetic, Abnobaviscum®, viscotoxins, serum, LC-MS/MS, HRESI-MS, CE/UV, HPLC/UV

Einleitung

Im Rahmen einer Embryotoxizitätsstudie mit dem Mistelpräparat Abnobaviscum® (AV) Fraxini-2 (20 mg/mL) (Abnoba, 2002) wurde untersucht, ob im Serum der für diese Studie eingesetzten Ratten nach subcutaner Gabe Arzneistoffspiegel festzustellen sind. Auf diese Weise sollte für AV eine Basis für weitere pharmakokinetische Untersuchungen geschaffen werden. Da aufgrund von Literaturdaten (Franz *et al.*, 1977; Gabius *et al.*, 1992; Teuscher, 1994) für Mistellektine keine nennenswerten Serumspiegel zu erwarten waren, wurde nach Viscotoxinen, in der vorliegenden Studie nach Viscotoxin A2 (VT A2), gesucht. Im genannten Mistelpräparat sind ca. 40µg/mL der Viscotoxin-Hauptkomponente VT A2 enthalten. Als Vergleichssubstanz wurde VT A2 aus AV Fraxini-2 (20 mg/mL) nach Modifizierung der Methode von (Giudici *et al.*, 2003; Schaller *et al.*, 1996) isoliert und mittels HPLC/UV (Hochleistungs-Flüssigchromatographie mit UV Detektion), CE/UV (Kapillarelektrophorese mit UV Detektion) und HRESI-MS (Hochauflösende Massenspektrometrie) charakterisiert. In einer Machbarkeitsstudie wurde gezeigt, dass VT A2 mittels HPLC/MS/MS (Tandem MS) in Serumproben von Ratten, denen AV subcutan verabreicht wurde, nachgewiesen werden kann.

Material und Methoden

Isolierung von VT A2

Das Mistelpräparat Abnobaviscum® Fraxini-2 (20 mg/mL; Charge: 110 CDE) wurde über einen Kationenaustauscher (PCA, Machery und Nagel) gegeben und so die Viscotoxine an das Sorbens gebunden. Durch 4 M Essigsäure wurden die Viscotoxine eluiert und anschließend die Essigsäure durch Ultrazentrifugation (YM 3000, Millipore) entfernt. Mit 0.2 M Ammoniumacetatlösung wurden die Viscotoxine gewaschen und anschließend lyophilisiert. Die einzelnen Viscotoxin-Isoformen wurden mittels semipräparativer HPLC an einer Umkehrphase (Aqua C18, 200 Å, 5 µm, 250 x 10 mm, Phenomenex) mit Wasser/Acetonitril (je mit 0.1 % Trifluoressigsäure) erhalten. Die Viscotoxinfraktionen wurden durch Rotationsverdampfung und Lyophilisation getrocknet.

Reinheitsbestimmung HPLC/UV, CE/UV

Die Reinheit von VT A2 wurde mittels HPLC/UV durch Gradientenelution mit Wasser/Acetonitril (MeCN), je 0.1 % TFA enthaltend, auf der Säule Aqua C 18, 200 Å, 5 µm, 250 x 4.6 mm (Phenomenex) bei der Wellenlänge 210 nm bestimmt. An der CE/UV wurde die Reinheit bei der Wellenlänge 214 nm in einer unbeschichteten Kapillare (CE Ext. Light Path Capillary 64.5 cm effective 50 µm, Agilent Technologies Deutschland GmbH) bestimmt.

Die Trennung fand in 50 mM Phosphatpuffer pH 2.5 + 0.025 % Hydroxymethylcellulose bei 10 µA Stromstärke mit positiv geschalteter Detektorelektrode statt.

Die Reinheit wurde jeweils durch Bestimmung der Area-%-Werte ermittelt.

Identifizierung mittels HRESI-MS

Die monoisotopische Masse von VT A2, gelöst in Methanol/Wasser 1:1, je 0.2 % Ameisensäure enthaltend, wurde mit einem ESI-FT-ICR-Massenspektrometer des Typs APEX IV der Firma Bruker bestimmt. Es wurden nur positive Ionen gemessen, die Kalibrierung erfolgte mit internem Standard.

Subcutane Applikation von Abnobaviscum® bei Ratten

Den Ratten wurde bis zu 33.75 mg Mistelextrakt verabreicht. Dies entspricht 2.25 mL AV Fraxini-2/kg Körpergewicht/Tag. Die Proben für die Viscotoxinanalytik wurden pre-dose und 1 bzw. 2 h nach Applikation genommen.

Bestimmung in Rattenserum mittels HPLC/MS/MS

Ein Teil der Proteine in der Serumprobe wurde durch Acetonitril und Ameisensäure gefällt und anschließend abzentrifugiert (13.000 rpm). Der Überstand wurde direkt auf ein zweistufiges HPLC-System aufgegeben. VT A2 wurde mit 0.3 %iger Ameisensäure auf einer Vorsäule (Oasis HLB, 60 x 1 mm, 60 µm) angereichert und anschließend automatisch auf eine zweite, analytische HPLC Säule übertragen (Restek Pinnacle ODS Amine, 50 x 2.1 mm, 5 µm). Durch Gradientenelution Ameisensäure (0.3 %) / Acetonitril) und durch Detektion mit MS/MS an einem API 3000 System (PE Sciex) konnte VT A2 von der Matrix abgetrennt werden. Die Ionisierung erfolgte mittels Elektrospray (API) und gemessen wurden positive Ionen. Ein charakteristisches Ion bei m/z 1207.7 wurde durch Beschuss mit Stickstoffmolekülen weiter fragmentiert und so das Produkt-Ion m/z 244.4 erzeugt. Die Detektion von VT A2 erfolgte im Einzelionenmonitoring-(SIM)-Modus des Mutter-Ion/Produkt-Ionen-Paares. Eine Abschätzung der Konzentration erfolgte durch externe Standardkalibrierung.

Ergebnisse

Charakterisierung von VT A2:

Die Reinheit von VT A2 konnte sowohl mittels HPLC/UV, als auch durch CE/UV auf 95 Area-% bestimmt werden (Abbildung 1 und 2).

Die Charakterisierung von VT A2 erfolgte mittels HRESI-MS. Es wurden die mehrfachgeladenen positiven Ionen des Peptides erhalten und mit Hilfe eines Dekonvolutionprogramms eine monoisotopische Masse von m/z 4824.17561 bestimmt, wie in Abbildung 3 dargestellt ist.

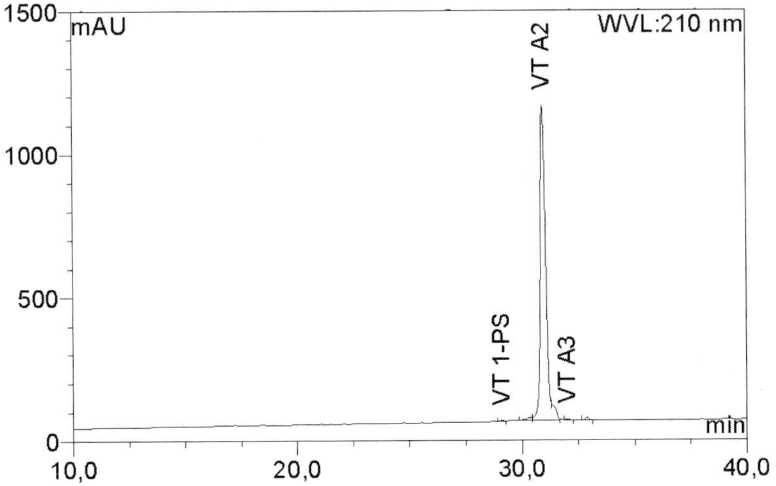

Abb. 1: HPLC Chromatogramm von VT A2, Detektion bei 210 nm.

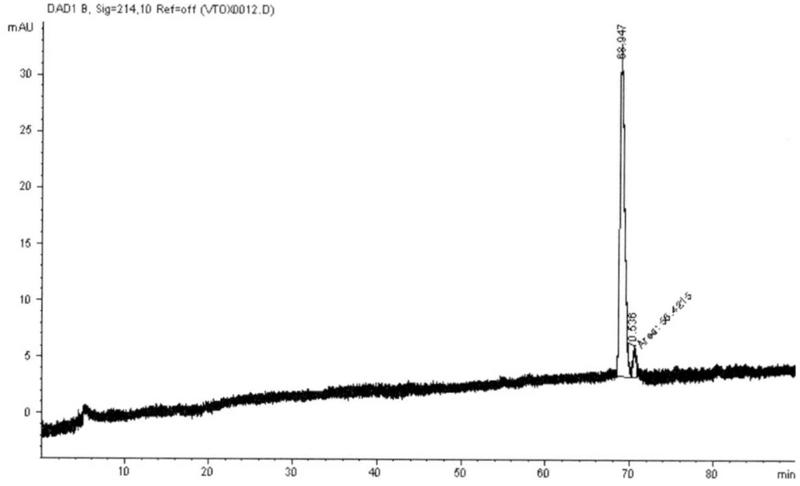

Abb. 2: CE Elektropherogramm von VT A2, Detektion bei 214 nm.

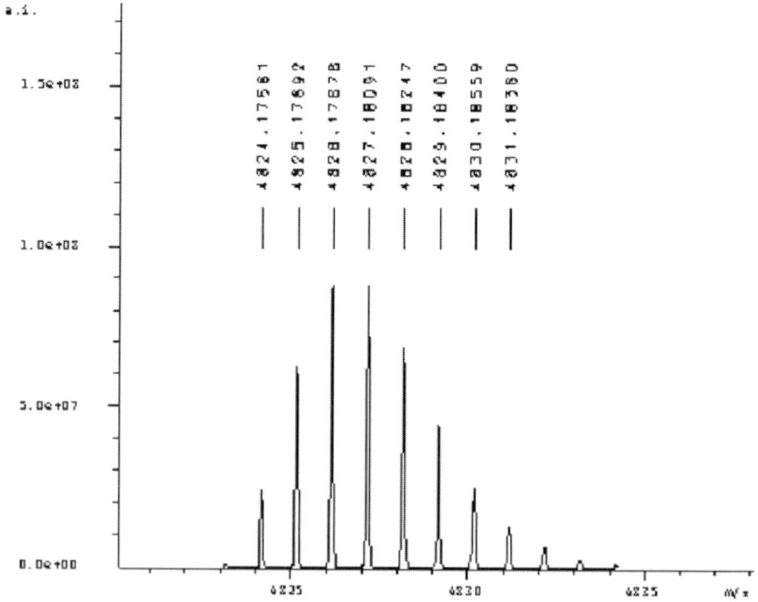

Abb. 3: HRESI-MS-Spektrum von VT A2.

Bestimmung von VT A2 in Serum HPLC/MS/MS

Abbildung 4 zeigt das Produkt-Ionen-Spektrum des Mutter-Ions (m/z 1207.7). Für die Analyse im SIM kam die Masse m/z 244.4 zur Anwendung.

Durch Standardaufstockung von VT A2 (0.1 ng/mL bis 25 ng/mL, n = 8) auf Rattenserum konnte die Linearität (r = 0,9991) von 0.5 ng/mL bis 25 ng/mL belegt und die Bestimmungsgrenze (LOQ = 0.5 ng/mL) bestimmt werden. Abbildung 5 zeigt links das Ionenchromatogramm der Standardaufstockung von 0.5 ng/mL.

Die Peakflächen der Proben pre- und post-dose (Abbildung 5 mitte und rechts) liegen zwar unterhalb des LOQ, jedoch ist ein signifikanter Anstieg von 32 counts pre-dose auf 137 counts eine Stunde nach Applikation zu verzeichnen, was auf eine Präsenz von VT A2 in dem Rattenserum hinweist (< 0.5 ng/mL).

Die Reinheit der Standardsubstanz VT A2 wurde auf 95 % bestimmt. Die massenspektrometrische Untersuchung ergab eine hochaufgelöste Molmasse von 4824.17561 Da.

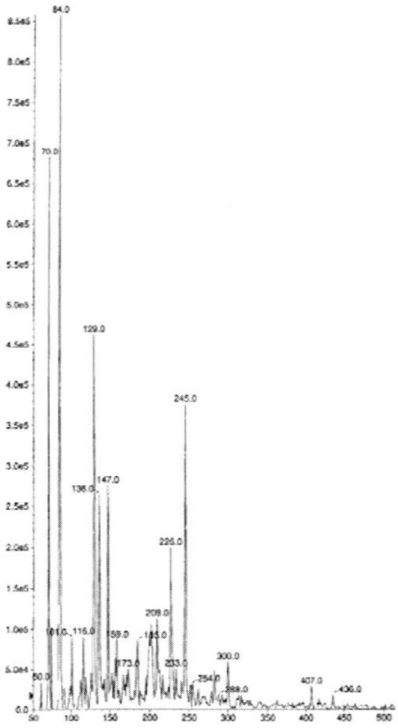

Abb. 4:
Spektrum des Mutter-Ions:
m/z 1207.7.

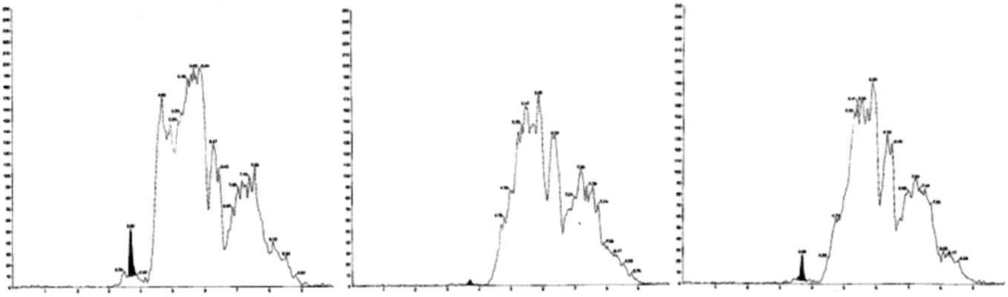

Abb. 5: Ionenchromatogramm im SIM (1207.7 / 244.4) der Standardaufstockung auf Rattenserum 0.5 ng/mL (links), Rattenserum pre-dose (mitte) und Rattenserum 1 h nach Applikation (rechts). Schwarz gekennzeichnet ist der Peak mit der Retentionszeit und Masse von VT A2.

Diskussion

Die untersuchten Serumproben zeigen, dass der kommerziell erhältliche Mistelextrakt AV Fraxini-2, an Ratten subcutan verabreicht, zu nachweisbaren VT A2-Spiegeln in Rattenserum führt. Die gefundenen Viscotoxinspiegel waren allerdings sehr niedrig, sie lagen zwischen Bestimmungs- und Quantifizierungsgrenze der Methode. Dennoch ist mit dieser Untersuchung der Einstieg in pharmakokinetische Messungen erfolgt.

Ausblick

Weitere Untersuchungen haben zum Ziel, die Empfindlichkeit der Methode zu erhöhen, mögliche Einflüsse der Probe selbst und deren Aufbereitung auf den Analyten zu klären, sowie dadurch bedingte Verfälschungen des Ergebnisses auszuschließen. Die Methodik zielt auf die Analyse von Humanproben ab.

Literatur

Abnoba Heilmittel GmbH (2002): Mistletoe extract – Abnobaviscum Fraxini 2 – Abnobaviscum Pini 2 – for subcutaneous administration, pharmacological / toxicological expert report.

Franz, H., Haustein, B., Luther, P., *et al.* (1977): Isolation and characterization of mistletoe extracts (*Viscum album* L.). I. Affinity chromatography of mistletoe extracts on immobilized plasma proteins. Acta Biologica et Medica Germanica 36: 113–117.

Gabius, H. J., Walzel, H., Joshi, S. S., *et al.* (1992): The immunomodulatory beta-galactoside-specific lectin from mistletoe: partial sequence analysis, cell and tissue binding, and impact on intracellular biosignalling of monocytic leukemia cells. Anticancer Res 12: 669–675.

Giudici, M., Pascual, R., de la Canal, L., Pfüller, K., Pfüller, U., Villalaín, J. (2003): Interaction of viscotoxins A3 and B with membrane model systems: implications to their mechanism of action. Biophys J 85: 971–981.

Schaller, G., Urech, K., Giannattasio, M. (1996): Cytotoxicity of different viscotoxins and extracts from the european subspecies of *Viscum album* L. Phytother Res 10: 473–477.

Teuscher, E. (1994): *Viscum album*. In: Hänsel, R., Keller, K., Rimpler, H., Schneider, G. (Hrsg.): Hagers Handbuch der Pharmazeutischen Praxis, Springer Verlag Heidelberg: 1160–1183.

Sebastian Jäger[1], Dr. Jürgen Eisenbraun[1], Dr. René Baiér[2], Dr. Bernhard Schmid[2], Dr. Beatrix Kahle[3], Prof. Dr. Axel Zeeck[3], Dr. Rainer Scheer[1]

[1] Abnoba Heilmittel GmbH, Pforzheim
[2] Aai Deutschland GmbH & Co. KG, Neu-Ulm
[3] Institut für Organische und Biomolekulare Chemie, Universität Göttingen

Korrespondenzadresse:
Dr. Rainer Scheer
Abnoba Heilmittel GmbH,
Hohenzollernstraße 16, D-75177 Pforzheim
scheer.carus@t-online.de

Fremdstoff-metabolische Charakterisierung von Mistelpräparaten an der Leberzelle (HepG2)

Metabolic Characterisation of Mistletoe Preparations in the Liver Cell (HepG2)

B. Matthes, K. Mühlenfeld, A. Langner und H. Matthes

Zusammenfassung

Über die Verstoffwechselung der Mistelgesamtextrakte, wie sie in der klinischen Medizin als immunmodulatorische oder antitumoröse Medikation gebraucht werden, liegen nur wenige Daten vor. Bekannt ist, dass sowohl eine renale Ausscheidung als auch ein hepatischer Metabolismus und Ausscheidung über den Darmtrakt stattfinden. In dieser Arbeit wurden Fremdstoff-metabolische Charakterisierungen von Mistelpräparaten in der Leberzelle untersucht. Dazu wurden HepG2-Zellen verschiedene Gesamtextrakte (Abnobaviscum Quercus, Helixor M und Iscador M und Q Spezial) angeboten und in ihrem Metabolismus hinsichtlich des Cytochrom P450-abhängigen Monooxygenase-(Phase-I-)Systems sowie der Konjugation von lipophilen Substanzen mit Glucuronsäure und Sulfaten als Ausdruck der Phase II-Reaktion untersucht. Für die Phase I Reaktion wurde das Phenoxazonderivat 7-Ethoxyresorufin als spezifisches Substrat für CYP 1 A1 und 2 und die Aminophenazondemethylierung spezifisch für CYP IIIA 1 und 2 gewählt. Die Phase-II-Reaktion wurde anhand der p-Nitrophenol-UDP-Glucuronyltransferase als eine UDP-Glucuronyltransferase gemessen. Bis auf das Helixorpräparat scheint kein Mistelpräparat die Umsatzrate durch CYP III A1 und 2 zu beeinflussen. Keine Induktion hat von CYP I A1 und 2 stattgefunden. In der p-Nitrophenolkonjugation zeigte sich, dass alle Präparate die Konjugationsrate induzieren. Zur weiteren Bearbeitung der Frage, wie die Inhaltsstoffe der Mistelgesamtextrakte verstoffwechselt werden, ist es also lohnenswert, die Phase-II-Biotransformation zu betrachten.

Schlüsselwörter:
Biotransformation, Mistelverstoffwechselung, Konjugation, Cytochrom, Mistelgesamtextrakt, Induktion, *Viscum album*

Summary
There are few data available on the metabolization of mistletoe extracts used in clinical medicine as immune-modulating or antitumorous medication. We know that the extracts are excreted renally as well as through the hepatic metabolism and the intestinal tract. In this study we examined foreign-matter metabolic characterisations of mistletoe preparations in the liver cell. We offered HepG2 cells different extracts (Abnobaviscum Quercus, Helixor M, Iscador M and Q Spezial) and examined their metabolism with regard to the cytochrome P450-dependent monooxygenase (phase I) system as well as the conjugation of lipophile substances with glucoronacid and sulphates as an expression of the phase-II-reaction. For the phase I reaction, the phenoxazin derivative 7-Ethoxyresorufin was used as a specific substrate for CYP 1 A1 and 2 and the aminophenazone demethylase specifically for CYP IIIA 1 and 2. The phase II reaction was measured based on the p-Nitrophenol-UDP-Glucoronyl transferase as an UDP-Glucoronyl transferase. Apart from the Helixor preparation, no mistletoe preparation seems to affect the metabolic rate through CYP III A1 and 2. There was no induction from CYP I A1 and 2. With the p-Nitrophenol-conjugation we saw that all preparations induced the rate of conjugation. It would be worthwhile to study the phase II biotransformation to find out how the components of the mistletoe extract are metabolised.

Keywords:
biotransfomation, metabolzation of mistletoe extracts, conjugation, cytochrom, mistletoe extracts, induction, *Viscum album*

Einleitung

Über die Fremdstoff-metabolische Charakterisierung von Mistelpräparaten liegen derzeit nur wenige Informationen vor. In der Regel werden Mistelpräparate subkutan appliziert, in einigen Fällen werden sie aber auch intravenös zugesetzt. Vermutet wird eine Phagozytose oder Antigen-Antikörperreaktion von einzelnen Inhaltsstoffen (berichtet bei Kienle und Kiene, 2003; Teuscher, 1994). Radioaktiv markierte Proteinfraktionen reicherten sich in Leber und Milz an und werden sowohl über den Darmtrakt als auch renal ausgeschieden (Pfeiffer-Wüstinger, 1980). Welche genauen Stoffwechselwege oder welche Abbauprodukte auftreten ist unklar und wenig untersucht, da es sich um Vielstoffgemische handelt und in der Regel Daten nur zu isolierten Substanzen bearbeitet werden.

In der vorliegenden Arbeit wurde die metabolische Induktionsaktivität der Mistelgesamtextrakte an Leberzellen (HepG2-Zellen) untersucht. Diese Zelllinie besitzt noch viele Funktionen, die für normale humane Hepatozyten typisch sind. In Kultur sezernieren HepG2-Zellen die meisten Plasmaproteine, wie z.B. Albumin, Fibrinogen, alpha-Fetoprotein und Apolipoproteine in das Medium (Knowels *et al.*, 1980). HepG2-Zellen besitzen des Weiteren die Fähigkeit – wenn genügend Glucose im Kulturmedium vorhanden ist – Glykogen zu bilden, und sie produzieren Kollagen I, III und IV (Bouma *et al.*, 1989). Viele Untersuchungen mit HepG2-Zellen beschäftigten sich mit Synthese, Sekretion, Abbau und Regulation von Lipoproteinen und ihren Apolipoproteinen (Dashti und Wolfbauer, 1987; Ellsworth *et al.*, 1986) und haben damit die Bedeutung dieser Zelllinie etabliert.

Material und Methoden

Zur Prüfung der Induktion der Cytochrom P450-Enzyme wurde das 7-Ethoxyresorufinassay wie bei Donato *et al.* (1993) verwendet. Dieses ist für das Cytochrom P450I-A1- und A2-Isoenzym und P450II-B1 und -B2 spezifisch. Zur Induktion wurden die Zellen 3 Tage vor Versuchsbeginn mit den o.g. Mistelpräparaten bzw. anderen Pharmaka (s.u.) behandelt.

Die Bestimmung der Demethylierungsrate von Methoxygruppen und sekundären sowie tertiären Aminen wurde über die Bestimmung der Formaldehydentstehung bei der oxidativen Demethylierung von Aminophenazon nach der Methode von Nash (1953) quantifiziert.

Mittels Quantifizieren des nicht konjugierten Anteils durch Bildung des gelb gefärbten Phenolatanions wurde die Konjugation von p-Nitrophenol indirekt bestimmt.

Die Konzentration des eingesetzten Mistelpräparates wurde mit 100% der Umsatzrate im Amidoschwarztest ermittelt (siehe Abbildung 1). Es zeigte sich hierbei ein stimulierend-proliferativer Effekt, der auch in der DNA-Messung sowie in der Zellzählung bestätigt werden konnte. In verschiedenen Testreihen wurden nun ausgehend von der ermittelten Vergleichsdosis der Mistelpräparate Zellreihen mit den in Tabelle 1 ersichtlichen verschiedenen Verdünnungsreihen angelegt. Dies ergab für Helixor M 30 mg 21µl/ml, Abnobaviscum Quercus Stärke 2 1µl/ml, Iscador M spezial 40µl/ml, Iscador Q spezial 26,5µl/ml. Das Medium wurde schließlich entfernt und durch farbloses Medium ersetzt. Aminophenazon, p-Nitrophenol bzw. 7-Ethoxyresorufin wurden als Substrat zugesetzt und die Umsatzrate nach 24h bestimmt.

Ergebnisse

In der Bestimmung der einzusetzenden Konzentration des Mistelgesamtextraktes zeigte sich ein proliferativer Effekt auf die Leberzellen in niedrigen Dosen auf die Zellkultur, wohingegen in hohen Dosen eine erwartete dosisabhängige Toxizität nachgewiesen wurde (Tabelle 1, Abbildung 1).

In der für die CYP IIIA 1 und 2 spezifischen Aminophenazondemethylierung der Phase-1-Biotransformation wurde keine veränderte Umsatzrate im Vergleich zur Kontrolle nachgewiesen. Lediglich trendweise und nicht signifikant zur Kontrolle zeigte sich eine Zunahme für das Helixor M (Abbildung 2). Ob dieser Trend sich in weiteren Versuchen bestätigt, bleibt abzuwarten.

Die für die CYP I A1 und 2 spezifische 7-Ethoxyresorufin-O-deethylierung erbrachte ebenso keine deutliche Umsatzsteigerung zur Kontrolle (Abbildung 3). Hier fiel aber bereits eine Differenz zur mitgemessenen Konjugationsrate auf, die sich in der Induktion der p-Nitrophenol-UDP-Glucuronyltransferase bestätigte.

Alle Präparate induzieren die Konjugationsrate (Abbildung 4) als Ausdruck einer Induktion der Phase-II-Biotransformation. Zur klinischen Bedeutungseinschätzung sowie als Positivkontrolle wurden die jeweils bekannten Stimulatoren Dexamethason bzw. Phenobarbital mitgemessen und dargestellt. Ebenfalls wurde die Konjugationsrate des Phytopharmakons *Solanum lycopersicon* sowie der bekannten Positivkontrolle Methycholantren dargestellt.

Tab. 1: Messwerte zur Toxizität / Proliferation im Amidoschwarztest der Abbildung 1, Angaben in Prozent vom Kontrollwert.

Verdünnung	1:10	1:25	1:50	1:100	1:150	1:200	1:250	1:500	1:600
Iscador M 5mg	26,9	39,13	43,99	60,42	71,45	81,37	89,25	87,8	
Standardabweichung	1,9	2,44	1,6	4,4	1,41	5,83	4,84	2,5	
Iscador Qu 5mg	34,02	38,29	47,86	68,72	77,95	93,68	105,98		
Standardabweichung	2,34	1,3	3,6	3,6	6,12	5,2	6,07		
Helixor M 30 mg	19,5	27,9	41,4	43,6	56,1	74,2	80,8	81,2	
Standardabweichung	1,9	4,2	4,2	6,8	6,5	9	10,8	6,3	
Abnobaviscum Quercus St 2 (20 mg)	13,36	22,18	22,96	23,87	24,26	25,12	27,08	27,65	29,8
Standardabweichung	0,81	1,43	0,92	1,4	0,79	0,48	1,27	2,6	2,97

Verdünnung	1:700	1:800	1:900	1:1000	1:2500	1:5000	1:7500	1:10000	1:50000
Iscador M 5mg				101	134,8				
Standardabweichung				6,6	6,9				
Iscador Qu5mg				101,6	119,2				
Standardabweichung				5,2	9,2				
Helixor M 30 mg				93,7	129,6				
Standardabweichung				7,2	9,2				
Abnobaviscum Quercus St 2	31,92	32,99	33,51	41,27	67,9	76,7	80,1	82,6	115
Standardabweichung	3	1,42	2,8	2,7	4,5	4,7	6,9	5,3	5,3

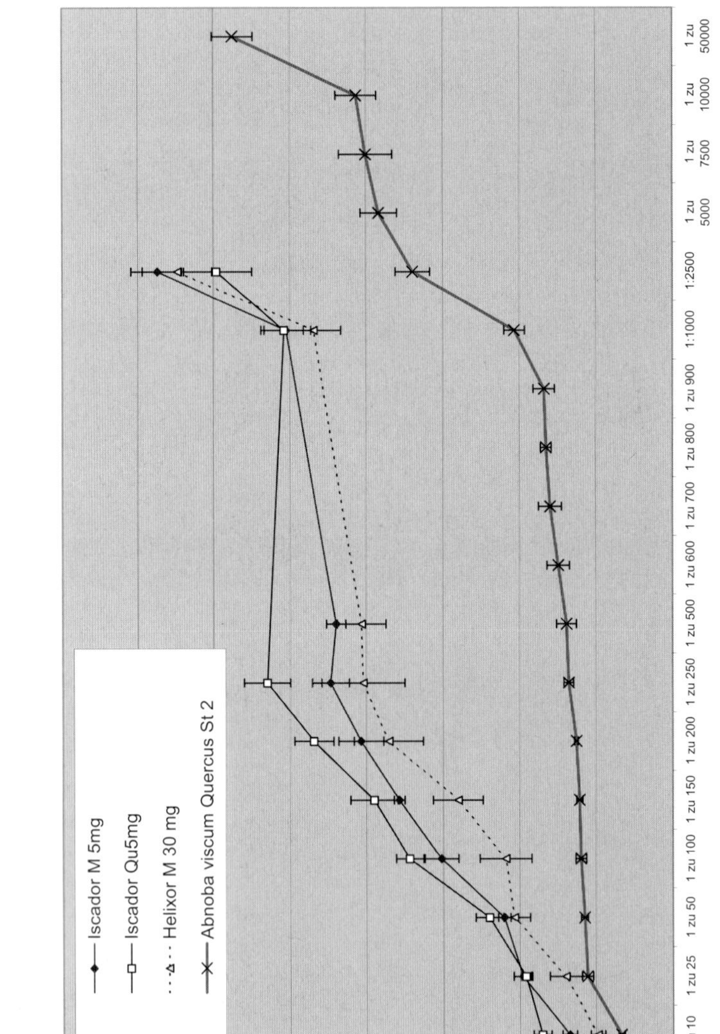

Abb. 1: Proliferationsmessung im Amidoschwarztest unter verschiedenen Mistelpräparaten, Angaben in Prozent vom Kontrollwert. Verwendet für die weiteren Stoffwechselversuche wurde die jeweilige Konzentration bei 100% zum Kontrollwert.

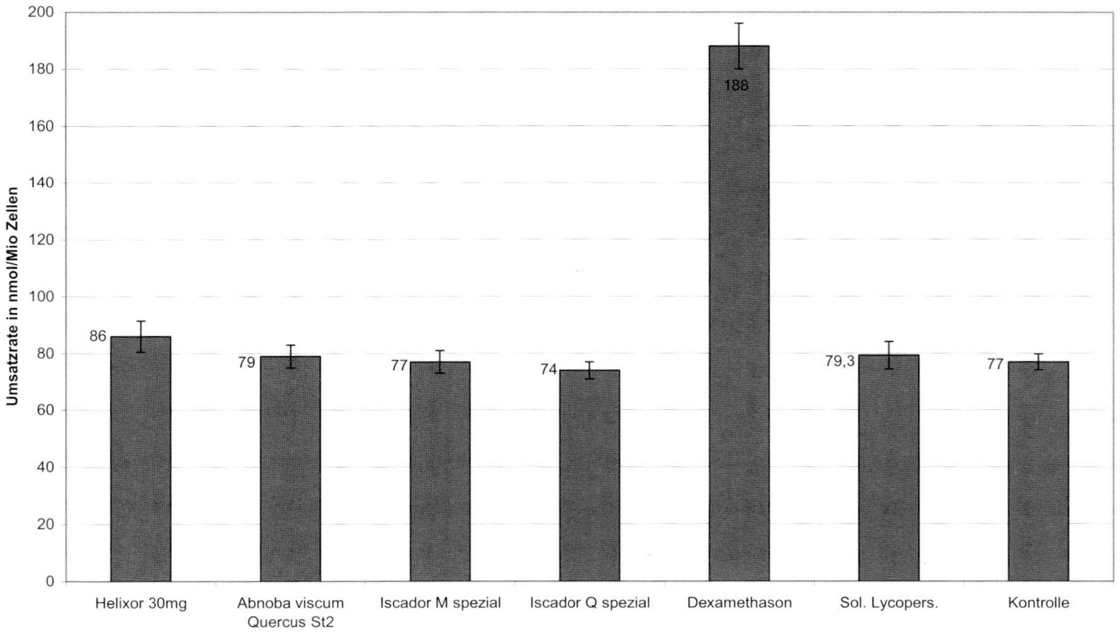

Abb. 2: Umsatzrate der Aminophenazondemethylierung (spezifisch für CYP IIIA 1 und 2): Keine signifikanten Unterschiede zur Kontrolle. Als Positivkontrolle Dexamethason.

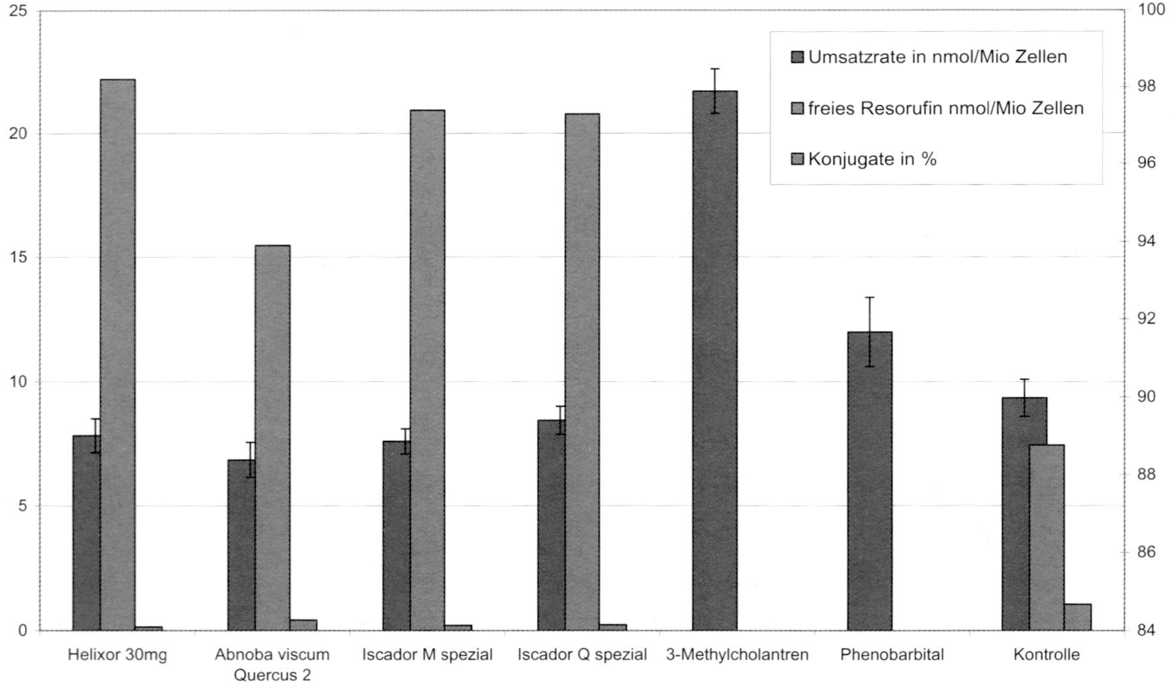

Abb. 3: 7-Ethoxyresorufin-O-deethylierung (spezifisch für CYP I A1 und 2): es scheint keine Induktion von CYP I A1 und 2 stattgefunden zu haben. Zu vermuten ist eine leichte Erhöhung der Konjugationsrate. Dazu Abbildung 4.

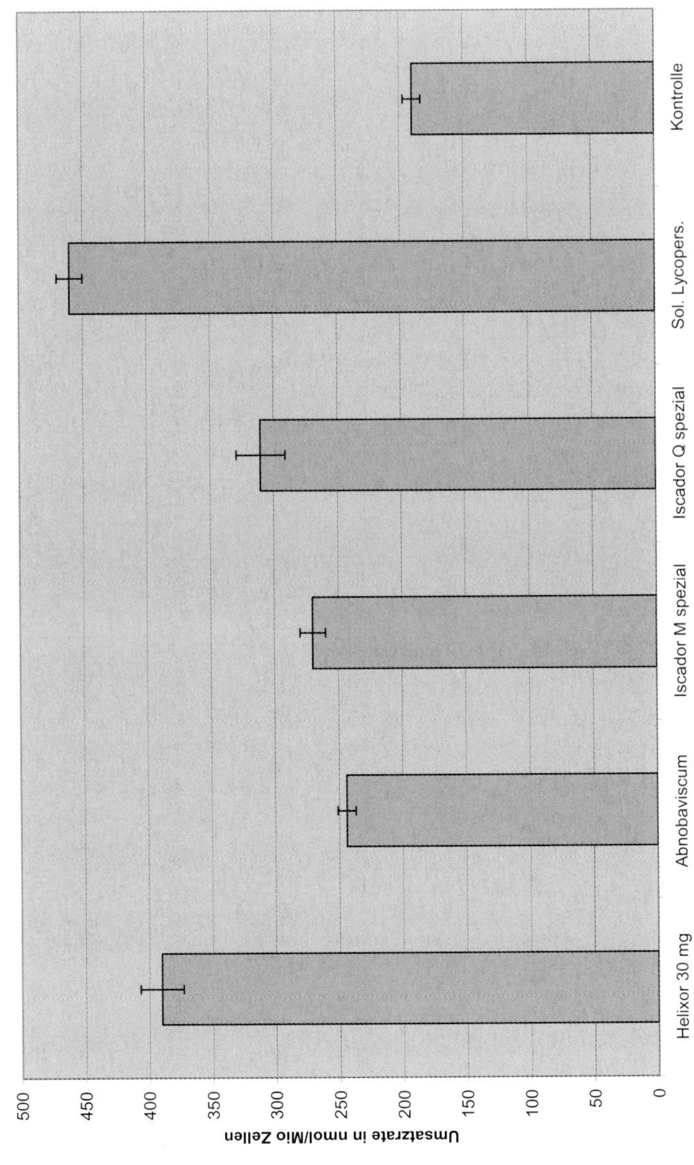

Abb. 4: Alle Präparate induzieren die Konjugationsrate.

Diskussion

Für die Proliferation unter Mistelgesamtextrakt in kleinen Verdünnungen kann als Ursache der Lektingehalt vermutet werden, Paralleluntersuchungen mit anderen Lektinen wie Concanavalin A zeigten bekannte gleichartige mitogene Eigenschaften.

Die bisher ausführlichsten Daten der Auseinandersetzung von Körperzellen mit Mistelextrakten liegen zu Lymphozyten vor. Diese haben aber im Rahmen von Biotransformationsuntersuchungen als Testsystem lediglich für die Monooxygenierungen Bedeutung erlangt, da sie ausschließliche CYP-Aktivitäten aufweisen. Damit wäre es möglich, CYP-katalysierte Reaktionen isoliert zu betrachten und Aussagen zur Rang- und Reihenfolge von Reaktionsschritten bei der Fremdstoffmetabolisierung, insbesondere bei komplexen Prozessen abzuleiten. Aus diesem Grund werden ausgewählte Untersuchungen dann an Lymphozyten vorgenommen, wenn bereits bekannte Erkenntnisse ergänzt werden sollten. Das Isoenzym CYP 1 A1 kommt in Lymphozyten konstitutiv mit geringer Basisaktivität vor (Fung *et al.*, 1999).

Zur orientierenden Zuordnung der Biotransformation der Mistelinhaltsstoffe wurden in dieser Arbeit zwei CYP der Phase-I-Biotransformation und eine Phase-2-Biotransformationstestung gewählt. Dazu lag es nahe, HepG2-Zellen zu verwenden, da diese beide Reaktionsformen vollziehen, allgemein als Testsystem verwendet werden und orientierende Tierversuche überflüssig werden lassen können (Mühlenfeld, 1999).

Die Ergebnisse bekräftigen die Notwendigkeit, in der weiteren Verstoffwechselung der Mistelgesamtextrakte weitere Zellverbände als die bisher überwiegend untersuchten Lymphozyten zu vermuten, da hier die Glukuronidierung als Verstoffwechselungsweg im Vordergrund stand. Die UDP-Glucuronidyltransferasen, die an dieser Reaktion beteiligt sind, sind sowohl Phenobarbital- als auch 3-Methylcholantren-induzierbar, wobei es sich um unterschiedliche Isoenzyme handelt, da nicht nur die 3-Methylcholantren-induzierbare p-Nitrophenol-UDP-Glucuronidyltransferase glucuronidiert.

Über die Induzierbarkeit der Sulfotransferasen ist weniger bekannt. Bei HepG2-Zellen macht der Anteil von Sulfaten an den Gesamtkonjugaten ca. 20% aus.

Wenn es eine wesentliche Phase-I-Reaktion durch Mistelgesamtextrakte gibt, wird diese nicht besonders durch die Isoenzyme CYP I A1 und 2 oder CYP IIIA 1 und 2 induziert. Vielmehr müssten auch hier weitere Isoenzyme der Phase-I geprüft werden.

In der Zellkultur sind die Aktivitäten von CYP extrem abhängig von der Zusammensetzung des Mediums. Dabei kann es zu Aktivitätsunterschieden bei der CYP 1 A-Familie in HepG2-Zellen bis zu 5000% kommen. Vor allem der Zusatz von L-Cystein scheint bei der Expression von CYP, aber auch von anderen Enzymen, wie z.B. UDP-Glucuronyltransferasen, eine entscheidende Rolle zu spielen (Doostar *et al.*, 1988). Das Substrat, auf dem die Zellen wachsen, z.B. Polystyren, Kollagen oder Matrigel, kann ebenfalls einen Einfluss auf die Enzymaktivitäten haben (Berry *et al.*, 1991). Ein weiterer Einfluss auf die Enzymaktivität in Zelllinien ist der Zeitabschnitt des Wachstums der Kultur. Je nachdem, ob ein Experiment 24h nach Aussaat der Zellen, während des exponentiellen Wachstums oder bei Konfluenz gestartet wird, kann es zu unterschiedlichen Ergebnissen kommen. Bei primären Hepatozytenkulturen verändert sich die CYP-Aktivität während der Dauer der Kultivierung. Vor allem in den ersten 5 Tagen der Kultivierung kann sie erheblich sinken. Die Glucuronidierungsrate zeigt einen geringen Abfall innerhalb der ersten 2 Tage, steigt aber danach stark an. Die Sulfatierung fällt während der ersten drei Tage stark ab, erreicht bei primären Hepatozyten der Wistar-Ratte aber ihre Ausgangsaktivität wieder (Soulinna und Pitkaaranta, 1986). Dies ist bei humanen Hepatozytenkulturen nicht der Fall (Koebe *et al.*, 1994). Obwohl also für die hier bearbeitete Fragestellung nicht erforderlich, wurde der Zeitpunkt des Versuchsbeginns im Hinblick auf das Alter der Kultur standardisiert (Doostar *et al.*, 1990). In einer gleichzeitig durchgeführten Arbeit (Mühlenfeld, 1999) zeigte sich in allen hier verwendeten Tests eine deutlich höhere Aktivität in der Leberzelle als im Vergleich zur HepG2-Kultur. Insofern werden die gezeigten Ergebnisse zur Phase-II-Biotransformation gefestigt, wohingegen eine Induktion der gezeigten CYP-Isoenzyme sicher gering ist, aber im feinsten Ausmaß nur durch Quantifizierungen im Tiermodell oder beim Menschen aufgezeigt werden kann.

Literatur

Berry, M. N., Edwards, A. M., Barritt, G. J. (1991): Isolated hepatocytes, preparation, properties and applications. In: R. H. Burdon, P. H. van Knippenberg (Eds): Laboratory techniques in biochemistry and molecular biology, Vol. 21, Elsevier Sience, Amsterdam: 272–274.

Bouma, M.-E., Rogier, E., Verthier, N., Labarre, C., Feldmann, G. (1989): Further cellular investigation of the human hepatoblastoma derived Cell line Hep G2:

Morphologie and immunocytochemical studies of hepatic-secreted proteins. In Vitro Cellular&Developmental Biology 25: 267–275.

Dashti, N., Wolfbauer, G. (1987): Secretion of lipids, apolipoproteins and lipoproteins by human hepatoma cell line Hep G2: effects of oleic acid and insulin. Journal of lipid Research 28: 423–436.

Donato, M. T., Gomez-Lechon, M., Castell, J. V. (1993): A microassay for measuring cytochrome P450 1A1 and P450 2B1 activities in intact human and rat hepatocytes cultured on 96-well plates. Annals of Biochemistry 213: 29–33.

Doostar, H., Demoz, A., Burke, M. D., Melvin, W. T., Grant, M. H. (1990): Variation in drug-metabolising enzyme activities during the growth of human Hep G2 hepatome cells. Xenobiotica 20: 425–441.

Doostar, H., Duthie, S. J., Burke, M. D., Melvin, W. T., Grant, M. H. (1988): The influence of culture medium composition on drug metabolising enzyme activities of the human liver derived Hep G2 cell line. FEBS Letters 241: 15–18.

Ellsworth, J. L., Erickson, S. K., Cooper, A. D. (1986): Very low and low density lipoprotein synthesis and secretion by the human hepatoma cell line Hep G2: effects of free fatty acids,. Journal of Lipid Research 27: 586–574.

Fung, J., Thomas, P. E., Iba, M. M. (1999): Cytochrome P450 1A1 in rat peripheral blood lymphocytes: inducibility *in vivo* and bioactivation of benzo(a)pyrene in the *Salmonella typhimurium* mutagenicity assay *in vitro*. Mutation Research 438: 1–12.

Kienle, G. S., Keine, H. (2003): Die Mistel in der Onkologie. Schattauer Verlag Stuttgart New York: 605.

Knowels, B. B., Howe, C. C., Aden, D. P. (1980): Human hepatoblastoma cell line secrete the major plasma proteins and hepatitis B surface antigen. Science 209: 497–499.

Koebe, H., Pahernik, S., Eyer, P., Schildberg, F. W. (1994): Collagen gel immobilization: a useful cell culture technique for long-term. Xenobiotica 24: 95–107.

Mühlenfeld, K. (1999): Untersuchungen zur Biotransformation und Toxizität mit der Hepatomzellinie Hep G2 im Vergleich zu Primärkulturen der Wistarratte. Dissertation, Mathematisch-Naturwissenschaftliche Fakultät I der Humboldt-Universität zu Berlin.

Nash, T. (1953): The colorimetric estimation of formaldehyde by means of Hantzsche reaction. Biochemical Journal 55: 416–421.

Pfeiffer-Wüstinger, G. (1980): „Mistelprotein“: Markierung mit Radiojod und Biodistribution an Ratten. Swiss Pharma 2: 21–22.

Soulinna, E.-M., Pitkaaranta, T. (1986): Effect of culture age on drug metabolising enzymes and their induction in primary cultures of rat hepatocytes. Biochemical Pharmacology 35: 2241–2245.

Teuscher, (1994): *Viscum* In: R. Hänsel, K. Keller, H. Rimpler, G. Schneider (Hrsg.): Hagers Handbuch der Pharmazeutischen Praxis, Band 5, 5. Aufl., Springer-Verlag, Berlin Heidelberg New York: 1160–1183.

Burkhard Matthes[1], Dr. Katrin Mühlenfeld[2], Prof. Dr. Andreas Langner[3] und Dr. Harald Matthes[4]

[1] Forschungsinstitut Havelhöhe, Berlin.
[2] Pharmazeutisches Institut der Mathematisch-Naturwissenschaftlichen Fakultät I der Humboldt-Universität zu Berlin.
[3] Institut für Pharmazeutische Chemie, Fachbereich Pharmazie, Martin-Luther-Universität Halle-Wittenberg, Halle.
[4] Gemeinschaftskrankenhaus Havelhöhe, Akademisches Lehrkrankenhaus der Charité, Berlin.

Korrespondenzadresse:
Burkhard Matthes
Forschungsinstitut Havelhöhe, Kladower Damm 221, 14089 Berlin
bmatthes@havelhoehe.de

II. Präklinik: Immunologie, Zytotoxizität, *in vitro*- und *in vivo*-Untersuchungen

Effekte von Mistelextrakten auf immunkompetente Zellen *in vitro* und *in vivo* und ihre mögliche Bedeutung für die Therapie von Tumorerkrankungen und andere klinische Entitäten

Effects of Mistletoe Extracts on Immunocompetent Cells *In vitro* and *In vivo* and Their Relevance for the Therapy of Tumor Diseases and Other Clinical Entities

R. Klein

Zusammenfassung

Der Effekt von Mistelextrakten auf immunologische Reaktionen konnte in den letzten Jahren in zahlreichen *in vivo*- und *in vitro*-Studien belegt werden, und es wurde deutlich, dass in den Mistelextrakten vorkommende Antigene sowohl das unspezifische wie auch das spezifische Immunsystem modulieren können.

Vor allem das Mistellektin-1 (ML-1) ist für zahlreiche immunologische Reaktionen verantwortlich; aber auch andere Antigene, insbesondere Viscotoxine sowie weitere in den Extrakten enthaltene Lektine beeinflussen immunkompetente Zellen.

Will man den Einfluss von Mistelextrakten auf immunologische Reaktionen und insbesondere ihre therapeutische Wirksamkeit bei Tumorpatienten analysieren, stößt man daher auf eine Gleichung mit zahlreichen Unbekannten (verschiedene ‚Angriffspunkte' innerhalb des Immunsystems, alteriertes Immunsystem bei Tumorpatienten, verschiedene Mistelantigene). Etwas Klarheit konnte in letzter Zeit durch Placebo-kontrollierte *in vivo*-Studien geschaffen werden, die den Effekt von Mistelextrakten und einzelnen Komponenten auf das Immunsystem von gesunden Probanden analysiert haben.

Es zeigte sich, dass diese Probanden – wie die Tumorpatienten – während der Exposition Antikörper gegen Mistelantigene bilden, und zwar gegen

ML-1, ML-3, chitin-bindendes ML und Viscotoxine. Auch die Mistelantigen-spezifische Proliferation von Lymphozyten stieg während der *in vivo*-Exposition der gesunden Individuen mit Mistelextrakten an. Es wurde aber keine Induktion bestimmter T-Helferzell-Populationen (TH1, TH2) beobachtet, und insbesondere war keine Korrelation zwischen der Entwicklung einer Eosinophilie und einer Steigerung der TH2-Response zu erkennen. Dagegen scheint die Produktion von GM-CSF bei Probanden, die einen ML-1-reichen Extrakt erhalten hatten, zuzunehmen, und von diesem Faktor ist bekannt, dass er Anti-Tumor-Aktivität besitzt und die Reifung und Rekrutierung von Granulozyten und Eosinophilen aus dem Knochenmark verstärkt.
Ob die beobachteten immunologischen Effekte unter Misteltherapie auch tatsächlich mit einer Verbesserung der Tumorabwehr in Verbindung gebracht werden dürfen, ist aber weiterhin offen. Wir können aber den Effekt einer Mistel-Therapie auf die verschiedenen Komponenten des Immunsystems mittlerweile recht gut definieren. Andere Indikationen für eine Misteltherapie sind daher vorstellbar und sollten evaluiert werden.

Schlüsselwörter:
Misteltherapie, unspezifisches Immunsystem, spezifisches Immunsystem, Antikörper, TH1/TH2-Balance, Zytokine

Summary

The influence of mistletoe extracts on immune reactions could be proven in the last years in several *in vivo*- and *in vitro*-studies, and it became evident that antigens present in these extracts can modulate the non-specific as well as the specific immune system.
Especially mistletoe lectin (ML)-1 is responsible for a variety of immunological reactions, but also other antigens such as viscotoxins or further lectins present in mistletoe extracts could be shown to be involved.
Analysing, however, the effect of mistletoe extracts on immunocompetent cells in tumor patients, one is confronted with an equation with many unknown variables (different components of the immune system, alterated immune system in tumor patients, different mistletoe antigens etc.).
Some new experiences were, however, gained from *in vivo*-studies in healthy probands exposed to different mistletoe extracts.

It became evident that – like in tumor patients – antibodies to mistletoe antigens (ML-1, 3, chitin-binding ML, viscotoxins) are induced, and also an increase of mistletoe-antigen specific lymphocyte proliferation was observed during exposure. An activation of distinct T-helper cell subpopulations (TH1/TH2) could not be observed, and there was especially no correlation between the development of eosinophilia and an increase of TH2-response (IL-5 production). In contrast, there seems to be an increase in GM-CSF production by peripheral blood mononuclear cells from probands who had received a ML-1 enriched extract, and this factor is known to have anti-tumor activity and to be involved in maturation and recruitment of granulocytes and eosinophils from bone marrow.

It is still unknown, whether the observed alterations of immunological reactions during mistletoe therapy, indeed, lead to an improved tumor defense. However, we have learned meanwhile a lot about the influence of mistletoe therapy on the different compartments of the immune system. Further therapeutic fields for mistletoe extracts are, therefore, conceivable and should be evaluated.

Keywords:
mistletoe therapy, non-specific immune system, specific immune system, antibodies, TH1/TH2-balance, cytokines

Grundlagen der Immunabwehr

Zum besseren Verständnis, wie das Immunsystem auf die Konfrontation des Organismus mit einem Fremdantigen reagiert – und als solche ist die subkutane Injektion von Mistelextrakten letztendlich zu verstehen – sollen im Folgenden die allgemeinen Prinzipien der Immunabwehr nochmals kurz dargestellt werden. In Abbildung 1 sind die wesentlichen Vorgänge schematisch aufgezeichnet.

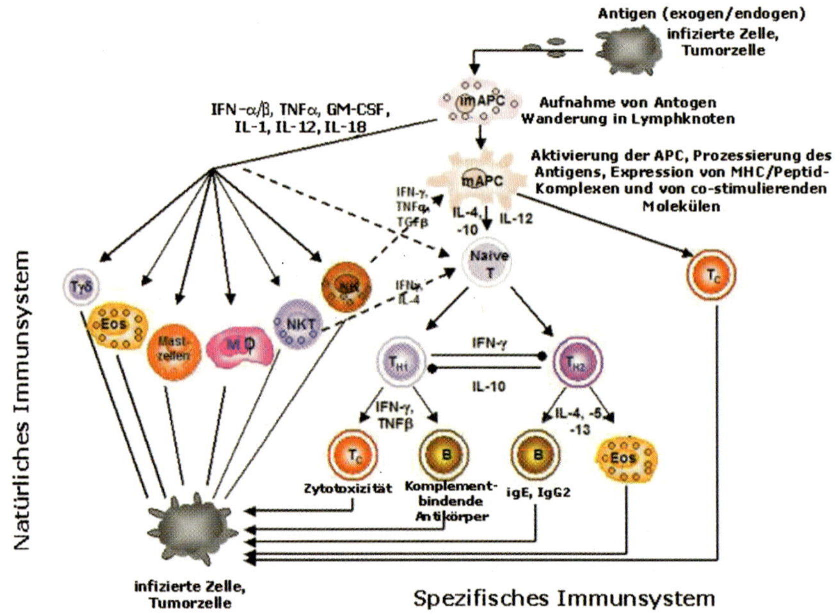

Abb. 1: Schematische Darstellung der Immunabwehr (s. Text).
ImAPC = unreife Antigenpräsentierende Zelle; mAPC = reife Antigen-präsentierende Zelle; NK = natural killer-Zelle; NKT = natural killer T-Lymphozyt; M = Makrophage; Eos = Eosinophile; T = T-Zelle; TH = T-Helferzelle; Tc = zytotoxische T-Zelle; B = B-Zelle; Ig = Immunglobulin; IL = Interleukin; IFN = Interferon; TNF = Tumornekrose Faktor; GM-CSF = Granulocyte/macrophage-colony stimulating factor.

Zu unterscheiden ist zwischen dem unspezifischen und dem spezifischen Immunsystem. Zum unspezifischen Immunsystem rechnet man alle Zellen, die Antigene eliminieren, auch wenn sie früher noch nie Kontakt damit hatten. Für die Aktivierung von Zellen des spezifischen Immunsystems ist dagegen ein bereits stattgehabter Antigen-Kontakt notwendig. Zwischen dem unspezifischen und spezifischen Immunsystem besteht aber eine enge Beziehung, da bei erstmaligem Kontakt mit einem Antigen prinzipiell Zellen des unspezifischen Immunsystems aktiviert werden, entweder direkt natürliche Killer-Zellen (NK), Eosinophile, Mastzellen etc. oder Antigen-präsentierende Zellen, die dann ihrerseits über Zytokine weitere Zellpopulationen des unspezifischen aber dann auch des spezifischen Immunsystems aktivieren.

Durch die Aktivierung von Zellen des unspezifischen Immunsystems und Freisetzung verschiedener Faktoren wird das eindringende Agens bzw. die infizierte Zelle direkt abgetötet und eliminiert. Wenn es in dieser Phase nicht gelingt, das Antigen vollständig zu beseitigen, wird über Antigen-präsentierende Zellen (APC; z.B. dendritische Zellen [DC], Makrophagen) die spezifische Immunantwort aktiviert. In den APC werden die Antigene prozessiert (d.h. zerkleinert) und die resultierenden Peptide anschließend mit ‚major histocompatibility complex' (MHC)-Klasse II (exogene Antigene) oder Klasse I-Antigene (endogene Antigene) an der Oberfläche exprimiert. Über diesen MHC-Peptid-Komplex werden naive T-Zellen mit einem ‚passenden' T-Zell-Rezeptor zur Proliferation und Differenzierung angeregt, wobei Expression von MHC I-Peptid-Komplexen zur Aktivierung von CD8+ zytotoxischen T-Zellen, Expression von MHC II-Peptid-Komplexen zur Stimulation von CD4+ T-Helferzellen führt. Wichtig für die Aktivierung der T-Zellen ist, dass die APC neben dem MHC-Peptid-Komplex auch co-stimulierende Moleküle exprimieren (z.B. CD80, CD86), ohne die die T-Zell-Antwort nicht eingeleitet werden kann. Innerhalb der T-Helferzellen unterscheidet man – stark vereinfacht – zwei Subpopulationen, die T-Helfer-Typ 1 (TH1) und die TH2-Zellen. Es gibt zwar noch weitere Subpopulationen (TH3, regulatorische T-Zellen), auf die hier jedoch nicht näher eingegangen werden soll. Diese TH-Subpopulationen werden durch ihre Zytokinproduktion charakterisiert, d.h. TH1-Zellen sezernieren überwiegend Interferon (IFN)-γ, Interleukin (IL)-2 und Tumor-Nekrose-Faktor (TNF)-β, TH2-Zellen dagegen IL-4, IL-5 und IL-13 sowie IL-10, das aber auch von regulatorischen Zellen gebildet werden kann. Zwischen diesen beiden Populationen gibt es eine reziproke Regulation. Über die TH1-Reaktionen werden zytotoxische Mechanismen induziert, d.h. Aktivierung von zytotoxischen T-Zellen sowie von B-Zellen, die Komplement-bindende Antikörper bilden, so dass infizierte Zellen und damit intrazelluläre Agentien abgetötet werden. TH2-Zellen aktivieren dagegen in erster Linie Eosinophile und IgE- oder – beim Menschen – IgG2-bildende B-Zellen, wodurch extrazelluläre Antigene beseitigt werden können. Welche TH-Subpopulation angeregt wird, ist schon von der Art des Antigens oder auch seiner Applikationsart abhängig, die jeweils unterschiedliche DC aktivieren. Intrazelluläre, partikuläre Antigene und subkutane Applikation aktivieren vor allem APC zur Sekretion von IL-12 und damit die TH1-Reaktivität; extrazelluläre, partikuläre Antigene und Aufnahme über die Schleimhäute stimulieren dagegen eher IL-10 oder IL-4 (?) produzierende DC und damit die TH2-Reaktivität.

Ziel dieser konzertierten Aktion ist beim gesunden Individuum die Elimination eines für den Organismus fremden Antigens, aber auch von Tumorzellen. Besteht an einer bestimmten Stelle dieses Systems ein Defekt, sind manche Abwehrreaktionen nicht möglich. Andererseits gibt es auch Hyperreaktivitäten; so führt z.B. eine Überreaktivität des TH2-Systemes zu allergischen Reaktionen, eine verstärkte Aktivierung des TH1-Systemes könnte bestimmte autoimmune Reaktionen induzieren.

Tumorzellen haben ihrerseits eigene ‚Strategien' entwickelt, um diesem Abwehrsystem zu entgehen (‚Tumor-Escape-Mechanismen'); diese Mechanismen sind bereits früher ausführlich abgehandelt worden (Berg und Stein, 2001a), deshalb soll an dieser Stelle nicht näher darauf eingegangen werden.

Einfluss von Mistelextrakten auf immunologische Reaktionen

Zytotoxische Effekte von Mistelextrakten sind schon seit vielen Jahren bekannt (Samuelsson, 1974; Olsnes *et al.*, 1982); aber auch ihr Einfluss auf immunkompetente Zellen ist mittlerweile gut belegt, und zwar beeinflussen sie sowohl *in vitro* wie *in vivo* Zellen des spezifischen wie auch des unspezifischen Immunsystems (Literaturübersicht bei Berg und Stein, 2001b)

Effekte von Mistelextrakten auf Zellen des spezifischen Immunsystems

Mistelextrakt-spezifische Antikörperproduktion und Lymphozytenproliferation

Bereits Ende der Achtziger Jahren konnte gezeigt werden, dass beim Menschen bei subkutaner Injektion von Mistelextrakten Antikörper gegen Mistellektin (ML)-1 induziert werden (Stettin *et al.*, 1990). Ferner führt Mistelextrakt-Therapie zu einer spezifischen Proliferation von Lymphozyten (Schultze *et al.*, 1991), d.h. sowohl das humorale wie auch das zelluläre Immunsystem werden aktiviert. Diese Induktion einer spezifischen Immunantwort wurde primär dem Mistellektin 1 zugeschrieben; inzwischen ist aber bekannt, dass es unter Misteltherapie auch zur Anregung der Lymphozytenproliferation und Bildung von Antikörpern durch andere in den Extrakten enthaltene Komponenten (wie z.B. ML-2, -3, Viscotoxine) kommt, wie es bei einer „Immunisierung" mit einem komplexen Antigengemisch auch zu erwarten ist (Stein und Berg, 1994; Stein *et al.*, 1997; Klein *et al.*, 2002a, 2002b). Diese Antikörper treten sowohl bei Tumorpatienten unter Misteltherapie auf wie auch bei gesunden Probanden, die über einen längeren Zeitraum mit Mistelextrakten ‚behandelt' worden waren. Sie sind überwiegend vom IgG-Typ (IgG1), insbesondere die Anti-ML-1 und Anti-ML-3-Antikörper können aber in seltenen Fällen auch vom IgE-Typ sein.

In den letzten Jahren konnte in den Mistelextrakten ein weiteres Lektin, das sogenannte chitin-bindende Mistellektin (cbML) identifiziert werden (Peumanns *et al.*, 1996; Voelter *et al.*, 2000). Auch gegen dieses Antigen werden unter Misteltherapie bei Tumorpatienten und bei gesunden Probanden Antikörper induziert, die aber im Gegensatz zu den Anti-ML-1-Antikörpern nur zur IgG-Klasse gehören (Klein *et al.*, 2004b). Auch konnte bei Inkubation von Lymphozyten mit cbML *in vitro* eine Zunahme der Proliferation beobachtet werden (unveröffentlichte Beobachtung; Zusammenarbeit mit Prof. Voelter, Physiologisch-Chemisches Institut Tübingen, Dr. von Laue, onkologische Schwerpunktpraxis Niefern-Öschelbronn, Dr. Scheer, Carl Gustav Carus-Institut, Niefern-Öschelbronn). Interessant war aber die Beobachtung, dass Antikörper gegen das cbML auch bei Individuen nachweisbar sein können, die noch nie mit Mistelextrakten Kontakt hatten, und zwar bei 31% von Tumorpatienten und 5% der gesunden Probanden. Ähnliches gilt für die cbML-induzierte Proliferation von Lymphozyten. Dies steht in Gegensatz zu den immunologischen Reaktionen gegenüber ML-1, ML-3 oder Viscotoxinen, die bisher ausschließlich bei Individuen beobachtet werden konnten, die auch bereits Kontakt mit Mistelextrakten hatten. Es muss also eine Art ‚natürliche Immunität' gegenüber cbML geben. Andererseits hat das cbML eine große strukturelle Ähnlichkeit mit Hevein (Stoeva *et al.*, 2001), das z.B. in Latex, Bananen, Avocados etc. nachgewiesen werden kann (Chen *et al.*, 1998), so dass die immunologischen Reaktionen gegenüber cbML auch durch Kreuzreaktionen mit Hevein bei Individuen, die Kontakt mit Hevein-haltigen Substanzen hatten, erklärt werden könnten. Präliminäre Untersuchungen weisen darauf hin, dass die Anti-cbML-Antikörper, die unter Therapie induziert werden, und die ‚präexistierenden' mit Hevein kreuzreagierenden Anti-cbML-Antikörper unterschiedliche Epitope erkennen, d.h. cbML besitzt mindestens zwei immundominante Regionen. Warum aber bei unbehandelten Tumorpatienten die Häufigkeit von Anti-cbML-Antikörpern noch signifikant größer ist als bei gesunden Probanden (31% vs. 5%), ist bisher unklar (z.B. Aktivierung im Rahmen des Tumor-Prozesses?).

Die Bedeutung der Mistelextrakt-spezifischen humoralen und zellulären Immunantwort für die Tumorabwehr ist aber noch völlig offen; möglich ist, dass es sich hierbei lediglich um ein ‚Begleitphänomen' im Rahmen der Immunisierung mit diesen Extrakten als Ausdruck der stattgehabten Auseinandersetzung des Immunsystems mit den einzelnen Komponenten handelt ohne jegliche klinische Relevanz. Eine Korrelation zwischen Anti-ML-1-Antikörpern der verschiedenen Subklassen mit bestimmten Tumorverläufen konnte jedenfalls bisher nicht nachgewiesen werden (Schleyerbach, 2004). Vorstellbar wäre eine Beeinflussung der Tumorabwehr durch diese Mistelextrakt-spezifischen Reaktionen dann, wenn sich eine Kreuzreaktivität mit Tumorantigenen nachweisen ließe; dies ist zwar bisher nicht gelungen, wäre jedoch eine interessante Fragestellung im Hinblick darauf, dass Lektine eine große Rolle als Komponenten von zahlreichen Rezeptoren beim Menschen spielen (East und Isacke, 2002; Vilches und Parham, 2002).

Einfluss von Mistelextrakten auf die TH1/TH2-Balance

Die oben dargestellten Immunreaktionen wie aber auch andere unter Mistelextrakt-Therapie zu beobachtenden Phänomene (z.B. eine zu Beginn der Therapie mit ML-1 reichen Extrakten auftretende Eosinophilie), weisen darauf hin, dass unter dieser Therapieform TH1- oder TH2-Zellen in einer bestimmten Weise beeinflusst werden könnten (Abbildung 1). Auch in der Literatur gibt es Hinweise, dass in Einzelfällen *in vitro* und *in vivo* TH1- oder TH2-assoziierte Zytokine durch Mistelextrakt-Komponenten induziert werden (Hostanska *et al.*, 1995; Stein *et al.*, 1996; Stein *et al.* 1998).

Um dieser Frage nochmals systematisch nachzugehen, haben wir in einer randomisierten Doppelblind-Studie an 48 gesunden Probanden, die entweder mit Iscador Quercus spec (IQ; ML-1-reich), Iscador Pini (IP; ML-1-arm, Viscotoxin-reich) oder Placebo (physiologische Kochsalzlösung) über 12 Wochen behandelt worden waren (Huber *et al.*, 2001, 2002), umfangreiche Untersuchungen zur Zytokinproduktion durchgeführt (kooperative Studie mit Dr. R. Huber, Dr. M. Rostock, Universitätsklinikum Freiburg, Dr. M. Werner, Krebsforschungsinstitut Hiscia, Arlesheim).

Es wurde aber deutlich, dass weder die Gabe von IQ noch von IP die *in vitro*-Produktion TH1-relevanter Zytokine (IFNγ, TNFβ) signifikant im Vergleich zur Placebo-Gruppe veränderte, und zwar weder die Antigen-, d.h. IQ- oder IP-spezifische noch die durch das TH1-Antigen ‚purified protein derivative protein' (PPD) induzierte Zytokinproduktion (Klein *et al.*, 2004a).

Ebenso ließ sich kein signifikanter Effekt der Exposition gesunder Probanden gegenüber IQ oder IP auf die Antigen-(IQ)-spezifische bzw. die durch das TH2-Antigen Tetanus-toxoid-induzierte Produktion der TH2-Zytokine IL-5 oder IL-13 beobachten, so dass man die berechtigte Hypothese aufstellen darf, dass die während der Therapie zu beobachtende Eosinophilie mit großer Wahrscheinlichkeit nicht IL-5-mediiert ist.

Ein interessanter Aspekt dieser Studie war aber, dass bei den Probanden, die IP erhalten hatten, die IP-induzierte IL-5-Produktion während der Exposition von 12 Wochen signifikant abnahm. Detailliertere Analysen ergaben, dass diese Abnahme der IL-5-Produktion vor allem bei der Gruppe von Probanden zu beobachten war, bei denen es sich um Allergiker (Neurodermitis, Rhinitis allergica, allergisches Asthma) handelte, und die bereits vor Exposition eine erhöhte IL-5 Produktion im Vergleich zu den Nicht-Allergikern aufwiesen. Aus dieser Beobachtung könnte möglicherweise ein gewisser ‚anti-allergische' Effekt von IP abgeleitet werden.

Effekte von Mistelextrakten auf Zellen des unspezifischen Immunsystems

Die Aktivierung von Zellen des natürlichen Immunsystems, wie natürlichen Killerzellen (NK), Makrophagen, Granulozyten und Eosinophilen unter Mistel-Therapie ist durch zahlreiche *in vitro-* und *in vivo*-Studien gut belegt (Literaturübersicht bei Berg und Stein, 2001a, 2001b). Auch Zytokine des natürlichen Immunsystems (Tumor-Nekrose-Faktor-α, IL-6, IL-1) werden unter dieser Therapieform sowohl bei Tumorpatienten als auch bei gesunden Probanden verstärkt gebildet (Hajto *et al.*, 1990; Klein *et al.*, 2004a; Stein und Berg, 1996).

Bisher war aber unklar, über welchen Mechanismus das unspezifische Immunsystem aktiviert wird. In einer neueren Studie an 40 gesunden Probanden, die Iscador Quercus special, reines ML-1 und ML-1-depletiertes Iscador Quercus spezial erhalten hatten, konnten wir jetzt zeigen, dass unter Gabe von ML-1-haltigen Extrakten die Produktion von GM-CSF durch PBMC signifikant ansteigt (Zusammenarbeit mit Dr. Huber / Dr. Rostock, Freiburg, Dr. Werner, Arlesheim; unveröffentlichte Beobachtung). GM-CSF bewirkt die Reifung und Rekrutierung von Vorläuferzellen von Granulozyten und Monozyten aus dem Knochenmark sowie deren Aktivierung und ist auch ein wichtiger Faktor für die Freisetzung von Eosinophilen aus dem Knochenmark (Wong *et al.*, 2002; Berghmans *et al.* 2002; Clark, 1987). Die verstärkte Freisetzung von GM-CSF könnte daher sowohl die Aktivierung von Zellen des unspezifischen Immunsystems erklären, als auch den unter der Therapie zu beobachtenden Anstieg der Leukozyten (insbesondere der Neutrophilen) und Eosinophilen (Huber *et al.*, 2001, 2002, siehe auch Beitrag von Huber *et al.* in

(Huber *et al.*, 2001, 2002, siehe auch Beitrag von Huber *et al.* in diesem Buch). Allerdings ist noch nicht bekannt, von welchen Zellen das GM-CSF bei diesen Probanden produziert wird. Die Haupt-Quelle dieses Faktors sind zwar aktivierte T-Lymphozyten, aber er kann auch durch Monozyten, Fibroblasten oder Endothelzellen nach Stimulation mit einer Reihe von Agentien, wie z.B. Endotoxinen, IL-1 oder TNF-α produziert werden (Clark, 1987).

Wie bereits oben erwähnt, ist eine wichtige Voraussetzung für die Aktivierung des spezifischen, aber teilweise auch des unspezifischen Immunsystems die Aufnahme und Präsentation von Antigenen durch Antigen-präsentierende Zellen, z.B. dendritische Zellen (DC) (Abbildung 1). Diese lässt sich nachweisen durch die Generierung von DC aus peripherem Blut von Probanden und den nachfolgenden Nachweis bestimmter Reifungs- und Aktivierungsmarker auf der Oberfläche von DC mittels FACS-Analysen (fluororescence activated cell sorting). Diese Untersuchungen konnten jetzt auch bei Tumorpatienten unter Misteltherapie *in vitro* durchgeführt werden, und es zeigte sich, dass Mistelextrakte in der Tat zur Aktivierung von DC führen (Stein *et al.*, 2002). Präliminäre Verlaufsuntersuchungen bei gesunden Probanden unter Exposition mit Mistelextrakten weisen darauf hin, dass auch die Expression co-stimulierender Moleküle unter der Therapie verstärkt wird (eigene unveröffentlichte Beobachtung). Damit wären die Voraussetzungen für eine effektive Induktion einer Immunantwort gegenüber Mistelextrakten erfüllt.

In der Tumorabwehr spielt das natürliche Immunsystem eine wesentliche Rolle. Aus seiner Aktivierung unter Misteltherapie könnte man daher durchaus auf eine verbesserte Tumorabwehr schließen. Der Beweis eines solchen Zusammenhanges steht aber noch aus. Interessant ist aber die verstärkte Produktion von GM-CSF unter IQ-Therapie; von diesem Faktor ist bekannt, dass er auf Nebenwirkungen im Rahmen einer Chemotherapie einen positiven Effekt hat (Buchsel *et al.*2002), aber möglicherweise auch direkte Anti-Tumor-Aktivität besitzt (Hill *et al.*, 2002, Small *et al.*, 1999).

Zusammenfassung und Schlussfolgerungen

✓ Mistelextrakte enthalten neben ML-1 zahlreiche weitere immunogene Komponenten (weitere Lektine, Viscotoxine, Polysaccharide etc.).

✓ Einige Komponenten induzieren Immunreaktionen durch T- und B-Zellen nur nach vorheriger Exposition (z.B. ML-1, -3, Viscotoxine), gegen andere Komponenten (z.B. cbML) gibt es eine ‚Präimmunität' (natürliche Immunität? Kreuzreaktivität?).

- ✓ Außer einer Antigen (ML, Viscotoxine)-spezifischen Proliferation und Antikörper-Produktion finden sich unter Misteltherapie/Exposition wenig T-Lymphozyten-assoziierte Reaktionen:
  - Keine Produktion von TH1- oder TH2-relevanten Zytokinen (TNFα, IFNγ, IL-5, IL-13) durch PBMC (peripheral blood mononuclear cells)
  - Keine verstärkte Expression von T- oder B-Zell-relevanten Oberflächenmarkern
- ✓ IP scheint eine Komponente zu enthalten, die die IL-5-Produktion unterdrückt, insbesondere bei einer allergischen Disposition.
- ✓ IQ bewirkt eine signifikante Freisetzung von TNFα und GM-CSF.
- ✓ Für die Induktion von GM-CSF scheint das Gemisch (ML-1 plus Restextrakt) notwendig zu sein (die Einzelkomponenten haben keinen Effekt).

⇒ **Mistelextrakte beeinflussen in erster Linie Zellen und Komponenten des natürlichen Immunsystems.**

- ✓ Die Freisetzung von GM-CSF könnte einige der unter Misteltherapie beobachteten Phänomene erklären:
  - Eosinophilie
  - Anstieg der Leukozyten
  - Aktivierung von Granulozyten
  - Verstärkte Migration und Aktivierung von APC
  - Aktivierung von NK-Zellen
  - Verstärkte Freisetzung von Monozyten/Makrophagenzytokinen (TNFα, IL-1, IL-6)
- ✓ Es fehlen weiterhin Untersuchungen, die
  - a) einen Effekt von Mistelextrakten auf die Tumorabwehr und
  - b) einen Zusammenhang zwischen den beobachteten immunologischen Phänomenen und dem postulierten Tumor-Effekt belegen.

Ausblick

Aus obigen Ausführungen lassen sich folgende Fragestellungen hinsichtlich eines spezifischeren Einsatzes von Mistelextrakten ableiten:

- ✓ Inwieweit ist die Therapie mit *IP-ähnlichen* Extrakten bei TH2-mediierten Erkrankungen indiziert (z.B. bei allergischen Erkrankungen, systemischen Autoimmunerkrankungen? Gibt es TH2-induzierte Tumore?)
- ✓ Ist es sinnvoll, *IQ-ähnliche* Extrakte bei bestimmten Erkrankungen einzusetzen, bei denen die Induktion von GM-CSF gewünscht wird (z.B. bestimmte Tumore, Infektionen, Agranulozytosen)?

Literatur

Berg, P. A., Stein, G. M. (2001a): Einfluß einer Misteltherapie auf die Tumorabwehr – Eine kritische immunologische Analyse, In: R. Scheer, R. Bauer, H. Becker, P.A. Berg, V. Fintelmann (Hrsg): Die Mistel in der Tumortherapie, Grundlagenforschung und Klinik, KVC Verlag, Essen: 95–107.

Berg, P. A., Stein, G. M. (2001b): Beeinflußt die Misteltherapie die Abwehr epithelialer Tumoren? Eine kritische immunologische Analyse, Dtsch Med Wschr 126: 339–345.

Berghmans, T., Paesmans, M., Lafitte, J. J., Mascaux, C., Meert, A. P., Jacquy, C., Burniat, A., Steels, E., Vallot, F., Sculier, J. P. (2002): Therapeutic use of granulocyte and granulocyte-macrophage colony-stimulating factors in febrile neutropenic cancer patients. A systematic review of the literature with meta-analysis, Support Care Cancer 10: 181–188.

Buchsel, P. C., Forgey, A., Grape, F. B., Hamann, S. S. (2002): Granulocyte macrophage colony-stimulating factor: current practice and novel approaches, Clin J Oncol Nurs 6: 198–205.

Chen, Z., Posch, A., Cremer, R., Raulf-Heimsoth, M., Baur, X. (1998): Identification of hevein (Hev b 6.02) in Hevea latex as a major cross-reacting allergen with avocado fruit in patients with latex allergy, J Allergy Clin Immunol 102: 476–481.

Clark, S. C., Kamen, R. (1987): The human hematopoietic colony-stimulating factors, Science 236: 1229.

East, L., Isacke, C. M. (2002): The mannose receptor family, Biochim Biophys Acta 1572: 364–386.

Hajto, T., Hostanska, K., Frei, K., Rordorf, C., Gabius, H.J. (1990): Increased secretion of Tumour Necrosis Factor a, Interleukin 1, and Interleukin 6 by human mononuclear cells exposed to b-galactoside-specific lectin from clinically applied mistletoe extract, Cancer Res 50: 3322–3326.

Hill, H. C., Conway, T.,F., Sabel, M. S., Jong, Y. S., Mathiowitz, E., Bankert, R. B., Egilmez, N. K. (2002): Cancer immunotherapy with interleukin 12 and granulocyte-macrophage colony stimulating factor-encapsulated microspheres:

coinduction of innate and adaptive antitumor immunity and cure of disseminated disease, Cancer Res 62: 7254–7263.

Hostanska, K., Hajto, T., Spagnoli, G. C., Fischer, J., Lentzen, H., Herrmann, R. (1995): A plant lectin derived from *Viscum album* induces cytokine gene expression and protein production in cultures of human peripheral blood mononuclear cells, Nat Immun 14: 295–304.

Huber, R., Klein, R., Berg, P. A., Lüdtke, R., Werner, M. (2002): Effects of a lectin- and a viscotoxin-rich mistletoe preparation on clinical and hematologic parameters: A placebo-controlled evaluation in healthy subjects, J Alternat Complement Med 8: 857–866.

Huber, R., Thoma, D., Klein, R., Berg, P. A., Lüdtke, R., Werner, M. (2001): Klinische Wirkungen und Nebenwirkungen eines lektinreichen (Iscador Q spezial) und eines lektinarmen (Iscador Pini) Mistelpräparates – Ergebnisse eienr randomisierten, placebo-kontrollierten Phase I Studie bei Gesunden. In: R. Scheer, R. Bauer, H. Becker, P.,A. Berg, V. Fintelmann (Hrsg): Die Mistel in der Tumortherapie, Grundlagenforschung und Klinik, KVC Verlag, Essen: 473–484.

Klein, R., Claßen, K., Berg, P. A., Lüdtke, R., Werner, M., Huber, R. (2004a): Cytokine release by peripheral blood mononuclear cells from healthy individuals exposed to lectin-rich and viscotoxin-rich mistletoe extracts: a randomised double-blinded placebo-controlled phase I study, Clinical and Experimental Immunology (eingereicht).

Klein, R., Franz, M., Wacker, R., Claßen, K., Scheer, R., von, Laue H. B., Stoeva, S., Voelter, W. (2004b): Demonstration of antibodies to the chitin-binding mistletoe lectin (cbML) in tumor patients before and during therapy with an aqueous mistletoe extract, Eur J Med Res 9: 316–322.

Klein, R., Claßen, K., Berg, P. A., Lüdtke, R., Werner, M., Huber, R. (2002): *In vivo*-induction of antibodies to mistletoe lectin-1 and viscotoxin by exposure to aqueous mistletoe extracts: a randomised double-blinded placebo controlled phase I study in healthy individuals, Eur J Med Res 7: 155–163.

Klein, R., Claßen, K., Fischer, S., Errenst, M., Scheffler, A., Stein, G. M., Scheer, R., van Laue, H. B. (2002:) Induction of antibodies to viscotoxins A1, A2, A3 and B in tumor patients during therapy with an aqueous mistletoe extract, Eur J Med Res 7: 359–367.

Olsnes, S., Stirpe, F., Sandvig, K., Phil, A (1982): Isolation and characterization of viscumin, a toxic lectin from *Viscum album* L. (mistletoe), J Biol Chem 257: 13263–13270.

Peumans, W. J., Verhaert, P., Pfüller, U., van Damme, E. J. M. (1996): Isolation and partial characterization of a small chitin-binding lectin from mistletoe (*Viscum album*), FEBS Letters 396: 261–265.

Samuelsson, G. (1974) : Mistletoe toxins, Syst Zool 22: 566–569.

Schaller, G., Urech, K., Giannattasio, M (1996): Cytotoxicity of different viscotoxins and extracts from the European subspecies of *Viscum album* L., Phytother Res 10: 473–477.

Schleyerbach, P. (2004): Verlauf immunologischer Parameter bei Patientinnen mit Mammakarzinom unter Therapie mit Mistel-Extrakten: eine Anwendungsbeobachtung, Dissertationsschrift.

Schultze, J., Stettin, A., Berg, P. A. (1991): Demonstration of specifically sensitized lymphocytes in patients treated with an aqueous mistletoe extract (*Viscum album* L.), Klin Wschr 69: 397–403.

Small, E. J., Reese, D. M., Um, B., Whisenant, S., Dixon, S. C., Figg, W. D. (1999): Therapy of advanced prostate cancer with granulocyte macrophage colony-stimulating factor, Clin Cancer Res 5: 1738–1744.

Stein, G. M., Büssing, A., Schietzel, M. (2002): Stimulation of the maturation of dendritic cells *in vitro* by a fermented mistletoe extract, Anticancer Res 22: 4215–4219.

Stein, G. M., Henn, W., von Laue, H. B., Berg, P. A. (1998): Modulation of the cellular and humoral immune responses of tumor patients by mistletoe therapy, Eur J Med Res 3: 194–202.

Stein, G. M., Stettin, A., Schultze, J., Berg, P. A. (1997): Induction of anti-mistletoe lectin antibodies in relation to different mistletoe-extracts, Anticancer-Drugs 8 (Suppl 1): 57–59.

Stein, G. M., Berg, P. A. (1996): Evaluation of a fermented mistletoe lectin-1 free mistletoe extract on T-helper cells and monocytes in healthy individuals *in vitro*, Arzneim-Forsch/Drug Res 46: 635–639.

Stein, G. G., Meink, H., Durst, J., Berg, P. A. (1996): Release of cytokines by a fermented lectin-1 (ML-1) free mistletoe extract reflects differences in the reactivity of PBMC in healthy and allergic individuals and tumour patients, Eur J Clin Pharmacol 51: 247–252.

Stein, G., Berg, P. A. (1994): Non-lectin component in a fermented extract from *Viscum album* L. grown on pines induces proliferation of lymphocytes from healthy and allergic individuals *in vitro*, Eur J Clin Pharmacol 47: 33–38.

Stettin, A., Schultze, J. L., Stechemesser, E., Berg, P. A. (1990): Anti-mistletoe lectin antibodies are produced in patients during therapy with an aqueous mistletoe extract derived from *Viscum album* L. and neutralize lectin-induced cytotoxicity *in vitro*, Klin Wschr 68: 896–900.

Stoeva, S., Franz, M., Wacker, R., Krauspenhaar, R., Guthöhrlein, E., Mikhailov, M., Betzel, C., Voelter, W. (2001): Primary structure, isoforms, and molecular modeling of a chitin-binding mistletoe lectin. Arch Biochem Biophys 392: 23–31.

Vilches, C., Parham, P. (2002): KIR: diverse, rapidly evolving receptors of innate and adaptive immunity, Annu Rev Immunol 20: 217–251.

Voelter, W., Wacker, R., Franz, M., Maier, T., Stoeva, S. (2000): Complete structural characterization of a chitin-binding lectin from mistletoe extracts, J Prakt Chem 342: 812–818.

Wong, C. K., Zhang, J., Ip, W. K., Lam, C. W. (2002): Intracellular signal transduction in eosinophils and its clinical significance, Immunopharmacol Immunotoxicol 24: 165–186.

Korrespondenzadresse:
Prof. Dr. med. Reinhild Klein
Universität Tübingen, Immunpathologisches Labor, Medizinische Klinik II,
Otfried-Müller-Str. 10, 72076 Tübingen
reinhild.klein@med.uni-tuebingen.de

Improvement of Patient Survival Upon Antitumor Vaccination with an Autologous Tumor Cell Vaccine Modified by Virus Infection

Verbesserung des Überlebens von Krebs-Patienten durch Antitumor-Immunisierung mit einer durch Virusinfektion modifizierten autologen Tumorzellvakzine

V. Schirrmacher

Summary

For active specific immunotherapy of cancer patients we designed the autologous virus-modified tumor cell vaccine ATV-NDV. The rationale of this vaccine is to link multiple tumor associated antigens (TAAs) from individual patient-derived tumor cells with multiple danger signals (DS) derived from virus infection (dsRNA, HN, IFNα). This allows activation of innate immune responses by distinct cell types (monocytes, dendritic cells, NK cells) as well as adaptive immune responses (CD4 and CD8 memory T cells). Pre-existing anti-tumor memory T cells from cancer patients could be activated by anti-tumor vaccination with ATV-NDV as seen by augmentation of anti-tumor memory delayed type hypersensivity (DTH) responses. In a variety of phase II vaccination studies, an optimal formulation of this vaccine could improve long-term survival beyond what is seen in conventional standard therapies. A new concept is presented which proposes that a certain threshold of anti-tumor immune memory plays an important role i) in the control of residual tumor cells which remain after most therapies and ii) for long-term survival of treated cancer patients. This immune memory is T cell based and most likely maintained by persisting TAAs from residual dormant tumor cells. Such immune memory was prominent in the bone marrow in animal tumor models as well as in cancer patients. Immunization with a tumor vaccine in which individual TAAs are combined with DS from virus infection appears to have a positive effect on anti-tumor immune memory and on patient survival.

Keywords

Memory T cells, tumor vaccine, Newcastle Disease Virus, tumor-antigen, immunotherapy

Zusammenfassung

Zum Zwecke einer aktiv-spezifischen Immunisierung als Zusatztherapie haben wir für Krebspatienten die Patienten-eigene Virus-modifizierte Tumorzellvakzine ATV-NDV entwickelt. Die Rationale bei dieser Vakzine besteht darin, dass multiple Tumor-assoziierte Antigene von Tumorzellen des Patienten mit multiplen Gefahrensignalen, die durch Virusinfektion entstehen, verbunden werden. Durch Infektion mit dem Newcastle Disease Virus (NDV) werden im Zytoplasma Doppelstrang-RNA (dsRNA), auf der Zelloberfläche virale Moleküle (HN) und in der Umgebung der Vakzine Interferon-α und Chemokine als Gefahrensignale eingeführt. Dieses führt zur Aktivierung von Komponenten der natürlichen Immunabwehr (Monozyten, Dendritische Zellen, NK-Zellen) wie auch von Komponenten der adaptiven Immunabwehr (CD4 und CD8 Gedächtnis-T-Zellen). Antitumorale Memory T-Zell-Reaktionen konnten bei Krebspatienten durch Immunisierung mit der ATV-NDV-Vakzine erhöht werden, was durch DTH-Reaktionen nachgewiesen wurde. In einer Vielzahl von Phase-II Vakzinierungsstudien führte die Anwendung einer optimalen Formulierung dieser Vakzine zu einer Verbesserung des Langzeitüberlebens im Vergleich zu Standardtherapien.

Zur Interpretation der Befunde wird ein neues Konzept vorgeschlagen. Es postuliert, dass ein Mindestmaß von antitumoralem immunologischem Gedächtnis für das Langzeitüberleben der behandelten Patienten eine wichtige Rolle spielt. Es kann eine wichtige Kontrollfunktion über residuale Tumorzellen ausüben, die nach den meisten Standardtherapien noch im Körper des Patienten verblieben sind. Dieses immunologische Memory basiert auf T-Lymphozyten und wird sehr wahrscheinlich durch persistierendes Tumor-assoziiertes Antigen der residualen Tumorzellen aufrecht erhalten. Dadurch entsteht eine Balance zwischen Resttumor und Immunkontrolle, ein Zustand der sich als Tumor-Dormancy oder Stable-Disease manifestieren kann. Ein derartiges immunologisches Memory wurde von uns besonders im Knochenmark von Versuchstieren und von Krebspatienten nachgewiesen. Immunisierung mit der Tumorvakzine ATV-NDV, in der individuelle Tumorantigene mit Gefahrensignalen assoziiert werden, scheint einen positiven Effekt auf antitumorales, immunologisches Memory und auf das Gesamtüberleben zu haben.

Schlüsselwörter

Gedächtnis-T-Zellen, Tumorvakzine, Newcastle Disease Virus, Tumor-assoziiertes Antigen, Immuntherapie

Introduction

The host immune response to foreign challenge requires the coordinated action of both the innate and acquired arms of the immune system. The innate immune response not only provides the first line of defence against microorganisms but also the biological context – the "danger signal" (DS) – that instructs the adaptive immune system to mount a response (Gallucci and Matzinger, 2001). The adaptive response is mediated by T and B-lymphocytes that have undergone germ-line gene-rearrangements of their antigen specific receptors. This second line of defence is characterized by exquisite specificity and long lasting memory.

Here I summarize our concept and experience with a particular type of tumor vaccine. We exploit the use of virus infection to introduce danger signals into tumor cells in order to activate via anti-tumor vaccination innate immune responses and adaptive antitumor immune responses in connection with long-term immunological memory.

Development of the new concept in animal tumor models

About 20 years ago we started this work in the murine ESb lymphoma animal tumor model. The ESb lymphoma is one of the most aggressive animal tumors. It metastasizes to visceral organs, in particular to the liver and kills syngeneic hosts within about 12 days. We used it as a challenge to design new anti-metastatic therapy strategies. Treatment with cytostatic drugs which were claimed to have anti-metastatic activity were not effective and even reduced the overall survival time. In contrast, postoperative vaccination with a virus-modified – but not with unmodified – ESb cells was able to cause protection from metastases in about 50% of syngeneic mice (Heicappell *et al.*, 1986). The animals developed long-lasting protective immunity which was specific for the ESb tumor line and did not cross-react with other syngeneic or allogeneic tumor lines. It was based on tumor specific immune T cell memory.

For the purpose of virus infection we selected an avian RNA paramyxovirus, namely Newcastle Disease Virus (NDV). Since this was a good choice we continued to use NDV later also for clinical application. NDV is an enveloped virus of 150–300 nm size containing a non-segmented negative stranded RNA of 15 Kb size (Philipps *et al.*, 1998).

NDV can replicate up to 10.000 x better in human cancer cells than in most normal human cells. This finding has prompted much interest in this virus as a potential anticancer agent. The resistance of normal cells to infection by NDV may have to do with their strong interferon α response (Lorence *et al.*, 2001; Schirrmacher *et al.*, 1999).

As a consequence of infection of tumor cells by NDV, tumor cells can be perceived by the immune system as "dangerous" because of the following danger signalling molecules which we have identified: 1) viral HN-molecules (Ertel *et al.*, 1993; Zeng *et al.* 2002a), 2) double-stranded RNA (Alexopoulou *et al.*, 2001), 3) interferon-α, β, (Zeng *et al*, 2002a and 2002b), 4) chemokines (RANTES and IP-10) (Washburn and Schirrmacher, 2002).

Activation of APC function of dendritic cells via NDV oncolysates

Dendritic cells (DCs) are the most important professional antigen-presenting cells (APC) and were recently shown to play an important role in tumor antigen processing and initation of specific T-lymphocyte responses. We evaluated the effects of infecting human tumor cells with NDV on the antigen-presentation capacity of DCs and on their ability to stimulate autologous breast cancer reactive memory T cells. DC pulsed with lysates of virus-infected tumor cells (TuN-L) (viral oncolysates) showed increased expression of costimulatory molecules and induced significantly higher ELISPOT responses in comparison to DCs pulsed with lysates of non-infected tumor cells (Bai *et al.*, 2002). Supernatants from co-cultures of memory T cells and TuN-L pulsed DCs contained increased titers of IFN-α and IL-15. IL-15 supports memory CD8 T cell proliferation and maintenance through interaction with IL-15 receptor α chains on these cells (Lodolce *et al.*, 2001).

Anti-tumor memory T cells in cancer patients

To test for the presence of memory T cells in cancer patients, we investigated bone marrow (BM) of breast cancer patients with respect to tumor cell content, immune activation status and memory T cell content (Feuerer *et al.*, 2001b). BM derived cells from primary operated breast cancer patients (n = 90) were compared with those from healthy donors (n=10) and also with cells from respective blood samples. Cytokeratine 19 positive tumor cells were detected by nested PCR. Three colour flow cytometry was used to identify numbers and activation state of T cells, natural killer (NK) cells, monocytes/macrophages and subsets by a panel of monoclonal antibodies (mAb). The proportion of memory T cells among the CD4 and CD8 T cells was found to be much higher in BM of cancer patients than in healthy donors ($p < 0.001$). The extent of memory T cell increase was related to the size of the primary tumor. The highest relative memory content was detected in patients with T2 tumor stage and these were significantly different from patients both with T1 and T3/4 stages. Thus, with tumor progression, the memory content in T cell populations first steadily increased and then decreased again. Patients with disseminated tumor cells in their BM had more memory CD4 T cells than patients with tumor cell negative BM (Feuerer *et al.*, 2001b). Our proposition from animal studies that BM is a special compartment for immunological memory and tumor dormancy (Khazaie *et al.*, 1994; Müller *et al.*, 1998), had thus been supported by our clinical findings.

Tolerance to tumor-associated antigens

In some of the cancer patients investigated, it was possible to perform a paired analysis of samples from peripheral blood (PB) and bone marrow. In all these cases, the T cells from the blood were negative and did not produce a significant ELISPOT-response, while the BM samples were positive. Since tetramer analysis had shown the presence of TAA specific T cells in PB of breast-cancer patients with a similar frequency to BM samples, these data suggested that the PB derived T cells were tolerant (anergic) and not functional (Feuerer *et al.*, 2001a).

In a human melanoma-specific CD4 T helper clone, NDV infection of autologous melanoma cells induced a B7-1/B7-2 independent T cell-co-stimulatory activity, thereby breaking tolerance (Termeer *et al.*, 2000).

Development of an autologous virus modified tumor vaccine (ATV-NDV) for clinical studies

The question of how to define and select cancer antigens suitable for targets of immunotherapy is important but still unresolved. A major aspect relates to the choice between common (shared) or unique (individual) tumor-associated antigens (TAA). The latter may be more important for tumor rejection responses because corresponding T cell receptors are expected to have higher affinities and because T cells with specificity for unique mutant peptides were found to dominate the immune response in comparison to T cells recognizing shared antigens. The logical extrapolation from this is to use an individualized approach for tumor vaccine generation. We furthermore decided to use autologous tumor cells because we had experienced that protective antitumor immunity in animal tumor models was highly specific for the autologous tumor (Schirrmacher and Heicappell, 1987) and because autologous tumor cells represent the closest possible match to a patients' tumor. Autologous tumor cells might express common TAAs as well as individually unique TAAs derived from mutations or other genetic alterations. The use of whole tumor cells simulates a physiological situation and eliminates the need to first identify the respective TAA.

Thus, the specific component of the vaccine that we developed are patient derived (autologous) live tumor cells (ATV). These are infected by the avirulent strain Ulster of NDV and inactivated by 200 Gy γ-irradiation to produce the vaccine ATV-NDV. Tumor cells can be isolated from freshly operated tumor specimens by mechanical dissection and enzymatic dissociation and can be stored, after controlled freezing in liquid nitrogen. While the first clinical studies employed total dissociated cells from a tumor, we later introduced a further purification procedure to remove tumor infiltrating lymphocytes (TIL) by immunomagnetic beads (Ahlert *et al.*, 1997). In recent studies, cell culture adapted autologous tumor cells are being used. All studies were approved beforehand by local ethical commissions.

We selected the non-lytic strain Ulster for reasons of safety during application in cancer patients and also because we intended to develop a virus infected whole cell cancer vaccine consisting of intact viable irradiated cancer cells. NDV Ulster has a monocyclic abortive replication cycle in tumor cells (Schirrmacher *et al.*, 1999; Ertel *et al.*, 1993). This replication involves the formation of double stranded (ds) RNA which functions as a danger signal and activates Toll-like receptor 3 (Alexopoulou *et al.*, 2001). Thus we tried to link the expression of TAAs with danger signals (Gallucci and Matzinger, 2001, Matzinger, 2002).

Phase I clinical studies: optimization of vaccine composition

After having optimized a technical procedure for isolating live tumor cells from fresh operation specimens and having calculated average yields and stability parameters, we started to perform phase I clinical studies (Schirrmacher *et al.*, 1989; Lehner *et al.*, 1989 and 1990; Manasterski *et al.*, 1990). In the ESb animal tumor model we had described that an optimal vaccine composition which yielded 50% survival benefit after a single inoculation was composed of 10^7 irradiated tumor cells infected by 32 hemagglutinating units (HU) of NDV Ulster. The first systematic optimization studies for the vaccine ATV-NDV were performed in breast carcinoma (Ahlert *et al.*, 1997), colorectal carcinoma (Lehner *et al.*, 1989 and 1990; Manasterski *et al.*, 1990; Schlag *et al.*, 1992, Ockert *et al.*, 1996) and in renal cell carcinoma (Pomer *et al.*, 1995a and b), patients. 2–3 weeks after tumor operation, we applied intradermally at the upper thigh at different sites vaccine which was composed of different numbers of tumor cells and of different doses of virus. 24–48 hours later, the local skin reactions to the vaccine were measured by determining the mean diameter of induration. Optimal skin reactions were observed with 1×10^7 tumor cells infected with 32 HU NDV Ulster. With this vaccine formulation, 85% of colorectal carcinoma patients and 90% of renal carcinoma patients showed about 7–11 mm skin indurations at the vaccination site.

Turning immunological non-responders into responders

We were able to induce in immunological non-responders anti-tumor DTH reactivity. Among 90 cancer patients tested, which did not react to autologous tumor cells before vaccination, 31% changed from a non-responder to a responder phenotype after vaccination with ATV-NDV (at least 3 times). Thus, in these 31% of patients we were able to induce by vaccination a specific anti-tumor DTH memory response.

Correlation between memory DTH responses and prognosis

A positive correlation between increase of DTH responsiveness to ATV after vaccination and prognosis was seen by us (Ockert *et al.* 1996; Pomer *et al.*, 1995a) and others (McCune *et al.*, 1990; Vermorken *et al.*, 1999). A strong increase of anti-tumor DTH reactivity (> 5 mm) to tumor challenge after vaccination (in comparison to the first reactivity) predicted a survival advantage (35 vs 14 months), a correlation that was significant by Wilcoxon test (Pomer *et al.*, 1995a). It has been assumed that such a correlation just reflects a better general immuno-competence and thus better prognosis in this subgroup of patients (Abel, 2002). This is, however, unlikely because we and others did not see a correlation between response to general recall antigens (Mérieux test) and response to autologous tumor cells (Bai *et al.*; 2003, McCune *et al.*, 1990; Bohle *et al.*, 1990; Liebrich *et al.*, 1991). Since there was no DTH reactivity to normal kidney epithelial cells, the correlation seen in renal carcinoma patients (Pomer *et al.*, 1995a) is likely due to activation of specific anti-tumor immune memory.

Side effects

The phase I clinical studies were also performed to evaluate possible side effects. The intradermal vaccinations were well tolerated and could be repeated many times without causing serious problems. A few patients developed mild fever and/or mild head-ache for 1–2 days. There was no evidence for autoimmune phenomena such as vasculitis, hematoid arthritis or lymphatic disorders.

Phase II clinical vaccination studies: evaluation of efficacy

Having seen that anti-tumor vaccination of cancer patients with ATV-NDV could lead to a significant increase of systemic memory DTH responses to autologous tumor cells (ATV), we next engaged on phase II clinical vaccination studies to evaluate clinical efficacy of this approach.

Two studies were performed in colorectal carcinoma with either locally advanced tumor (Ockert *et a*l., 1996) or with operated solitary liver metastasis (Schlag *et al.*, 1992). There was about 25% increase of the 2 year survival rate in both studies. Results from a recent study in *glioblastoma multiforme* (Steiner *et al.*, 2004) revealed a 28% increase of the 2 year survival rate. In a fourth study of patients with recurrent resectable malignant melanoma (Schirrmacher *et al.*, 1998), there was a 20% increase of survival rate in a group of 21 patients. In this study, the comparison was made between a group treated with a vaccine containing at least $3x10^6$ tumor cells and having greater 33% viable cells (b) and another group (a) treated with a vaccine in which both vaccine parameters were below that threshold. This internally controlled study suggests that the observed vaccination effect is not due to a placebo effect because both groups were vaccinated. Instead, the better survival was dependent on the dose ($> 3 \times 10^6$ tumor cells) and quality (> 33% cell viability) of the vaccine product.

Long-term survival

Five year survival benefits after postoperative vaccination with ATV-NDV were seen in two studies with i) locally advanced primary breast cancer (Ahlert *et al.*, 1997) and ii) locally advanced colorectal carcinoma (Ockert *et al.*, 1996). In the latter study we saw a 25% increase of the 5 year survival rate in a group of 20 patients which received a high quality ATV-NDV vaccine. In the breast carcinoma study a later update revealed a 36% increase of the 5 year survival rate in a group of 33 vaccinated patients in which the vaccine contained a least $1.5x10^6$ tumor cells and greater 33% viability.

There was not only a benefit in overall survival as expressed by the percentage of patients surviving for 2 years or 5 years but also when calculating the overall median survival (OS) of the respective whole groups. While in the control group of a malignant melanoma study the OS was 63.6 weeks, in the group vaccinated with a high quality vaccine the survival was about twice as long, namely 126 weeks. The median survival prolongation was 62.4 weeks. Similar results can be reported from a recent anti-tumor vaccination study of patients with *glioblastoma multiforme*. Here the OS in a group of 23 patients vaccinated with a high quality vaccine was more than twice as long as in a control group. Also, the progression free survival (PFS) was about twice as long as in the control group (Steiner *et al.*, 2004).

Postoperative antitumor vaccination with ATV-NDV vaccine of 20 patients with head and neck squamous cell carcinoma (HNSCC) stage III and IV resulted in 61% survival at 5 years (Karcher *et al.*, 2004). This compares favourably with the 38% survival rate at 5 years reported for HNSCC patients of the same subgroup upon standard therapy (Gleich *et al.*, 2003).

In four different tumor types (ovarian carcinoma, glioblastoma, HNSCC, pancreatic carcinoma) in which antitumor vaccinations were performed with ATV-NDV vaccine from autologous tumor cell cultures we observed exceptionally long-term survivors (Steiner *et al.*, 2004; Schirrmacher *et al.*, 1998; Karcher *et al.*, 2004). There was a significant fraction of treated patients, varying from 12% to 73% that consisted of exceptionally long-term survivors. In a few long-term survivor patients we recently succeeded to demonstrate in peripheral blood the presence of antitumor immune memory T cell reactivity (Steiner *et al.*, 2004; Karcher *et al.*, 2004). This was observed even several years after the last vaccination.

Conclusions from survival data of ATV-NDV immunotherapy studies

We like to critically review the obtained results and ask three relevant questions which from a biometrical point of view (Abel, 2002) should be addressed to any cancer therapy:

1. Has the therapy the potential to cause antitumor effects? This question can be clearly answered positively. We were able to demonstrate in various tumor models as well as in studies with human cells that the vaccine can increase the activation of a variety of anti-tumor killer cells including NK cells, macrophages and cytotoxic T lymphocytes. The HN molecule of the virus was proven to play an important role in the activation of killer activity by induction of a strong IFN-α response, by upregulation of TRAIL on monocytes and T cells and by increasing co-stimulatory signals in CTL precursors and T helper cells.
2. Has this therapy a promising antitumoral activity in patients? Since most of our vaccination studies were performed in the postoperative adjuvant situation without residual tumor mass, no direct tumor responses could be determined. In these studies an anti-tumor activity can only be deduced from the survival data. There were, however, singular cases of tumor responses in some studies. From 40 evaluable renal carcinoma patients treated with ATV-NDV and systemic IFN-α, 5 exhibited a complete response (CR), 6 partial remission (PR) and 12 stable disease (SD, median 25 months). 23/40 (57.5%) patients (CR, PR and SD) appeared to have a significant survival advantage compared to patients with progressive disease during the treatment period and to a historic reference group (Pomer *et al.*, 1995a). In a glioblastoma patient with residual disease after operation we saw several months after vaccination with ATV-NDV complete remission (Steiner *et al.*, 2004). In addition, a subgroup of 7 glioblastoma patients with residual tumor mass showed after vaccination with ATV-NDV a median survival which was twice that of a non-vaccinated comparable group (Steiner *et al.*, 2004). The therapy therefore has a promising antitumoral activity in patients.
3. Does this therapy improve survival of treated patients in comparison to standard treatment or to non-treated patients and what is the effect on quality of life? Since the side effects of this treatment are negligible, we conclude that the quality of life of treated patients is not affected in a negative way. The evidence level for survival benefit reached so far is that of phase

II studies. In some studies we used pair-matched controls from patients treated at the same clinic during the same time period without vaccination, in others we used historic controls and in several studies we used actual internal controls with a different formulation of the same vaccine. Prospective randomized controlled studies are needed to validate these findings. The observed improvements in survival rates, between 20% and 36%, the observed median survival prolongation by about 100%, together with significant fractions of exceptionally long-term survivors, however, speak in favour of clinical effectivity of this type of therapy.

References

Abel U (2002): Grundlagen der Biometrie, In: Grundlagen der Komplementäronkologie. Beuth J., Hrsg. Hippokrates Verlag Stuttgart: 51.

Ahlert T, Sauerbrei W, Bastert G, Ruhland S, Bartik B, Simiantonaki N, Schumacher J, Häcker B, Schumacher M, Schirrmacher V (1997): Tumor cell number and viability as quality and efficacy parameters of autologous virus modified cancer vaccines, J Clin Oncol 15: 1354–1366.

Alexopoulou L, Holt AC, Medzhitov, R and Flavell RA (2001): Recognition of double-stranded RNA and activation of NF-kappa B by Toll-like receptor. Nature 413: 732–738.

Bai L, Beckhove P, Feuerer M, Umansky V, Solomayer EF, Diel IJ and Schirrmacher V (2003): Cognate interactions between memory T cells and tumor antigen presenting dendritic cells from bone marrow of breast cancer patients: bi-directional cell stimulation survival and anti-tumor activity *in vivo*. Int J Cancer 103: 73–83.

Bai L, Koopmann J, Fiola C, Fournier P and Schirrmacher V (2002): Dendritic cells pulsed with viral oncolysates potently stimulate autologous T cells from cancer patients. Int J Oncol 21: 685–694.

Bohle W, Schlag P, Liebrich W, Hohenberger P, Manasterski M, Möller P and Schirrmacher V (1990): Postoperative active specific immunization in colorectal cancer patients with virus-modified autologous tumor cell vaccine: first clinical results with tumor cell vaccines modified with live but avirulent Newcastle Disease Virus, Cancer 66: 1517–1523.

Ertel C, Millar NS, Emmerson PT, Schirrmacher V and von Hoegen P (1993): Viral hemagglutinin augments peptide specific cytotoxic T-cell responses. Eur J Immunol 23: 2592–2596.

Feuerer M, Beckhove P, Bai L, Solomayer EF, Bastert G, Diel IJ, Heep J, Oberniedermayr M, Schirrmacher V, Umansky V (2001a) : Therapy of human tumors in NOD/SCID mice with patient derived re-activated memory T cells from bone marrow. Nature Med 7 (4): 452–458.

Feuerer M, Rocha M, Bai L, Umansky V, Solomayer EF, Bastert G, Diel IJ and V. Schirrmacher (2001b): Enrichment of memory T cells and other profound immunological changes in the bone marrow from untreated breast cancer patients, Int J Cancer 92 (1): 96–105.

Gallucci S, Matzinger P (2001): Danger signals: SOS to the immune system., Curr Opin Immunol 13: 114–119.

Gleich LL, Collins CM, Gartside PS et al. (2003): Therapeutic decisions making in stages III and IV head and neck squamous cell carcinoma. Arch. Otolaryngol Head Neck Surg 129: 26–35.

Heicappell R, Schirrmacher V, von Hoegen P et al. (1986): Prevention of metastatic spread by postoperative immunotherapy virally modified autologous tumor cells. I. Parameters for optimal therapeutic effects. Int J Cancer 37: 569–577.

Karcher J, Dyckhoff G, Beckhove P, Reisser C, Brysch M, Ziouta Y, Helmke B, Weidauer H, Schirrmacher V and Herold-Mende C (2003): Anti-tumor vaccination in patients with HNSCC with autologous virus-modified tumor cells. Cancer Research 64: 8057–8061.

Khazaie K, Prifti S, Beckhove P, Griesbach A, Russell S, Collins M and Schirrmacher V (1994): Persistence of dormant tumor cells in the bone marrow of tumor-cell-vaccinated mice correlates with long term immunological protection, Proc Natl Acad Sci 91: 7430–7434.

Lehner B, Schlag P, Liebrich W, Schirrmacher V (1990): Postoperative active specific immunization in curatively resected colorectal cancer patients with virus-modified autologous tumor cell vaccine. Cancer Immunol Immuntherap 32: 173–178.

Lehner B, Liebrich W, Mechtersheimer G, Schirrmacher V, Schlag P (1989): Charakterisierung und erste Ergebnisse einer aktiven spezifischen Immuntherapie bei Patienten mit colorectalem Carcinom, In: Langenbeck's Arch Chir (Suppl.: Chir Forum): 513–517.

Liebrich W, Schlag P, Manasterski M, Lehner B, Stöhr M, Möller P, Schirrmacher V (1991): *In vitro* and clinical characterization of a Newcastle Disease Virus-modified autologous tumor cell vaccine for treatment of colorectal cancer patients, Europ J Cancer 27: 703–710.

Lodolce IP, Burkett PR, Boone DL, Chien M, Ma A (2001): T cell-independent interleukin 15 R alpha signals are required for bystander proliferation, J Exp Med 194: 1187–1194.

Lorence RM, Roberts, MS, Groene, WS, Rabin H. (2001): Replication-competent, oncolytic Newcastle Disease Virus for Cancer Therapy. In: Replication-

Competent Viruses for Cancer Therapy Monogr Virol Hernáiz Driever P, Rabkin SD (eds) Basel, Karger, Vol 22:160–182.
Manasterski M, Liebrich W, Möller P, Schirrmacher V, Schlag P (1990): Active Specific Immunotherapy in Colorectal Cancer and Melanoma. In: R. Klapdor (ed.) Recent Results in Tumor Diagnosis and Therapy, Zuckschwerdt Verlag, München: 499–504.
Matzinger P (2002): The danger model: a renewed sense of self, Science 296: 301–305.
McCune CS, O'Donnell RW, Marquis DM, Saharrabudhe DM (1990): Renal cell carcinoma treated by vaccines for active specific immunotherapy: correlation of survival with skin testing by autologous tumor cells, Cancer Imm Immunother 32: 62–66.
Müller M, Gounari F, Prifti S, Hacker HJ, Schirrmacher V, Khazaie K (1998): Eb-lacZ tumor dormancy in bone marrow and lymph nodes: active control of proliferating tumor cells by CD8+ immune T cells. Cancer Res 58: 5439–5446.
Ockert D, Schirrmacher V, Beck N, Stoelben E, Ahlert T, Flechtenmacher J, Hagmuller E, Bucheik R, Nagel M, Saeger HD (1996): Newcastle Disease Virus infected intact autologous tumor cell vaccine for adjuvant active specific immunotherapy of resected colorectal carcinoma. Clin Cancer Res 2: 21–28.
Phillips, RJ, Samson, AC, Emmerson PT (1998): Nucleotide sequence of the 5'-terminus of Newcastle Disease Virus and assembly of the complete genomic sequence: Agreement with the "rule of six". Arch Virol 143: 1993–2002.
Pomer S, Schirrmacher V, Thiele R, Löhrke H, Staehler G (1995a): Tumor response and 4 year survival data of patients with advanced renal cell carcinoma treated with autologous tumor vaccine and subcutaneous r-IL-2 and IFN-Alpha $_{2b}$, Int J Oncol 6: 947–954.
Pomer S, Thiele R, Staehler G, Löhrke H and Schirrmacher V (1995b): Tumor vaccination in renal cell carcinoma with and without interleukin-2 (IL-2) as adjuvant. A clinical contribution to the development of effective active specific immunization, Urologe-A 34, 215–20.
Schirrmacher V, Haas C, Bonifer R, Ahlert T, Gerhards R, Ertel C (1999): Human tumor cell modification by virus infection: an efficient and safe way to produce cancer vaccine with pleiotropic immune stimulatory properties when using Newcastle Disease Virus. Gene Therap 6: 63–73.
Schirrmacher V, Ahlert T, Pröbstle T, Steiner HH, Herold-Mende C, Gerhards R, Hagmüller E (1998): Immunization with virus modified tumor cells, Seminars in Oncology Vol. 25, No. 6: 677–696.
Schirrmacher V, von Hoegen P, Schlag P, Liebrich W, Lehner B, Schumacher K, Ahlert T and Bastert G (1989): Active specific immunotherapy with autologous tumor cell vaccines modified by Newcastle Disease Virus: experimental

and clinical studies. In: Cancer Metastasis (V. Schirrmacher, R. Schwartz-Albiez (eds.)) Springer Verlag, Berlin, Heidelberg, New York: 157–170.

Schirrmacher V and Heicappell R (1987): Prevention of metastatic spread by post-perative immunotherapy with virally modified autologous tumor cells. II. Establishment of specific systemic anti tumor immunity, Clin Exptl Met 5 (2): 147–156.

Schlag P, Manasterski M, Gerneth Th, Hohenberger P, Dueck M, Herfarth Ch, Liebrich W, Schirrmacher V (1992): Active specific Immunotherapy with NDV modified autologous tumor cells following liver metastases resection in colorectal cancer: First evaluation of clinical response of a Phase II trial, Cancer Immunol. Immunother 35: 325–330.

Steiner HH, Bonsanto MM, Beckhove P, Brysch M, Schuele-Freyer R, Geletneky K, Kremer P, Golamrheza R, Bauer H, Kunze S, Schirrmacher V, Herold-Mende C (2004): Anti-tumor vaccination of patients with *glioblastoma multiforme* in a case-control study: Feasibility, safety and clinical benefit. J Clin Oncology (in print).

Termeer CC, Schirrmacher V, Bröcker E B, and Becker JC (2000): Newcastle Disease Virus infection induces B7-1/B7-2 independent T-cell costimulatory activity in human melanoma cells. Cancer Gene Ther 7: 316–323.

Vermorken JB, Claessen AM, van Tinteren H, Gall HE, Ezinga R, Meijer S, Scheper RJ, Meijer CJ, Bloemena E, Ransom JH, Hanna MG Jr., Pinedo HM (1999): Active specific immunotherapy for stage II and stage III human colon cancer: a randomised trial. Lancet 353: 345–350.

Washburn, B and Schirrmacher V (2002): Human tumor cell infection by Newcastle Disease Virus leads to upregulation of HLA and cell adhesion molecules and to induction of interferons, chemokines and finally apoptosis. Int J Oncol 21: 85–93.

Zeng J, Fournier, P and Schirrmacher V (2002a): Induction of interferon-α and TRAIL in human blood mononuclear cells by HN but not F protein of Newcastle Disease Virus. Virology 297:19–30.

Zeng J, Fournier P, Schirrmacher V (2002b): Stimulation of human natural interferon-α response via paramyxo-virus hemagglutinin lectin-cell interaction, J Molec Med 80: 443–451.

Korrespondenzadresse:
Prof. Dr. Volker Schirrmacher
German Cancer Research Center (DKFZ), Division of Cellular Immunology (D010)
Im Neuenheimer Feld 280, 69120 Heidelberg, Germany
V.Schirrmacher@dkfz-heidelberg.de

Mistletoe Lectins Are Strong Mucosal Adjuvants

Mistellektine sind wirksame mukosale Adjuvantien

E. Ch. Lavelle, G. Grant, K. Pfüller and U. Pfüller

Summary

Certain bacterial toxins can boost the immune responses to mucosally delivered antigens. Recently, it was suggested that plant lectins may also have mucosal adjuvant properties. We examined the effect of co-administration of plant lectins on the immune response to *Herpes simplex* virus gD2 or ovalbumin delivered intranasally (IN). High levels of specific antibody were detected in sera and secretions of mice immunised IN with antigens combined with mistletoe lectins (ML I, ML II, ML III). These responses were comparable to those induced after delivery of antigen with cholera toxin. All three Type 2 ribosome-inactivating proteins (Type 2 RIPs) from the European mistletoe were highly immunogenic and were effective adjuvants when delivered IN. These lectins were also immunogenic when delivered by the oral route. ML I enhanced local and systemic Th2 responses to gD2; potent antigen-specific proliferation and IL-5 production were detected in the spleen and cervical lymph nodes. A number of non-toxic type 2 RIPs were found to be poor immunogens and adjuvants when delivered IN.

Keywords:

Plant lectins, RIP II, mistletoe, *Viscum album*, adjuvant, immune response, bacterial toxins

Zusammenfassung

Bestimmte bakterielle Toxine können die Immunantwort auf ein mucosal appliziertes Antigen verstärken. In der vorliegenden Arbeit wird gezeigt, dass Pflanzenlektine als potente Adjuvantien bei Immunisierung über die Mukosa fungieren können. Untersucht wird die intranasale (IN) Ko-Applikation von

Pflanzenlektinen in ihrem Einfluss auf die Immunantwort auf das *Herpes simplex*-Virus-Protein gD2 oder Ovalbumin. Es werden hohe Titer an spezifischen Antikörpern in Serum und Sekretionen bei kombinierter Applikation von Antigen und Mistellektin I (ML I) beobachtet, vergleichbar mit analogen Befunden bei Ko-Applikation von bakteriellen Toxinen wie Choleratoxin. Alle drei Isoformen der Ribosomen inaktivierenden Lektine des Typs 2 der Mistel (*Viscum album* L., ML I, ML II und ML III) sind stark immunogen und gleichzeitig effektive Adjuvantien bei IN-Applikation. Diese Lektine sind ebenfalls analog wirksam bei oraler Anwendung. ML I verstärkt die lokale und systemische Th2-Antwort auf gD2. Eine gesteigerte Antigen-spezifische Proliferation und eine erhöhte IL-5-Produktion in der Milz und in zervikalen Lymphknoten wurden beobachtet. Bisher untersuchte Non-Typ 2-Lektine erwiesen sich als schlechte Antigene und Adjuvantien bei IN-Applikation.

Schlüsselwörter:
Lektine, RIP II, Mistel, *Viscum album*, Adjuvans, Immunantwort, bakterielle Toxine

Introduction

Mucosal vaccination is attractive as an alternative application route compared with parenteral immunization using poor antigens. Recent studies show that adjuvants can induce both cellular and humoral response (Berzofsky *et al.*, 2001). Certain bacterial toxins can boost the immune responses to mucosally delivered antigens (Lavelle *et al.*, 2001; 2000). Recently, it was suggested that plant lectins may also have mucosal adjuvant properties (Lavelle *et al.*, 2000). We examined the effect of co-administration of plant lectins and plant lectins of type II RIPs (ribosome-inactivating proteins (Pfüller, 2000)) on the immune response to *Herpes simplex* virus gD2 or Ovalbumin delivered intranasally (IN) (Lavelle *et al.*, 2004).

Materials and Methods

Lectins

Plant lectins LEA (tomato lectin), PHA (phythemagglutinin), WGA (wheat germ agglutinin) and UEA-1 (*Ulex europeus* agglutinin) were from SIGMA. The Mistletoe lectins from *Viscum album* L. (MLs) belong to two classes of lectins, i) RIP II, (ML I, ML II and ML III) and, ii) VisalbCBL (chitin-binding lectin from *Viscum album*) were isolated and purified as described (Eifler *et al.*, 1994). The endotoxin content of ML I was following three affinity purification steps less than 0.1 IU.

Antigen

OVA (ovalbumin, type V) was from SIGMA; gD2, *herpes simplex* virus glycoprotein gD2 was provided by the Chiron Corporation (Emeryville, CA).

Mice

Balb/c (Olac, UK) were immunized intranasally (IN) as described in the legend of figure 1.

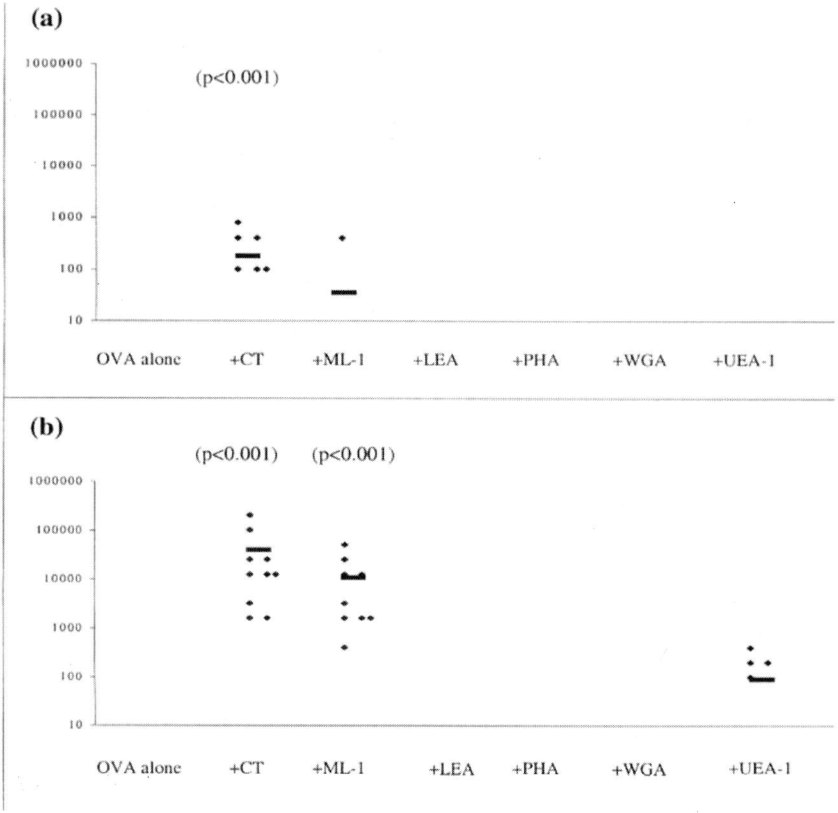

Figure 1 a–b: Oral uptake of antigens and immune responses.
OVA-specific serum IgG antibody titres from mice immunised intranasally on days 1, 14, 28 and 42 with either OVA (10 µg) alone or OVA (10 µg) together with CT (1 µg), LEA (10 µg), PHA (10 µg), WGA (10 µg) or UEA-I (10 µg). Sera were collected 1 day before each immunisation and at the termination of the study. (a) Serum IgG titres after one dose (day 13), (b) serum IgG titres after two doses (day 27) Points refer to individual data and the symbol (—) represents the mean titre. p values in parentheses refer to significance of data compared with the OVA only group.

Results and Discussion

High levels of specific antibody were detected in sera and secretions of mice immunised IN with antigens combined with mistletoe lectin I (ML I). These responses were comparable to those induced after delivery of antigen with cholera toxin.

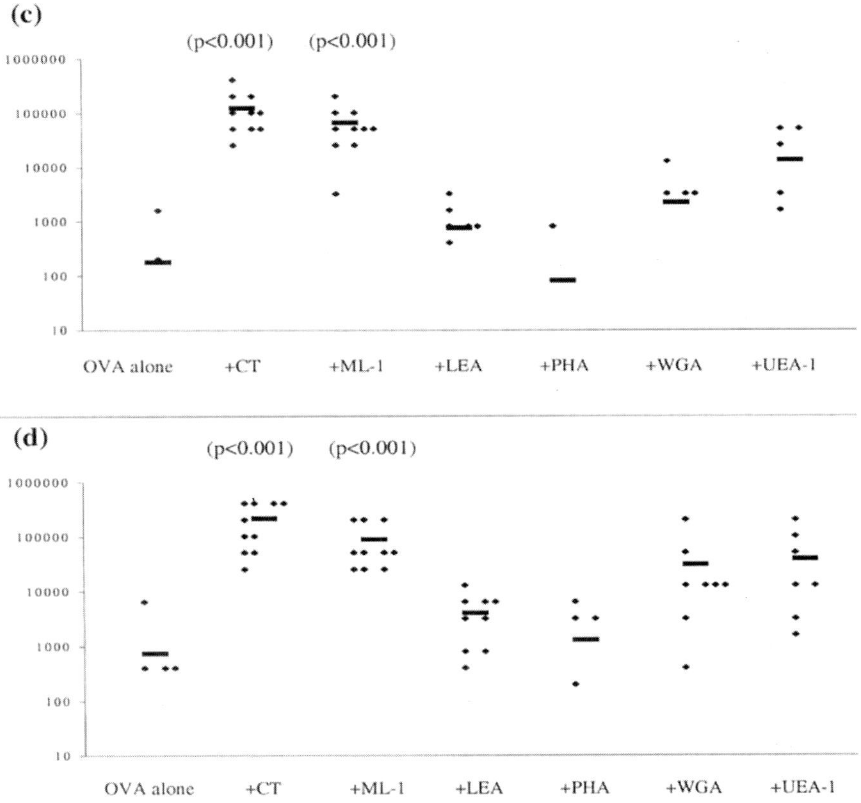

Figure 1 c–d: Oral uptake of antigens and immune responses.
OVA-specific serum IgG antibody titres from mice immunised intranasally on days 1, 14, 28 and 42 with either OVA (10 µg) alone or OVA (10 µg) together with CT (1 µg), LEA (10 µg), PHA (10 µg), WGA (10 µg) or UEA-I (10 µg). Sera were collected 1 day before each immunisation and at the termination of the study. (c) Serum IgG titres after three doses (day 41), (d) serum IgG titres after the final dose (day 56). Points refer to individual data and the symbol (–) represents the mean titre. p values in parentheses refer to significance of data compared with the OVA only group.

All three ribosome-inactivating proteins (type II RIPs) from the European mistletoe were highly immunogenic and were effective adjuvants when delivered IN. These lectins were also immunogenic when delivered by the oral route. ML I enhanced local and systemic Th2 responses to gD2; potent antigen-specific proliferation and IL-5 production were detected in the spleen and cervical lymph nodes. A number of non-toxic type II RIPs were found to be poor immunogens and adjuvants when delivered IN.

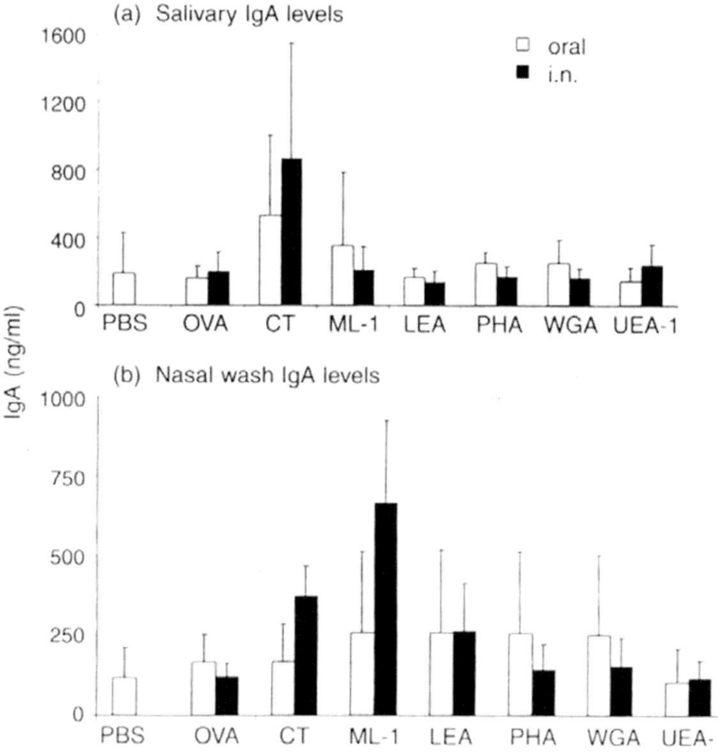

Figure 2: Adjuvant activities of lectins and lectin-like toxins (CT).
Total IgA levels (ng/ml) measured in the saliva (a) and nasal washes (b) of mice after three oral or IN doses of antigen. Mice were immunized IN with 10µg OVA/plant lectin or 1 µg CT (cholera toxin), or orally with 100 µg OVA/plant lectin or 10 µg CT. Data represent the mean ± SD.

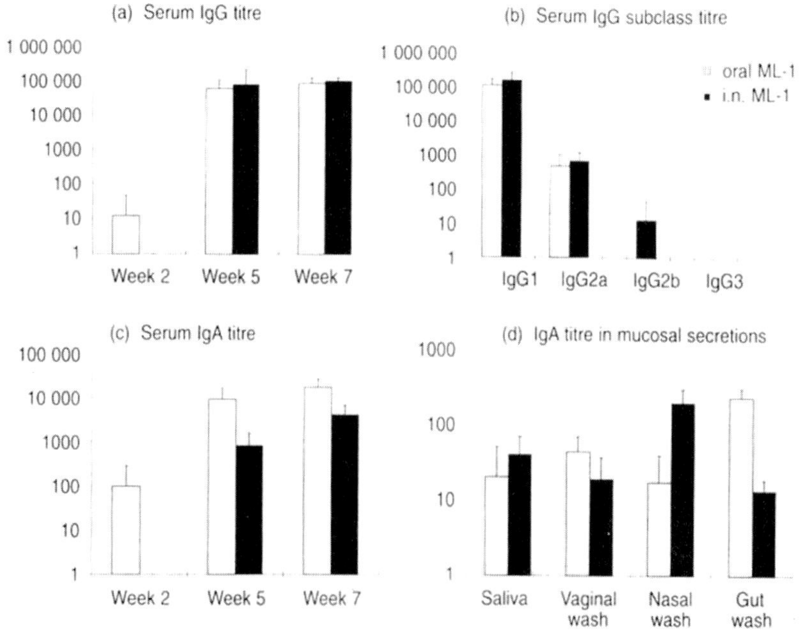

Figure 3: Oral uptake of ML I and antibody response.
Specific antibody responses measured in mice immunized with ML I by the oral or IN route. Mice were immunized IN with 10 µg ML I or orally with 100 µg ML I. Data represent the mean ± SD. (a) Serum IgG titres after one, two and three doses; (b) IgG antibody sub-class titres 2 weeks after the third dose; (c) serum IgA titres after one, two and three doses; (d) IgA titres in mucosal secretions of mice 2 weeks after the third dose of ML I.

Table 1: Serum antibody responses following co-administration of lectins and gD2.

Lectin	**IgG titre Serum**	**IgA titre Serum**	**animals died**
ML I	313.600	2.700	5/10
ML II	655.360	520	3/10
ML III	179.200	520	2/10
Choleratoxin	523.378	7111	2/10

Acknowledgements

The authors acknowledge the AIF of the Ministry of Education and Research in Germany for support.

References

Berzofsky, J. A., Ahlers, J. D., Belyakov, I. M. (2001) Strategies for designing and optimizing new generation vaccines. Nat Rev Immunol 1 (3): 209–219.

Eifler, R., Pfüller, K., Göckeritz, W., Pfüller, U. (1994): Improved procedures for isolation of mistletoe lectins and their subunits: lectin pattern of the European mistletoe. In: J. Basu, M. Kundu, P. Chakrabarty (eds.): Lectins: Biology, Biochemistry, Clinical Biochemistry 9:144–151, Wiley Eastern Limited, New Delhi, India.

Lavelle, E. C., Grant, G., Pusztai, A., Pfüller, U., O'Hagan, D. T. (2000): Mucosal immunogenicity of plant lectins in mice. Immunology 99: 30–37.

Lavelle, E. C., Grant, G., Pusztai, A., Pfüller, U., O'Hagan D. T. (2001): The identification of plant lectins with mucosal adjuvant activity, Immunology 102: 77–86.

Lavelle, E. C., Grant, G., Pfüller, U., O'Hagan D. T. (2004): Immunological implications of the use of plant lectins for drug and vaccine targeting to the gastrointestinal tract. J Drug Targeting (2): 89–95 and loc. cit.

Pfüller, U. (2000): Chemical constituents of european mistletoe (*Viscum album* L.). Isolation and characterisation of the main relevant ingredients: lectins, viscotoxins, oligo-/polysaccharides, flavonoides. In: Büssing A. (ed.): Mistletoe. The Genus Viscum. Amsterdam: Harwood Academic Publishers, 101–22.

[1]Prof. Dr. Edward Charles Lavelle, [2]Dr. George Grant, [3]Dr. Karola Pfüller and [3]Prof. Dr. Uwe Pfüller

[1] Infection and Immunity Group, National University of Ireland, Maynooth, Ireland

[2] Rowett Research Institute, Bucksburn, Aberdeen, Scotland

[3] Institut für Phytochemie, Private Universität Witten/Herdecke gGmbH, Stockumer Str. 10, D-58453 Witten

Korrespondenzadresse:

Prof. Dr. Uwe Pfüller, Private Universität Witten/Herdecke gGmbH, Fakultät für Biowissenschaften, Institut für Phytochemie, Stockumer Straße 10, 58453 Witten
uwep@uni-wh.de

The Profile of *Viscum album*-Extract – Immunological and Molecular Biological Investigations

Das Profil von *Viscum album*-Extrakt – Immunologische und molekularbiologische Untersuchungen

E. Kovacs

Summary

In different clinical and molecular biological studies we investigated the effect of *Viscum album* extract on the serum parameters of IL-12, IL-16, IL-6, soluble IL-6 receptor (sIL-6R) and soluble gp130 (sgp130), on the expression of surface receptors IL-6 and gp130.

In 46 patients having different tumours and survived longer than 1 year (80%) the serum values of IL-6, sIL-6R and sgp130 decreased significantly during the therapy, those of IL-12 and IL-16 were without alteration. In patients with rapid progression who died within 3 months (20%), the serum values of IL-6 increased significantly, whereas the other investigated parameters (IL-12, IL-16, sIL-6R and sgp130) did not change.

In 12 patients with B-cell lymphoma having long-term therapy the values of IL-6 were decreased, those of sIL-6R and sgp130 elevated. Clinical data show that 6/12 patients had complete remission. In the 15 lymphoma patients having short-term therapy only the values of sgp130 were elevated. Only 2/15 patients had a complete remission.

In a human myeloma cell line OPM-2 *Viscum album* extract did not affect the expression of surface receptors IL-6 and gp130 and did not lead to production of IL-6. Although the survival of the cells was not impaired, *Viscum album* extract inhibited the proliferation of this tumour cells significantly.

The results give evidence that *Viscum album* extract treatment has a beneficial effect on the clinical condition of tumour patients. It decreased the high serum values of IL-6, sIL-6R and sgp130. The proliferation of multiple myeloma cell was inhibited.

Keywords:
Viscum album extract, IL-12, IL-16, IL-6, IL-6R, sIL-6R, gp130, sgp130, tumour patients, proliferation, multiple myeloma.

Zusammenfassung

Der Effekt von *Viscum album*-Extrakt wurde in klinischen und molekularbiologischen Studien auf verschiedene Parameter geprüft.

Bei 46 Tumorpatienten wurden die folgenden Serumparameter vor und während Behandlung getestet: IL-12, IL-16, IL-6, sIL-6 Rezeptor und sgp130. Die Serumspiegel von IL-6, sIL-6 Rezeptor und sgp130 waren signifikant niedriger während der Behandlung bei Patienten, die länger als 1 Jahr nach der Untersuchung noch lebten (80%). Die Werte von IL-12 und IL-16 waren nicht verändert. Bei Patienten mit einer Tumorprogression (20%) und mit einer Überlebenszeit von weniger als 3 Monaten waren die Serumwerte von IL-6 signifikant erhöht. Alle anderen Parameter haben sich nicht verändert.

Bei 12 Patienten mit B-Zell Lymphomen und mit langjähriger *Viscum album*-Behandlung waren die Serumwerte von IL-6 signifikant niedriger, diejenigen von sIL-6 Rezeptor und sgp130 erhöht. Klinisch hatten 6/12 Patienten eine komplette Remission. Bei 15 Lymphompatienten mit kurzfristiger Therapie waren nur die Werte von sgp130 signifikant erhöht. Klinisch hatten 2/15 Patienten eine komplette Remission.

In einem *in vitro*-Modell hat *Viscum album*-Extrakt die Zahl der IL-6 Membranrezeptoren und diejenige von gp130 der menschlichen Myelomzellen OPM-2 nicht beeinflusst. Die IL-6 Produktion und die Lebensfähigkeit der Zellen waren nicht beeinträchtigt. *Viscum album* hemmte signifikant die Proliferation dieser Tumorzellen.

Die Resultate bestätigen, dass *Viscum album*-Extrakt den klinischen Zustand der Tumorpatienten verbessert, die erhöhten Serumwerte von IL-6, sIL-6 Rezeptor und sgp130 erniedrigt und die Proliferation der Myelomzellen OPM-2 hemmt.

Schlüsselwörter:
Viscum album-Extrakt, IL-12, IL-16, IL-6, IL-6R, sIL-6R, gp130, sgp130, Tumorpatienten, Proliferation, multiples Myelom

Introduction

IL-6 as a multifunctional cytokine is produced by various cells including monocytes/macrophages, fibroblasts, endothelial cells, B cells, T cells and some tumour cells. This cytokine plays a key role in the introduction and maintenance of the inflammatory response, in the T cell activation and the B cell differentiation. IL-6 mediates its function through a cell surface receptor. This composes two membrane proteins: a ligand-binding subunit (IL-6R alpha) and a signal-transducing glycoprotein (gp130). Both of these components have a soluble form. The soluble IL-6 receptor (sIL-6R) as an agonist enhances the biological effect of released IL-6 (Mackiewiz *et al.*, 1992; Gaillard *et al.*, 1997). About 70% of secreted IL-6 forms a complex with the sIL-6R in the blood and binds directly to membrane gp130. Almost every cell expresses gp130 on the membrane, in contrast to IL-6R, which exits only on specific cells. The soluble form of gp130 (sgp130) as a potent endogenous antagonist inhibits the effects of the IL-6/sIL-R complex (Narazaki *et al.*, 1993). A variety of malignant tumours are correlated with the progression of the disease (Zhuang and Adachi, 1999; Barber *et al.*, 1991; Belluco *et al.*, 2000; Nishimura *et al.*, 2000). Lymphomas are malignant diseases arising from lymphoreticular cells. More than 90% of NHLs (non-Hodgkin's lymphoma) are derived from the B cell lineage. Elevated levels of IL-6 have been found in serum from patients with newly diagnosed lymphomas (Stasi *et al.*, 1995; DuVillard *et al.*, 1995; Kurzrock *et al.*, 1993; Seymour *et al.*, 1997). IL-12 or natural stimulator factor is produced by different cell types, mainly by monocytes/macrophages. IL-12 induces the Th1-type cells (T helper) response, but inhibits the Th2-type cells response. In a previous study we found a stage-dependent increase of the IL-12 in values of sera of tumour patients (Kovacs, 2001). IL-16 as a T cell-specific chemoattractant factor is produced mainly by activated CD8+ T cells. This cytokine was significantly elevated during the progression (Kovacs, 2001).

Viscum album (VA) extract is used in the treatment of cancer patients either alone or in addition to chemo/radiotherapy. It has been shown that treatment with VA extract as immunomodulator leads to increased production of Th1-type cytokines in cancer patients (Kovacs, 2000).

We investigated the serum levels of IL-6, sIL-6R, sgp130, IL-12 and IL-16 in 46 tumour patients before and during treatment with VA extract. In the next study we included 27 patients with non-Hodgkin's lymphoid malignancies derived from B cells. The levels of IL-6, sIL-6R and sgp130 was measured in patients with short-time or long-time therapy of VA extract. Additionally, we investigated the effect of VA extract on a cultivated human multiple myeloma cell line (OPM-2). As parameters we took the proliferation, the viability, the membrane expression of IL-6R and gp130, the IL-6 production of the tumour cells and the amount of sIL-6R in the supernatant.

Materials and Methods

Study I

46 patients with different types of tumour (breast>gastrointestinal>uterine/ovar>renal/bladder>lung, soft tissue) were included and investigated before VA therapy and several times (2-5 times within 2-6 months) during this treatment. *Viscum album* extract (Iscador® M or M spezial) was administered s. c. according to the usual treatment schedule (0.01 mg on days 1 and 2; 0.1 mg on days 3 and 4; 1 mg on days 5-7; 2 mg on days 8-14 or 5 mg on days 15 onwards, twice or three times per week). The levels of serum proteins (IL-12, IL-16, IL-6, sIL-6R and sgp130) in serum were determined by ELISA. The criterion for an elevated serum level was the previously measured mean control values + 2SD (Kovacs, 2001; 2001a).

Study II

27 patients with different B cell lymphomas were divided into two groups according to the duration of treatment with VA extract: (A) long-term (2-14 years, n=12 patients) and (B) short-term (1-15 months, n=15 patients). Three different types of VA extract were used in the therapy of the patients: *Viscum album* M or Qu or P. The serum levels of IL-6, sIL-6R and sgp130 were determined by ELISA. For the limit of an elevated serum level of the parameters we took the mean of controls +2SD (Kovacs, 2001; 2001a).

Study III

The OPM-2 human myeloma cell line was used. The cells were cultivated with 1 or 0.1 or 0.01 μg/10^4 cells in the proliferation assay, 10 or 1 μg/10^6 cells for the investigation of IL-6 production, the membrane expression of IL-6R and gp130, the amount of sgp130 in the supernatant. Additionally, we tested the same parameters with the recombinant human IL-6 (doses: 10 or 1 ng/10^4 cells for investigation of the proliferation, 100, 50, 5, 0.5, 0.05 ng/10^6 cells of the membrane expression of IL-6R and gp130, the amount of sgp130 in the supernatant).

Results

Study I

After investigation the patients were divided into two groups, those who survived longer than 1 year (n=37) and those who died within 3 months (n=9). Table 1 and Table 2 present the serum values (mean±SEM) of IL-12, IL-16, IL-6, sIL-6R and sgp130 in tumour patients before and during treatment. In patients with longer survival (Table 1) the mean values both of IL-12 and IL-16 were not significantly changed during the treatment. However, the number of patients with elevated serum levels of IL-16 was markedly higher than with IL-12, but without significance. The serum values of IL-6, sIL-6R and sgp130 and the number of patients with high values before therapy were all significantly decreased ($p<0.05$ and $p<0.001$) during the treatment. Table 2 presents the mean values of the 5 parameters in patients who died within 3 months after the end of the investigation. The measured values of IL-12, IL-16, sIL-6R and sgp130 were not significantly different from those of pretreatment. In contrast the serum values of IL-6 were significantly increased ($p<0.05$) during the therapy.

Study II

In 15 B-cell lymphoma patients receiving short-time treatment with VA extract, the serum values of IL-6 and of sIL-6R were not significantly different from controls before and during the therapy. In contrast to these results, the values of sgp130 were significantly increased both before and during the treatment ($p<0.05$). Clinically only 13% of the patients had complete remission. In 12 patients with long-term treatment the values of IL-6 were significantly lower than in controls both 24 hours ($p=0.05$) and 72 hours ($p=0.02$) after injection. The values of sIL-6R and sgp130 were significantly increased at both time points after the application ($p<0.05$). Clinically 50% of the patients had complete remission (Kovacs and Kuehn, 2002).

Table 1: Serum values of IL-12 (pg/ml), IL-16 (pg/ml), IL-6 (pg/ml), soluble IL-6 receptor (ng/ml) and soluble gp130 (ng/ml) in cancer patients (n=37) treated with *Viscum album* (VA) extract. The survival was > 1 year after the investigation.

Parameter	Before therapy		During therapy		Statistical analysis: Therapy versus pretreatment	
	Mean ± SEM	Increased levels N (%)	Mean ± SEM	Increased levels N (%)	Mc Nemar-test	Mann-Whitney U-test
IL-12	122 ± 9.8	15 (40)	138 ± 13	19 (51)	NS	NS
IL-16	425 ± 43	8 (22)	406 ± 30	10 (57)	NS	NS
IL-6	8 ± 1	10 (27)	2.7 ± 0.3	0 (0)	p<0.01	p<0.05
sIL-6R	37 ± 2	11 (30)	31 ± 1.6	2 (5)	p<0.01	p<0.01
sgp 130	366 ± 18	14 (38)	316 ± 15	4 (11)	p<0.01	p<0.001

Table 2: Serum values of IL-12 (pg/ml), IL-16 (pg/ml), IL-6 (pg/ml), soluble IL-6 receptor (ng/ml) and soluble gp130 (ng/ml) in cancer patients (n=9) treated with *Viscum album* (VA) extract. The patients died < 3 months after the investigation.

Parameter	Before therapy		During therapy		Statistical analysis: Therapy versus pretreatment	
	Mean ± SEM	Increased levels N (%)	Mean ± SEM	Increased levels N (%)	Mc Nemar-test	Mann-Whitney U-test
IL-12	155 ± 26	4 (44)	147 ± 20	5 (55)	NS	NS
IL-16	572 ± 58	7 (78)	508 ± 67	5 (55)	NS	NS
IL-6	9.5 ± 2.6	6 (67)	11.9 ± 2.8	7 (78)	NS	p<0.05
sIL-6R	30.6 ± 2.8	2 (22)	30 ± 2.4	1 (11)	NS	NS
sgp 130	423 ± 38	5 (55)	379 ± 43	3 (33)	NS	NS

Study III

Figure 1 presents the results of the investigated parameters in the human multiple myeloma cell line OPM-2. VA extract did not lead to an enhancement of the growth at any dose, on the contrary, it significantly inhibited ($p<0.05$) the spontaneous proliferation of the tumour cells. The effect was not dose-dependent. VA extract did not affect survival, the expression of surface receptors IL-6 and gp130 or the amount of sIL-6R in the supernatant. We did not find any increase of IL-6 production of multiple myeloma cells. In comparison IL-6 (figure 2) increases the proliferation of the myeloma cells ($p<0.001$), upregulates the membrane expression of IL-6, however, in high doses it inhibits the surface expression of gp130 ($p<0.001$).

Discussion

The monocytes-derived IL-12 is a natural killer stimulatory factor and a powerful inducer of Th1-type responses. IL-16 is involved in cell-mediated immune mechanisms of T helper cells and plays an important role in inflammation-associated diseases. IL-12 and IL-16 become significantly elevated with the progression of the tumour disease (Kovacs, 2001). In this study we divided 46 tumour patients according to the survival. As expected, the values of IL-16 and the number of patients with elevated values were significantly higher ($p<0.05$) in patients with rapid progression than in patients with longer survival. The serum levels of IL-12 before therapy showed only a tendency. In contrast to our expectation (Kovacs, 2000), the VA extract therapy did not affect these two parameters.

IL-6 is a multifunctional proinflammatory cytokine, produced by different cell types including certain tumour cells (Roth *et al.*, 1995; Takizawa *et al.*, 1993; Kishimoto, 1989). The soluble form of its membrane receptor is sIL-6R, which as agonist enhances the biological activity of IL-6 by its binding. The circulating soluble gp130 (sgp130) has an antagonistic activity on the IL-6/sIL-6R complex. Therefore, the simultaneous measurements of the three parameters IL-6, sIL-6R and sgp130 are important for the evaluation of the results (Kovacs, 2001a). In this study we found that the serum values of IL-6 before therapy were about twofold higher ($p<0.05$) in patients who died within 3 months compared with those who survived longer.

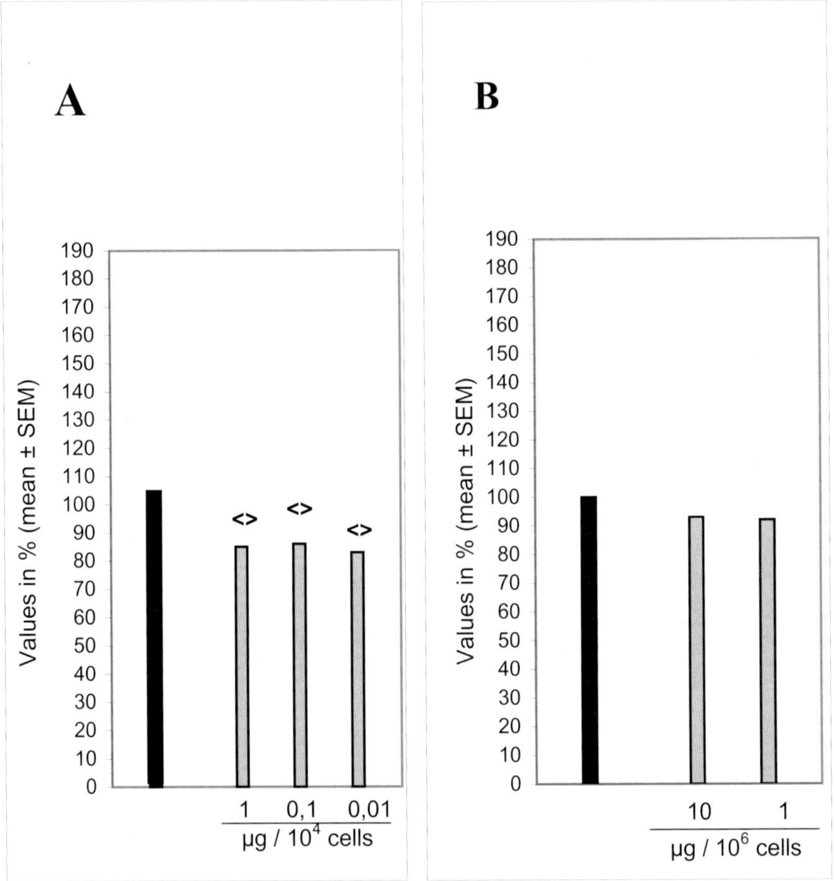

Figure 1 A–B: The effects of *Viscum album* (VA) extract in various concentrations on the human myeloma line OPM-2: Proliferation (A), membrane expression of IL-6R (B). For the proliferation assay the cells were cultivated at a density of 10^4/100 µl, for the measurements of the membrane expression of the surface receptors at a density of 10^6 cells/ml. The results of the six independent experiments are expressed as percentage of the untreated samples (mean±SEM).

■ untreated samples
■ treated samples,
<>p< 0.05; (Dunnett test).

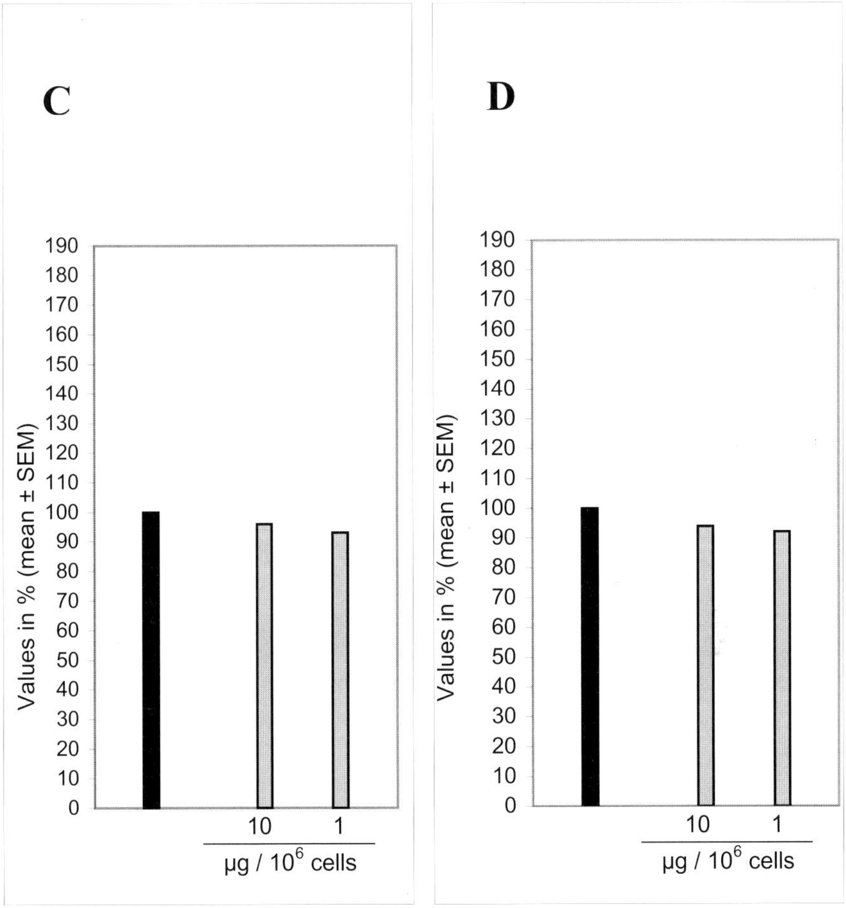

Figure 1 C–D: The effects of *Viscum album* (VA) extract in various concentrations on the human myeloma line OPM-2: Membrane expression of gp130 (C), levels of sIL-6R in the supernatant (D). For the proliferation assay the cells were cultivated at a density of 10^4/100 µl, for the measurements of the membrane expression of the surface receptors at a density of 10^6 cells/ml. The results of the six independent experiments are expressed as percentage of the untreated samples (mean±SEM).

■ untreated samples

□ treated samples,

<>$p< 0.05$; (Dunnett test).

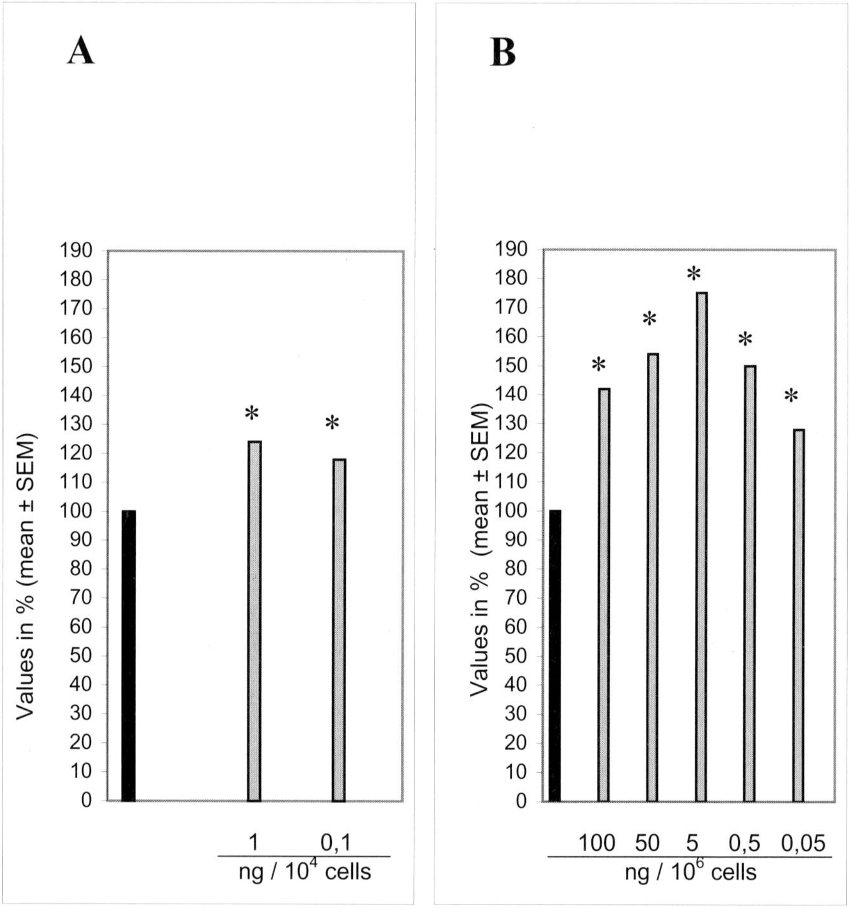

Figure 2 A–B: The effects of IL-6 in various concentrations on the human myeloma line OPM-2: Proliferation (A), membrane expression of IL-6R (B). For the proliferation assay the cells were cultivated at a density of 10^4/100 µl, for the measurements of the membrane expression of the surface receptors at a density of 10^6 cells/ml. The IL-6 was calibrated by comparison with the NIBSC/WHO international standard. 1 µg IL-6 is equivalent to 1.1×10^5 IU. The results of the six independent experiments are expressed as percentage of the untreated samples (mean±SEM).

■ untreated samples

□ treated samples

+ $p<0.01$; * $p<0.001$ (Dunnett test).

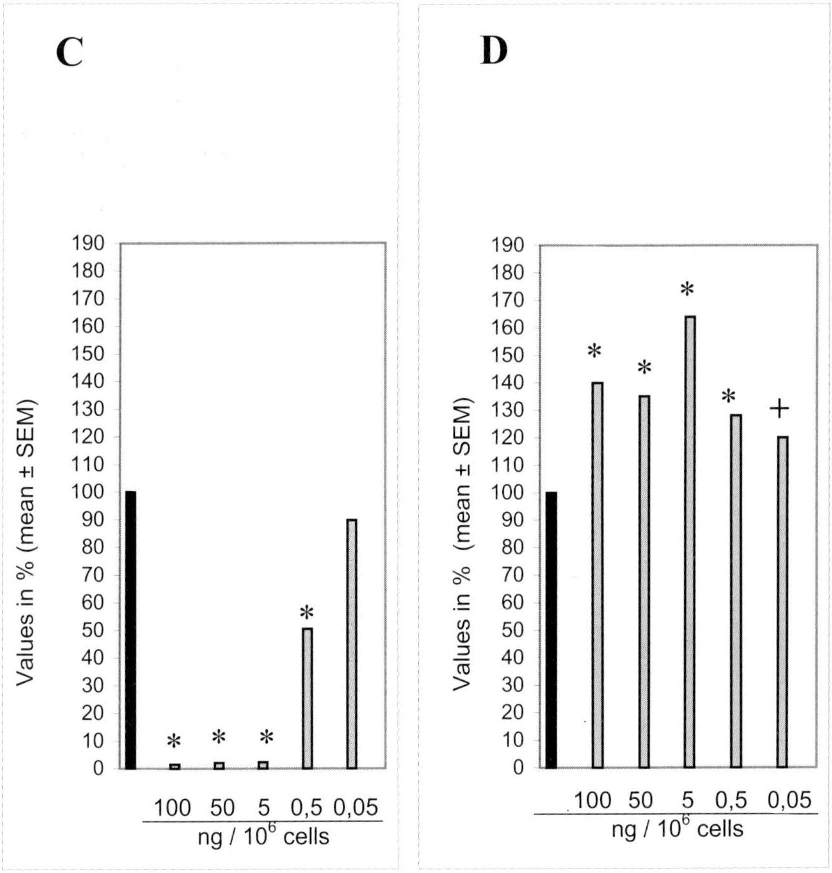

Figure 2 C–D: The effects of IL-6 in various concentrations on the human myeloma line OPM-2: Membrane expression of gp130 (C), levels of sIL-6R in the supernatant (D). For the proliferation assay the cells were cultivated at a density of 10^4/100 μl, for the measurements of the membrane expression of the surface receptors at a density of 10^6 cells/ml. The IL-6 was calibrated by comparison with the NIBSC/WHO international standard. 1 μg IL-6 is equivalent to 1.1×10^5 IU. The results of the six independent experiments are expressed as percentage of the untreated samples (mean±SEM).

■ untreated samples

■ treated samples

+ p<0.01; * p<0.001 (Dunnett test).

The therapy with VA extract decreased the values significantly ($p<0.01$) in patients with longer survival, whereas in patients with short survival they increased ($p<0.05$). These increased levels of IL-6 might be associated with a marked progression of the tumour disease and/or with the inflammatory infiltrates involved in the malignant process of the tumour bulk. If this tumour bulk and additionally the incidental inflammation is reduced by the therapy, the values of IL-6 could be normalised. The serum values of sIL-6R and sgp130 were also significantly decreased ($p<0.001$), whereas in patients with rapid progression they were not altered during the treatment.

In patients with B cell lymphoma the serum levels of IL-6 were in the range of controls after short-term treatment, in patients with long-term treatment the IL-6 values were significantly lower ($p<0.05$). The values of sIL-6R increased only in long-term patients, those of sgp130 increased in both groups ($p<0.05$). The significant positive correlation between the elevated levels of sIL-6R and sgp130 ($p<0.05$) indicates that the potent effect of sIL-6R on the biological activity of IL-6 could be inhibited by sgp130 as antagonist.

It is remarkable that in our studies the values were never extremely high as in case of bacterial infections. It is known that IL-6 exists in three classes of different molecular weights; 25-30 kDa, 150-200 kDa or 450 kDa. Only the IL-6 with a MG of 25-30 kDa is detectable with the commercial ELISA kits. Additionally, about 70% of the secreted IL-6 binds to the sIL-6R, leading to decrease of the free IL-6 in the serum. The cytokine IL-6 could also be masked by its antibodies or alpha2-macroglobulin circulating in serum (Mitsuyama *et al.*, 1995).

The secreted IL-6 affects the cells via autocrine, paracrine or endocrine regulation mechanisms. As presented, the serum levels of IL-6 in the tumour patients were in the low range. Therefore, we suggested that in some cases the autocrine or paracrine mechanisms are more powerful than the endocrine regulation mechanism.

To investigate our assumption we cultivated the human multiple myeloma cell line OPM-2 with VA extract or human IL-6. VA extract did not alter either the membrane expression of IL-6R or gp130 or the amount of sIL-6R in the culture medium. It did not lead to any increase of the IL-6 production of the myeloma cells. The membrane expression of the IL-6 receptor is an excellent parameter for the effect of IL-6. In the study we found a high number of membrane IL-6R, which was upregulated by exogenous IL-6 highly significantly ($p<0.001$). The fact that the OPM-2 cells proliferate spontaneously without detectable IL-6 in the supernatant, suggests an autocrine IL-6 regulation mechanism with an additional paracrine signalling by exogenous IL-6.

By summarising our results it can be stated that in 37 tumour patients with longer survival and in 27 patients with B-cell lymphoma none of those had any increase of IL-6 values in serum during therapy. The IL-6 values were higher only in 9 patients with rapid progression of their malignant disease. We did not find any evidence of an increase of IL-6 in the human multiple myeloma cell line OPM-2 cultivated by VA extract. In addition, we plan to investigate the effect of VA extract on different tumour cell lines.

References

Barber, M. N., Pearson, R. B., Toussaint, D., Richardson, J. L. (1985): Finite-size scaling in the three-dimensional Ising model. Phys Rev B Condens Matter 32 (3): 1720–1730.

Belluco, C., Nitti, D., Frantz, M., Toppan, P., Basso, D., Plebani, M., Lise, M., Jessup, J. M. (2000): Interleukin-6 blood level is associated with circulating carcinoembryonic antigen and prognosis in patients with colorectal cancer, Ann Surg Oncol 7 (2): 133–138.

DuVillard, L., Guiguet, M., Casasnovas, R. O., Caillot, D., Monnier-Zeller, V., Bernard, A., Guy, H., Solary, E. (1995): Diagnostic value of serum IL-6 level in monoclonal gammopathies, Br J Haematol 89 (2): 243–249.

Gaillard, J. P., Liautard, J., Klein, B., Brocher, J. (1997): Major role of the soluble interleukin-6/interleukin-6 receptor complex for the proliferation of interleukin-6-dependent human myeloma cell lines, Eur J Immunol 27: 3332–3340.

Kishimoto, T. (1989): The biology of interleukin-6, Blood 74: 1–10.

Kovacs, E. (2000): Serum levels of IL-12 and the production of IFN-gamma, IL-2 and IL-4 by peripheral blood mononuclear cells (PBMC) in cancer patients treated with *Viscum album* extract, Biomed & Pharmacother 54: 305–310.

Kovacs, E. (2001): The serum levels of IL-12 and IL-16 in cancer patients. Relation to the tumour stage and previous therapy, Biomed & Pharmacother 55: 111–116.

Kovacs, E. (2001a): Investigation of interleukin-6 (IL-6), soluble IL-6 receptor (sIL-6R) and soluble gp130 (sgp130) in sera of cancer patients, Biomed & Pharmacother 55: 391–396.

Kovacs, E., Kuehn, J.-J. (2002): Measurements of IL-6, soluble IL-6 receptor and soluble gp130 in sera of B-cell lymphoma patients. Does *Viscum album* treatment affect these parameters? Biomed & Pharmacother 56: 152–158.

Kurzrock, E., Redman, J., Cabanillas, F., Jones, D., Rothberg, J., Talpaz, M. (1993): Serum interleukin-6 levels are elevated in lymphoma patients and correlate with survival in advanced Hodgkin's disease and with B symptoms, Cancer Res 53: 2118–2122.

Mackievicz, A., Schooltink, H., Heinrich, P. C., Rose-John, S. (1992): Complex of soluble human IL-6-receptor/IL-6 upregulates expression of acute-phase protein, J Immunol 149: 2021–2025.

Mitsuyama, K., Toyonaga, A., Sasaki, E., Ispida, O., Tsurata, O., Harada, K., Tateishi, H., Nishiyama, T., Tinikawa, K. (1995): Soluble interleukin-6 receptors in inflammatory bowel disease: relation to circulating interleukin-6, Gut 36: 45–49.

Narazaki, M., Yasukawa, K., Saito, T., Oshugi, Y., Fukui, H., Koishihara, Y. Yancopoulos, G. D., Taga, T., Kishimoto, T. (1993): Soluble form of interleukin-6 signal-transducing receptor component gp130 in human serum possessing a potential to inhibit signals through membrane-anchored gp130, Blood 82: 1120–1128.

Nishimura, R., Nagao, K., Matsuda, M., Baba, K., Matsuoka, Y., Yamashita, H., Fukuda, M., Higuchi, A., Saiki, T. (1995): Benefits of Medroxyprogesterone Acetate (MPA) in Advanced or Recurrent Breast Cancer with Higher Serum Concentration, Breast Cancer 2 (2): 133–141

Roth, M., Nauck, M., Tamm, M., Perrochoud, A. P., Ziesche, R., Block, L. H. (1995): Intracellular interleukin-6 mediates plateled-derived growth factor-induced proliferation of nontransformed cells, Proc Natl Acad Sci USA 92: 1312–1316.

Seymour, J. F., Talpaz, M., Hagemeister, F. B., Cabanillas, F., Kurzrock, R. (1997): Clinical correlates of elevated serum levels of interleukin-6 in patients with untreated Hodgkin's disease, Am J Med 102: 21–28.

Stasi, R., Zinzani, P. L., Galieni, P., Lauta, V. M., Damasio, E., Dispensa, E., Dammacco, F., Venditti, A., Del Poeta, G., Cantonetti, M., Perotti, A., Papa, G., Tura, S. (1995): Clinical implications of cytokine and soluble receptor measurements in patients with newly-diagnosed aggressive non Hodgkin's lymphoma, Eur J Haematol 54: 9–17.

Takizawa, H., Ohtoshi, T., Ohta, K., Yamashita, N., Hirohata, S., Hirai, K. Hiramatsu, K., Ito, K. (1993): Growth inhibition of human lung cancer cell lines by interleukin 6 in vitro: a possible role in tumour growth via an autocrine mechanism, Cancer Res 53 (18): 4175–4181.

Zhuang, G. J., Adachi, I. (1999): Serum interleukin-6 levels correlate in tumour progression and prognosis in metastatic breast carcinoma, Anticancer Res 19: 1427–1432.

Korrespondenzadresse:
Dr. Eva Kovacs
Verein für Krebsforschung, Kirschweg 9, CH-4144 Arlesheim
evakovacsbenke@hotmail.com

Hat Iscador® P einen Einfluss auf die Expression von IL-6, IL-6R und gp130 bei B-NHL-Zelllinien? Eine molekularbiologische und proteinchemische Untersuchung

Is the Expression of IL-6, IL-6R and gp130 in B-NHL-cell Lines Influenced by Iscador® P? A Molecular Biological and Protein Chemical Investigation

F. Hugo, Ch. Heyder, Th. Dittmar, K. S. Zänker und J.-J. Kuehn

Zusammenfassung

Der *Viscum album*-Extrakt Iscador® Pini (Iscador® P) wird in der Lukasklinik Arlesheim erfolgreich bei der Behandlung von Patienten mit malignen Lymphomen, speziell Non-Hodgkin-Lymphomen (NHL), eingesetzt. Bisher wurde die Therapie bei Lymphompatienten mit Mistelextrakten kontrovers diskutiert. Diese Diskussion wurde durch die Beobachtung ausgelöst, dass eine Infusion von Iscador® zu einem vorübergehenden Anstieg des IL-6-Serumspiegels bei Patienten führte. Das Zytokin IL-6 kann über para- und autokrine Stimulation eine Proliferationssteigerung und eine Verlängerung des Überlebens speziell bei Myelomzellen verursachen. Eine solche Wirkung ist auch für humane B-Zellen von Lymphompatienten (B-NHL-Zellen) beschrieben. Eine erhöhte IL-6 Konzentration im Serum bei subkutaner Verabreichung von Iscador®, die auf einen endokrinen Mechanismus hindeuten würde, konnte bisher nicht nachgewiesen werden. Es wird deshalb hier erstmals untersucht, ob das genannte Mistelpräparat zu einer autokrinen Stimulation führt und auf diese Weise einen Proliferationsstimulus zur Folge hat. Eine B-NHL-Zelllinie (CTB-1, diffus großzellig, Sadium IV) wurde mit Mistelextrakt (Iscador® P) in unterschiedlichen Konzentrationen (0µg/ml, 0,15µg/ml, 1,5µg/ml, 15µg/ml) über definierte Zeitintervalle (6h, 24h, 48h, 72h) inkubiert.

Es galt zu untersuchen, ob die Inkubation der Zellen mit dem Mistelextrakt Iscador® P einen Einfluss auf die Genexpression oder Sekretion des Zytokins IL-6 und der für eine Signaltransduktion notwendigen Rezeptorkomponenten IL-6R und gp130 hat. Die gewählten Zielgene- bzw. ihre Genprodukte wurden sowohl molekularbiologisch mittels Real-Time-RT-PCR als auch proteinchemisch durch ELISA und Durchflusszytometrie quantitativ erfasst. Unsere Ergebnisse zeigen deutlich, dass die Behandlung von B-NHL-Zellen mit Iscador® P weder zu einer Induktion der IL-6-, IL-6R-und gp130-Expression noch zu einer Sekretion der entsprechenden Proteine führt. Interessant ist, dass die Genexpression von IL-6 bei der von uns untersuchten B-NHL-Zelllinie generell sehr niedrig ist. Zusammenfassend schließen wir aus unseren *in vitro*-Daten, dass die Behandlung mit dem Mistelextrakt Iscador® P keinen Einfluss auf die IL-6 Expression und Sekretion bei B-NHL-Zellen hat. Darüber hinaus weisen unsere Ergebnisse nicht auf eine erhöhte Empfänglichkeit der Zellen für IL-6 durch eine erhöhte Sekretion von IL-6R hin.

Schlüsselwörter
B-NHL-Zelllinien, Misteltherapie, Iscador® P, IL-6

Summary
Malignant lymphoma patients are currently being treated successfully with an extract of *Viscum album* Iscador® Pini (Iscador® P) at the Lukas Clinic in Arlesheim, Switzerland. This form of therapy has become subject of a controversial debate due to a study which indicated that IL-6 serum levels increase after Iscador® P treatment. In myeloma cells IL-6 causes elevated proliferation and survival rates via both autocrine and paracrine loops which might influence the course of the disease in a negative fashion. We thus set out to investigate the effect of Iscador® P on B-NHL (CTB-1 diffuse large cell, stage IV) cells with regard to the effect which it may show on these cells by stimulating IL-6 and IL-6 receptor transcription. CTB-1 cells were incubated with Iscador® P in various concentrations (0µg/ml, 0,15µg/ml, 1,5µg/ml, 15µg/ml) and defined time intervals (6h, 24h, 48h, 72h).
Using Real-Time-RT-PCR, ELISA and flow cytometry we determined the gene and protein expression of the cytokine IL-6 and its receptor components IL-6 receptor and gp130. Our results demonstrate clearly that Iscador® P has no effect on the gene expression of IL-6, IL-6R and gp130. Futhermore, there was no detectable increase in IL-6 receptor or gp130 protein expression on the membrane and no increase in IL-6, IL-6R or gp130 concentrations in the cell culture supernatants after incubation. We conclude from our *in vitro* data that Iscador® P has no negativ influence on the expression of IL-6 and its receptor components on B-NHL-cells.

Key words:
B-NHL-cell lines, mistletoe therapy, Iscador® P, IL-6

Einleitung

Die Rolle der Misteltherapie im Rahmen einer Therapie bei Patienten mit B-Non-Hodgkin-Lymphomen (B-NHL) bzw. multiplen Myelomen wird nach wie vor kontrovers diskutiert. Grund hierfür sind die Ergebnisse einer Studie von Hajto *et al.*, die zeigten, dass es nach Iscador®-Infusionen zu einem schwachen Anstieg von Interleukin-6 (IL-6) im Serum kam (Hajto *et al.*, 1990). Diese Befunde wurden, ohne dass dies in experimentellen Studien nachgewiesen wurde, auf die subcutane Anwendung von Mistelextrakten übertragen.

Die IL-6 Biologie ist sehr komplex (für einen Überblick über die IL-6-Biologie siehe: Rose-John, 2003). IL-6 wirkt auf B-Lymphozyten sowohl als Proliferationsfaktor als auch als Differenzierungsfaktor. Darüber hinaus hat es auch eine anti-apoptotische Wirkung, da es die Expression von anti-apoptotischen Proteinen wie Bcl-2 initiiert. Diese durch IL-6 vermittelten Prozesse spielen bei der Pathogenese des multiplen Myeloms eine essentielle Rolle (Kovacs, 2003). Entsprechendes wird auch für den Verlauf von B-NHL vermutet (Yee *et al.*, 1989).

Für eine Signaltransduktion durch IL-6 reicht die Bindung von IL-6 an den IL-6-Rezeptor (IL-6R) allein nicht aus. Es ist eine weitere Untereinheit gp130 nötig. Erst der Komplex IL-6/ IL-6R zusammen mit gp130 ist zur Signaltransduktion befähigt. Gp130 wird auf fast allen Körperzellen exprimiert, IL-6R kommt dagegen nur auf der Oberfläche von bestimmten Zellen vor. Hierzu zählen u.a. T-Lymphozyten, Monozyten, aktivierte B-Lymphozyten und Hepatozyten.

IL-6R und gp130 kommen sowohl membranständig als auch in löslicher Form vor (sIL-6R, sgp130). IL-6 kann dadurch auch mit sIL-6R einen IL-6/sIL-6R-Komplex bilden. Eine Bindung dieses Komplexes an membranständiges gp130 ermöglicht dann die Auslösung der IL-6 spezifischen Signalkaskade. Dadurch kann IL-6 auch auf Zellen wirken, die nur gp130 auf der Oberfläche tragen (Transsignaling). sIL-6R wirkt also agonistisch in Bezug auf die Wirkung von IL-6. Umgekehrt verhält es sich mit sgp130, das an den IL-6/sIL-6R-Komplex binden kann und damit eine Signaltransduktion über membranständiges gp130 verhindert. sgp130 wirkt also antagonistisch in Bezug auf IL-6.

Aufgrund der Komplexität der IL-6 Biologie reicht die Bestimmung der IL-6 Konzentration im Serum allein nicht aus, um eine Aussage über den Einfluss von IL-6 auf Zellen treffen zu können. Eine Bestimmung der für eine Signaltransduktion essentiellen Komponenten, IL-6R und gp130, ist zusätzlich nötig. Aus diesen Gründen müssen bei entsprechenden Untersuchungen sämtliche Komponenten des IL-6R-Komplexes bestimmt werden. Diese umfassen neben IL-6 sowie membranständigem IL-6R und gp130 auch die löslichen Formen sIL-6R und sgp130.

Ziel dieser Arbeit war es, zu untersuchen, ob Iscador P® einen autokrinen IL-6-Loop durch Induktion der IL-6, IL-6R und gp130 Expression und Sekretion bei B-NHL-Zellen initiiert. Hierzu sollte an einem zellulären Modell, einer definierten B-Lymphomzelllinie, der Einfluss von Iscador® P auf die Expression von IL-6 sowie den dazu gehörigen Rezeptorkomponenten IL-6R und gp130 molekularbiologisch mittels Real-Time-RT-PCR sowie proteinchemisch unter Verwendung der Durchflusszytometrie geprüft werden. Zusätzlich wurden die löslichen Komponenten IL-6, sIL-6R und sgp130 durch ELISA-Messungen analysiert.

Material und Methoden

Zellkultur

Die Zelllinie CTB-1 (diffus großzelliges, hochmalignes B-Zell-Lymphom, Grad IV) wurde bei 37°C und 5% CO_2 im Inkubator kultiviert. Als Medium wurde RPMI (PAA) mit 10% fötalem Kälberserum benutzt. Ein Mediumwechsel fand jeweils alle 24h–48h statt.

Versuchsdurchführung

Es wurden vier Ansätze mit einer Zellzahl von $0{,}2\times10^6$Zellen/ml und folgenden Iscador® P-Konzentrationen verwendet: Kontrolle (ohne Iscador® P), 0,15µg Iscador® P /ml Medium, 1,5µg Iscador® P /ml Medium, 15µg Iscador® P /ml Medium. Die Inkubationszeiten betrugen: 6h, 24h, 48h, 72h. Ein Mediumswechsel unter Zugabe der entsprechenden Menge Iscador® P und ein erneutes Einstellen der Zellsuspension auf $0{,}2\times10^6$/ml fand alle 24h statt. Nach den angegebenen Zeiten wurden 2×10^6 Zellen für eine RNA-Präparation, je 4 mal 1×10^5 Zellen für die Durchflusszytometrie und 3×500µl Kulturüberstand (Lagerung bei -20°C) für die ELISA Messungen entnommen. Die RNA-Isolation und die durchflusszytometrischen Messungen erfolgten direkt nach der Probenentnahme. Es wurden drei voneinander unabhängige Versuche durchgeführt. Die Bestimmung der relativen Expression von membranständigen IL-6R und gp130 erfolgte mit Hilfe des Durchflusszytometers (FACScalibur, Becton Dickensen), nachgewiesen mit primär Fluoreszenz-markierten

Antikörpern (anti CD126-FITC, Euroclone und anti-CD130-PE, R&D). Als Isotypantikörper wurden Mouse IgG1 Antikörper mit dem entsprechenden Fluoreszenzfarbstoff der Firma Immunotech verwendet. Die Untersuchung der Kulturüberstände auf IL-6, IL-6R und gp130 erfolgte mittels ELISA (ELISA-Kits der Firma R&D) und nach Anweisung des Herstellers. Für die Isolation der Gesamt-RNA wurden Nukleo Spin II-Kits der Firma Macherey-Nagel gemäß den Herstellerangaben verwendet und diese bei –80°C gelagert. Nach einer reversen Transskription der RNA in cDNA erfolgte die Bestimmung der mRNA-Menge von IL-6, IL-6R und gp130 mit Hilfe von Real-Time-RT-PCR unter Verwendung von Taqman-Sonden. Die Quantifizierung der Genexpression wurde in Relation zu Housekeeping-Genen, Beta-Glucuronidase (GUS) und Ubiquitin (UBC) vorgenommen. Diese Gene werden von allen Zellen stets in konstanter Konzentration exprimiert. Ein Real-Time-PCR-Lauf beginnt mit einer Inkubation von 10min bei 95°C um das Hot GoldStar Enzym zu aktivieren. Danach folgen 40 Zyklen mit 95°C 9sec und 60°C 1 min.

Ergebnisse

Durchflusszytometrie

Die Expression von membranständigem IL-6R und gp130 wurde mittels Durchflusszytometrie bestimmt. Abbildung 1 zeigt die basale IL-6R und gp130 Expression der CTB-1 Zelllinie. Im Verlauf der Versuche konnte ein Einfluss von Iscador® P auf die Expression von IL-6R und gp130 nicht beobachtet werden (Abbildung 2).

ELISA

In den Kulturüberständen konnte zu keiner Zeit und bei keiner der von uns untersuchten Iscador® P Konzentrationen IL-6, sIL-6R und sgp130 nachgewiesen werden (Daten nicht gezeigt). Daraus lässt sich schließen, dass eine Inkubation der Zellen mit Iscador® P keine Sekretion der untersuchten Proteine ausgelöst.

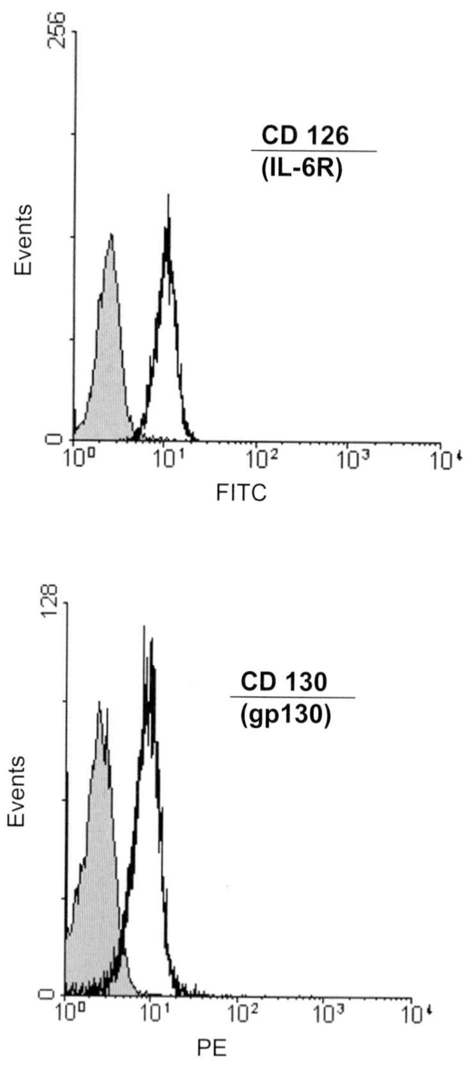

Abb. 1: Oberflächenexpression von CD126 (IL-6R) und CD130 (gp130) auf unbehandelten CTB-1 Zellen. Beide Oberflächenmoleküle werden von den unbehandelten Zellen exprimiert.

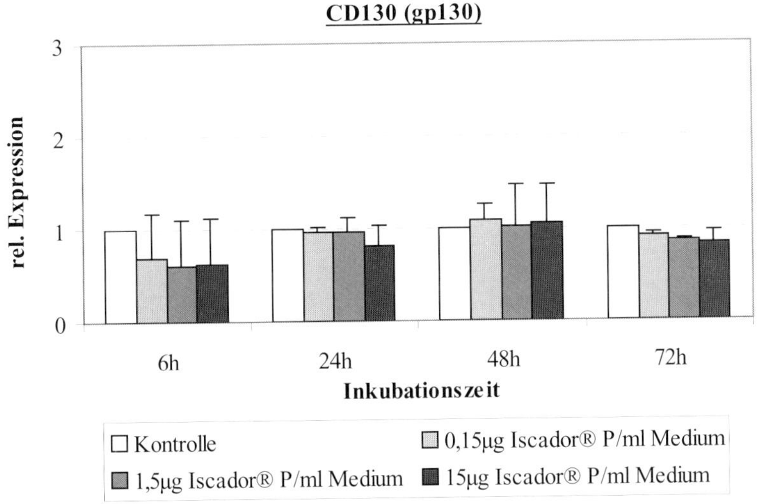

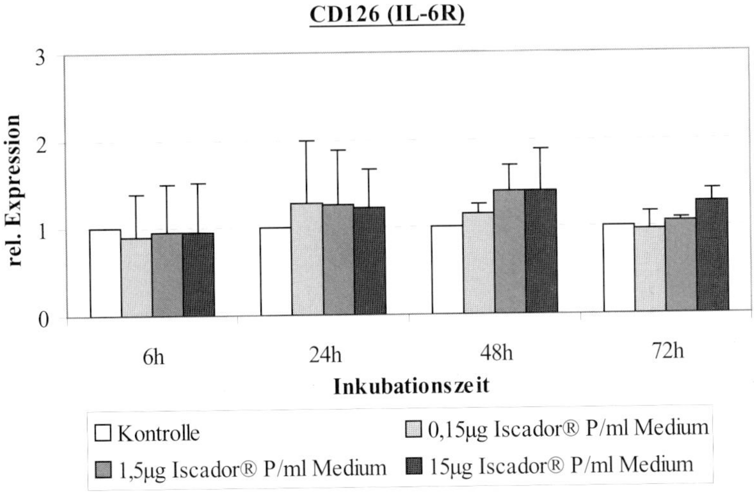

Abb. 2: Expression von CD126 (IL-6R) und CD130 (gp130) nach verschiedenen Inkubationszeiten. Für jedes gemessene Zeitintervall wurde die Kontrolle auf 1 normiert. Es gibt keinen messbaren Einfluss von Iscador® P auf die Oberflächenexpression von IL-6R und gp130.

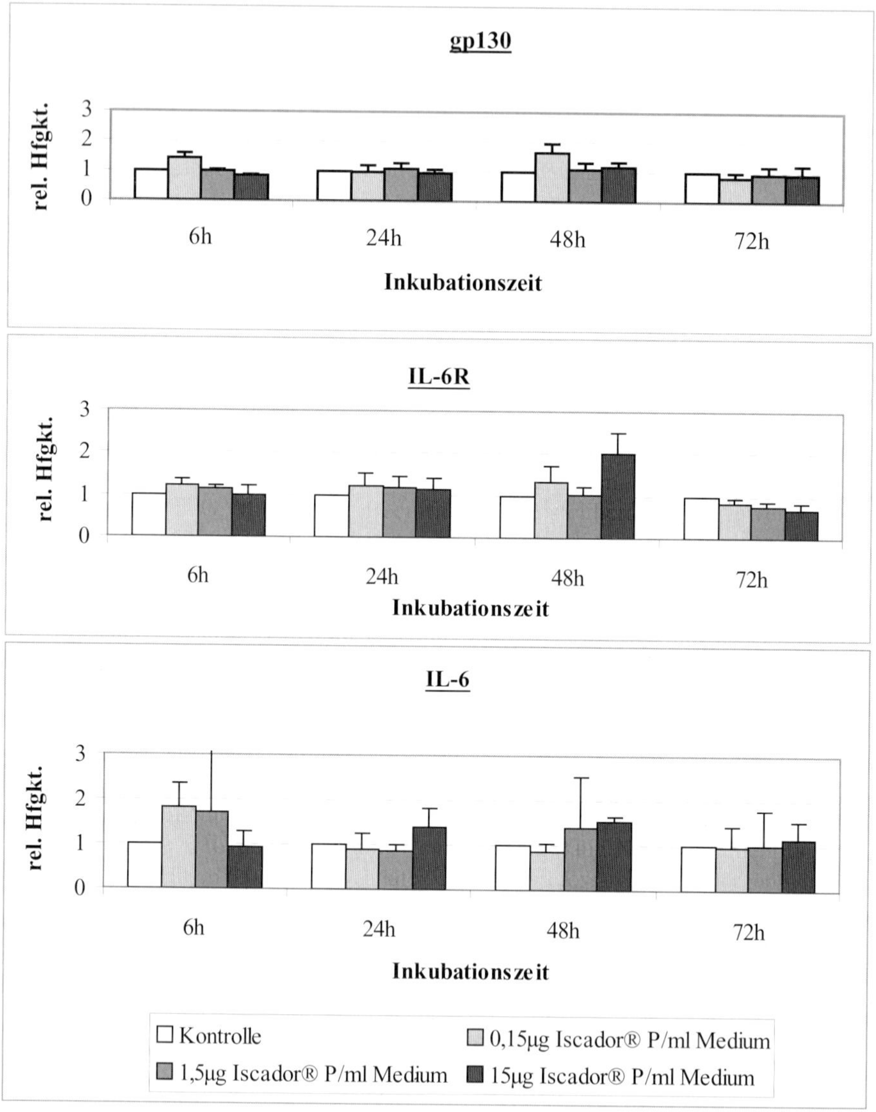

Abb. 3: Genexpression der einzelnen Zielgene nach verschiedenen Inkubationszeiten. Für jedes gemessene Zeitintervall wurde die Kontrolle auf 1 normiert. Man spricht von einer Regulation der Expression, wenn sich diese im Vergleich zur Kontrolle mindestens verdoppelt. Demzufolge hat Iscador® P bei keiner untersuchten Konzentration und bei keinem der gemessenen Zeitintervalle einen regulatorischen Einfluss auf die Expression der Zielgene gp130, IL-6R und IL-6.

Real-Time-RT-PCR

Iscador® P hat bei keiner der untersuchten Konzentrationen und zu keinem der gemessenen Zeitintervalle einen regulatorischen Einfluss auf die Expression der Zielgene IL-6, IL-6R und gp130. Von einer Regulation der Expression spricht man, wenn sich diese im Vergleich zur Kontrolle mindestens verdoppelt. Die Ergebnisse sind in Abb. 3 zusammengefasst. Es wurde für jedes Zeitintervall die Kontrolle (Zellen ohne Iscador® P) auf 1 normiert.

Diskussion

Befunde von Kuehn *et al.*, die im Rahmen einer Kasuistik-Serie bei 30 B-NHL Langzeitpatienten erhoben wurde, zeigen, dass es nach subcutaner Gabe von Iscador® P nicht zu einer Erhöhung der IL-6 Serumkonzentration kam (Kuehn und Fornalski, 2001; Kovacs und Kuehn, 2002). Darüber hinaus weisen die Untersuchungen von Kuehn *et al.* eindrucksvoll auf eine Wirksamkeit einer Iscador® P Monotherapie bei B-NHL-Patienten hin. Eine einfache Übertragung des von Hajto *et al.* (1990) festgestellten leichten Anstiegs des IL-6-Spiegels nach Iscador®-Infusionen auf die subcutane Applikation des Mistelextraktes ist also nicht gerechtfertigt.

Die in dieser Untersuchung gewonnenen Daten zeigen, dass die Behandlung der CTB-Zelllinie mit definierten Konzentrationen Iscador® P zu keiner Zeit zu einer Veränderung der Expression der zu untersuchenden Zielgene führte. Dies konnte sowohl molekularbiolgisch mittels Real-Time-RT-PCR sowie proteinchemisch mit Hilfe der Durchflusszytometrie und ELISA-Messung bewiesen werden. Dieser Befund ist wichtig in Bezug auf eine möglicherweise autokrin vermittelte IL-6 induzierte Proliferation von B-Lymphomzellen. Unsere Daten belegen, dass eine autokrine Stimulation der Zellen, initiiert durch Iscador® P, ausgeschlossen werden kann.

Literatur

Hajto, T.K., Hostanska, K., Frei, K., Rordorf, C., Gabius, H.J. (1990): Increased secretion of tumor necrosis factors alpha, interleukin 1, and interleukin 6 by human mononuclear cells exposed to beta-galactoside-specific lectin from clinically applied mistletoe extract. Cancer Res 50: 3322–3326.

Kovacs, E. (2003): How does interleukin-6 affect the membrane expressions of interleukin-6 receptor and gp130 and the proliferation of the human myeloma cell line OPM-2? Biomed Pharmacother 57: 489–494.

Kovacs, E., Kuehn, J.-J. (2002): Measurements of IL-6, soluble IL-6 receptor and soluble gp130 in sera of B-cell lymphoma patients. Does *viscum album* treatment affect these parameters? Biomed Pharmacother 56: 152–158.

Kuehn, J.-J., Fornalski, M. (2001): Non-Hodgkin-Lymphom – Immunologische Spekulation und klinische Realität. In Scheer R., Bauer R., Becker H., Berg P.A., Fintelmann V. (Hrsg.): Die Mistel in der Tumortherapie, Grundlagenforschung und Klinik. KVC Verlag, Essen: 327–341.

Rose-John, S. (2003): Interleukin-6 biology is coordinated by membrane bound and soluble receptors. Acta Biochim Pol 50: 603–611.

Yee, C., Biondi, A., Wang, X. H., Iscove, N. N., de Sousa, J., Aarden, L. A., Wong, G. G., Clark, S. C., Messner, H. A., Minden, M. D. (1989): A possible autocrine role for interleukin-6 in two lymphoma cell lines. Blood 74: 798–804.

Frauke Hugo[1], Christoph Heyder[1], Dr. Thomas Dittmar[1],
Prof. Dr. Dr. Kurt S. Zänker[1] und Dr. Jürgen-J. Kuehn[2]

[1] Institut für Immunologie, Universität Witten/Herdecke, Stockumer Str. 10, D-58448 Witten

[2] Lukasklinik, Brachmattstr. 19, CH-4144 Arlesheim

Korrespondenzadresse:
Dr. Thomas Dittmar
Universität Witten/Herdecke, Institut für Immunologie,
Stockumer Str. 10, 58448 Witten
thomasd@uni-wh.de

Einfluss von Mistelextrakten auf die Generierung und Ausreifung Dendritischer Zellen *in vitro*

Influence of Mistletoe Extracts on the Generation and Maturation of Dendritic Cells *In vitro*

G. M. Stein, A. Büssing und M. Schietzel

Zusammenfassung

Für die Generierung einer spezifischen Immunantwort ist die Präsentation von Antigenen durch Dendritische Zellen (DC) von entscheidender Bedeutung. Ihre Funktion ist bei Tumorpatienten häufig eingeschränkt. Mistelpräparate finden seit vielen Jahren in der adjuvanten Tumortherapie Anwendung, jedoch war ihr Einfluss auf DC bisher unklar. Nach einem Standardverfahren wurden daher unter Zusatz verschiedener Zytokine (GM-CSF und IL-4) *in vitro* unreife und reife DC aus Monozyten gesunder Spender generiert, um die Wirkung verschiedener Mistelextrakte (wässriger Auszug bzw. fermentiert) auf die Generierung und/oder Ausreifung von DC zu analysieren.

Dabei konnte mittels Durchflusszytometrie nachgewiesen werden, dass durch den wässrigen Mistelextrakt die Expression von CD83, einem Oberflächenmolekül reifer DC, signifikant induziert wurde, wenn Monozyten unter Zusatz des Zytokin-Cocktails kultiviert wurden. Die Ausreifung von zuvor generierten unreifen DC gelang mit diesem Extrakt jedoch nicht, wohl aber durch den fermentierten Mistelextrakt. Dieser führte gleichzeitig zu einer signifikanten Stimulation der für die Antigenpräsentation wichtigen co-stimulatorischen Moleküle und der HLA-Moleküle. Diese Untersuchungen zum Einfluss von Mistelextrakten auf DC zeigen, dass Mistelextrakte diese Schaltstelle zwischen angeborenem und erworbenem Immunsystem *in vitro* beeinflussen können. Offen bleiben muss jedoch, inwieweit auch DC von Tumorpatienten generell und insbesondere unter einer Misteltherapie aktivierbar sind.

Schlüsselwörter:

Dendritische Zellen, Immunmodulation, Mistelextrakt, Mistellektin, *Viscum album*

Summary

Dendritic cells play a major role in the generation of specific immune responses towards different antigens. In cancer patients, however, an alteration of their function was observed. Since mistletoe extracts are used for adjuvant cancer treatment, we investigated the effect of an aqueous and a fermented extract on the generation and maturation of dendritic cells. According to standard procedures, dendritic cells were generated from monocytes of healthy controls in the presence of the cytokines GM-CSF and IL-4. Characterisation of the different cell populations was performed by flow cytometry. The aqueous mistletoe extract induced the expression of CD83, a typical marker of mature dendritic cells, in the presence of the cytokine cocktail. Maturation of pre-generated dendritic cells, however, was not significantly influenced. In contrast, the fermented extract mainly acted on these pre-generated cells stimulating maturation and expression of co-stimulatory signals and HLA-molecules.

For the first time, these investigations demonstrate an influence of mistletoe extracts on the interface between the innate and the adaptive immune system *in vitro*. However, it remains to be elucidated, whether dendritic cells of tumour patients can be stimulated as well, especially during therapy with this kind of extracts.

Keywords:

Dendritic cells, immunomodulation, mistletoe extract, mistletoe lectin, *Viscum album*

Einleitung

Dendritische Zellen (DC) spielen bei der Entwicklung und der Kontrolle der spezifischen Immunantwort eine entscheidende Rolle aufgrund ihrer Fähigkeit, Antigene aufzunehmen, zu prozessieren und naiven T-Zellen effektiv zu präsentieren (Bell *et al.*, 1999; Hart, 1997; Lanzavecchia und Sallusto, 2001; Steinman, 1991). Dabei unterliegen DC einer morphologischen und funktionellen Umwandlung: Während sie in der Peripherie Antigene aufnehmen, exprimieren sie auf ihrer Oberfläche nur in sehr geringem Maße die für eine Stimulation von T-Zellen notwendigen Moleküle, wie HLA-Klasse I- und II-Moleküle und so genannte co-stimulatorische Faktoren wie CD40, CD80 oder CD86. Durch verstärkte Expression des *Homing-Rezeptors* CCR7 wandern sie anschließend aus der Peripherie in die drainierenden Lymphknoten und verlieren ihre Phagozytosefunktion. Dabei prozessieren sie die bereits aufgenommenen Antigene und präsentieren in den Lymphknoten als nunmehr reife DC den T-Zellen bestimmte Epitope. Durch die gleichzeitig für die Aktivierung der T-Zellen notwendige Präsentation und verstärkte Co-Stimulation kann eine effektive T-Zell-abhängige Immunreaktion induziert werden (Banchereau und Steinman, 1998; Reid *et al.*, 2000; Svane *et al.*, 2003). Je nach Stimulus, Antigendichte und Art zusätzlicher Faktoren kommt es zur Induktion einer T-Helfer-1- (Th1-) oder Th2-Reaktion, durch die entweder eher zelluläre oder eher humorale Immunreaktionen ausgelöst werden können (Itano und Jenkins, 2003; Kapsenberg, 2003; Langenkamp *et al.*, 2000; Moser und Murphy, 2000; Mosmann und Coffman, 1989; Rissoan *et al.*, 1999).

Es ist mehrfach beschrieben worden, dass bei Tumorpatienten die Funktion der DC eingeschränkt ist (Ben-Efraim, 1999; Morse und Lyerly, 1998). Im Rahmen neuer Tumortherapien wurden daher Strategien entwickelt, die günstigen Eigenschaften von DC therapeutisch nutzbar zu machen und so eine möglichst effektive anti-Tumor-Immunantwort zu generieren (Banchereau *et al.*, 2003; Schuler *et al.*, 2003; Svane *et al.*, 2003).

Mistelpräparate finden seit vielen Jahren in der adjuvanten Tumortherapie Anwendung (Berg und Stein, 2001; Büssing, 2000; Kienle und Kiene, 2003), jedoch war bisher unklar, welchen Einfluss diese Pflanzenextrakte auf DC ausüben. Daher sollte in diesen Untersuchungen zunächst der Einfluss eines wässrigen und eines fermentierten Mistelextraktes, sowie des galNAc-bindenden Mistellektins (ML-3) in jeweils nicht toxischen Konzentrationen auf die Entwicklung und Ausreifung von DC gesunder Spender analysiert werden. Diese *in vitro*-Experimente erfolgten unter Berücksichtigung der Standardmethoden, mit denen aus isolierten Monozyten unter Zusatz eines speziellen Zytokin-Cocktails (granulocyte-macrophage-colony-stimulating-factor [GM-CSF] und Interleukin-4 [IL-4]) zunächst unreife DC generiert werden (Sallusto und Lanzavecchia, 1994). Diese können z.B. durch Zusatz von Tumor-Nekrose-Faktor (TNF)-α zur Ausreifung gebracht werden (Sallusto und Lanzavecchia, 1994; Shortman und Liu, 2002). Die weitere Charakterisierung der DC erfolgte mittels Durchflusszytometrie anhand der Expression charakteristischer Oberflächenmarker.

Material und Methoden

Zellkultur

Periphere mononukleäre Zellen (PBMC) wurden aus „buffy coats" gesunder Probanden mittels Dichtegradientenzentrifugation isoliert (Stein und Berg, 1994). Anschließend erfolgte die Separierung der Monozyten mit Hilfe des „monocyte isolation kit" nach den Angaben des Herstellers (Miltenyi, Bergisch Gladbach). Dabei wurden die Monozyten im negativen Selektionsverfahren mit einer Reinheit von $\geq$ 83% isoliert (Stein *et al.*, 2002a,b) und 5–6 Tage in einer 24-well Platte in einer Konzentration von $1x10^6$ Zellen/ml in Chromosomenmedium A (Biochrom, Berlin) mit oder ohne Zusatz der Zytokine GM-CSF (50ng/ml) und IL-4 (1.000U/ml; beide: BD/Pharmingen, Heidelberg) kultiviert (Sallusto und Lanzavecchia, 1994). Die Testsubstanzen (Mistelextrakte, ML-3) wurden den Monozyten in An- oder Abwesenheit des Zytokin-Cocktails für 5-6 Tage zugegeben. In einem zusätzlichen experimentellen Ansatz wurden zuerst unreife DC mittels GM-CSF/IL-4 generiert und anschließend die Extrakte für weitere 3 Tage zugefügt. Die Zytokine wurden an den Tagen 0, 2, 4 und 6 zugegeben (Stein *et al.*, 2002a,b).

Reagenzien

Der Apfelmistelextrakt Helixor M (HM) wurde freundlicherweise von der Firma Helixor Heilmittel, Rosenfeld, zur Verfügung gestellt. Nach Angaben des Herstellers betrug der Gehalt an ML 500ng/ml; der Viscotoxingehalt (VT) lag unterhalb der Nachweisgrenze. HM wurde in Konzentrationen von 0,1, 1 und 10µg/ml (korrespondierend zum Gewicht der frischen Pflanze) verwendet. Der fermentierte Kiefernmistelextrakt Iscador P (IP) wurde freundlicherweise bereitgestellt vom Institut Hiscia, Arlesheim, Schweiz. Der Extrakt kam in einer Konzentration von 100 oder 1.000µg/ml (korrespondierend zum Gewicht der frischen Pflanze) zur Verwendung. Nach Herstellerangaben enthielt der Extrakt 65µg/ml VT und 100ng/ml ML (entsprechend 0,2 und 2ng/ml ML in den verwendeten Extrakt-Konzentrationen). ML-3 wurde freundlicherweise von Prof. Pfüller, Institut für Phytochemie, Universität Witten/Herdecke, zur Verfügung gestellt und in einer Konzentration von 0,1, 1 oder 10 ng/ml eingesetzt.

Lipopolysaccharid (LPS) aus *Escherichia coli* (LPS; Sigma, Treichlingen; 100 oder 1.000ng/ml) und TNF-α (BD/Pharmingen; 20ng/ml) dienten als Positivkontrolle.

Die Antikörper für die Durchflusszytometrie, die gegen die verschiedenen Oberflächenantigene CD1a, CD14, CD80, CD83, CD86, HLA-Klasse I- und II-Moleküle gerichtet waren, wurden von Beckman/Coulter, Krefeld, bezogen.

Durchflusszytometrie

Am Ende der jeweiligen Kulturdauer wurden die Zellen mit Fluoreszenz-konjugierten Antikörpern markiert und im EPICS XL-MCL Durchflusszytometer (Beckman/Coulter) gemessen. Für die Auswertung wurde das Gate entsprechend der Größe und der Granularität der Zellen um die DC-Population gesetzt (Stein *et al.*, 2002a,b).

Statistik

Die statistische Analyse erfolgte mit Hilfe des *Wilcoxon's matched pairs signed rank test*.

Ergebnisse

Einfluss auf die Generierung von unreifen DC aus Monozyten

Wurden Monozyten mit Hilfe der negativen Selektion aus dem Blut gesunder Spender isoliert und ohne die Zytokine GM-CSF und IL-4 in Kultur gehalten, so zeigte weder der wässrige (Tabelle 1) noch der fermentierte (Tabelle 2) Mistelextrakt einen signifikanten Einfluss hinsichtlich der Generierung von DC. D.h., weder die Expression von CD1a (Marker für unreife Dendritische Zellen) noch die Expression von CD83 (Marker für reife Dendritische Zellen) wurde unter diesen experimentellen Bedingungen signifikant induziert. Allerdings kam es durch den wässrigen Mistelextrakt und ML-3 zu einer signifikanten Aktivierung der Monozyten, gemessen anhand der Expression von CD86 (Abbildung 1A), einem co-stimulatorischen Molekül bei der T-Zell-Aktivierung. CD80 blieb hingegen unbeeinflusst.

Tab. 1: Einfluss des wässrigen Mistelextraktes Helixor Mali auf die Generierung und Ausreifung von Dendritischen Zellen (DC)

		DC Marker		**Co-stimulatorische Signale**		**Antigen-präsentation**	
	n=	CD1a	CD83	CD80	CD86	HLA-I	HLA-II
ohne GM-CSF / IL-4	6	-	-	-	↑	-	-
mit GM-CSF / IL-4	6	-	↑	-	- / ↑*	-	-
prä-generierte unreife DC	8	-	-	-	↑	- / ↓*	-

Ergebnisse nach Stein *et al.*, 2002a, b; ↑ prozentualer Anstieg signifikant *versus* Mediumkontrolle (Wilcoxon's matched pairs signed rank test, $p \leq 0.05$);
↑*/↓*Abnahme/Zunahme bezogen auf MCF (*mean channel of fluorescence intensity*)

Tab. 2: Einfluss des fermentierten Mistelextraktes Iscador P auf die Generierung und Ausreifung von Dendritischen Zellen (DC)

		DC Marker		**Co-stimulatorische Signale**		**Antigen-präsentation**	
	n=	CD1a	CD83	CD80	CD86	HLA-I	HLA-II
ohne GM-CSF / IL-4	3	-	-	-	-	-	-
mit GM-CSF / IL-4	4	-	-	-	-	-	-
prä-generierte unreife DC	7	-	↑	↑ / ↑*	↑ / ↑*	- / ↑*	- / ↑*

Ergebnisse nach Stein *et al.*, 2002a, b; ↑ prozentualer Anstieg signifikant *versus* Mediumkontrolle (Wilcoxon´s matched pairs signed rank test, $p \leq 0.05$);
↑*Zunahme bezogen auf MCF (*mean channel of fluorescence intensity*)

Erfolgte die Zellkultur jedoch in Gegenwart von GM-CSF und IL-4, so ließ sich eine geringfügig gesteigerte Expression von CD83 durch HM nachweisen (Abbildung 1B). Unter denselben experimentellen Bedingungen beeinflusste weder ML-3 oder LPS, noch der fermentierte Mistelextrakt signifikant diesen Marker. Auf dem Einzelzellniveau führte der Extrakt auch zu einer Stimulation von CD86.

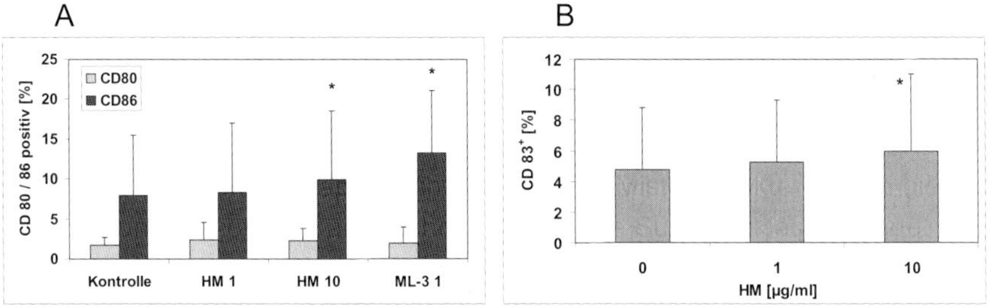

Abb. 1: Einfluss des wässrigen Mistelextraktes Helixor M (HM; [µg/ml]) und ML-3 (ng/ml) auf die Generierung von DC. A: Expression der co-stimulatorischen Signale CD80/CD86 nach 5–6 Tagen Inkubation mit Medium (Kontrolle), HM oder ML-3 ohne Zusatz der Zytokine GM-CSF/IL-4. B: Expression des charakteristischen DC-Markers (CD83) nach 5–6 Tagen Inkubation mit Medium (Kontrolle) oder HM unter Zusatz von GM-CSF und IL-4. (Wilcoxon's matched pairs signed rank test, $p \leq 0.05$).

Einfluss auf prä-generierte unreife DC

Prä-generierte unreife DC konnten durch Co-Kultur mit den als Positivkontrolle verwendeten Substanzen LPS und TNF-α, nicht jedoch mit dem wässrigen Mistelextrakt HM innerhalb von 2–3 Tagen verstärkt ausreifen (Stein *et al.*, 2002a,b). Die Expression von CD86 wurde allerdings durch HM, ML-3 und IP, sowie durch die Positivkontrollen LPS und TNF-α signifikant gesteigert. Durch Stimulation mit dem fermentierten Mistelextrakt IP gelang zusätzlich auch die verstärkte Ausreifung der Zellen (CD83 Expression), wobei gleichzeitig die Expression der co-stimulatorischen Moleküle CD80 und CD86 und der für die Präsentation von Antigenen wichtigen HLA-Klasse I- und II-Moleküle induziert wurde.

Abbildung 2 zeigt, dass nicht nur der Anteil an Zellen, die die verschiedenen Marker exprimieren, durch Zusatz von IP zunimmt, sondern auch die Dichte der jeweiligen Moleküle auf einer einzelnen Zelle, gemessen anhand des so genannten *mean channel of fluorescence intensity* (MFI).

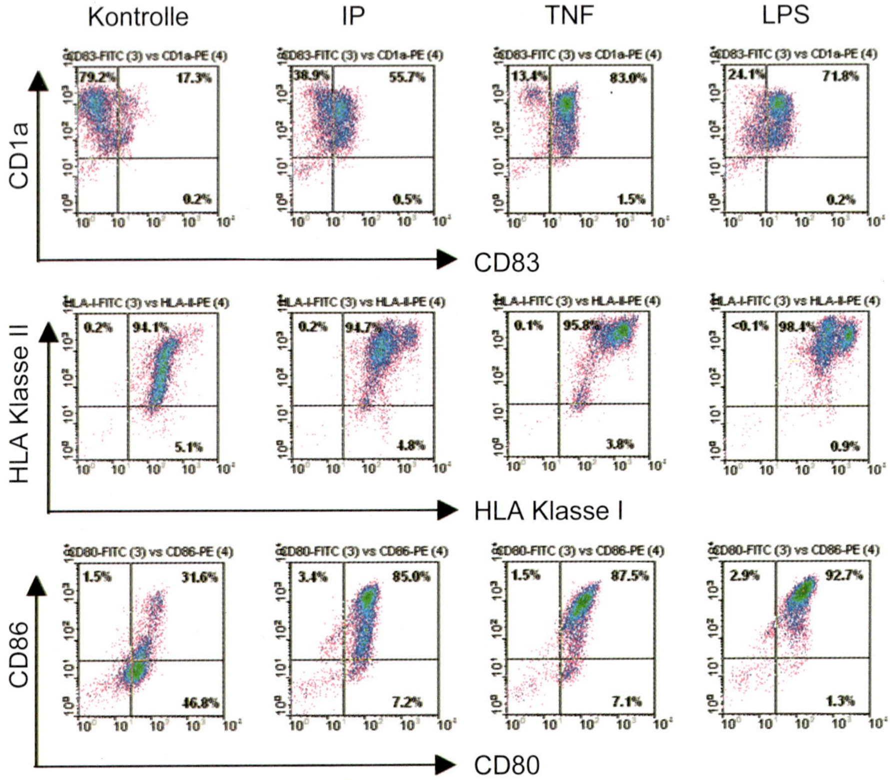

Abb. 2: Einfluss des fermentierten Mistelextraktes Iscador P (IP) auf die Ausreifung von DC. Expression der DC-Marker CD83/CD1a, HLA-Klasse I-/II-Moleküle und der co-stimulatorischen Signale CD80/CD86 nach Stimulation mit IP [1.000µg/ml]. TNF-α [20ng/ml] und LPS [1.000ng/ml] dienten als Positivkontrolle. (Wilcoxon´s matched pairs signed rank test, $p \leq 0.05$).

Diskussion

Eine frühere Analyse der Wirkung von Mistelextrakten hinsichtlich der Tumorabwehr hat gezeigt, dass sowohl Zellen des unspezifischen als auch des spezifischen Immunsystems aktiviert werden können, die für die Abwehr von Tumoren bedeutsam sind (Berg und Stein, 2001; Kienle und Kiene, 2003).

Über den Einfluss derartiger Extrakte oder auch gereinigter Mistelproteine auf die wesentliche Schaltstelle für die Aktivierung einer spezifischen T-Zell-Reaktion, auf die DC, war bisher noch nichts bekannt. In der vorliegenden Analyse konnte erstmalig gezeigt werden, dass verschiedene Mistelextrakte einen Einfluss auf die Generierung und Ausreifung von DC haben können. Wie Tabelle 1 und 2 zeigen, scheinen die verschiedenen Extrakte dabei unterschiedliche Schwerpunkte zu haben: während der wässrige Mistelextrakt HM vornehmlich zu einer Aktivierung von co-stimulatorischen Signalen führte, konnte darüber hinaus auch eine deutliche Ausreifung von prä-generierten DC durch den fermentierten Extrakt IP erzielt werden (Stein *et al.*, 2002b). Ob dies eine Besonderheit des fermentierten Kiefernmistelextraktes ist, der schon in anderen Untersuchungen auffällige Wirkungen zeigte (Stein *et al.*, 1994), bleibt unklar.

Auch wenn im Rahmen dieser Untersuchungen keine funktionellen Analysen der DC durchgeführt wurden, deuten die Ergebnisse darauf hin, dass nicht nur verstärkt Antigene präsentiert werden – im Rahmen der vermehrten Expression von HLA-Klasse I- und II-Molekülen –, sondern gleichzeitig auch eine Co-Stimulation erfolgen könnte. Diese ist für eine Vermeidung der Toleranzinduktion, z.B. *via* Induktion von regulatorischen T-Zellen oder Anergie, und die Aktivierung einer primären Immunreaktion essentiell (Gad *et al.*, 2003; Steinman, 2003; Steinman *et al.*, 2003; Steinman und Nussenzweig, 2002).

Vergleicht man die Wirkung der Extrakte, insbesondere des IP mit der des ML-3, so deutet sich an, dass für die Aktivierung der DC andere Inhaltsstoffe als das ML-3, bzw. ein Wirkstoffkomplex für diese Wirkung der Mistelextrakte verantwortlich gemacht werden müssen (s.o.). Hier wäre eine genauere Charakterisierung der Wirkung der weiteren Mistellektine sowie vornehmlich der Polysaccharide und der Viscotoxine wünschenswert.

Schlussfolgerungen

In den vorliegenden Untersuchungen konnte erstmalig ein Nachweis geführt werden, dass Mistelextrakte die Generierung/Ausreifung von DC stimulieren können. Ob diese Stimulierung auch bei Tumorpatienten erfolgt, bedarf weiterer Analysen. Insbesondere ergibt sich die Frage, inwieweit es zu einer Stimulation der Anti-Tumorantwort und nicht nur einer Immunantwort gegen Mistelantigene kommt, und ob und wie sich diese während einer längeren Therapie verändert.

Danksagung

Wir möchten der Firma Helixor Heilmittel, Rosenfeld, und dem Institut Hiscia, Arlesheim, Schweiz, für die finanzielle Unterstützung der Untersuchungen danken. Frau Dr. Hammad und Herrn Dr. Petersen (Institut für Transfusionsmedizin, Dortmund) sei für die Bereitstellung der Blutproben herzlich gedankt.

Literatur

Banchereau, J., Paczesny, S., Blanco, P., Bennett, L., Pascual, V., Fay, J., Palucka, A. K. (2003): Dendritic cells: controllers of the immune system and a new promise for immunotherapy, Ann N Y Acad Sci 987: 180–187.

Banchereau, J., Steinman, R. M. (1998): Dendritic cells and the control of immunity. Nature 392: 245–252.

Bell, D., Young, J. W., Banchereau, J. (1999): Dendritic cells. Adv Immunol 72: 255–324.

Ben-Efraim, S. (1999): One hundred years of cancer immunotherapy: a critical appraisal. Tumour Biol 20: 1–24.

Berg, P. A., Stein, G. M. (2001): [Does mistletoe therapy influence the defense against epithelial tumors? A critical immunologic analysis]. Dtsch Med Wochenschr 126: 339–345.

Büssing, A. (2000): Mistletoe. The Genus *Viscum*, Harwood Academic Publishers, Amsterdam.

Gad, M., Claesson, M. H., Pedersen, A. E. (2003): Dendritic cells in peripheral tolerance and immunity. Apmis 111: 766–775.

Hart, D. N. (1997): Dendritic cells: unique leukocyte populations which control the primary immune response. Blood 90: 3245–3287.

Itano, A. A., Jenkins, M. K. (2003): Antigen presentation to naive CD4 T cells in the lymph node. Nat Immunol 4:733–739.

Kapsenberg, M. L. (2003): Dendritic-cell control of pathogen-driven T-cell polarization. Nat Rev Immunol 3: 984–993.

Kienle, G. S., Keine, H. (2003): Die Mistel in der Onkologie. Fakten und konzeptionelle Grundlagen, Schattauer Verlag, Stuttgart.

Langenkamp, A., Messi, M., Lanzavecchia, A., Sallusto, F. (2000): Kinetics of dendritic cell activation: impact on priming of TH1, TH2 and nonpolarized T cells. Nat Immunol 1: 311–316.

Lanzavecchia, A., Sallusto, F. (2001). The instructive role of dendritic cells on T cell responses: lineages, plasticity and kinetics. Curr Opin Immunol 13: 291–298.

Morse, M. A., Lyerly, H. K. (1998): Immunotherapy of cancer using dendritic cells. Cytokines Cell Mol Ther 4: 35–44.
Moser, M., Murphy, K. M. (2000): Dendritic cell regulation of TH1-TH2 development. Nat Immunol 1: 199–205.
Mosmann, T. R., Coffman, R. L. (1989): Heterogeneity of cytokine secretion patterns and functions of helper T cells. Adv Immunol 46: 111–147.
Reid, S. D., Penna, G., Adorini, L. (2000): The control of T cell responses by dendritic cell subsets. Curr Opin Immunol 12: 114–121.
Rissoan, M. C., Soumelis, V., Kadowaki, N., Grouard, G., Briere, F., de Waal Malefyt, R., Liu, Y. J. (1999): Reciprocal control of T helper cell and dendritic cell differentiation. Science 283: 1183–1186.
Sallusto, F., Lanzavecchia, A. (1994): Efficient presentation of soluble antigen by cultured human dendritic cells is maintained by granulocyte/macrophage colony-stimulating factor plus interleukin 4 and downregulated by tumour necrosis factor alpha. J Exp Med 179: 1109–1118.
Schuler, G., Schuler-Thurner, B., Steinman, R. M. (2003): The use of dendritic cells in cancer immunotherapy. Curr Opin Immunol 15: 138–147.
Shortman, K., Liu, Y. J. (2002): Mouse and human dendritic cell subtypes. Nat Rev Immunol 2: 151–161.
Stein, G., Berg, P. A. (1994): Non-lectin component in a fermented extract from *Viscum album* L. grown on pines induces proliferation of lymphocytes from healthy and allergic individuals *in vitro*. Eur J Clin Pharmacol 47: 33–38.
Stein, G. M., Büssing, A., Schietzel, M. (2002a): Activation of dendritic cells by an aqueous mistletoe extract and mistletoe lectin-3 *in vitro*. Anticancer Res 22: 267–274.
Stein, G. M., Büssing, A., Schietzel, M. (2002b): Stimulation of the maturation of dendritic cells *in vitro* by a fermented mistletoe extract. Anticancer Res 22: 4215–4219.
Steinman, R. M. (1991): The dendritic cell system and its role in immunogenicity. Annu Rev Immunol 9: 271–296.
Steinman, R. M. (2003): Some interfaces of dendritic cell biology. Apmis 111: 675–697.
Steinman, R. M., Hawiger, D., Nussenzweig, M. C. (2003): Tolerogenic dendritic cells. Annu Rev Immunol 21: 685–711.
Steinman, R. M., Nussenzweig, M. C. (2002): Avoiding horror autotoxicus: the importance of dendritic cells in peripheral T cell tolerance. Proc Natl Acad Sci USA 99: 351–358.
Svane, I. M., Soot, M. L., Buus, S., Johnsen, H. E. (2003): Clinical application of dendritic cells in cancer vaccination therapy. Apmis 111: 818–834.

Dr. Gerburg M. Stein, PD Dr. Arndt Büssing und Prof. Dr. Michael Schietzel
Krebsforschung Herdecke, Abteilung für angewandte Immunologie,
Gemeinschaftskrankenhaus Herdecke, Universität Witten/Herdecke

Korrespondenzadresse:
Dr. Gerburg M. Stein
Abteilung für Innere Medizin I, Medizinische Klinik, Universität Tübingen,
Otfried-Müller-Str. 10, 72076 Tübingen
gerburg.stein@med.uni-tuebingen.de

Keine Stimulation *in vitro* kultivierter Tumorzellen durch Mistellektin

No Stimulation of *In vitro* Cultured Tumour Cells by Mistletoe Lectin

A. Büssing, D. Schietzel, M. Schink und G. M. Stein

Zusammenfassung

Es wurde der Spekulation nachgegangen, ob Mistellektin I oder Mistelextrakte in der Lage sind, in Subnanogramm-Konzentrationen Tumorzellen zur Proliferation zu bringen. Wir untersuchten daher die metabolische Aktivität (MTT-Assay) und den Einbau des Thymidin-Analogons Bromdesoxyuridin (BrdU) in die DNA von 14 Tumorzelllinien, sowie deren DNA-Profil. Die von Gabius *et al.* (2001) beschriebene Stimulation ließ sich weder mit den gleichen noch mit weiteren Zelllinien reproduzieren.

Schlüsselwörter

Misteltherapie, Tumorzellen, Stimulation, Proliferation, Mistellektine, *Viscum album*

Summary

It is a matter of speculation that mistletoe lectin I and mistletoe extracts, respectively, at subnanogramm concentrations may induce tumour cell proliferation. Thus we investigated the metabolic activity (MTT assay) and the incorporation of the thymidine analogue bromdeoxyuridine (BrdU) into the DNA of 14 tumour cell lines, and their DNA profile. However, we were unable to reproduce the proliferation described by Gabius *et al.* (2001), neither with the same nor further cell lines.

Keywords

Mistletoe therapy, tumour cells, stimulation, proliferation, mistletoe lectins, *Viscum album*

Einleitung

Mistelextrakte und insbesondere ihre Ribosomen-hemmenden Proteine, die Apoptose-auslösenden Mistellektine (ML), sind zytotoxisch gegenüber kultivierten Zellen (Übersicht bei Büssing, 2000, 2002, 2003; Berg und Stein, 2001; Kienle und Kiene, 2003). Die Frage, ob Mistellektine (ML) in niedrigen Konzentrationen zu einer Stimulation von Tumorzellen führen könnten, wird kontrovers diskutiert. Gabius *et al.* (2001) beschrieben, dass u.a. Mammakarzinom- und Sarkom-Zelllinien durch ML I < 1 ng/ml zur Proliferation zu bringen wären. Als Testmethode wurde von den Autoren der MTT-Assay ausgewählt, der die metabolische Aktivität der kultivierten Zellen erfasst. Da diese Ergebnisse als Rechtfertigung benutzt werden, vor einer generellen Anwendung von Mistelextrakten bei Tumorpatienten zu warnen, haben wir versucht, diese Ergebnisse unter gleichen Versuchsbedingungen zu reproduzieren. Ähnliche Beobachtungen wurden bisher von keiner anderen Arbeitsgruppe gemacht. Zusätzlich haben wir zwei weitere, für die Fragestellung wesentlich relevantere Untersuchungsmethoden einbezogen, nämlich den Einbau des Thymidin-Analogons Bromdesoxyuridin (BrdU) in die DNA proliferierender Tumorzellen und deren DNA-Profil.

Material und Methoden

Zelllinien

Untersucht wurden 14 Zelllinien (DSMZ, Braunschweig): Colo-320 und SW-480 Colon-Karzinome; Colo-824 und KPL-1 Mamma-Karzinome; HS 729, SK-UT-1b und SK-LMS-1 Sarkome; HT-144 und SK-Mel-28 Melanome; THP-1 monozytäre Leukämie; Jurkat T-Zell-Leukämie; U-266 Plasmozytom; U-698-M und MHH-PREB-1 B-Zell-Lymphome.

Die Inkubation der Zellen (1 x 10^5/ml) bei 37°C und 5% CO_2 erfolgte, sofern nichts anderes angegeben ist, über unterschiedliche Zeiträume für die Untersuchung des BrdU-Einbaus und des DNA-Profils in 24-well Mikrotiterplatten (NUNC, Roskilde, Dänemark) bzw. in 96-well Mikrotiterplatten für den MTT-Test.

24 h nach der Aussaat erfolgte die Zugabe von ML I (in 0,01, 0,05, 0,1, 0,5 und 5 ng/ml [das Galaktose-bindende ML I wurde freundlicherweise von Prof. Dr. Uwe Pfüller, Institut für Phytochemie, Universität Witten/Herdecke, zur Verfügung gestellt]), bzw. mit dem Mistellektin-standardisierten Mistelex-

trakt Iscador M spezial (entsprechend Mistellektin-Gehalt 0,05, 0,5 und 5 ng/ml). Iscador M 5 mg spezial (IMS) ist ein fermentierter Apfelmistelextrakt (Weleda Heilmittel, Schwäbisch Gmünd) mit einer Mistellektin-Konzentration von 550 ng/ml (ML II-Referenz; Ch.-Nr. 108/1244). Ausgewertet wurden Zellen von drei bis vier verschiedenen Passagen jeweils in Triplikaten.

Die Parallelansätze der Zellen für die drei Untersuchungsmethoden erfolgten jeweils zum gleichen Zeitpunkt aus derselben Passage.

MTT-Test

Um die metabolische Aktivität der kultivierten Zellen nachzuweisen, wurde der MTT-Assay benutzt (Cell Proliferation Kit I (MTT), Roche Diagnostics, Mannheim). Metabolisch aktive Zellen wandeln hierbei das Tetrazoliumsalz 3-[4,5-dimethylthiazol-2-yl]2,5-diphenyl Tetrazoliumbromid (MTT) in das purpurfarbene Formazan um, dessen optische Dichte (OD) mittels eines ELISA-Readers (SLT.Spectra, Crailsheim; 570 nm) photometrisch ausgewertet wird. Die Ergebnisse sind die Mittelwerte aus 5-fach-Ansätzen für jede Testkonzentration.

BrdU-Einbau

Die Untersuchung der Zellproliferation erfolgte anhand der von Carayon und Bord (1992) beschriebenen Methode. Hierzu wurde während der letzten 20 h der Inkubation das Thymidin-Analogon 5-Bromo-2'-Deoxyuridin (30 µg/ml BrdU, Sigma, Deisenhofen) zugegeben, das in der Synthesephase des Zellzyklusses in die DNA eingebaut wird. Nach mehreren Wasch-, Fixierungs- und Trypsinierungsschritten wurden die Zellen für 40 Minuten mit Fluoreszenz-markierten anti-BrdU-Antikörpern bzw. einer intrazellulären Isotypkontrolle (beide von Becton Dickinson, Heidelberg) inkubiert. Die Zellen wurden mit Hilfe eines EPICS® XL-MCL Durchflusszytometers (Coulter, Krefeld) gemäß den Standards gemessen und ausgewertet.

DNA-Profil

Die durchflusszytometrische Untersuchung des DNA-Gehalts der Tumorzellen erfolgte anhand der von Nicoletti *et al.* (1991) beschriebenen Methode. Hierzu wurden die Tumorzellen zum Ende der Inkubationszeit für 25 Minuten bei Raumtemperatur in hypotonem Puffer lysiert und die DNA mit Propidiumjodid (Sigma, Deisenhofen) gefärbt. Adhärente Zellen wurden nach Trypsinisierung analysiert. Bei der Auswertung wurde nach hypodiploidem (sub-G_1-Peak, Apoptose) und diploidem DNA-Gehalt differenziert.

Ergebnisse

In den 14 über 72 h kultivierten Tumorzelllinien ließ sich durch ML I in einer Konzentration von 0,01, 0,05, 0,1, 0,5 und 5 ng/ml und durch den Mistelextrakt (entsprechend dem Mistellektin-Gehalt von 0,05, 0,5 und 5 ng/ml) keine vermehrte metabolische Aktivität feststellen, die auf eine im Vergleich zur unbehandelten Kontrolle erhöhte Proliferation der Zellen hinweisen würde (Tab. 1). Bei ML-Konzentrationen von 5 ng/ml kam es in den meisten Zelllinien zum Rückgang der metabolischen Gesamtaktivität der Kulturen, insbesondere bei Verwendung des Mistelextraktes.

In den parallel angesetzten Zellkulturen wurde der BrdU-Einbau bestimmt. Bei zwölf der 14 Zelllinien ließ sich kein relevanter Unterschied zur Medium-Kontrolle nachweisen (Tab. 2), jedoch fielen die Sarkom-Linie SK-UT-1b (bei ML I 0,5 und 5 ng/ml bzw. IMS 5 ng/ml) als auch die SW-480 Colon-Ca-Zellen (bei IMS 5 ng/ml) mit einem höheren BrdU-Signal auf.

Die SK-UT-1b Zellen wurden daher einer weiterführenden Analyse unterzogen. Wie in Tabelle 3 dargestellt, korrelierte der höhere BrdU-Einbau nicht mit dem MTT-Umsatz; vielmehr ging dies mit einer Hemmung der metabolischen Aktivität einher bzw. einer Induktion der Apoptose. Somit ist das Phänomen eher als "falsch positiv" bzw. als Apoptose-assoziiertes Phänomen zu werten.

Auch für die SW-480 Zellen korrelierte das höhere BrdU-Signal nicht mit dem MTT-Umsatz, der gegenüber der Medium-Kontrolle sogar abfiel (nicht dargestellt). Wie in Abbildung 1 wiedergegeben, kam der höhere BrdU-Wert dadurch zustande, dass im zweiten Ansatz (sieben Tage nach dem ersten Versuch) tatsächlich ein höherer BrdU-Einbau gemessen wurde, der sich aber im ersten und dritten Ansatz nicht nachweisen ließ. Es ist nicht auszuschließen, dass es sich hierbei um ein Zellkultur-Artefakt handelt.

Eine genauere Untersuchung des Wachstumsverhaltens der SK-UT-1b Zellen zeigte, dass die Phase der kumulativen Zellvermehrung bis zum 4. Kulturtag anhält und es danach zu einem Absterben der Zellen aufgrund von Nährstoffmangel kommt (Absinken der Gesamtstoffwechselaktivität, Abb. 2).

Tab. 1: Metabolische Aktivität in kultivierten Tumorzelllinien gemessen als MTT-Umsatz

	Colon-Ca		**Mamma-Ca**		**Melanom**		**Sarkom**			**B-Zell Lymphom**		**Monoz. Leuk.**	**Plasmo-zytom**	**T-Zell-Leuk.**
	Colo-320	**SW-480**	**Colo-824**	**KPL-1**	**HT-144**	**SK-Mel-28**	**HS-729**	**SK-LMS**	**SK-UT-1b**	**MHH-Preb-1**	**U-698**	**THP-1**	**U-266**	**Jurkat**
Medium-Kontrolle	0,91 ± 0,05	1,71 ± 0,17	1,02 ± 0,09	0,87 ± 0,10	0,86 ± 0,08	1,17 ± 0,05	0,78 ± 0,10	0,63 ± 0,04	1,24 ± 0,01	0,96 ± 0,06	0,66 ± 0,16	1,14 ± 0,02	0,61 ± 0,04	1,23 ± 0,07
ML-1 [0.01 ng/ml]	0,92 ± 0,03	1,50 ± 0,20	0,98 ± 0,08	0,81 ± 0,09	0,84 ± 0,05	1,08 ± 0,04	0,69 ± 0,09	0,61 ± 0,05	1,20 ± 0,14	0,95 ± 0,07	0,65 ± 0,16	1,09 ± 0,01	0,55 ± 0,04	1,31 ± 0,18
ML-1 [0.05 ng/ml]	0,92 ± 0,02	1,61 ± 0,15	0,99 ± 0,10	0,79 ± 0,07	0,80 ± 0,07	1,08 ± 0,10	0,67 ± 0,11	0,61 ± 0,05	1,27 ± 0,03	0,93 ± 0,07	0,63 ± 0,16	1,04 ± 0,06	0,58 ± 0,04	1,28 ± 0,15
ML-1 [0.1 ng/ml]	0,92 ± 0,02	1,58 ± 0,17	0,95 ± 0,09	0,77 ± 0,08	0,81 ± 0,03	1,08 ± 0,05	0,63 ± 0,04	0,61 ± 0,03	1,21 ± 0,06	0,94 ± 0,09	0,61 ± 0,13	1,00 ± 0,03	0,53 ± 0,07	1,29 ± 0,18
ML-1 [0.5 ng/ml]	0,94 ± 0,04	1,54 ± 0,14	0,96 ± 0,10	0,80 ± 0,09	0,81 ± 0,07	1,13 ± 0,06	0,62 ± 0,04	0,60 ± 0,05	1,25 ± 0,03	0,95 ± 0,10	0,65 ± 0,15	0,99 ± 0,04	0,55 ± 0,06	1,00 ± 0,38
ML-1 [5 ng/ml]	**0,61 ± 0,20**	1,57 ± 0,21	**0,49 ± 0,29**	0,75 ± 0,10	0,78 ± 0,05	0,99 ± 0,08	0,47 ± 0,10	0,59 ± 0,03	0,93 ± 0,19	0,89 ± 0,10	0,64 ± 0,10	**0,17 ± 0,09**	**0,46 ± 0,06**	**0,15 ± 0,08**
IMS entspr. [0.05 ng/ml]	0,91 ± 0,08	1,54 ± 0,21	0,95 ± 21,5	0,82 ± 0,10	0,83 ± 0,06	1,12 ± 0,11	0,74 ± 0,11	0,64 ± 0,01	1,26 ± 0,02	0,96 ± 0,09	0,65 ± 0,11	1,04 ± 0,04	0,53 ± 0,07	1,20 ± 0,11
IMS entspr. [0.5 ng/ml]	0,93 ± 0,01	1,56 ± 0,20	0,92 ± 18,6	0,83 ± 0,09	0,80 ± 0,08	1,08 ± 0,10	0,67 ± 0,14	0,62 ± 0,02	1,28 ± 0,05	0,92 ± 0,08	0,66 ± 0,11	0,99 ± 0,01	0,53 ± 0,05	**0,69 ± 0,45**
IMS entspr. [5 ng/ml]	**0,15 ± 0,06**	**1,46 ± 0,18**	**0,12 ± 1,0**	**0,47 ± 0,03**	**0,56 ± 0,14**	**0,14 ± 0,03**	**0,38 ± 0,03**	0,60 ± 0,03	**0,91 ± 0,11**	0,85 ± 0,11	0,60 ± 0,09	**0,05 ± 0,00**	**0,23 ± 0,03**	**0,69 ± 0,00**

Die eingesetzten Konzentrationen des Mistelextraktes Iscador M spezial (IMS) sind bezogen auf den ML-Gehalt des Extraktes. Ergebnisse sind Mittelwerte ± Standardabweichung des MTT-Umsatzes (OD) aus drei unterschiedlichen Passagen. 20%ige Abweichungen von der Medium-Kontrolle sind hervorgehoben.

Tab. 2: Bestimmung der Proliferation kultivierter Tumorzelllinien gemessen als BrdU-Einbau in die DNA

	Colon-Ca		**Mamma-Ca**		**Melanom**		**Sarkom**			**B-Zell Lymphom**		**Monoz. Leuk.**	**Plasmo-zytom**	**T-Zell-Leuk.**
	Colo-320	**SW-480**	**Colo-824**	**KPL-1**	**HT-144**	**SK-Mel-28**	**HS-729**	**SK-LMS**	**SK-UT-1b**	**MHH-Preb-1**	**U-698**	**THP-1**	**U-266**	**Jurkat**
Medium-Kontrolle	33,4 ± 10,2	21,9 ± 10,7	53,9 ± 14,2	19,4 ± 7,5	35,8 ± 8,2	29,8 ± 9,1	37,9 ± 4,8	18,2 ± 3,4	34,6 ± 6,6	75,1 ± 8,6	58,4 ± 22,7	58,0 ± 5,3	57,3 ± 5,8	37,0 ± 5,0
ML-1 [0.01 ng/ml]	30,9 ± 7,8	17,2 ± 8,2	53,2 ± 18,4	16,5 ± 8,4	30,4 ± 10,8	27,8 ± 8,7	33,7 ± 3,6	14,9 ± 1,4	32,3 ± 6,0	75,1 ± 10,8	59,7 ± 24,0	47,0 ± 5,6	54,0 ± 4,6	37,7 ± 4,0
ML-1 [0.05 ng/ml]	31,5 ± 7,1	15,5 ± 9,8	54,1 ± 21,5	18,3 ± 11,47	29,4 ± 14,4	25,4 ± 13,8	33,7 ± 1,2	14,0 ± 2,5	37,2 ± 9,2	74,3 ± 7,7	57,9 ± 25,5	45,7 ± 5,8	56,3 ± 3,2	36,0 ± 3,6
ML-1 [0.1 ng/ml]	32,1 ± 5,2	15,7 ± 8,3	55,6 ± 18,7	18,9 ± 10,7	27,5 ± 12,5	27,1 ± 9,6	32,4 ± 2,8	13,2 ± 1,6	36,4 ± 17,2	75,6 ± 10,7	57,9 ± 23,5	47,3 ± 2,3	55,7 ± 6,1	39,0 ± 5,6
ML-1 [0.5 ng/ml]	36,0 ± 7,8	21,6 ± 7,8	53,9 ± 19,9	19,8 ± 10,5	29,5 ± 12,9	27,2 ± 6,9	27,0 ± 7,3	14,0 ± 3,5	**44,3 ± 15,2**	78,8 ± 5,1	59,6 ± 22,8	47,3 ± 5,7	52,3 ± 5,8	42,7 ± 2,5
ML-1 [5 ng/ml]	28,3 ± 23,1	26,2 ± 2,0	17,6 ± 20,0	15,6 ± 2,7	29,5 ± 15,2	30,1 ± 6,2	26,8 ± 3,5	17,0 ± 1,7	**43,7 ± 12,4**	80,6 ± 7,5	68,0 ± 16,3	4,3 ± 2,5	33,3 ± 16,2	2,3 ± 1,5
IMS entspr. [0.05 ng/ml]	32,9 ± 7,1	16,9 ± 7,3	50,3 ± 21,5	17,5 ± 7,0	28,9 ± 12,1	26,1 ± 10,5	29,4 ± 3,2	15,4 ± 2,9	33,4 ± 9,8	75,1 ± 11,8	57,2 ± 26,0	42,3 ± 3,1	55,0 ± 4,6	36,0 ± 1,0
IMS entspr. [0.5 ng/ml]	33,7 ± 5,5	16,4 ± 9,7	50,6 ± 18,6	16,8 ± 7,5	27,7 ± 14,1	27,5 ± 13,0	29,5 ± 2,1	15,0 ± 4,0	40,0 ± 15,9	74,6 ± 11,2	58,7 ± 23,4	45,7 ± 2,5	47,3 ± 10,4	34,3 ± 6,1
IMS entspr. [5 ng/ml]	3,3 ± 2,4	**36,2 ± 2,8**	2,0 ± 1,0	11,7 ± 1,9	27,3 ± 13,1	0,9 ± 0,2	18,8 ± 5,2	15,0 ± 3,0	**49,3 ± 11,0**	80,8 ± 5,3	65,6 ± 14,7	1,3 ± 1,5	11,7 ± 8,1	1,3 ± 0,6

Die eingesetzten Konzentrationen des Mistelextrakes Iscador M spezial (IMS) sind bezogen auf den ML-Gehalt des Extraktes. Ergebnisse sind Mittelwerte ± Standardabweichung des BrdU-Einbaus (%) aus drei unterschiedlichen Passagen. 20%ige positive Abweichungen von der Medium-Kontrolle sind fett hervorgehoben.

Eine Zugabe von ML führte konzentrationsabhängig zu einer zunehmenden Verzögerung dieser Wachstumskinetik und ab 10 ng/ml auch zu einer Abflachung der Wachstumskurve, so dass die Absterbephase erst später einsetzte (bei 5 ng/ml z. B. nach einem weiteren Kulturtag). Ab diesem Zeitpunkt haben dann die ML-behandelten Zellen in Bezug auf die Kontrollzellen eine relativ höhere metabolische Gesamtaktivität, was statt des tatsächlich insgesamt verzögerten, ein gesteigertes Wachstum vortäuscht und als „stimulierte Proliferation“ fehlgedeutet werden kann.

Tab. 3: Untersuchungen an der Sarkom-Zellinie SK-UT-1b

	MTT	**BrdU**	**Apoptose**
	[OD]	**[%]**	**[%]**
Medium-Kontrolle	1,24 ± 0,01	34,6 ± 6,6	5,5 ± 2,6
ML-1 [0.01 ng/ml]	1,20 ± 0,14	32,3 ± 6,0	6,6 ± 3,4
ML-1 [0.05 ng/ml]	1,27 ± 0,03	37,2 ± 9,2	4,5 ± 2,5
ML-1 [0.1 ng/ml]	1,21 ± 0,06	36,4 ± 17,2	4,6 ± 2,2
ML-1 [0.5 ng/ml]	1,25 ± 0,03	**44,3 ± 15,2**	**7,7 ± 3,8**
ML-1 [5 ng/ml]	**0,93 ± 0,19**	**43,7 ± 12,4**	**9,7 ± 2,9**
IMS entspr. [0.05 ng/ml]	1,26 ± 0,02	33,4 ± 9,8	4,1 ± 1,5
IMS entspr. [0.5 ng/ml]	1,28 ± 0,05	40,0 ± 15,9	4,7 ± 1,4
IMS entspr. [5 ng/ml]	**0,91 ± 0,11**	**49,3 ± 11,0**	**11,4 ± 4,1**

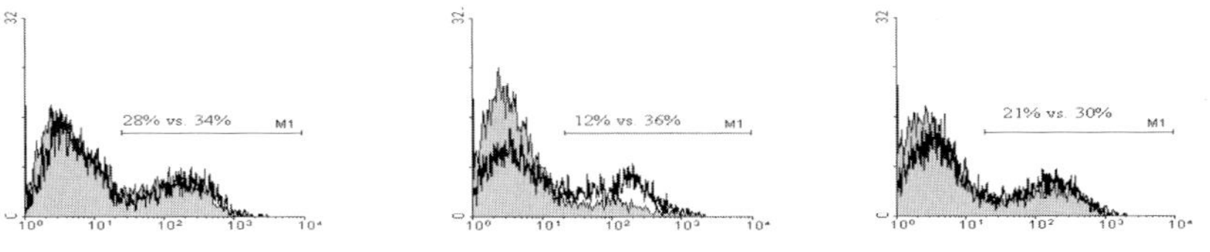

Ausgangs-Passage **7 Tage spätere Passage** **7 (bzw. 14) Tage spätere Passage**

Abb. 1: BrdU-Einbau in SW-480 Colon-Ca-Zellen. Dargestellt sind drei konsekutive Experimente in jeweils 7-tägigen Ansatz-Abständen. Dargestellt ist die Medium-Kontrolle (grau unterlegte Flächen) *versus* Inkubation mit Iscador M spezial mit einem ML-Gehalt von 5 ng/ml (schwarze Linie).

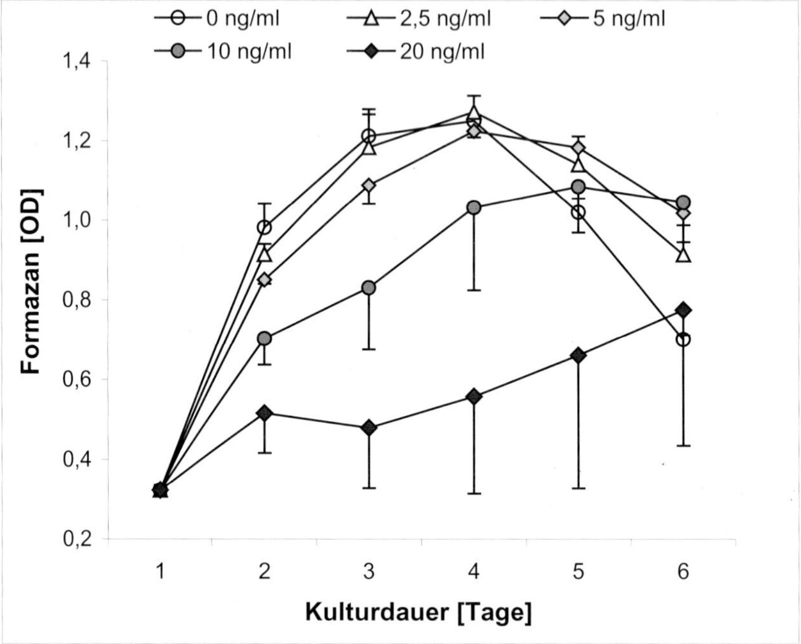

Abb. 2: Metabolische Aktivität (Formazan-Umsatz; MTT-Assay) der Sarkom-Zelllinie SK-UT-1b in Abhängigkeit von der Zellkulturdauer und der eingesetzten ML-Konzentration.

Die eingesetzten Konzentrationen des Mistelextraktes Iscador M spezial (IMS) sind bezogen auf den ML-Gehalt des Extraktes. Ergebnisse sind Mittelwerte ± Standardabweichung der Testmethoden aus drei unterschiedlichen Passagen. 20%ige positive Abweichungen beim BrdU-Einbau und dem MTT-Test von der Medium-Kontrolle sind fett hervorgehoben, während negative Abweichungen zusätzlich kursiv gesetzt sind. Für die etwas ungenauere Bestimmung der Apoptose (sub-G_1-Peak) sind 30%ige Abweichungen berücksichtigt.

Diskussion

Es ließen sich in den 14 Tumorzell-Linien keine kongruenten Befunde erheben, die für einen Proliferationsreiz durch ML < 1 ng/ml sprechen würden. Dies deckt sich mit Untersuchungen von Maier und Fiebig (2002), die in 16 Tumorzelllinien ebenfalls keine Stimulation durch Mistelextrakte nachweisen konnten (siehe auch Beitrag von Kelter und Fiebig in diesem Buch). Es ist nicht auszuschließen, dass die von Gabius *et al.* (2001) aufgestellte Hypothese auf Zellkultur-Artefakte und besondere Wachstumskinetiken zurückzuführen und daher nicht geeignet ist, ein mögliches Risiko einer Tumorzell-Stimulation durch Mistelextrakte zu belegen (wobei natürlich unmöglich generell auszuschließen ist, dass Tumorzellen durch Mistelextrakte, Zytokine oder andere Wachstumsfaktoren stimuliert werden könnten).

Isolierte Mistellektine sind zudem zur Behandlung von Tumor-Patienten nicht zugelassen, sondern Mistelgesamtextrakte, die in der Regel Mistellektine enthalten. Da sie meistens in ansteigender Dosierung appliziert werden, erzielt man höhere therapeutisch wirksamere Bereiche.

Schlussfolgerung

Die Hypothese einer Tumorzell-Stimulation durch ML < 1 ng/ml könnte das Ergebnis besonderer Zellkultur-Effekte und Wachstumskinetiken sein. Ein generelles Risiko einer Tumorzell-Stimulation durch Mistelextrakte ließ sich *in vitro* nicht belegen.

Danksagung

Unser Dank gilt Prof. Dr. U. Pfüller, Institut für Phytochemie der Universität Witten/Herdecke, und Herrn Dr. M. Werner, Institut Hiscia, Arlesheim. Besonderen Dank möchten wir der *Werner Richard Dr. Karl Doerken-Stiftung*, Herdecke, aussprechen für die großzügige finanzielle Unterstützung dieser Arbeit.

Literatur

Berg, P. A., Stein, G. M. (2001): Does mistletoe therapy influence the defense against epithelial tumors? A critical immunologic analysis. Dtsch Med Wochenschr 126: 339–345.

Büssing, A. (2003): Mistel (*Viscum album*) – anthroposophischer und phytotherapeutischer Ansatz In: K. Münstedt (Hrsg.): Ratgeber unkonventionelle Krebstherapien. ECOMED Verlag, Landsberg: 184–199.

Büssing, A. (2002): Pharmakologische Wirkungen von Mistelextrakten In: V. Fintelmann (Hrsg.): Onkologie auf anthroposophischer Grundlage. Johannes M. Mayer-Verlag, Stuttgart, Kapitel 3.2.4.1: 1–40.

Büssing, A. (Hrsg.) (2000): Mistletoe. The Genus *Viscum.* Medicinal and Aromatic plants – Industrial Profiles. Harwood Academic Publishers, Amsterdam.

Carayon, P., Bord, A. (1992): Identification of DNA-replicating lymphocyte subsets using a new method to label the bromo-deoxyuridine incorporated into the DNA. J Immunol Methods 147: 225–230.

Gabius, H. J., Darro, F., Remmelink, M., Andre, S., Kopitz, J., Danguy, A., Gabius, S., Salmon, I., Kiss, R. (2001): Evidence for stimulation of tumor proliferation in cell lines and histiotypic cultures by clinically relevant low doses of the galactoside-binding mistletoe lectin, a component of proprietary extracts. Cancer Invest 19: 14–126.

Kienle, G. S., Kienle, H. (2003): Die Mistel in der Onkologie. Fakten und konzeptionelle Grundlagen. Schattauer-Verlag

Maier, G., Fiebig, H. H. (2002): Absence of tumor growth stimulation in a panel of 16 human tumor cell lines by mistletoe extract in vitro. Anticancer Drugs 13: 373–379.

Nicoletti, I., Migliorati, G., Pagliacci, M. C., Grignani, F., Riccardi, C. (1991): A rapid and simple method for measuring thymocyte apoptosis by propidium iodide staining and flow cytometry. J Immunol Methods 139: 271–279

Priv.-Doz. Dr. Arndt Büssing[1], David Schietzel[1], Dr. Gerburg M. Stein[1] und Dr. Michael Schink[2]

[1] Krebsforschung Herdecke, Abteilung für angewandte Immunologie, Universität Witten/Herdecke
[2] Forschungsabteilung, Verein Filderklinik, Filderstadt

Korrespondenzadresse:
PD Dr. Arndt Büssing
Krebsforschung Herdecke, Abteilung für angewandte Immunologie,
Universität Witten/Herdecke, Gerhard-Kienle-Weg 4, 58313 Herdecke
ArBuess@yahoo.de

Ausschluss einer Tumorstimulation durch Iscador® Präparate *in vitro* in einem Panel von 26 humanen Tumorzelllinien

Absence of Tumor Growth Stimulation in a Panel of 26 Human Tumor Cell Lines By Iscador® Preparations *In vitro*

G. Kelter und H.-H. Fiebig

Zusammenfassung

Die antitumorale Wirksamkeit von Mistelextrakten beruht sowohl auf einer direkten Inhibition des Tumorwachstums als auch auf einer Modulation von immunologischen Reaktionen. In jüngster Zeit wurde allerdings auf das Risiko einer Tumorstimulation durch Mistelextrakte in geringen Konzentrationen, vor allem bei hämatologischen Tumoren sowie Tumoren, die auf eine Immuntherapie ansprechen, hingewiesen. Um den direkten Einfluss von Mistelextrakten auf das Tumorwachstum zu prüfen, wurden die drei Iscador®-Präparate Iscador® M Spezial, Iscador® Qu Spezial und Iscador® P auf ihre wachstums-stimulierenden Eigenschaften an 26 humanen Zelllinien *in vitro* im Niedrigdosisbereich mittels zellulärer Proliferations-Assays untersucht. Ebenso wurde die antitumorale Wirksamkeit dieser drei Präparationen in hohen Konzentrationen an einem Panel von zwölf Zelllinien getestet.

Die Ergebnisse erbrachten keinerlei Hinweise auf eine Stimulation des Tumorwachstums durch die drei Iscador®-Präparate, insbesondere auch nicht in den fünf Tumorzelllinien, die in einer Arbeit von Gabius *et al.* 2001 als durch Mistellektin 1 stimulierbar beschrieben waren. Allerdings zeigten die Lektin-haltigen Präparate Iscador® M Spezial und Iscador® Qu Spezial eine ausgeprägte antitumorale Wirksamkeit mit nahezu identischen Wirkprofilen wie isoliertes Mistellektin 1.

Schlüsselwörter:

Mistelextrakte, Iscador®, humane Tumorzelllinien, Stimulation des Tumorwachstums, antitumorale Wirksamkeit, *Viscum album*

Summary

Mistletoe extracts exhibited antitumor activity based on direct inhibition of tumor growth as well as modulation of immune response. Recent reports, however, suggest potential stimulation of tumor growth at low doses of mistletoe extracts, particularly in hematological tumors and tumors responding to immunotherapy. Therefore, the direct effect of the three mistletoe extracts Iscador® M Spezial, Iscador® Qu Spezial and Iscador® P on tumor growth was investigated in a panel of 26 human tumor cell lines *in vitro* using cellular proliferation assays. Antitumor activity of the three preparations at high concentrations was investigated in a panel of twelve cell lines.

The results showed no evidence of stimulation of tumor growth by any of the three extracts, in particular the five tumor cell lines previously reported to be sensitive to direct mistletoe lectin stimulation by Gabius *et al.* 2001. On the contrary, the lectin containing preparations Iscador® M Spezial and Iscador® Qu Spezial expressed a pronounced antitumor activity exhibiting a nearly identical antitumor profile compared to isolated mistletoe lectin 1.

Keywords:

Mistletoe extracts, Iscador®, human tumor cell lines, stimulation of tumor growth, antitumor activity, *Viscum album*

Einleitung

Vor allem in den deutschsprachigen Ländern Europas finden Mistelextrakte in der adjuvanten Therapie maligner Tumorerkrankungen eine breite Anwendung (Bocci, 1993; Beuth, 1997; Grossarth-Maticek *et al.*, 2001). Zur klinischen Anwendung kommen eine Reihe von Präparaten, die sich hinsichtlich ihrer Herkunft (unterschiedliche Wirtspflanzen), Erntezeit und Extraktionsverfahren unterscheiden und dementsprechend verschiedene pharmakologische Effekte hervorrufen (Witthohn *et al.*, 1999). Diese Extrakte sind biochemisch standardisiert und beinhalten an wirksamen Bestandteilen Mistellektine, Viscotoxine sowie Alkaloide. Eines der ältesten Mistelpräparate ist Iscador®.

Die antitumorale Wirksamkeit der Extrakte ist vor allem den Mistellektinen zuzuschreiben und beruht zum einen auf einer direkten Inhibition des Tumorwachstums, zum anderen auf einer Modulation von immunologischen Reaktionen. Der Zelltod der Tumorzellen erfolgt konzentrationsabhängig durch Apoptose oder Nekrose (Janssen *et al.*, 1993; Büssing *et al.*, 1999; Maier und Fiebig, 2002; Burger *et al.*, 2001a). Bei transplantablen murinen Tumormodellen konnte eine antitumorale Aktivität *in vivo* gezeigt werden (Burger *et al.*, 2001b). Dagegen führen Mistellektine im Niedrig-Dosisbereich zur Stimulation immunologisch relevanter Effektorzellen wie Makrophagen, Killerzellen, sowie B- und T-Lymphozyten (Hajto *et. al.*, 1989; Schink *et al.*, 1997; Elsässer-Beile *et al.*, 2000), verbunden mit der Freisetzung von Zytokinen (Hajto *et al.*, 1990; Ribereau-Gayon *et al.*, 1996; Joller *et al.*, 1996). In jüngster Zeit wird allerdings auch von einer möglichen Stimulation des Tumorwachstums durch Mistelextrakte berichtet. Dies könnte einerseits auf einer direkten Stimulation von Tumorzellen oder aber auf der Freisetzung von Zytokinen beruhen. Bei hämatologischen Neoplasien und soliden Tumoren, die auf eine Immuntherapie ansprechen wie zum Beispiel Melanome und Nierenkarzinome, könnte theoretisch das größte Risiko bestehen (Rüdiger *et al.*, 2001; Hagenah *et al.*, 1998). *In vitro* wurde von einer leichten Erhöhung des Tumorwachstums bei von Sarkomen und Melanomen abgeleiten Zelllinien durch isoliertes Mistellektin 1 berichtet (Gabius *et al.*, 2001).

Darum wurden in den hier vorgestellten Untersuchungen die wachstumsbeeinflussenden Eigenschaften von drei wässrigen Mistelextrakten (Iscador® M Spezial, Iscador® Qu Spezial and Iscador® P) in einem Panel von 26 humanen Tumorzelllinien untersucht. Die Testmodelle umfassten hämatologische Zelllinien, Zelllinien abgeleitet von Nierenkarzinomen und Melanomen, sowie die fünf von Gabius *et al.* 2001 als durch Mistellektin 1 stimulierbar beschriebenen Zelllinien. Außerdem wurde *in vitro* die antitumorale Wirksamkeit der drei Präparationen in hohen Konzentrationen an einem Panel von 12 humanen Tumorzelllinien geprüft.

Material und Methoden

Zelllinien

Die Zelllinien und ihre Herkunft sind in Tabelle 1 zusammengefasst. Zehn Zelllinien wurden aus human Xenografts abgeleitet (Roth *et al.*, 1999). Elf Zelllinien wurden vom US National Cancer Institute zur Verfügung gestellt. Die restlichen 5 Zelllinien wurden von der American Type Culture Collection (Rockville, MD, USA) bezogen. Die Kultur der Zellen erfolgte bei 37°C in einer befeuchteten Atmosphäre (95% Luft, 5% CO_2) in RPMI 1640 Zellkulturmedium (Invitrogen, Karlsruhe, Deutschland) versetzt mit 10% fötalem Kälberserum (Sigma, Deisenhofen, Deutschland) und 0,1 mg/ml Gentamycin (Invitrogen).

Tab. 1: 26 humane Tumorzelllinien zur Testung der Iscador® Extrakte.

Type	Zelllinie	Herkunft	Type	Zelllinie	Herkunft
ZNS	SF268	NCI[1)]	**Melanoma**	HT144	ATCC[3)]
Magen	GXF 251L	Xenograft, FR[2)]		MALME-3M	NCI
Lunge	H460	NCI		SK-MEL28	ATCC
	LXFA 629L	Xenograft, FR		MEXF 462NL	Xenograft, FR
	LXFE 66 NL	Xenograft, FR		MEXF 514L	Xenograft, FR
	LXFL 529L	Xenograft, FR	**Prostata**	PC3M	NCI
Leukämien & Lymphone	CCRFCEM	NCI	**Niere**	RXF 393NL	Xenograft, FR
	MOLT-4	NCI		RXF 944L	Xenograft, FR
	HL-60	NCI	**Sarcoma**	Hs729	ATCC
	K562	NCI		SK-LMS-1	ATCC
	U937	NCI		SK-UT-1B	ATCC
	RPMI 8226	NCI	**Uterus**	UXF 1138L	Xenograft, FR
Brust	MCF7	NCI			
	MAXF 401NL	Xenograft, FR			

[1)] National Cancer Institue, Bethesda, MD, USA.
[2)] Zelllinie etabliert in Freiburg aus einem humanen Xenograft; Roth *et al.*, 1999
[3)] ATCC: American Type Culture Collection, Rockville, MD, USA

Zellproliferations Assay

Adhärent wachsende Zellen wurden anhand des Propidiumjodid (PI) Assays und in Suspension wachsende Kulturen mit dem Sulforhodamin B (SRB) Assay untersucht (Dengler *et al.*, 1995; Skehan *et al.*, 1990).

Adhärent wachsende Tumorzellen wurde mit Trypsin-Lösung vom Boden der Platte abgelöst, gezählt und entsprechend ihren Wachstumseigenschaften in einer Zelldichte zwischen 5000 und 12000 Zellen/well auf 96-Multiwellplatten ausplattiert. Nach 24 h wurden die Iscador® Präparationen in 5 verschiedenen Konzentrationen zugegeben. Jede Konzentration wurde in Triplikaten getestet. Die Zellen wurden über 4 Tage mit den Extrakten inkubiert.

PI Assay: Das Zellkulturmedium wurde abgesaugt und durch 200 µl einer wässrigen Propidiumjodid Lösung (7 µg/ml) ersetzt. Anschließend wurden die Platten tiefgefroren und am nächsten Tag aufgetaut und die Fluoreszenz mit dem Cytofluor-Lesegerät bestimmt (Anregung 530 nm, Emission 620 nm). Der Fluoreszenzmesswert ist proportional zur Anzahl der Zellen.

SRB Assay: Die Zellsuspensionen wurden auf den Boden der Mikrotiterplatte abzentrifugiert (500 g, 5 min), die Zellen mit 50% Trichloressigsäure fixiert, für 1 h bei 4°C inkubiert und anschließend 5 mal mit Wasser gewaschen. Die Färbung der Zellen erfolgte durch Zugabe von 100 µl einer 0,4%-igen SRB Lösung in 1% Essigsäure für 30 min bei Raumtemperatur. Anschließend wurden die Zellen 4 mal mit Wasser gewaschen und über Nacht luftgetrocknet. Am nächsten Tag wurde der Protein-gebundene Farbstoff mittels einer 10 mM Tris-Lösung (pH 4) in Lösung gebracht. Die rote Färbung wurde mit einem ELISA-Reader (Dynatech MR5000, DPC Biermann GmbH, Nauheim, Deutschland) quantifiziert.

Beide Assays beinhalteten unbehandelte sowie Positivkontrollen (Adriamycin). Stimulation/Inhibition der Zellen wurde mit dem Verhältnis von behandelten/unbehandelten Zellen x 100 (T/C %) angegeben. Wachstumshemmung wurde definiert als Inhibition des Wachstums um mehr als 70% (T/C<30%). Wachstumsstimulation wurde betrachtet als ein Anstieg der Zellproliferation um mehr als 20% (T/C>120%). Alle Experimente wurden mindestens dreimal durchgeführt.

Antitumorale Wirksamkeit und Tumor-Selektivität wurden anhand der Mean-Graph-Darstellung (Abb. 2) bewertet. Sie zeigen die Abweichungen der individuellen IC70-Werte einer einzelnen Zelllinie bezogen auf den mittleren IC70-Wert aller Zelllinien an, basierend auf den medianen T/C-Werten von 3 unabhängigen Experimenten pro Zelllinie. Abweichungen vom mittleren IC70-Wert sind in einer logarithmisch-skalierten Achse dargestellt. Balken nach links repräsentieren individuelle IC70-Werte kleiner als der mittlere IC70 (sensitive Zelllinien), Balken nach rechts zeigen höhere IC70-Werte (resistente Zelllinien).

Mistelextrakte

Iscador® M Spezial, Iscador® Qu Spezial und Iscador® P wurden von der Weleda AG (Schwäbisch Gmünd, Deutschland) zur Verfügung gestellt. Die Ampullen beinhalteten jeweils 1 ml eines wässrigen Extrakts aus 5 mg Pflanzenmaterial von *Viscum album* (Mali) mit 250 ng/ml Gesamtmistellektin, 5 mg Pflanzenmaterial von *Viscum album* (Quercus) mit 375 ng/ml Gesamtmistellektin sowie 10 mg Pflanzenmaterial von *Viscum album* (Pini). Adriamycin wurde von Medac (Hamburg, Deutschland) bezogen. Isoliertes Mistellektin 1 wurde vom Institut für Phytochemie, Private Universität Witten/Herdecke (Witten, Deutschland) bezogen.

Ergebnisse

Um den direkten Einfluss von Mistelextrakten auf das Tumorwachstum zu prüfen, wurden die drei Iscador®-Präparate Iscador® M Spezial, Iscador® Qu Spezial und Iscador® P auf ihre wachstums-stimulierenden Eigenschaften an 26 humanen Zelllinien *in vitro* im Niedrigdosisbereich mittels zellulärer Proliferations-Assays untersucht. Das Zelllinien Panel umfasste Zelllinien abgeleitet aus Tumoren des ZNS (SF268), des Magens (GXF 251L), der Lunge (H460, LXFA 629L, LXFE 66NL, LXFL 529L), der Brust (MCF7, MAXF 401NL), der Prostata (PC3M), der Niere (RXF 393NL, RXF 944L) und des Uterus (UXF 1138L), sowie Zelllinien die aus Melanomen (HT144, MALME-3M, SK-MEL28, MEXF 462NL, MEXF 514L), Sarkomen (HS729, SK-LMS-1, SK-UT-1B) sowie Leukämie und Lymphomen (CCRFCEM, MOLT-4, HL-60, K562, U937, RPMI 8226) entstammten. Iscador® M Spezial und Iscador® Qu Spezial wurden in Konzentrationen von 1,5 ng/ml bis 15 µg/ml Gesamtpflanzenextrakt und Iscador® P zwischen 3 ng/ml und 30 µg/ml Gesamtpflanzenextrakt appliziert.

Die Ergebnisse sind in Abbildung 1 zusammengefasst. In jedem Diagramm sind die T/C-Werte aller 26 getesteten Zelllinien von einer Iscador Präparation für alle 5 Testkonzentrationen abgebildet. Es zeigten sich keinerlei Hinweise auf eine Wachstumsstimulation durch eine der Iscador Präparationen.

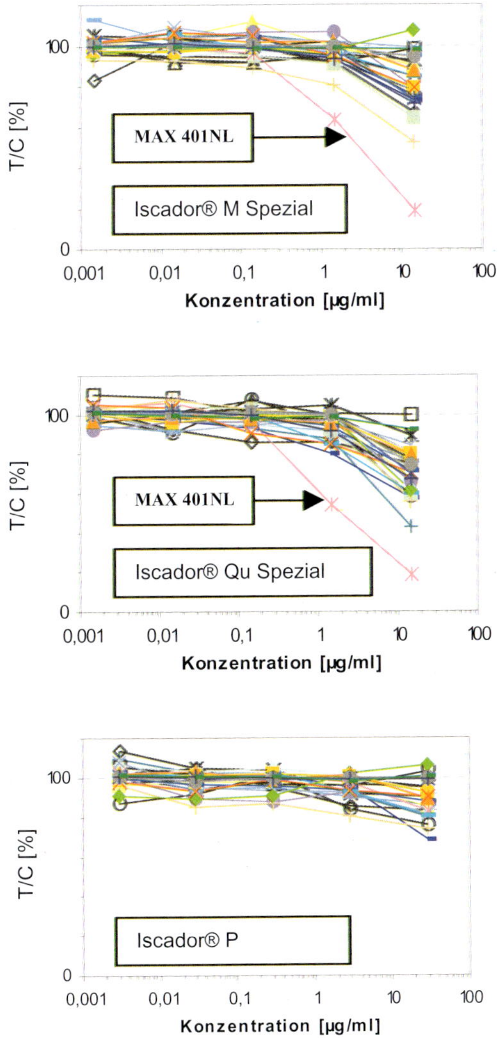

Abb. 1: Einfluss der Iscador® Extrakte auf das Wachstum von 26 humanen Tumorzelllinien *in vitro*. Die Zellen wurden für 96 h mit den Iscador® Extrakten inkubiert und anschließend mittels des PI-Assays oder des SRB-Assays das Wachstum der Zellen bestimmt. Aufgetragen sind T/C-Werte für jede Testkonzentration, wobei jede Linie eine der 26 Zelllinien repräsentiert. Angegeben sind die Mittelwerte aus drei unabhängigen Experimenten.

In keinem einzigen Fall wurde ein T/C Wert > 120%, das heißt eine Zunahme des Wachstums um mehr als 20% im Vergleich zu unbehandelten Zellen, gefunden. Individuelle Zelllinien wurden sogar in ihrem Wachstum gehemmt. So bewirkten Iscador® M Spezial und Iscador® Qu Spezial bei einer Konzentration von 15 µg/ml Gesamtpflanzenextrakt eine deutliche Hemmung des Tumorwachstums bei der Brustkarzinom-Zelllinie MAXF 401NL.

Die antitumorale Wirksamkeit der drei Präparationen wurde in höheren Konzentrationen an einem Panel von 12 Zelllinien untersucht. Dabei wurden Iscador® M Spezial und Iscador® Qu Spezial in einer Konzentration von 1,5 bis 150 µg/ml Gesamtpflanzenextrakt und Iscador P in einer Konzentration von 3 bis 300 µg/ml Gesamtpflanzenextrakt in halb-log Stufen appliziert. Iscador® M Spezial und Iscador® Qu Spezial zeigten eine ausgeprägte antitumorale Wirksamkeit *in vitro* mit einem mittleren IC50-Wert von 30 µg/ml Gesamtpflanzenextrakt (Tabelle 2).

Tab. 2: Antitumorale Wirksamkeit der Iscador® Extrakte (mittlere IC-Werte von 12 Zelllinien).

Mistelextrakt Standardzytost.	**IC_{50} (µg/ml)**	**IC_{70} (µg/ml)**	**IC_{90} (µg/ml)**
Iscador® M Spezial	30.8	48.4	104
Iscador® Qu Spezial	30.1	46.7	135
Iscador® P	> 300	>300	> 300
Adriamycin	0.05	0.16	2.2

Iscador® P war *in vitro* antitumoral unwirksam. Abbildung 2 A zeigt das Wirkprofil von Iscador® M Spezial. Dieses Präparat bewirkte eine selektive antitumorale Wirkung (individueller IC70-Wert einer Zelllinie < ½ des mittleren IC70-Wertes aller 12 Zelllinien) in drei von 12 Zelllinien: der Brustkarzinom-Zelllinie MAXF 401NL, der Nierenkarzinom-Zelllinie RXF 944L sowie der Uteruskarzinom-Zelllinie UXF 1138L. Das Wirkprofil von Iscador® Qu sieht nahezu identisch aus (Daten nicht gezeigt). Vergleicht man die IC70-Profile von Iscador® M und Iscador® Qu mit Mistellektin 1 (Abbildung 2 B) so findet man eine sehr hohe Übereinstimmung, was auf Ähnlichkeiten im Wirkmechanismus bzw. auf identische Inhaltstoffe hinweist.

A. Iscador® M Spezial

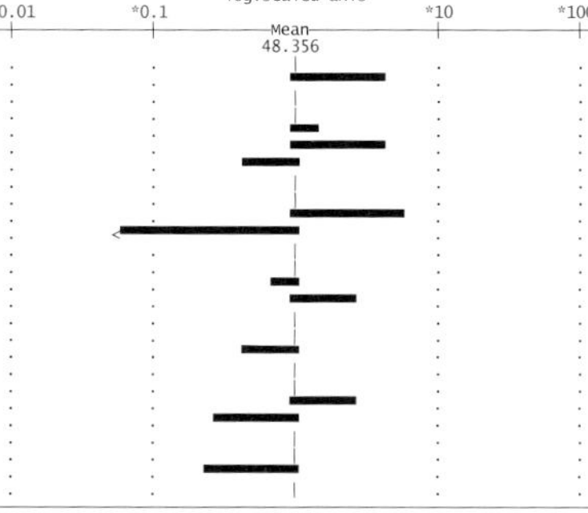

TUMOR/ PASSAGE NO.	EXP. NO.	CTRL FLUOR. UNITS	Distribution of MIC7 related to Mean log.scaled axis (*0.01 / *0.1 / Mean 48.356 / *10 / *100)	IC50 ug/ml	IC70 ug/ml	IC90 ug/ml
Magen						
GXF 251L	(3)	2305		81.351	195.173	507.352
Lunge						
H460 *	(3)	3623		49.401	69.684	98.294
LXFA 629L	(3)	2757		136.407	219.929	354.590
LXFL 529L	(3)	2836		18.410	27.655	93.162
Brust						
MCF7 *	(3)	3230		185.842	246.311	326.454
MAXF 401NL	(3)	2705		<3.000	<3.000	3.000
Melanom						
MEXF 462NL	(3)	3131		21.576	36.209	76.845
MEXF 514L	(3)	3364		69.042	116.993	256.425
Prostata						
PC3M *	(3)	3037		19.199	27.063	173.205
Niere						
RXF 486L*	(3)	2606		69.831	112.983	254.939
RXF 944L*	(3)	3095		9.369	17.320	42.317
Uterus						
UXF 1138L	(3)	3550		6.854	11.921	28.710
Mean		n=12	48.356	30.775	48.356	104.549

B. Mistellektin 1

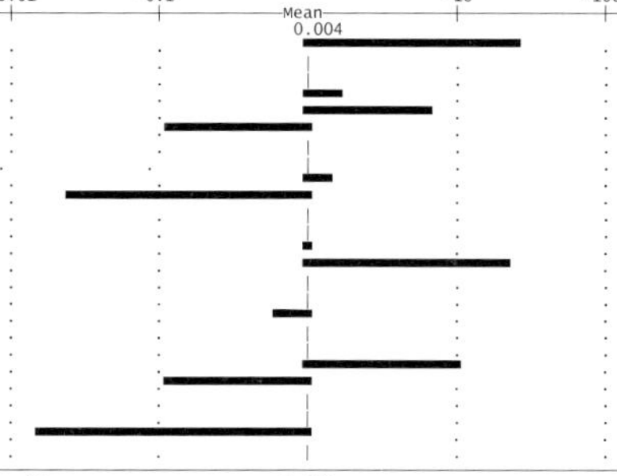

TUMOR/ PASSAGE NO.	EXP. NO.	CTRL FLUOR. UNITS	Distribution of MIC7 related to Mean log.scaled axis (*0.01 / *0.1 / Mean 0.004 / *10 / *100)	IC50 ug/ml	IC70 ug/ml	IC90 ug/ml
Magen						
GXF 251L*	(3)	2456		0.062	0.129	0.268
Lung						
H460 *	(3)	4281		0.004	0.008	0.050
LXFA 629L	(2)	3249		0.008	0.033	0.143
LXFL 529L	(3)	3883		0.299E-3	0.636E-3	0.100
Mammary						
MCF7 *	(4)	3550		0.003	0.006	0.100
MAXF 401NL	(3)	2140		0.353E-4	0.114E-3	0.001
Melanoma						
MEXF 462NL	(3)	3346		0.003	0.005	0.011
MEXF 514L	(3)	2210		0.070	0.109	0.168
Prostate						
PC3M *	(3)	4298		0.001	0.003	0.010
Renal						
RXF 486L*	(2)	3070		0.009	0.050	0.278
RXF 944L*	(2)	2878		0.165E-3	0.571E-3	0.100
Uterus						
UXF 1138L	(3)	3094		0.161E-4	0.788E-4	>0.100
Mean		n=12	0.004	0.001	0.004	0.058

Abb. 2: Antitumorale Wirksamkeit von Iscador® M Spezial (A) und Mistellektin 1 (B) an 12 humanen Tumorzelllinien *in vitro*. Die Zellen wurden für 96 h mit den Testsubstanzen inkubiert und anschließend mittels des PI-Assays das Wachstum der Zellen bestimmt. Die Berechnungen der IC-Werte basieren auf den medianen T/C-Werten von drei unabhängigen Experimenten pro Zelllinie.

Diskussion

Mistelextrakte aus Blättern und Zweigen der europäischen Mistel entfalten eine antitumorale Wirksamkeit über zytotoxische sowie immunologische Wirkmechanismen. In jüngster Zeit führten insbesondere zwei Berichte zu kontroversen Diskussionen um eine mögliche tumorstimulierende Wirkung, beruhend zum einen über eine direkte Einwirkung auf die Tumorzellen (Gabius *et al.*,

2001) zum anderen indirekt über immunmodulierende Eigenschaften der Mistel (Hagenah *et al.*, 1998). Um eine direkte Tumorstimulation zu prüfen, wurden die drei standardisierten Iscador® Präparationen Iscador® M Spezial, Iscador® Qu Spezial und Iscador® P an 26 humanen Zelllinien *in vitro* mittels zellulärer Proliferations-Assays untersucht. Dabei wurde ein Schwerpunkt auf Zellen hämatologischen Ursprungs sowie auf die Zelllinien, die im Bericht von Gabius *et al.* 2001 als stimulierbar beschrieben wurden, gelegt. Die Ergebnisse zeigten klar, dass in keiner der Zelllinien eine Wachstumsstimulation durch die drei getesteten Mistelextrakte zu beobachten war, insbesondere auch nicht im Niedrigdosisbereich. Die fünf im Artikel von Gabius als stimulierbar beschriebenen Zelllinien zeigten ebenfalls keinerlei Anzeichen einer Wachstumsstimulation. Somit konnte die Stimulation des Tumorwachstums, wie sie von Gabius *et al.* 2001 dargestellt wurde, eindeutig nicht bestätigt werden. Die Autoren beschreiben ein leichte Tumorstimulation bei einer Konzentration von 50 pg/ml Galaktose-bindendes Mistellektin um 10 bis 20%. Allerdings wurden diese Effekte zumeist nur zu einem Inkubationszeitpunkt gefunden. In den hier vorgestellten Untersuchungen wurde Iscador® M in einer Konzentration von 1,5 ng/ml bis 15 µg/ml Gesamtpflanzenextrakt untersucht. Dies entspricht einem Gesamtlektingehalt von 0,075 bis 750 pg/ml. Beim Iscador® Qu Spezial lag der Konzentrationsbereich des Gesamtmistellektins zwischen 0,11 und 1100 pg/ml. Speziell der Niedrigdosisbereich des Mistellektins wurde hiermit also abgedeckt.

Im Gegensatz dazu zeigten die lektinhaltigen Mistelpräparationen bei hohen Testkonzentrationen eine antitumorale Wirksamkeit. Auffällig war, dass die Wirkprofile von Iscador® M Spezial und Iscador® Qu Spezial fast identisch waren, und dass diese beiden wiederum sehr große Ähnlichkeiten zum Wirkprofil von isoliertem Mistellektin 1 haben. Das legt nahe, dass Iscador® M und Iscador® Qu Spezial dieselben wirksamen Komponenten besitzen und dass es sich dabei unter anderem um Mistellektin 1 handelt.

Diese Untersuchungen zeigen klar, dass es keinerlei Hinweise auf eine Tumorstimulation durch die standardisierten Mistelextrakte Iscador® M Spezial, Iscador® Qu Spezial und Iscador® P *in vitro* an dem Panel von 26 humanen Tumorzelllinien gibt. (Siehe auch Beitrag von Büssing *et al.*, S. 281ff in diesem Buch.) Die lektinhaltigen Präparationen Iscador® M Spezial und Iscador® Qu Spezial zeigten bei hohen Testkonzentrationen eine ausgeprägte antitumorale Wirksamkeit *in vitro*.

Literatur

Beuth J. (1997): Clinical Relevance of Immunoactive Mistletoe Lectin-I. Anticancer Drugs 8 (Suppl. 1): 53–S55.
Bocci V. (1993): Mistletoe (*Viscum album*) lectins as Cytokine Inducers and Immunoadjuvant in Tumor Therapy. A Review. J Biol Regul Homeost Agents 7 (1): 1–6.
Burger A.M., Mengs U., Schüler J.B., Fiebig H.H. (2001a): Antiproliferative Activity of an Aqueous Mistletoe Extract in Human Tumor Cell Lines and Xenografts *in Vitro*. Arzneim Forsch/Drug Res 51 (9): 748–757.
Burger A.M., Mengs U., Schuler J.B., Fiebig H.H. (2001b): Anticancer activity of an aqueous mistletoe extract (AME) in syngeneic murine tumor models. Anticancer Res 21:1965–1968.
Büssing A., Schietzel M. (1999): Apoptosis-Inducing Properties of *Viscum album* L. Extracts from Different Host Trees, Correlate with Their Content of Toxic Mistletoe Lectins. Anticancer Res 19 (1A): 23–28.
Dengler W.A., Schulte J., Berger D.P., Mertelsmann R., Fiebig H.H. (1995): Development of a Propidium Iodide Fluorescence Assay for Proliferation and Cytotoxicity Assays. Anticancer Drugs 6 (4): 522–532.
Elsässer-Beile U., Voss M., Schuhle R., Wetterauer U. (2000): Biological Effects of Natural and Recombinant Mistletoe Lectin and an Aqueous Mistletoe Extract on Human Monocytes and Lymphocytes *in Vitro*. J Clin Lab Anal 14 (6): 255–259.
Gabius H.J., Darro F., Remmelink M,, André S., Kopitz J., Danguy A., Gabius, S., Salmon I., Kiss R. (2001): Evidence for Stimulation of Tumor Proliferation in Cell Lines and Histotypic Cultures by Clinically Relevant Low Doses of the Galactoside-Binding Mistletoe Lectin, A Component of Proprietary Extracts. Cancer Invest 19 (2): 114–126.
Grossarth-Maticek R., Kiene H., Baumgartner S.M., Ziegler R. (2001): Use of Iscador, an Extract of European Mistletoe (*Viscum album*), in Cancer Treatment: Prospective Nonrandomized and Randomized Matched-Pair Studies Nested within a Cohort Study. Altern Ther Health Med 7 (3): 57–76.
Hagenah W., Dorges I., Gafumbegete E., Wagner T. (1998): Subcutaneous Manifestations of a Centrocytic Non-Hodgkin Lymphoma at the Injection Site of a Mistletoe Preparation. Dtsch Med Wochenschr 123 (34–35): 1001–1004.
Hajto T., Hostanska K., Gabius H.J. (1989): Modulatory Potency of the β-Galactoside-specific Lectin from Mistletoe Extract (Iscador) on the Host Defense System *in Vivo* in Rabbits and Patients. Cancer Res 49 (17): 4803–4808.
Hajto T., Hostanska K., Frei K., Rordorf C., Gabius H.J. (1990): Increased Secretion of Tumor Necrosis Factor-α, Interleukin-1, and Interleukin-6 by Human

Mononuclear Cells Exposed to β-Galactoside-specific Lectin from Clinically Applied Mistletoe Extract. Cancer Res 50 (11): 3322–3326.

Janssen O., Scheffler A., Kabelitz D. (1993): *In Vitro* Effects of Mistletoe Extracts and Mistletoe Lectins. Cytotoxicity towards Tumor Cells due to Induction of Programmed Cell Death (Apoptosis). Arzneim Forsch/Drug Res 43 (11): 1221–1227.

Joller P.W., Menrad J.M., Schwarz T., Pfüller, U., Parnham M.J., Weyhenmeyer R., Lentzen H. (1996): Stimulation of Cytokine Production via a Special Standardized Mistletoe Preparation in an *in Vitro* Human Skin Bioassay. Arzneim Forsch/Drug Res 46 (6): 649–653.

Maier G., Fiebig, H.H. (2002): Absence of Tumor Growth Stimulation in a Panel of 16 Human Tumor Cell Lines by Mistletoe Extracts *in Vitro*. Anticancer Drugs 13 (4): 373–379.

Ribereau-Gayon G., Dumont S., Muller C., Jung M.L., Poindron P., Anton R. (1996): Mistletoe Lectins I, II, III Induce the Production of Cytokines by Cultured Human Monocytes. Cancer Lett 109 (1–2): 33–38.

Roth T., Burger A.M., Dengler W.A., Willmann H., Fiebig H.H. (1999): Human tumor cell lines demonstrating the characteristics of patient tumors as useful models for anticancer drug screening. In: Fiebig HH, Burger AM (eds). Relevance of Tumor Models for Anticancer Drug Development. Contrib Oncol. Basel, Karger 54: 145–156.

Rüdiger H., Gabius S., Gabius H.J. (2001): Von der Diabetestherapie mit Glucobay® zur Alternativen Krebsbehandlung mit Mistelextrakt. Z Phytotherapie 22: 182–192.

Schink M. (1997): Mistletoe Therapy for Human Cancer: the Role of Natural Killer Cells. Anticancer Drugs *8* (Suppl. 1): S47–S51.

Skehan P., Storeng R., Scudiero D., Monks A., McMahon J., Vistica D., Warren J.T., Bokesch H., Kenney S., Boyd M. (1990): New Colorimetric Cytotoxicity Assay for Anticancer-Drug Screening. J Natl Cancer Inst 82 (13): 1107–1112.

Witthohn K., Schwarz T. (1999): Qualität von Mistelextrakten. In: Phytopharmaka, V., Forschung und Klinische Anwendung; Loew, D., Blume, H., Dingermann, T. (eds.), Steinkopff Verlag: 19–26.

Dr. Gerhard Kelter und Prof. Dr. Heinz-Herbert Fiebig
Oncotest GmbH, Institut für experimentelle Onkologie, Freiburg

Korrespondenzadresse:
Prof. Dr. Heinz-Herbert Fiebig
Oncotest GmbH, Am Flughafen 12–14, 79108 Freiburg
Fiebig@oncotest.de

Bindung von Mistellektin-1 an primäre Mammakarzinomzellen und dessen klinische Bedeutung

Mistletoe Lectin Binding (ML-1) to Primary Human Breast Cancer Cells and Its Clinical Relevance

P. Fritz, J. Dippon, Th. Kierschke, I. Siegle, A. Möhring, A. Moisa und Th. E. Mürdter

Zusammenfassung

226 Patientinnen mit primärem Mammakarzinom und bekanntem Langzeit-follow-up wurden in eine retrospektive Studie eingeschlossen. An diesen Patientinnen wurde mittels eines lektinhistochemischen Verfahrens die Bindung für *Viscum album* Agglutinin (Mistellektin 1, VAA-1, ML-1) bestimmt. Dabei zeigte sich, dass etwa 34,0% der primären Mammakarzinome ML-1 stark binden. 49,6% binden ML-1 nur schwach und 16,4% binden kein Ml-1 an die Tumorzellen. In 41,6% der primären Mammakarzinome wurde auch eine deutliche ML-1 Bindung an Entzündungszellen, die das Mammakarzinom infiltrieren, gefunden. Eine erhöhte ML-1 Bindung an Tumorzellen ist mit einer besseren Prognose verbunden. Ziel unserer Untersuchungen war der Versuch eines Nachweises, dass eine notwendige, aber nicht hinreichende Bedingung für eine erfolgreiche Therapie des Mammakarzinoms mit intratumoraler Mistelinjektion gegeben ist, nämlich die Bindung von ML-1 an einen Teil der Mammakarzinome.

Schlüsselwörter:

Mammakarzinom, Mistellektin, Prognose, *Viscum album,* Mistel

Summary

In this study, 226 patients suffering from primary breast cancer with known long term follow-up data were included. Tumor cell samples retained from these patients were examined for ML-1 binding sites by lectin histochemical methods. It was shown that 34.0% of the primary mammarian cancer cells had a strong ML-1 binding, 49.6% a weak binding and 16.4% showed no binding. In 41.6% of the primary tumor cells we also found a significant ML-1 binding to tumor cells in connection with a better prognosis. One goal of our investigation was the successful demonstration of ML-1 binding to tumor cells of primary breast cancer .

Keywords:
Breast cancer, mistletoe lectin, prognosis, *Viscum album*, mistletoe

Einleitung

Tod in Folge einer Erkrankung an Brustdrüsenkrebs ist die häufigste onkologische Todesursache bei Frauen in Deutschland und den USA. 1997 starben in den USA 44 190 Patientinnen an metastasierendem oder lokal rezidivierendem Mammakarziom, und es wurden 181 600 Neuerkrankungen beschrieben (Wood and Hortobagyi, 1998; Harris *et al.*, 1992). Ohne Therapie würden etwa 30% der Patientinnen versterben, während von Standardtherapien wie etwa CMF (Cyclophosphamide, Methothrexate, 5-Fluorouracil) 11–20% der Patientinnen profitieren (Wood and Hortobagyi, 1998). Das jährliche Risiko an Brustdrüsenkrebs zu versterben (bei eingetretener Erkrankung und eingeleiteter Therapie) ist lediglich um 20% reduziert (Wood and Hortobagyi, 1998). Berücksichtigt man diese Daten, ist es verständlich, dass ein hoher Prozentsatz der Patientinnen nach alternativen oder komplementären Therapieformen fragt und sie anwendet (Hellan *et al.*, 1995; Muenstedt *et al.*, 1996; Lenartz *et al.*, 1992; Richardson *et al.*, 2000). Diese Therapieformen beinhalten ein weites Spektrum von psycho-onkologischen Verfahren bis hin zu phytotherapeutischen Ansätzen. Der häufigste phytotherapeutische (und/oder anthroposophische) Ansatz ist in Deutschland die Behandlung mit Mistelextrakten. Der Hauptwirkstoff der Mistel ist das Mistellektin 1 (ML-1 oder VAA 1). ML-1 ist ein pflanzliches Glykoprotein, das als Dimer aus einer A- und B-Kette zusammengesetzt ist. Die Bindung an zelluläre Strukturen wird durch die B-Kette vermittelt und der zelluläre Bindungspartner ist Galaktose in ihren verschiedenen zellulären Präsentationsformen als Monosaccharide, Oligosaccharide, Polysaccharide, Glykoprotein, Glykolipide und Mucoprotein (Rüdiger and Gabius, 2001).

Zahlreiche Studien konnten zwei unstrittige Wirkungen von ML-1 belegen, ohne allerdings damit einen klinischen Benefit der ML-1 Therapie zu beweisen:

1. eine zytotoxische Wirkung (Endo *et al.*, 1988; Valentiner *et al.*, 2002; Tabiasco *et al.*, 2002),
2. ein immunmodulatorischer Effekt (Haijto *et al.*, 1990; Stoffel *et al.*, 1997; Baxevanis *et al.*, 1998; Stein *et al.*, 1998).

Die Hauptzielsetzung unserer vorgelegten Untersuchung war der Nachweis von ML-1 Bindungsstellen beim Mammakarzinom als Voraussetzung für eine zytotoxische Wirkung.

Material und Methoden

Patientinnen

226 Patientinnen mit primärem Mammakarzinom und Erkrankungsbeginn 1986–88 wurden in die nachfolgende Studie eingeschlossen. Alle Untersuchungen wurden an anonymisiertem archiviertem Material durchgeführt.

Histologische Einordnung

Diese folgte den Empfehlungen der WHO. Danach wurden invasive duktale, invasive lobuläre und Sonderformen des Mammakarzinoms unterschieden.

Lektinhistochemische Darstellung von ML-1

ML-1 Bindungsstellen in Tumorzellen oder den Tumor infiltrierende Entzündungszellen wurden mit einer 4-Schritt ABC Methode nachgewiesen (Hsu and Raine, 1982; Fritz *et al*., 1988; Fritz *et al*., 1999). ML-1 wurde in einer Konzentration von 5 μg/ml in 0.5 M TRIS Puffer eingesetzt, wobei der Puffer zusätzlich noch 0,1 mM $MgCl_2$ und $CaCl_2$ enthielt. Die Inkubation mit ML-1 erstreckte sich über 24 Stunden, und es folgte eine Überschichtung der histologischen Schnitte mit „goat"Antikörper gegen ML-1 (1:100 verdünnt). Der 3. Inkubationsschritt war dann ein biotinylierter „rabbit-anti-goat" Antikörper gefolgt von dem ABC Komplex (Vector, Burlingame, CA) (Hsu and Raine, 1982). Die Entwicklung der Peroxidase erfolgte mit H_2O_2/ Diaminobenzidine (DAB). Danach schloss sich eine Gegenfärbung mit Haemalaun für 1 Minute an.

Beurteilung der Färbeergebnisse

Das Ausmaß der lektinhistochemischen Färbungen in den Tumorzellen wurde als Färbeintensität klassifiziert und als fehlend (0), schwach (1), mäßig (2) oder stark (3) eingestuft. Der Prozentsatz positiver Tumorzellen wurde eingeteilt in 0,1–10%, 11–50%, 51–80%, und >80%. Jeder Stufe wurde ein Punktwert zwischen 0 und 4 zugeordnet. Aus beiden Werten wurde das Produkt mit den ganzen Variablen 0, 1, 2, 3, 4, 6, 8, 9 und 12 gebildet. Zusätzlich wurde im normalen Brustdrüsengewebe die ML-1 Bindung als schwach, stark oder nicht vorhanden ausgewertet. Die Bindung von ML-1 an Fibrocyten, Fibroblasten, eosinophile und neutrophile Leukocyten, Plasmazellen, Lymphocyten, Monocyten, Nervenfasern und Kollagenfasern wurde als fehlend, schwach oder stark bewertet.

Statistische Methoden

Alle Daten wurden zunächst in Excel 97 erfasst und dann zur statistischen Auswertung nach SPSS transferiert (Version 11, München, Germany). Ab einem p<0,05 wurde von statistischer Signifikanz ausgegangen. Univariate und multivariate Modelle für das Überleben wurden im Kaplan Meier Schätzer und im Cox Regression Modell gerechnet.

Resultate

Patientinnen

Der Prozentsatz von Patienten, die am Mammakarzinom verstarben, lag bei 31,3 bzw. 34,4% (bei einem mittleren Follow-up von etwas unter 80 Monaten). Dies hängt davon ab, ob man die Todesfälle mit unklarer Todesursache zu den Todesfällen am Mammakarzinom addiert oder nicht. Die klinischen Daten und die pathomorphologische Beschreibung der Primärtumoren ist in Tab. 1 mit den zugehörigen Verteilungen und der biologischen Bedeutung der Variablen angegeben. Univariat waren folgende Variablen signifikant: TNM Status, Grading, Östrogen-, Progesteronstatus, c-erbB2 Status und die ML-1 Bindung an die Tumorzelle (Tab. 2).

Färbeergebnisse

Bindungsstellen für ML-1 wurden in unserer Studie in folgenden Strukturen gefunden: Fibrocyten/Fibroblasten (+), Histiocyten (+/++), Mastzellen (+/++), Monocyten (+), neutrophile Leukocyten(+), Reticulinfasern (-/+), Kollagenfasern (+), normale Lobuli (-/+/++) und Duktuli (+/++).

Die meisten normalen Brustdrüsen (Lobuli und Ductuli) (79,3%) zeigten eine zumindest schwache ML-1 Bindung. Den Tumor infiltrierende Entzündungszellen fanden wir mit starker Bindungsfähigkeit in 41,0%, mit schwacher Bindungsfähigkeit in 24,1% und mit fehlender Bindungsfähigkeit in 34,9%.

Tab. 1: Klinische Daten der Studienpatientinnen.

Parameter	Fehlwerte	Mittelwert +/-SD	Log rank p
Alter	0	59,66 +/-12,92	2,11, p=0,15
Menopausal Status prae/post	28	44/154 (22,2/77,8%)	0,53, p=0,47
Overall survival (OVS)	0	81,72 +/-48,03	
Disease free survival (DFS)	0	72,47 +/-51,51	
Rezidive	210	94/111 (45,9/54,1%)	
Tot		80	
lebend (censored)		127	
tot durch Karzinom		72 (31,3%)	
tot Ursache unbekannt		8*(3,3%)	
tot aus anderer Ursache (censored)		19 (8,3%)	

* wurde als Ereignis (event) gewertet

Tab. 2: Klinische Daten der Studienpatientinnen.

Parameter		N	Prozent	Log rank	P	Fehlwerte
Stadium:	I	45	21,3	78,0	0,0001	15
	II	109	51,7			
	III	44	20,9			
	IV	13	6,1			
pT:	T1	69	31,5	30,49	0,0001	7
	T2	99	45,2			
	T3	19	8,7			
	T4	32	14,6			
pN:	N0	97	45,3			8
	N1	104	47,7	41,15	0,0001	
	N2-3	17	7,8			
Grading:	G1–2	170	78,3	12,96	0,0015	9
	G3	47	21,7			
M:	M0	201	93,9	59,09	0,0001	12
	M1	13	6,1			
Histologie:	Ductal	179	80,6	0,13	0,9397	4
	Lobular	19	8,6			
	Specified	24	10,8			
ER:	Positive	149	72,0	7,03	0,0080	19
	Negative	58	28,0			
PR:	Positive	138	67,3	3,56	0,059	21
	Negative	67	22,7			
cerbB2:	Positive	36	17,6	8,89	0,0029	21
	Negative	169	82,4			

ML-1 Bindung an Tumorzellen eines Mammakarzinoms wurde in der Mehrzahl der Tumoren nachgewiesen, wobei sich keine Abhängigkeit vom histologischen Subtyp, dem TNM System oder dem Grading ergab (Tabelle 3, Abb. 1 und 2).

Tab. 3: Verteilung des immunoreaktiven Score (IRS) für ML-1 Bindung an Tumorzellen.

IRS	Anzahl	Prozentsatz	
0	37	16,4	16,4 fehlend
1	7	3,1	niedrig-mässig 49,6%
2	31	13,7	
3	27	12,0	
4	47	20,8	
6	32	14,1	stark 34,0%
8	17	7,5	
9	10	4,4	
12	18	8,0	

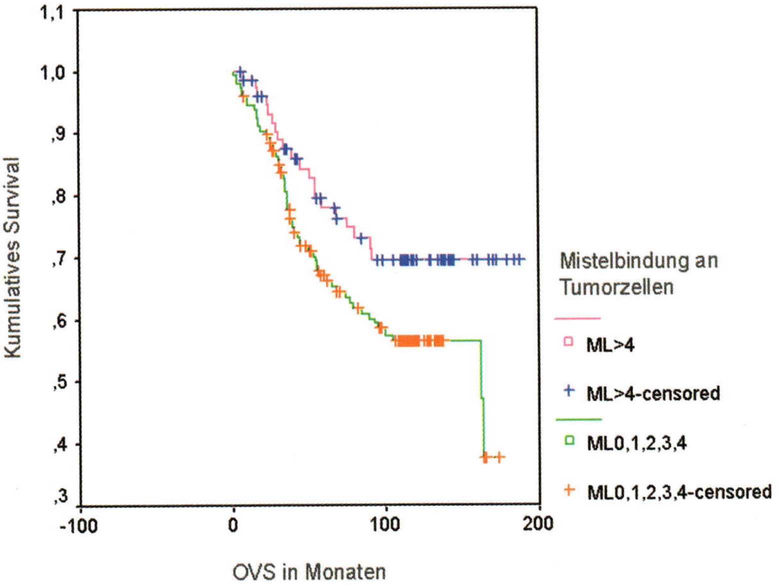

Abb. 1: ML-1 Bindung an Tumorzellen.

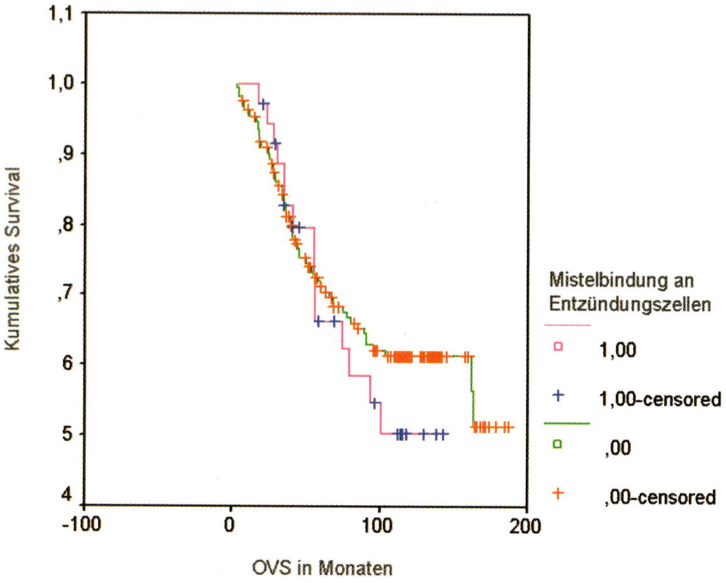

Abb. 2: ML1-Bindung an Entzündungszellen im Tumor.

Nur 16,4% aller primären Mammakarzinome zeigte keine ML-1 Bindung. 49,6% aller primären Mammakarzinome weisen wenigstens eine schwache oder mäßige ML-1 Bindung auf. 34% aller primären Mammakarzinome sind gekennzeichnet durch eine starke ML-1 Bindung (cut-off Punkt >6).

ML-1 Bindung und Prognose

Je nach gewähltem Cut-off Punkt und entsprechender Stratifizierung in der Kaplan Meier Analyse konnten wir zeigen, dass eine starke ML-1 Bindung (immunreaktiver Score Index $\geq$ 6) mit einer besseren Prognose korrelierte (p-Werte 0,04 Tab. 4). In der 5-Jahresüberlebensrate unterscheiden sich die beiden Gruppen um 12,5%, in der 10-Jahresüberlebensrate um 13,4%, wobei jeweils die Patientinnen mit starker ML-1 Bindung eine günstigere Prognose aufweisen. Die multivariate Analyse nach Cox zeigte, dass folgende Variablen unabhängig die Prognose eines Mammakarzinoms beeinflussen: N, ML-1 Bindung, Grading, ER-Status, c-erbB2 (Tab. 5).

Tab. 4: Korrelation der ML-1 Bindung und deren Verlauf.

Cut-off point	Values	Log-rank	P	comment
1	IRS 0 versus1-12	0,30	0,58	nicht signifikant
2	IRS 0-1 versus2-12	2,46	0,12	nicht signifikant
3	IRS 0-2 versus3-12	1,16	0,28	nicht signifikant
4	IRS 0-3 versus4-12	1,31	0,25	nicht signifikant
6	IRS 0-4 versus6-12	4,20	0,04	signifikant
8	IRS 0-6 versus8-12	4,37	0,04	signifikant
9	IRS 0-8 versus9-12	1,10	0,300	nicht signifikant

Tab. 5: Multivariates COX Regression Model (forward loglikelihood model).

Parameter im Cox Modell	B	Relatives Risiko	Confidence interval	Wald	P
N	0,805	2,24	1,57-3,19	19,76	0,001
Grading	0,778	2,12	1,29-3,68	8,49	0,004
ER	0,690	1,99	1,12-3,44	6,14	0,013
c-erbB2 (CB11)	0,755	2,13	1,12-4,04	5,33	0,021
ML-1 Bindung	-0,854	0,43	0,22-0,83	6,38	0,012

Diskussion

Das untersuchte retrospektive Patientenkollektiv erscheint in seiner Zusammensetzung repräsentativ für die Gesamtheit des Mammakarzinoms in Deutschland bzw. der westlichen Länder. Die üblichen Prognosefaktoren des TNM Stadiums, des ER- und PR Status, das Grading und die Verteilung der c-erbB2 Expression fanden dabei Berücksichtigung. Zusätzlich zu den konventionellen Prognosefaktoren wurde in der vorliegenden retrospektiven Studie die Ml-1 Bindung an Tumorzellen untersucht. Bei der ML-1 Bindung an Tumorzellen konnte man zwei Färbemuster unterscheiden, die häufig miteinander verknüpft waren. Eine membranöse ML-1 Bindung an Tumorzellen und/oder eine zytoplasmatische ML-1 Bindung. 34% aller primären Mammakarzinome zeigten eine starke und nahezu 40% eine mindestens schwache Bindung von ML-1 an die Tumorzellen. Weiterhin fanden sich noch unterschiedliche Mengen an den Tumor infiltrierenden Entzündungszellen mit ML-1 Bindung, wobei vor allem Monocyten, Histiocyten und neutrophile Leukocyten ML-1 binden. Das Ausmaß der ML-1 Bindung an die den Tumor infiltrierenden Entzündungszellen war jedoch ohne prognostische Bedeutung. Es zeigte sich, dass lediglich die Unterscheidung zwischen fehlender, geringer, mäßiger und starker ML-1 Bindung eine Bedeutung für die Prognose eines Mammakarzinoms aufweist. Diese prognostische Bedeutung der Ml-1 Bindung an Tumorzellen galt auch für ein multivariates Modell.

Welches sind die klinischen Folgerungen, die sich aus diesen Daten ergeben? Die zytotoxische Wirkung von ML-1 beruht darauf, dass die A-Kette einen Adeninrest aus der 28S RNA (entspricht der 60S Untereinheit) der Ribosomen entfernt. Die B-Kette bindet dagegen an Galaktosemoleküle und unsere Untersuchungen zeigen, dass in der Mehrzahl des Mammakarzinoms ML-1 Bindungsstellen vorhanden sind. Diese Bindungsstellen sind bisher nicht identifiziert. Über ihre biochemischen Eigenschaften lässt sich aussagen, dass sie Galaktose enthalten. Dies bedeutet, dass bei einer intratumoralen Applikation von Mistelextrakten die Voraussetzungen für eine zytotoxische Wirkung, nämlich die Bindung an die Zellmembran, gegeben sind.

Obwohl unsere Untersuchungen eindeutig die ML-1 Bindung an Tumorzellen beweisen und eine zytotoxische Wirkung ebenfalls als belegt angesehen werden kann, müssen zukünftige Studien noch untersuchen, ob auch im klinischen Kontext eine additive Therapie mit ML-1 oder Mistelextrakten einen Vorteil für die Patientin bedeutet. Die bisherigen Untersuchungen zum klinischen Wert der Misteltherapie sind kontorvers (Kiene, 1989, 1991; Salzer, 1993; Leroi, 1994; Gabius *et al.*, 1994; Gabius *et al.*, 1996; Grossarth-Maticek *et al.*, 2001; Gabius et Gabius, 2002; Kienle *et al.*, 2003).

Zusammenfassend sagen unsere Untersuchungen am primären Mammakarzinom aus, dass

- ML-1 an Tumorzellen und an den Tumor infiltrierende Entzündungszellen im primären Mammakarzinom bindet,
- eine starke Bindung von ML-1 (score >6) mit einer besseren Prognose einhergeht.

Danksagung

Diese Arbeit wurde von der Robert Bosch Stiftung, Stuttgart, unterstützt.

Literatur

Baxevanis CN., Voutsas JF., Soler MH., Gritzapis AD., Tsitsilonis OE., Stoeva S., Voelter W., Arsenis., Papamichael M. Mistletoe lectin I-induced effects on human cytotoxic lymphocytes I. (1998): Synergisme with IL-2 in the induction of enhanced LAK cytotoxicity. Immunpharmacol Immuntoxicol 20: 355–372.

Endo Y., Tsurugi K., Franz H. (1988): The site of action of the A-chain of mistletoe lectin I on eukaryotic ribosomes. The RNA N-glycosidase activity of the protein. FEBS Lett 231: 378–380.

Fritz P., Tuczek HV., Hoenes J., Mischlinski A., Grau A., Hage C., König A., Wegner G. (1988): Use of lectin-immunohistochemistry in joint diseases. Acta Histochem XXXVI: 277–283.

Fritz P., Seizer-Schmidt A., Mürdter T., Kroemer H., Aulitzky W., Andre S., Gabius HJ., Friedel G., Toomes H., Siegle I. (1999): Ligands for *Viscum album* agglutinin and galectin-1 in human lung cancer : Is there any prognostic relevance ? Acta histochem 101: 239–253.

Gabius S., Gabius HJ. (2002): Lectin-related use of mistletoe: an experimental form of treatment with preclinically demonstrated potential risks. Dtsch Med Wochenschr 127: 2637–2638.

Gabius HJ., Andre S., Kaltner H., Siebert HC., von der Lieth CW., Gabius S. (1996): The mistletoe myth-claims, reality and provable perspectives. Z Ärztl Fortbild 90: 103–110.

Gabius HJ., Gabius S., Joshi SS., Koch B., Schroeder M., Manzke WM., Westerhausen M. (1994): From ill-defined extracts to the immunomodulatory lectin: Will there be a reason for oncological application of mistletoe? Planta Med 60: 2–7.

Grossarth-Maticek R., Kiene H., Baumgatner SM., Ziegler R. (2001): Use of Iscador, an extract of European mistletoe (*Viscum album*) in cancer treatment: prospective nonrandomized and randomized matched-pair studies nested within a cohort study. Altern ther Health Med 7:57–66.

Haijto T., Hostanska K., Frie K., Rordorf C., Gabius HJ. (1990): Increased secretion of tumor necrosis factors alpha, interleukin 1 and interleukin 6 by human mononuclear cells exposed to beta-galactoside-specific lectin from clinically applied mistletoe extract. Cancer Res 50: 3322–3326.

Harris JR., Lippman ME., Veronesi U., Willett W. (1992): Breast cancer. N Engl J Med 327: 319–328.

Hellan J., Danmayr E., Hellan M. (1995): Stellenwert der Komplementärmedizin in der Behandlung onkologischer Patienten – dargestellt anhand des kolorektalen Karzinoms. Dtsch Zschr Onkol 27: 85–94.

Hsu S.M., Raine L. (1982): Versatility of biotin-labeled-peroxidase complex for localization of carbohydrate in tissue sections. J Histochem Cytochem 30: 157–161.

Kiene H. (1989): Klinische Studien zur Misteltherapie karzinomatöser Erkrankungen. Eine Übersicht. Therapeutikon 3: 347–353.

Kiene H. (1991): Klinische Studien zur Misteltherapie karzinomatöser Erkrankungen. Erfahrungsheilkunde 3: 222–227.

Kienle GS., Berrino F., Büssing A., Portalupi A., Rosenzweig S., Kiene H. (2003): Mistletoe in cancer – a systematic review on controlled clinical trials. Eur J Med Res 27:109–119.

Lenartz D., Stoffel B., Menzel J., Beuth J. (1992): Immunoprotective activity of the galctoside-specific lectin from mistletoe after tumor destructive therapy in glioma patients. Anticancer Res 16: 3799–3802.

Leroi R. (1994) Resultate der Iscador-Nachbehandlung bei operiertem Mammakarzinom aus der Lukas-Klinik. Iscador-Informationen. Zur Behandlung des Mammakarzinoms. Verein für Krebsforschung 1994.

Leroi R. (1997): Nachbehandlung des operierten Mammakarzinoms mit *Viscum album*. Helv Chir Acta 44: 403–414.

Münstedt K., Kirsch K., Milch W., Sachsse S., Vahrson H. (1996) Unconventional cancer therapy. Survey of patients with gynaecological malignamcy. Arch Gynecol Obstetrics 258: 81–88.

Richardson MA., Sanders T., Palmer JL., Griesinger A., Singletary SE. (2000): Complementary/alternative medicine use in a comprehensive cancer center and the implications for oncology. J Clin Oncol 18: 2505–2514.

Rüdiger H., Gabius HJ. (2001): Plant lectins: occurence, biochemistry, functions and applications. Glycoconj 18: 589–613.

Salzer G. (1993): Siebzig Jahre Misteltherapie ohne gesicherte Wirksamkeit? Dtsch Zschr Onkol 25: 93–101.

Stein G., Henn W., von Laue P., Berg P. (1998): Modulation of the cellular and humoral immune response of tumor patients by mistletoe therapy. Eur J Med Res 3: 194–202.

Stoffel B., Kramer K., Mayer H., Beuth J. (1997): Immunmodulating efficacy of combined administration of galactoside-specific lectin standardized mistletoe extract and sodium selenite in Balb/c-mice, Anticancer Res 17: 1893–1896.

Tabiasco J., Pont F., Forurnie JJ., Vercellone A. (2002): Mistletoe viscotoxins increase natural killer mediated cytotoxicity. Eur J Biochem. 269: 2591–2600.

Valentiner U., Pfüller U., Baum C., Schumacher U. (2002): The cytotoxic effect of mistletoe extracts I, II, III on sensitive and resistant human colon cancer cell lines *in vitro*. Toxicology 171: 187–199.

Wood AJ., Hortobagyi GN. (1998): Treatment of cancer. New Engl J Med 339: 974–984.

Dr. Peter Fritz[2], PD Dr. Jürgen Dippon[3], T. Kierschke, Dr. Isabel Siegle[2], Alexandra Möhring[1], Adina Moisa[1] und Dr. Thomas E. Mürdter[2]
[1] Zentrum für diagnostische Medizin, Robert-Bosch-Krankenhaus, 70376 Stuttgart
[2] Dr. Margarete Fischer-Bosch Institut für Klinische Pharmakologie, 70376 Stuttgart
[3] Mathematisches Institut Universität Stuttgart Lehrstuhl A, Universität Stuttgart

Korrespondenzadresse:
Dr. med. Peter Fritz
Chefarzt, Institut für Klinische Pathologie, Abteilung für Pathologie,
Zentrum für Diagnostische Medizin, Robert-Bosch-Krankenhaus,
Postfach 501120, 70341 Stuttgart
peter.fritz@rbk.de

In vitro-Untersuchungen zur Zytotoxizität verschiedener Mistelpräparate gegenüber humanen Tumorzellen und Zelllinien

In vitro-Investigations on Cytotoxicity of Different Mistletoe Preparations Against Human Cancer Cells and Cell Lines

F. Knoepfel-Sidler, A. Viviani, L. Rist, R. Scheer und A. Hensel

Zusammenfassung

Unter *in vitro*-Bedingungen wurden die zytotoxischen Eigenschaften von drei Mistelpräparaten, Iscador®M 20 mg/ml, Iscador®Q 20 mg/ml, Abnobaviscum® Fraxini-2 (20 mg/ml), in serieller Verdünnung gegenüber verschiedenen Tumorzellen untersucht. Als Untersuchungsparameter wurden Zellproliferation und mitochondriale Aktivität der Zelllinien HELA-S3, MOLT-4, MFM-223, COR-L51, KPL-1 und VM-CUB1 bestimmt. Dabei erwiesen sich die Präparate in unterschiedlichem Ausmaße als zytotoxisch gegenüber den genannten Zelllinien, wobei Abnobaviscum®Fraxini-2 (20 mg/ml) generell eine stärkere Hemmung auf Zellproliferation und mitochondriale Aktivität zeigte als die entsprechenden Iscador-Präparate. Reine Mistellektine und Viscotoxine waren weniger zytotoxisch als die jeweiligen Extrakte. Reine Mistelpolysaccharide reduzierten durch Interaktion mit den Mistellektinen deren zytotoxischen Eigenschaften. Zusatz von fötalem Kälberserum zu den Kultivierungsmedien bewirkte signifikante Erniedrigung der proliferationshemmenden Eigenschaften der Extrakte. Die unterschiedlichen zytotoxischen Ansprechbarkeiten zeigten sich nicht nur bei den verwendeten Zelllinien, sondern auch bei *in vitro* kultivierten primären Mammakarzinomzellen.

Schlüsselwörter:

Mistelextrakte, Zytotoxizität, Polysaccharide, Viscotoxine, *Viscum album*-Agglutinin (VAA), Serum

Summary

In vitro cytotoxic effects of three aqueous mistletoe extracts on cell physiology against a variety of different human tumor cell lines and primary cancer cells were investigated in order to compare the receptiveness of different cancer cells against different mistletoe products. Therefore cell proliferation and mitochondrial activity were assayed over serial dilutions of the test products. Data obtained with HELA-S3, MOLT-4, MFM-223, COR-L51, KPL-1 and VM-CUB1 tumor cell lines and Iscador®M 20 mg/ml, Iscador®Q 20 mg/ml (both Weleda AG, CH-Arlesheim) and Abnobaviscum® Fraxini-2 (20 mg/ml) (Abnoba Heilmittel GmbH, D-Pforzheim) indicated significant growth-inhibition of all cell lines, but also different cell susceptibilities against the different extracts. These variations were not only monitored on established cell lines but also on primary mamma carcinoma cells from surgical resectates. Concerning cell proliferation and mitochondrial activity Abnobaviscum® Fraxini-2 (20 mg/ml) exhibits stronger inhibitory effects compared to products from the Iscador® series. Pure viscotoxins and mistletoe lectins exhibited less effects than the extracts. The simultaneous presence of pure mistletoe lectins and mistletoe polysaccharides diminished the VAA-mediated cytotoxic effects. The presence of fetal calf serum (FCS) in cultivation media during *in vitro* testing diminished the cytotoxic effects of mistletoe extracts.

Key words

Mistletoe extracts, cytotoxicity, polysaccharides, viscotoxins, *Viscum album* agglutinin (VAA), serum

Einleitung

In der Therapie maligner Erkrankungen mit Mistelzubereitungen wird sowohl ihre immunmodulierende Wirkung (Berg und Stein, 2002) als auch ihre zytotoxische Aktivität, hervorgerufen durch Viscotoxine und *Viscum album* Agglutinine VAA (Büssing *et al.*, 1996 und 1999), genutzt. Die auf dem Markt befindlichen Mistelpräparate unterscheiden sich durch unterschiedliche Herstellungsverfahren, unterschiedliche Wirtspflanzen und unterschiedliche Verdünnungsstufen. Exemplarisch für diese Vielfalt stehen die ausgewählten Testpräparate. Im Rahmen einer solchen Misteltherapie ist natürlich auch die Krebszelle selbst bezüglich Zustand, Differenzierungsgrad und Beeinflussbarkeit je nach Organherkunft und Alter variabel (Slonim *et al.*, 2001). Aus dieser Heterogenität sowohl des Targets als auch des Zytostatikums ergibt sich ein multivariates System, das anhand eines „Antioncogramms" für eine individualisierte Misteltherapie anwendbar erscheint (McLeod und Evans, 2001).

Ziel der vorliegenden Studie war es, in diesem Sinne die systematische Untersuchung verschiedener Zelllinien und Primärzellen hinsichtlich ihrer jeweiligen Empfindlichkeit gegenüber verschiedenen Mistelextrakten durchzuführen.

Material und Methoden

- HELA-S3, MOLT-4, MFM-223, COR-L51, KPL-1 und VM-CUB1: DSMZ (D-Braunschweig).
- Chemikalien und Reagenzien: sofern nichts anderes angegeben Fluka in *p.a.* Qualität.
- Iscador®M 20mg/ml (Ch. 64538, 009/1078) Lektingehalt 50 ng/mL, Iscador®Q 20 mg/ml (Ch. 51627, 009/1067), Lektingehalt 75 ng/mL: Weleda AG, CH-Arlesheim; Abnobaviscum® Fraxini-2 (20 mg/ml) (Ch. 111IMP) Lektingehalt 9864 ng/ml: Abnoba Heilmittel GmbH, D-Pforzheim. *Viscum album*-Agglutinin-Gemisch (VAA) (8000 ng/g in Ascorbat-Phosphat-Puffer): Weleda AG, (CH-Arlesheim), Viscotoxin (*ex Fraxini*): Abnoba Heilmittel GmbH. Mistelpolysaccharide isoliert und charakterisert nach Edlund *et al.*, 2000.
- *Zellkulturen:* Zellkulturbedingungen bei 37°C in Wasserdampf-gesättigter, 5% CO_2-Atmosphäre in DMEM/HamsF12 Medium (AMIMED), und TurboDoma® (CCT, CH) unter Zusatz von 10% FCS (Sigma) und 1 mM Glutamin (AMIMED).

Molt-4, CUB-51, MFM-223-Kultivierung in TurboDoma®, KPL-1 und Hela in DMEM/Hams F12, primäre Mammakarzinomzellen in TurboDoma® unter Zusatz von 10% FCS und Antibiotika. Langzeitkultivierung der Zellen erfolgte in T25-Flaschen. Adhärente Zellen wurden durch Trypsinisierung (3-5 min, 37°C, Trypsin-EDTA in PBS) suspendiert. Assays in 96 Lochplatte bei Zelldichten von 6×10^5 Zellen/ ml. Vorinkubation von 100 µl Zellsuspension über 24 Std., dann Zusatz von 100 µl Testextrakt, Inkubationszeit 2 Tage.

- *Isolierung primärer Tumorzellen:* Tumorgewebe aus frischen Mammakarzinomresektaten unter Antibiotikazusatz wurde vom Paracelsus-Spital, CH-Richterswil erhalten. Das Gewebe wurde zerkleinert, zweimal mit PBS gewaschen und in 6-Lochplatten explantiert oder nach Trypsinisierung (15-30 min) in T25 Flaschen unter Antibiotikazusatz kultiviert. Kultivierung über 2 bis 6 Passagen.
- *Analytische Testungen der Zellphysiologie*: Proliferationsraten: BrdU-Incorporation assay (Porstman *et al.*, 1985, adaptiert nach Deters *et al.*, 2003). Mitochondriale Aktivität mittels MTT-Test (Moosmann, 1983).
- *Statistik:* Students-Tests, ungepaart, nach Testung auf Normalverteilung (S-Plus®).

Ergebnisse

Hemmung der Zellproliferation von Tumorzelllinien

Zur Untersuchung potentieller zytotoxischer Effekte wurden verschiedene Tumorzelllinien (HELA-S3, MOLT-4, MFM-223, KPL-1, COR-L51, VM-CUB1) zusammen mit verschiedenen Mistelextrakten (Iscador®Q, Iscador®M, Abnobaviscum®Fraxini) in serieller Verdünnung inkubiert. Das entsprechende Zellwachstum wurde über den Einbau des Nukleotids Bromdeoxuridin (BrdU) in die zelluläre DNA bestimmt. Zusätzlich erfolgte die Bestimmung der mitochondrialen Aktivität mittels MTT-Test. Prinzipiell zeigten alle Testpräparate deutliche, dosisabhängige zytotoxische Wirkungen, wobei quantitativ deutliche Unterschiede zwischen den verschiedenen Testpräparaten detektiert wurden.

Diese unterschiedlichen Zytotoxizitäten sind in Abb. 1 bezüglich des Einflusses der drei Testpräparate auf zwei Tumorzelllinien widergegeben. Während die drei Testpräparate hinsichtlich der Wirkung gegenüber den Mammakarzinomzellen KPL-1 keine grösseren Unterschiede aufwiesen, zeigten sich bei Behandlung von MFM-223 Zellen mit Abnobaviscum® Fraxini deutlich ausgeprägtere Hemmeffekte als bei Einsatz der Iscador-Präparate.

Eine Zusammenfassung der Einflüsse aller Testsubstanzen auf die sechs unterschiedlichen Zelllinien ist in Tab. 1 wiedergegeben. Hierbei zeigten sich deutliche Unterschiede der einzelnen Testpräparate bei den verschiedenen Tumorzelllinien.

Hemmung der Zellproliferation primärer Tumorzellen

Aus verschiedenen Mammakarzinom-Resektaten wurden primäre Tumorzellen gewonnen. Tests mit den entsprechenden Mistelpräparaten wurden im Bereich der ersten oder zweiten Passage durchgeführt. Exemplarische Daten zur zytotoxischen Wirkung dreier Mistelextrakte in serieller Verdünnung gegenüber Primärzellkulturen aus Mammakarzinom-Gewebe zweier unterschiedlicher Patientinnen sind in Abb. 2 wiedergegeben. Die Ergebnisse zeigen deutlich unterschiedlich stark ausgeprägte Effekte der Testpräparate gegenüber den Karzinomzellen.

Einfluss von VAAs, Viscotoxinen und Mistelpolysacchariden auf das Zellwachstum

Aus bisherigen Veröffentlichungen ist eine Interaktion von reinen Mistelpolysacchariden mit Mistellektinen bekannt (Edlund *et al.*, 2000). Ob dies auch unter physiologischen Bedingungen *in vitro* zutrifft, wurde mit MOLT-4-Zellen getestet, die mit VAAs und Viscotoxin mit und ohne Zusatz von Mistelpolysacchariden inkubiert werden. Aus Abb. 3 geht hervor, dass die Lektine erwartungsgemäß deutliche zytotoxische Wirkungen selbst in niederer Dosierung entfalten (Abb. 3A), während die Viscotoxine deutlich geringeren Einfluss auf die Zellproliferation zeigen (Abb. 3B). Diese Daten sind in guter Übereinstimmung mit bereits publizierten Untersuchungen von Janssen *et al.*, 1993. Gleichzeitige Behandlung der Zellen mit VAAs resp. Viscotoxinen zusammen mit Mistelpolysacchariden resultierte in einer signifikant reduzierten Zytotoxizität von VAAs, während die Proliferations-hemmende Wirkung der Viscotoxine nicht beeinflusst wurde.

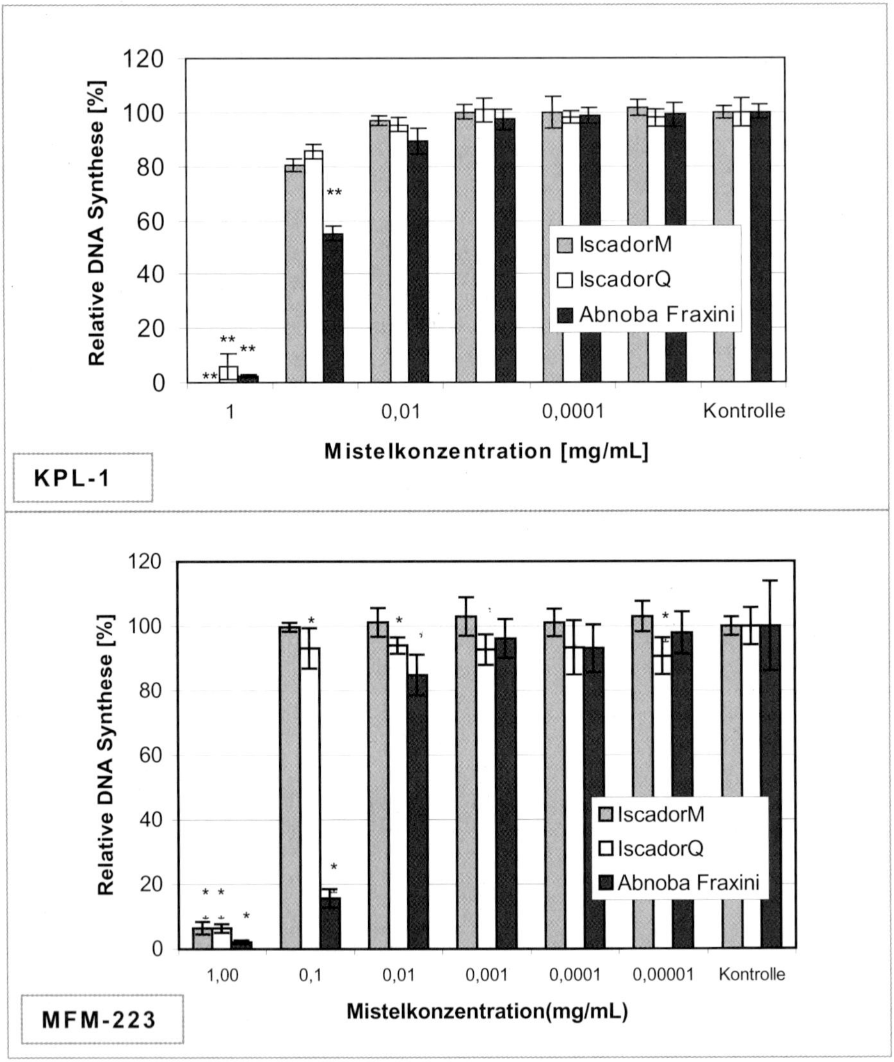

Abb. 1 A: Einfluss von drei Mistelextrakten in verschiedenen Verdünnungen auf die Proliferationsrate von KPL-1 und MFM-223 Mammakarzinomzellen. Inkubationsdauer 48 Std; Bestimmung der Proliferationsrate mittels BrdU-Einbau (ELISA) und der mitochondrialen Aktivität mittels MTT-Test. %-Werte sind bezogen auf die unbehandelte Kontrolle (100%); *p<0.05, **p<0.01, n=6.

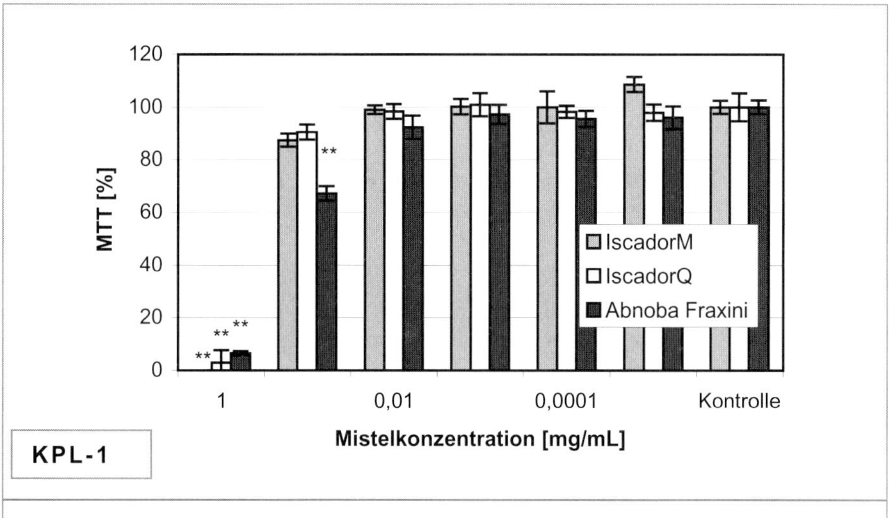

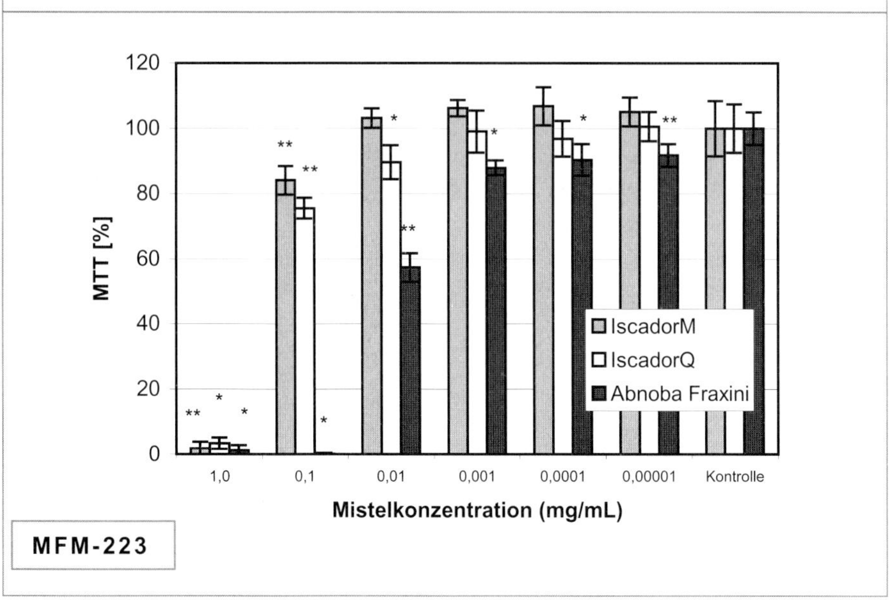

Abb. 1 B: Einfluss von drei Mistelextrakten in verschiedenen Verdünnungen auf die mitochondriale Aktivität von KPL-1 und MFM-223 Mammakarzinomzellen. Inkubationsdauer 48 Std; Bestimmung der Proliferationsrate mittels BrdU-Einbau (ELISA) und der mitochondrialen Aktivität mittels MTT-Test.

Tab. 1: Hemmung der Zellproliferation (A) und der mitochondrialen Aktivität (B) verschiedener Tumorzelllinien unter *In vitro*-Bedingungen durch verschiedene Mistelextrakte. Inkubationszeit 48 Std. *p<0.05, **p<0.01, n=6.

A) Hemmung (%) der Zellproliferation															
	Iscador®M					**Iscador®Q**					**Abnobaviscum Fraxini**				
Konz. (mg/ml)	1	10^{-1}	10^{-2}	10^{-3}	10^{-4}	1	10^{-1}	10^{-2}	10^{-3}	10^{-4}	1	10^{-1}	10^{-2}	10^{-3}	10^{-4}
MFM-223	94±2 **	0±1	-1±5	-3±6	-1±4	94±1**	7±6*	6±3 *	7±5*	7±8*	98±1**	84±3**	15±6*	4±6	7±7
MOLT-4	97±1 **	95±2 **	5±12	-1±10	0±8	96±7**	92±14**	4±7	4±9	8±9	100±1**	100±1**	100±3**	71±27	45±34
COR-L51	93±5 **	83±6 **	31±7**	64±12*	39±20	96±5**	32±27**	-8±15	-25±15	-20±40	54±3**	45±10	2±5**	-20±9	-8±13
KPL-1	98±1**	54±2 **	30±11**	18±6**	15±7**	98±2**	66±4**	18±14**	20±9**	12±9**	91±3**	60±7**	21±19**	25±14**	12±10
HELA	15±10**	n.d.	78±10	55±8*	40±4*	n.d.	n.d.	n.d.	n.d.	n.d.	30±10**	30±8**	58±8**	41±4	35±7**
CUB-1	100±2**	13±3	1±2	0±3	0±6	97±5**	10±3	2±3	-1±4	2±2	94±1**	33±3**	8±4	3±4	4±3
B) Hemmung (%) der mitochondrialen Aktivität															
	Iscador®M					**Iscador®Q**					**Abnobaviscum Fraxini**				
Konz (mg/ml)	1	10^{-1}	10^{-2}	10^{-3}	10^{-4}	1	10^{-1}	10^{-2}	10^{-3}	10^{-4}	1	10^{-1}	10^{-2}	10^{-3}	10^{-4}
MFM-223	98±2**	16±4**	-3±3	-6±3	-7±6	97±2**	25±3**	10±5**	1±6	3±5	99±2**	100±1**	43±4**	12±2*	10±5**
MOLT-4	100±1**	100±1**	9±6**	0±5	2±2	100±1**	100±1**	6±2**	10±4**	5±4	100±1**	100±1**	100±1**	33±5**	4±7
COR-L51	95±2**	67±4**	27±5**	6±6	3±4	100±1**	68±4**	32±10**	14±9**	8±8*	69±4**	49±9**	31±6**	-7±19	-9±19
KPL-1	98±1**	-5±9**	-4±9	-4±5	-5±6	98±2**	6±4**	-2±6	-1±4	0±6	56±6**	-7±23	-10±10	-10±6	-3±13
HELA	87±2**	18±14**	2±9	0±3	5±8	98±2**	7±6	11±15	24±18	25±6	97±4**	16±9**	3±5	0±3	0±5
CUB-1	95±1**	11±7	3±3	0±1	-3±3	97±5**	10±3	2±3	-1±4	2±2	97±3**	66±2**	25±2	-14±1	-6±2

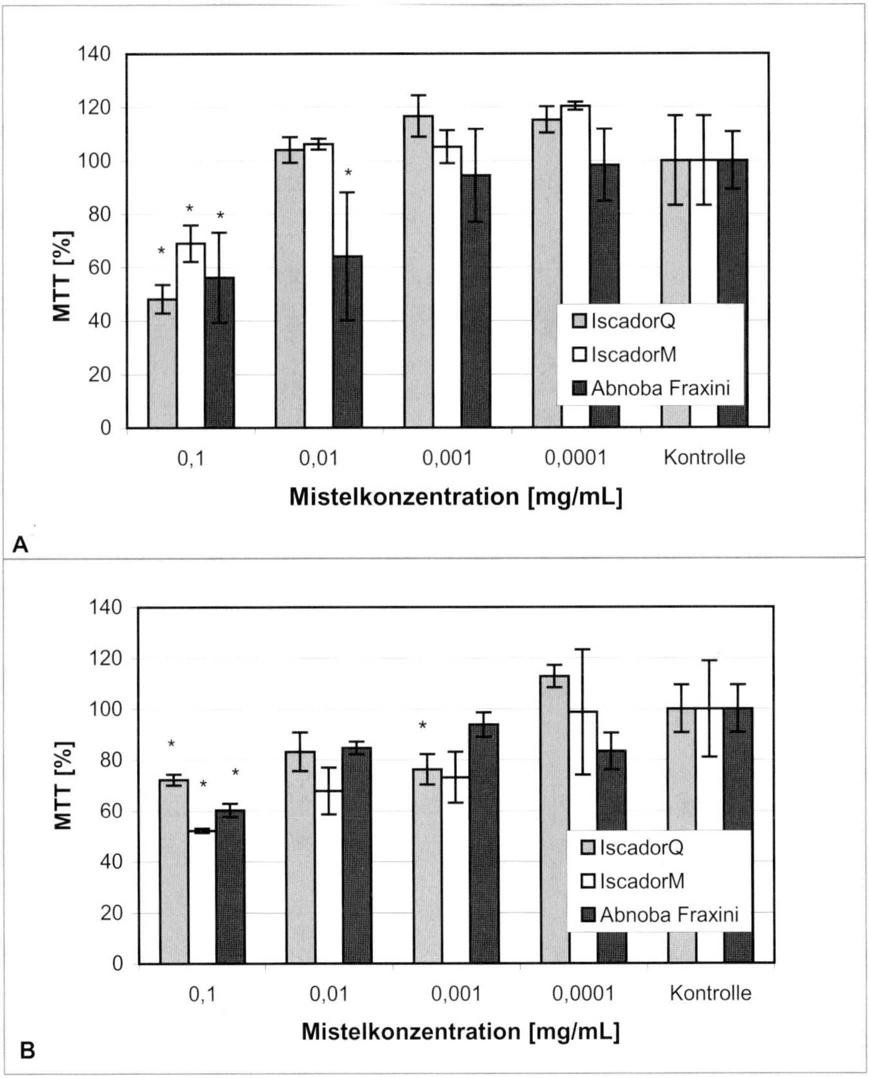

Abb. 2: Einfluss von drei Mistelextrakten in verschiedenen Verdünnungen auf die mitochondriale Aktivität primärer Mammakarzinomzellen von 2 Patientinnen (A: Mammakarzinom, leicht differenziert, invasiv, lobular, alveolarer Subtyp; B: Mammakarzinom, invasiv, G2, pT2) . Inkubationsdauer 48 Std; Bestimmung der mitochondrialen Aktivität mittels MTT-Test. %-Werte sind bezogen auf die unbehandelte Kontrol le (100%); *p<0.05, n=3.

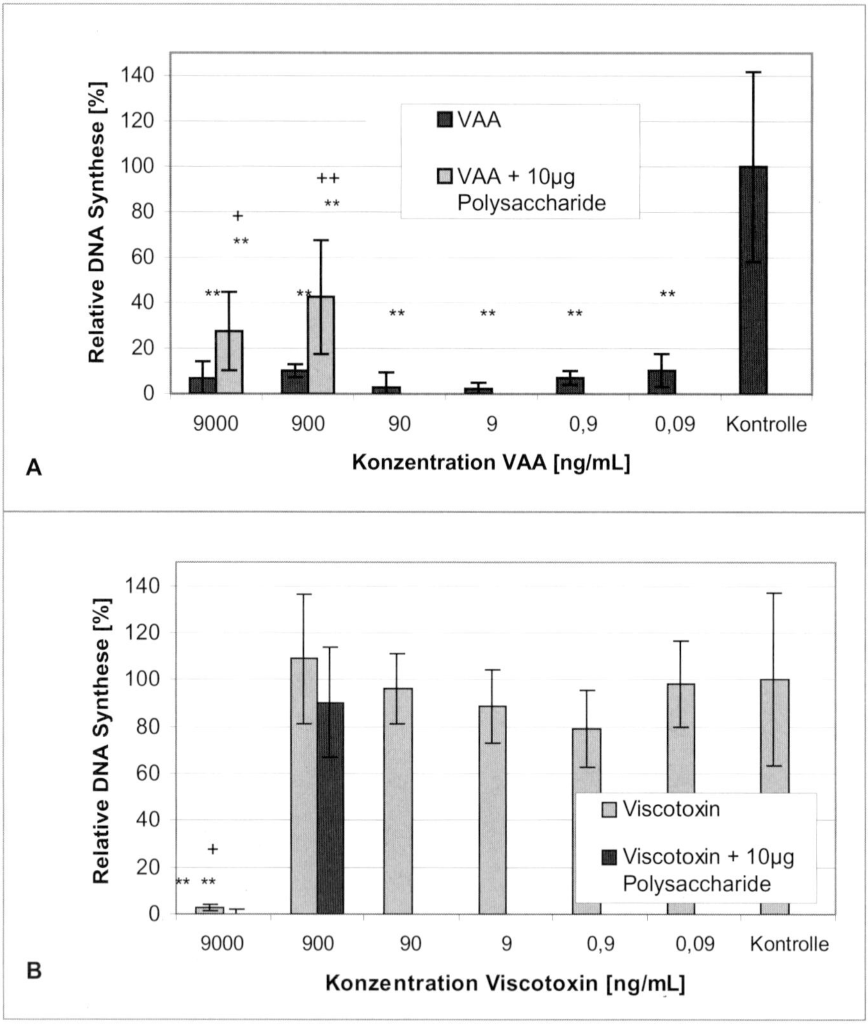

Abb. 3: Einfluss von *Viscum album* Agglutinin VAA I (A) und Viscotoxin (B) in verschiedenen Verdünnungen auf die Proliferationsrate serumfrei kultivierter Molt-4 Zellen. Zusätzlich zu den Verdünnungsstufen von 9000 and 900 ng/ml wurden Mistelpolysaccharide in einer Konzentration von 10 µg/ml zugesetzt. Bestimmung der Proliferationsrate mittels BrdU-Einbau (ELISA); %-Werte sind bezogen auf die unbehandelte Kontrolle (100%) $^{*}p<0.05$, $^{**}p<0.01$ und auf die Nicht-Polysaccharid behandelte, zugehörige Probe $^{+}p<0.05$, $^{++}p<0.01$, n=6.

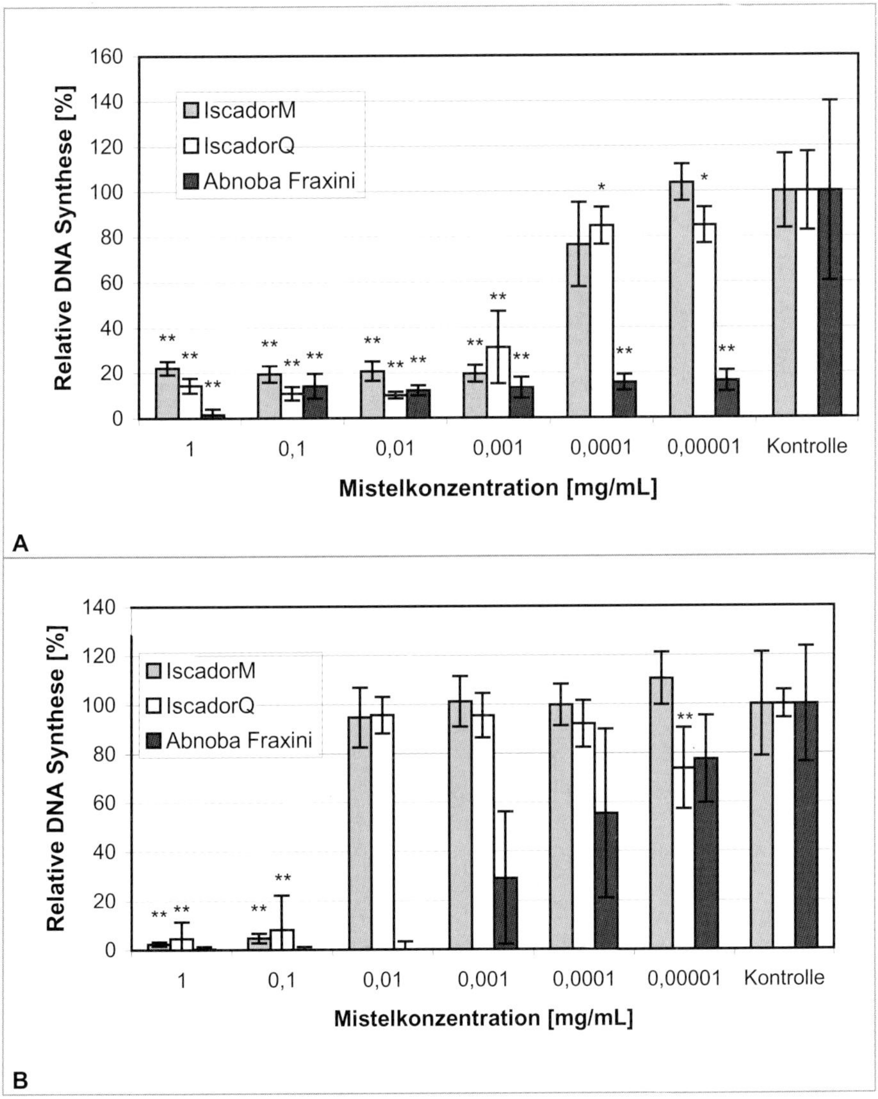

Abb. 4: Einfluss von drei Mistelextrakten in verschiedenen Verdünnungen auf die Proliferationsrate von Molt-4 Zellen, serumfrei kultiviert (A) und kultiviert unter Zusatz von 10% FCS. Inkubationsdauer 48 Std; Bestimmung der Proliferationsrate mittels BrdU-Einbau (ELISA). %-Werte bezogen auf die unbehandelte Kontrolle (100%); *p<0.05, **p<0.01, n=6. %-Werte sind bezogen auf die unbehandelte Kontrolle (100%); *p<0.05, **p<0.01, n=6.

Einfluss von Serumzusätzen auf das Wachstum von MOLT-4 Zellen

Auf Grund der Tatsache, dass Polysaccharide in der Lage sind, mit Mistellektinen zu interagieren, erschien es interessant, den Einfluss von Serumbestandteilen auf die Zytotoxizität von Mistelextrakten zu untersuchen, da fötales Kälberserum (FCS) bei der *in vitro*-Kultivierung animaler Zellen standardmäßig den Medien zugesetzt wird. FCS enthält eine Mischung zum Teil hochmolekularer Verbindungen, wodurch eine Interaktion mit VAA möglich erscheint. Deshalb wurden MOLT-4 Zellen mit und ohne Zusatz von FCS kultiviert und die Zellproliferation und mitochondriale Aktivität bei Zusatz verschiedener Mistelextrakte ermittelt. Abb. 4 zeigt, dass serumfrei kultivierte Zellen (Abb. 4A) deutlich sensitiver gegenüber Mistelextrakten reagieren als in FCS-konditionierte Zellen (Abb. 4B). Auch in diesen Versuchen zeigt sich, dass die durch die verschiedenen Mistelextrakte hervorgerufenen Wachstumshemmungen nicht bei allen Testpräparaten gleich stark ausgeprägt waren.

Diskussion

Die vorliegenden Resultate zeigen, dass *in vitro* verabreichte Mistelextrakte in therapeutischen Dosen die Proliferation von Krebszelllinien aus verschiedenen Organen und von primären Brustkrebszellen hemmen. Die Wachstumsinhibition scheint auf zellspezifischer Zytotoxizität zu beruhen, denn die verschiedenen Mistelpräparate beeinflussen mit unterschiedlicher Sensitivität die verschiedenen Tumorzellen. Diese unterschiedliche Ansprechbarkeit kann einerseits bei Krebszellen aus verschiedenen Organen beobachtet werden, aber auch bei Tumorzellen aus demselben Organ, z. B. bei den Brustkrebszellen KPL-1 und MFM-223 (Abb. 1). Diese unterschiedlichen Effekte der Mistelextrakte beruhen auf den Zusammensetzungen der Präparate, die einerseits durch Wirtsbaum, Verdünnung und andererseits durch die Herstellungsart bestimmt werden. Aus den Daten der Zytotoxizitätstests mit verschiedenen Mistelextrakten verschiedener Hersteller zeigte sich, dass vesikuläre Präparate (Abnobaviscum®) eine erhöhte Zytotoxizität im Vergleich zu den fermentierten Iscador®-Produkten aufwiesen. Bezieht man jedoch den zytotoxischen Effekt dieser Präparate nicht auf die jeweilige Mistelextraktkonzentration, sondern auf den effektiven VAA-Gehalt, zeigen sich die Iscador®-Präparate wirksamer. Die Interpretation von zytotoxischen Ergebnissen muss infolgedessen sehr differenziert betrachtet werden. Ein interessanter Aspekt ist hinsichtlich der Wirkung von Abnobaviscum® Fraxini festgestellt worden: selbst bei sehr geringen Mistelextraktkonzentrationen ist eine gewisse Zytotoxizität vorhanden, die nicht mit dem effektiven VAA-Titer korreliert. Folglich müssen in diesem Extrakt noch andere zytotoxisch wirksame Substanzen anwesend sein. Bei den Iscador®-Präparaten hingegen wird der anti-proliferative Effekt überwiegend durch den VAA-Gehalt bestimmt.

Wir haben mit unseren Experimenten zeigen können, dass es möglich ist, nach operativer Entnahme des Tumors, Tumorzellen *in vitro* zu isolieren und zu vermehren. Die Zellen wurden verschiedenen Mistelpräparaten ausgesetzt und mittels MTT-Test das Wachstum der Zellen bestimmt. Dabei zeigten sich unterschiedliche Ansprechbarkeiten der gleichen Zelllinien auf unterschiedliche Präparate. Damit ist gezeigt, dass die verschiedenen Präparate *in vitro* unterschiedliche Wirkungen haben können, nicht aber ob diese Unterschiede auch in *vivo* auftreten und wenn ja, ob sie klinisch signifikant sind.

Im Laufe der Untersuchungen mit hoch verdünnten Mistelpräparaten wurde keine Stimulation des Zellwachstums beobachtet (Maier und Fiebig, 2002; siehe auch Beitrag von Kelter und Fiebig sowie von Büssing *et al.*, S. 281 ff, in diesem Buch), wie von Gabius *et al.* (2000) in früheren Veröffentlichungen beschrieben (Resultate nicht gezeigt).

Weitere interessante Beobachtungen innerhalb der vorliegenden Studie betreffen die Verminderung der zytotoxischen Effekte durch Mistel-eigene Polysaccharide und durch exogene Serumzusätze. Durch Zugabe von FCS wurde der VAA-induzierte zytotoxische Effekt verringert, während die Viscotoxin-Wirkung nicht beeinflusst wurde. Daraus kann gefolgert werden, dass parenteral verabreichte Mistelpräparate unter Umständen verminderte zytotoxische Effekte aufweisen, da zumindest VAA durch Serumkomponenten komplexiert werden kann.

Zusammenfassend können Mistelextrakten zytotoxische Wirkungen zugeschrieben werden, wobei verschiedene Produkte unterschiedliche Wirkungsweisen bezüglich Ansprechbarkeit und Zytotoxizität zeigen. In einem nächsten Schritt müssen die *ex vivo*- und *in vitro*-Resultate breiter abgestützt und Korrelationen zum klinischen Verlauf hergestellt werden. Ob sich solche *In vitro*-Analysen zur Optimierung der Präparatewahl eignen, muss dann schlussendlich in Verbindung mit der Klinik getestet werden.

Literatur

Amador, E., Dorfman, L. E., Wacker, W. E. C. (1963): Serum lactic dehydrogenase, an analytical assessment of current assays. Clin Chem 9: 391–395.

Berg, P. A., Stein, G. M. (2001): Tumour defence by mistletoe therapy – state of the art. In: Scheer, R., Bauer, R., Becker, H., Berg, P. A., Fintelmann, V. (Hrsg.): Die Mistel in der Tumortherapie, Grundlagenforschung und Klinik, KVC Verlag, Essen: 95–107.

Büssing, A. (1996): Induction of apoptosis by the mistletoe lectins. A review on the mechanisms of cytotoxicity by *Viscum album* L. Apoptosis 1: 25–32.

Büssing, A., Wagner, H., Wagner, B., Stein, B. M., Schietzel, M., Schaller, G., Pfüller, U. (1999): Induction of mitochondrial Apo 2.7 molecules and generation of reactive oxygen-intermediates in cultured lymphocytes by the toxic proteins from *Viscum album* L. Canc Lett 139: 79–88.

Deters, A., Schnetz, E., Schmitt, M., Hensel, A. (2003): Effects of zink histidine and zink sulphate on normal human keratinocytes. Res Compl Clas Nat Med 9: 316–322.

Edlund, U., Hensel, A., Fröse, D., Pfüller, U., Scheffler, A. (2000): Polysaccharides from fresh *Viscum album* L. berry extract and their interaction with *Viscum album* agglutinin I. Arzneim. Forsch/Drug Res 50: 645–651.

Gabius, H. J., Darro, F., Remmelink, M., Andre, S., Kopitz, J., Danguy, A., Gabius, S., Salmon, I., Kiss, R. (2001): Evidence for stimulation of tumor proliferation in cell lines and histotypic cultured by clinically relevant low doses of the galactoside-binding mistletoe lectin, a component of proprietary extracts. Cancer Investigations 19: 114–126.

Hankel, W. (1993): Über die *in vitro*-Wirksamkeit von Mistelextrakten auf die klonale Wachstumsfähigkeit individueller Explantate aus Mundhöhlenkarzinomen, Inaugural-Dissertation, Universität Berlin.

Janssen, O., Scheffler, A., Kabelitz, D. (1993): *In vitro* effects of mistletoe extracts and mistletoe lectins. Arzneim-Forsch/Drug Res 43: 1221–1227.

Kienle, G. S., Berrino, F., Büssing, A., Portalupi, E., Rosenzweig, S., Kiene, H. (2003): Mistletoe in cancer – a systematic review on controlled clinical trials. Eur J Med Res 27: 109–119.

Maier, G., Fiebig, H. H. (2002): Absence of tumor growth stimulation in a panel of 16 human tumor cell lines by mistletoe extracts *in vivo*. Anticancer Drugs 13: 373–379.

McLeod, H. L., Evans, W. E. (2001): Pharmacogenomics: unlocking the human genome for better drug therapy. Annu Rev Pharmacol Toxicol 41:101–121.

Moosmann, T. (1983): Rapid colorimetric assay for cellular growth and survival: application to proliferation and cytotoxicity assays. J Immunological Methods 65: 55–63.

Porstmann, T., Ternynck, T., Avrameas, S.(1985): Quantitation of 5-bromo-2-deoxyuridine incorporation into DNA: an enzyme immunoassay for the assessment of the lymphoid cell proliferative response. J Immunological Methods 82 (1):169–179.

Slonim, D. K. (2001): Transcriptional profiling in cancer: the path to clinical pharmacogenomics. Pharmacogenomics 2: 123–136.

Franziska Knoepfel-Sidler[2], Prof. Dr. Angelika Viviani[2], Dr. Lukas Rist[3], Dr. Rainer Scheer[4] und Prof. Dr. Andreas Hensel[1 *]

[1] Universität Münster, Institut für Pharmazeutische Biologie und Phytochemie, Hittorfstrasse 56, D-48149 Münster

[2] Hochschule Wädenswil, Pharmaceutical Biotechnology, Gruental, CH-8820 Wädenswil

[3] Paracelsus Spital,CH-8805 Richterswil

[4] Abnoba Heilmittel GmbH, D-75177 Pforzheim

Korrespondenzadresse:

Prof. Dr. Andreas Hensel

Universität Münster, Institut für Pharmazeutische Biologie und Phytochemie, Hittorfstrasse 56, D-48149 Münster

ahensel@uni-muenster.de

Antitumorale Aktivität intratumoraler Injektionen eines lektinreichen Mistelextraktes in humanen Pankreas-Ca-Xenografts

Anticancer Activity of Intratumoural Injections of a Lectin-Rich Mistletoe Extract in Human Pancreatic Cancer Xenografts

M. Rostock, R. Huber, Th. Greiner, P. Fritz, J. Schüler, R. Scheer und H.-H. Fiebig

Zusammenfassung

In verschiedenen präklinischen Untersuchungen und auch in einigen gut beschriebenen Einzelfallkasuistiken wird über Tumorremissionen unter intratumoraler (i.t.) Mistelapplikation berichtet. Die vorliegende Studie untersucht die Effekte des intratumoral injizierten lektinreichen Mistelextraktes Abnobaviscum Fraxini® (ABN-F) in humanen Pankreas-Ca Xenografts.

Im ersten Teil der Untersuchung wurden Tumoren eines in unserem Labor in Serienpassage auf der Nacktmaus etablierten humanen gering differenzierten Adeno-Ca des Pankreas subkutan in jeweils beide Flanken von Nacktmäusen implantiert. Der Tumor der einen Seite wurde mit i.t.-Injektionen behandelt. Der Tumor der Gegenseite diente zur Evaluation systemischer Effekte. Fünf Gruppen (jeweils n=8) wurden über drei Wochen behandelt mit jeweils 2 x wöchentlichen Injektionen von ABN-F in einer Dosierung von 4, 8 oder 16 mg Mistelextrakt /kg Körpergewicht in 100µl Pufferlösung (Ascorbat-Phosphat-Puffer), isoliertem Mistellektin I (ML-I, Konzentration entsprechend dem ML-I-Gehalt von 8 mg/kg ABN-F) oder Placebo in Form der o.a. Pufferlösung.

In der zweiten Untersuchung wurde jedem Tier lediglich ein Tumor in eine Flanke implantiert, wodurch eine längere Therapie- und Beobachtungszeit ermöglicht wurde. Zwei der drei Gruppen (jeweils n = 8) wurden über acht Wochen 2 x wöchentlich mit i.t.-Injektionen von 8 mg/kg KG ABN-F oder Placebo behandelt. Die dritte Gruppe erhielt Gemcitabine i.v. in einer Dosierung von 300 mg/kg KG an Tag 1, 8. und 15.

Zielparameter waren Tumorwachstumshemmung (T/C% = Relatives Tumorvolumen der Therapiegruppe : Relatives Tumorvolumen der Kontrollgruppe x 100%), Remissionsrate sowie die Verträglichkeit. Nach Abschluss der Untersuchung wurden die Ergebnisse histologisch verifiziert.
Untersuchung 1: ABN-F führte bei i.t.-Injektion zu einer Tumorwachstumshemmung auf 1,8% unter der Dosierung von 8 mg/kg KG ABN-F und zu einer Tumorregression auf 10,8% unter 4 mg/kg KG gegenüber der Kontrollgruppe. Die i.t.-Injektion von isoliertem Mistellektin I war ebenfalls hoch aktiv und führte zu einer Tumorregression auf 5,9% der Kontrolle. Die Dosis von 16 mg/kg KG war in diesem Tiermodell toxisch.
In der zweiten Untersuchung bewirkte die i.t.-Gabe von ABN-F komplette Remissionen in 3/8 und partielle Remissionen in 3/8 der behandelten Tiere bei einer Tumorwachstumshemmung auf 0,4%. Gemcitabine war weniger effektiv mit einer kompletten und zwei partiellen Remissionen und einer Tumorwachstumshemmung auf 4,6%.
Der lektinreiche Mistelextrakt ABN-F zeigt eine hochgradige antitumorale Aktivität bei intratumoraler Applikation im humanen Pankreas-Ca-Xenograft. Die Ergebnisse legen eine Untersuchung der klinischen Wirksamkeit intratumoraler Injektionen lektinreichen Mistelextrakts bei lokal fortgeschrittenen inoperablen Pankreaskarzinomen nahe.

Schlüsselwörter:
Pankreas-Ca, Mistelextrakt, Mistellektin, *Viscum album*, Gemcitabine, intratumorale Injektion, antitumorale Aktivität, Pankreas-Ca-Xenograft

Summary
In different preclinical studies and in some well documented single case observations tumour remissions after intratumoural (i.t.) injections of mistletoe-extracts have been described. In the present study the effects of the lectin rich mistletoe-extract Abnobaviscum Fraxini® (ABN-F) was investigated by i.t. injections in pancreatic cancer xenografts.
Two different experiments have been performed. In the first study tumours were implanted subcutaneously in both flanks of each nude mouse. The tumour on one side was selected for i.t. therapy, the tumour on the opposite side served for evaluation of systemic effects. Five groups (each n = 8) were treated with i.t. injected ABN-F, at 4.8 or 16 mg/kg body weight in ~100µl

vehicle (ascorbate-phosphate-buffer), isolated mistletoe-lectin I (ML-I, dose equivalent to ABN-F 8 mg/kg) or placebo (= vehicle) twice weekly for three weeks. In the second experiment only one tumour was implanted subcutaneously in one flank of each nude mouse to allow a longer therapy and observation time. In this setting ABN-F was injected at 8 mg/kg i.t. twice weekly. As reference Gemcitabine was given i.v. at 300 mg/kg day 1,8,15, which corresponded to the maximum tolerated dose (MTD) of Gemcitabine. Controls were treated with placebo i.t. as described above. Evaluation parameters were optimal tumour growth inhibition (T/C % = median relative tumour volume of the therapy group : median relative tumour volume of the control group), response rate, and tolerability.
Study 1: ABN-F induced a marked tumour inhibition; at the MTD of 8 mg/kg the optimal tumour growth inhibition (T/C%) was 1.8% and at 4 mg/kg 10.8%. ML-I induced an optimal T/C of 5.9%. The dose of 16 mg/kg was toxic.
In the second experiment i.t. injected ABN-F-showed a high activity with complete remissions in 3/8 and a partial remission in 3/8 of the treated mice, the optimal tumour growth inhibition was 0.4%. Gemcitabine was less active with 1 complete and two partial remissions out of eight mice. The optimal T/C was 4.6%.
The lectin rich mistletoe-extract Abnobaviscum Fraxini is highly active by intratumoural injections in the pancreatic cancer xenograft resulting in complete remissions. Based on these results clinical investigations with intratumoural ABN-F therapy is warranted in localized disease not amenable to surgery.

Keywords:
Pancreatic cancer, mistletoe-extract, mistletoe lectin, *Viscum album*, Gemcitabine, intratumoural injection, antitumour activity, human cancer xenograft

Einleitung

Das Pankreaskarzinom ist die Tumorerkrankung mit der schlechtesten Prognose aller gastrointestinalen Malignome. Bedingt durch lokale Infiltration und frühe Metastasierung sind lediglich 5 bis 28% aller Pankreaskarzinome operativ resektabel. Zudem kommt es in bis zu 86% aller an einem Pankreaskarzinom operierten Patienten zur Ausbildung eines Lokalrezidivs (Evans *et al.*, 2001). Als antitumorale Behandlung des fortgeschrittenen Pankreaskarzinoms hat sich seit einigen Jahren die Chemotherapie mit Gemcitabine etabliert. Gemcitabine führt in vielen Fällen zu einer Besserung der Lebensqualität, Effekte auf Tumorremission und Überlebenszeit sind jedoch leider nur marginal (Abbruzzese *et al.*, 2002).

Mistelextrakte werden seit über 80 Jahren in der komplementären Behandlung von Tumorpatienten eingesetzt, i.d.R. parenteral als Subkutaninjektion. Viele präklinische und auch klinische Untersuchungen zeigen immunmodulatorische Effekte von Mistelextrakten (Übersicht bei Kienle und Kiene 2003 und in diesem Buch). Zwei Inhaltsstoffe – die Viscotoxine und die Mistellektine – zeigen darüber hinaus zytotoxische Eigenschaften. Die Mistellektine sind die bekanntesten und am besten untersuchten Inhaltsstoffe der Mistel. Mistellektine sind Glykoproteine mit einem Molekulargewicht zwischen 50 und 63 kDa. Sie gehören zur Gruppe der Typ-2-Ribosomen-inaktivierenden Proteine. Die Monomere bestehen aus zwei Ketten, die über eine Disulfidbrücke miteinander verbunden sind. Die B-Kette vermittelt die Bindung und zelluläre Aufnahme durch Endozytose, während die toxische A-Kette die Protein-Biosynthese an der ribosomalen RNA inhibiert. In Abhängigkeit von der Konzentration des Mistellektins resultiert daraus der Zelltod durch Apoptose oder Nekrose (Franz, 1986; Janssen *et al.*, 1993; Büssing und Schietzel, 1999).

Mehrere publizierte Einzelfallberichte beschreiben Remissionen gastrointestinaler Tumore durch intratumorale (i.t.) Injektionen von Mistelextrakten. So wurde das inoperable Rezidiv eines histologisch gesicherten Duodenalkarzinoms mit Kontakt zu *Aorta abdominalis* und *Vena cava inf.* bei einer Größe von 8x7x4 cm mit intratumoralen Injektionen des lektinreichen Mistelextraktes Abnobaviscum® Quercus behandelt, gefolgt von anschließenden subkutanen Injektionen. Nach einer Behandlungsdauer von acht Monaten war eine komplette Remission erreicht worden, die im CT nach weiteren sechs und zwölf Monaten bestätigt werden konnte (Nabrotzki und Scheffler, 2001).

In der vorliegenden Arbeit untersuchten wir die antitumorale Aktivität von Mistelextrakt am Pankreas-Ca-Xenograft.. Wir untersuchten Abnobaviscum® Fraxini-2, weil dies das Mistelpräparat mit dem höchsten bekannten Gehalt an

Mistellektin ist (Scheer, 1996). Ziel unserer Untersuchung war die Beantwortung der Frage, ob mit i.t. Injektionen eines lektinreichen Mistelextraktes komplette Remissionen zu erreichen sind. Darüber hinaus wollten wir die antitumorale Aktivität im Vergleich zum aktuellen Standard in der Behandlung des fortgeschrittenen Pankreaskarzinoms, dem i.v. infundierten Gemcitabine untersuchen.

Material und Methoden

Tumoren

Als Tumormaterial wurde das humane Pankreaskarzinom PAXF 736 verwendet, das in unserem Labor in Serienpassage auf der Nacktmaus etabliert ist. PAXF 736 ist ein gering differenziertes Adenokarzinom des Pankreas, das aus dem Operationspräparat eines 65-jährigen Patienten stammt.

Nacktmäuse

Die Untersuchungen wurden an athymischen Nacktmäusen (NMRI nu/nu) durchgeführt. Die Tiere werden unter speziellen pathogenfreien Bedingungen gehalten und haben freien Zugang zu Futter und angesäuertem Wasser. Zum Schutz vor Kontamination mit Bakterien oder Pilzen wird dem Trinkwasser Kaliumsorbat zugefügt.

In der ersten Studie wurden den Tieren Tumorfragmente beidseits subkutan in beide Flanken implantiert. In der zweiten Studie erhielten sie lediglich ein Tumorfragment in eine Flanke. Die Tiere wurden in die verschiedenen Therapiegruppen randomisiert, wenn der Tumordurchmesser bei ca. 8 mm lag, entsprechend einem Tumorgewicht von ca. 200–400 mg.

Die Untersuchungen wurden unter der Lizenznummer G-97/30 nach dem Deutschen Tierschutzgesetz durchgeführt, die den „Guidelines for the Welfare of Animals in Experimental Neoplasia des United Kingdom Coordinating Committee on Cancer Research" entsprechen (Workman, 1998).

Prüfsubstanzen

- Der Mistelextrakt Abnobaviscum®Fraxini-2 wurde von der Firma ABNOBA Heilmittel GmbH, Pforzheim, zur Verfügung gestellt. Eine Ampulle mit

1 ml Inhalt enthielt 15 mg Mistelextrakt. Der Gehalt an Mistellektin (ML) betrug 9,9 µg Lektin /ml mit ca. 90% Mistellektin I (ML-I). Der Gehalt an Viscotoxin betrug 96,6 µg/ml.

- Mistelextrakt (ME) wurde in Dosen von 4 mg, 8 mg (entsprechend 5,3 µg ML) und 16 mg/kg Körpergewicht (KG) verabreicht. In Relation zum Tumorvolumen entsprachen diese Dosierungen in etwa den Dosen (1–5 Ampullen Abnobaviscum®-2), die in der o.a. Einzelfallbeschreibung beim humanen Duodenalkarzinom Anwendung gefunden hatten (Nabrotzki und Scheffler, 2001).
- Reines, aus Mistelgesamtextrakt isoliertes Mistellektin I (ML-I) wurde mit einer Dosis von 5,3 µg/kg KG äquivalent zum Lektingehalt von 8 mg Mistelextrakt /kg KG verabreicht.
- Gemcitabine wurde i.v. infundiert an Tag 1, 8 und 15 in der Dosierung von 300 mg/kg KG, korrespondierend mit der MTD (maximal tolerablen Dosis), die in vorhergehenden Untersuchungen in unserem Labor bestimmt wurde.
- Die Tiere der Kontrollgruppe erhielten als Placebo das Vehikel, in dem der Mistelextrakt und das ML-1 gelöst sind (isotoner, isohydrierter Ascorbat-Phosphat-Puffer) in der gleichen Konzentration und dem gleichen Volumen wie in den Therapiegruppen.

Experimentelles Design

1. Studie: In der ersten Studie wurden fünf Therapiegruppen mit jeweils acht Nacktmäusen untersucht (n=40). Die Tumoren wurden subkutan in beide Flanken der Tiere implantiert. In den Tumor der rechten Seite wurden die i.t. Injektionen gesetzt, der Tumor auf der linken Seite diente zur Evaluation der systemischen Effekte (Tabelle 1).

2. Studie: In der zweiten Studie wurden drei Therapiegruppen mit jeweils acht Tieren untersucht (n=24). Es wurde pro Tier jeweils lediglich ein Tumor in eine Flanke implantiert (Tabelle 2). Dieses Vorgehen erlaubte eine längere Beobachtungszeit (s. Kapitel Ergebnisse).

In beiden Studien wurde die Tumorgröße zweimal wöchentlich mittels zweidimensionaler Kalibermessungen bestimmt. Nachdem die Tumoren einen medianen Tumordurchmesser von 8 mm erreicht hatten, wurden die Tiere in die verschiedenen Therapiegruppen randomisiert und die Therapie begonnen.

Tab. 1: Experimentelles Design der ersten Studie.

<table>
<tr><th>Therapie</th><th>Dosis /kg KG</th><th>Gabe</th><th>Applikation</th></tr>
<tr><td>Mistelextrakt</td><td>4 mg*</td><td rowspan="5">2 x wöchentlich über 4 Wochen</td><td rowspan="5">i.t.</td></tr>
<tr><td>Mistelextrakt</td><td>8 mg*</td></tr>
<tr><td>Mistelextrakt</td><td>16 mg*</td></tr>
<tr><td>ML-I</td><td>5,3 µg *</td></tr>
<tr><td>Placebo</td><td>*</td></tr>
</table>

* gelöst in inertem Ascorbat-Phosphat-Puffer, Volumen 100 µl pro Inj.

Tab. 2: Experimentelles Design der zweiten Studie.

Therapie	Dosis/kg KG	Gabe	Applikation
Mistelextrakt	8 mg *	2 x wöchentlich über 8 Wochen	i.t.
Gemcitabine	300 mg	Tag 1, 8, 15	i.v.
Placebo	*	2 x wöchentlich über 8 Wochen	i.t.

* gelöst in inertem Ascorbat-Phosphat-Puffer, Volumen 100µl pro Inj.

Evaluation

Das Tumorvolumen wurde entsprechend der Formel (0,5 x Länge x Breite)^2 bestimmt. Das **Relative Tumorvolumen (RTV)** wurde für jeden einzelnen Tumor bestimmt, indem das Tumorvolumen an Tag X (jeweiliger Tag nach Therapiebeginn) dividiert durch das Tumorvolumen an Tag 0 (Tag vor Therapiebeginn) mit 100% multipliziert wurde.

$$RTV = \frac{T_x \text{ (Tumorvolumen an Tag X)}}{T_0 \text{ (Tumorvolumen an Tag 0)}} \times 100\%$$

Die **Tumor Response** wurde wie folgt bestimmt:

Complete Remission (CR): RTV $\leq 10\%$
Partial Remission (PR): $10\% <$ RTV $< 50\%$
Minor Remission (MR): $50\% <$ RTV $<75\%$
No Change (NC): $75\%<$ RTV $<125\%$
Progression (P): RTV $>125\%$

Die Optimale Tumorwachstumshemmung wurde anhand des Medianen Relativen Tumorvolumens der jeweiligen Therapiegruppe (T) gegenüber der Kontrollgruppe (C) bestimmt:

$$T/C\ (\%) = \frac{\text{Medianes RTV (Therapiegruppe)}}{\text{Medianes RTV (Kontrollgruppe)}} \times 100\%$$

Bewertung der antitumoralen Aktivität: Ein T/C-Wert von > 50% bedeutet, dass die untersuchte Substanz inaktiv ist. Ein T/C-Wert von < 50% ist definiert als Standardkriterium für eine antitumorale Aktivität wie folgt:

+	(Tumor Inhibition):	25% < T/C < 50%
++	(Tumor Stasis):	T/C < 25% und 75% < med. RTV < 125%
+++	(Partial Regression):	T/C < 25% und 10% < med. RTV < 75%
++++	(Complete Remission)	T/C < 25% und med. RTV < 10%

(Boven *et al.*, 1992).

Statistik: Die statistische Berechnung erfolgte mit dem U-Test nach Mann-Whitney-Wilcoxon.

Toxizität: Die Definition für die Maximal Tolerable Dosis (MTD) erlaubt einen Körpergewichtsverlust von < 20% und eine Letalität von < 25% innerhalb einer Therapiezeit von 3 Wochen.

Histopathologische Untersuchungen: Nach Abschluss der zweiten Studie wurden die Tumoren zum größten Teil einer histopathologischen Untersuchung zugeführt. Das Tumorgewebe wurde in H.E.-Färbung auf vitale Tumorzellen, Nekrosen und Entzündungsreaktionen untersucht. Die Proliferationsaktivität maligner Zellen wurde als Prozentsatz Ki-67 positiver Zellen bestimmt (Näheres siehe Tabelle 5).

Ergebnisse

In der ersten Studie konnte für die beiden niedrigeren Dosierungen des i.t. injizierten Mistelextrakts eine hohe antitumorale Aktivität demonstriert werden (siehe Abb.1 und Tab.3).

Tab. 3: Studie 1: Antitumorale Aktivität am Pankreas-Ca Xenograft PAXF 736/18N15 (Therapiedauer: 4 Wochen).

Therapie				**Toxizität**		**Tumorwachstumshemmung**			
Gruppe*[1] (n = 8)	Dosis/kg KG/Injektion	Gabe	Appl.	Letalität n = (bis Tag)	Körpergewicht % (Tag)	Optimal (%)	T/C Tag)	Klin. Response	Activity Rating
Mistelextrakt	4 mg	2 x wöch.	i.t.	0/8	-2,9 (28)	10,8	(24)	1 PR	+ +
Mistelextrakt	8 mg		i.t.	1/8 (14)	± 0 (28)	1,8	(28)	1CR,2PR	+ + +
Mistelextrakt	16 mg		i.t.	3/8 (14)*[2]	-21,5 (14)*[2]	45,8	(14)	-	+
Mistellektin I	5,3 µg		i.t.	1/8 (20)	-6 (28)	5,9	(28)	3 PR	+ + +
Placebo			i.t.	1/8 (11)	-13,6 (21)			-	-
Mistelextrakt	4 mg		syst.	0/8	-2,9 (28)	70,9	(7)	-	-
Mistelextrakt	8 mg		syst.	1/8 (14)	± 0 (28)	74,7	(7)	-	-
Mistelextrakt	16 mg		syst.	3/8 (14)	-21,5 (14)	58.3	(7)	-	-
Mistellektin I	5,3 µg		syst.	1/8 (20)	-6 (28)	54,8	(14)	-	-
Placebo			syst.	1/8 (11)	-13,6 (21)			-	-

*[1] jede Gruppe bestand aus jeweils 8 Nacktmäusen mit jeweils beidseitigem Tumor in jeder Flanke
*[2] Therapieabbruch an Tag 14 wegen Toxizität

Abk.: KG Körpergewicht; i.t. intratumoral; syst. systemisch; T/C Relatives Tumorvolumen Testgruppe / Kontrollgruppe; CR komplette Remission; PR partielle Remission

Activity Rating:
+ (tumour inhibition) 25% < T/C < 50%
++ (tumour stasis): T/C < 25% and 75% < RTV < 125%
+++ (partial regression): T/C < 25% and 10% < RTV < 75%
++++ (complete remission): T/C < 25% and RTV < 10%

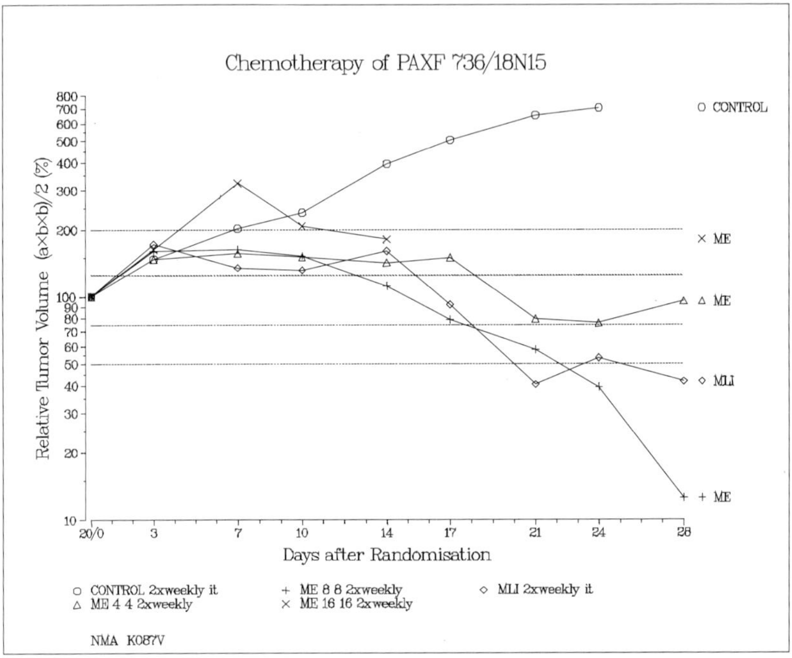

Abb. 1: Ergebnisse der Studie 1.

Unter 4 mg/kg KG wurde ein optimaler T/C-Wert von 10,8 % an Tag 24 und eine partielle Remission erreicht. Unter 8 mg/kg KG betrug der optimale T/C-Wert 1,8% an Tag 28 bei zwei partiellen und einer kompletten Remission. Die hochdosierte Gabe von 16 mg/kg KG resultierte in einem Gewichtsverlust von 21,5% an Tag 14 und drei der acht Tiere verstarben. Die Therapie wurde in dieser Gruppe wegen Toxizität abgebrochen.

Isoliertes Mistellektin I in einer Dosierung von 5,3 µg/kg KG und damit äquivalent zum ML-Gehalt von 8 mg/kg KG Mistelextrakt führte bei i.t.-Applikation zu einem optimalen T/C-Wert von 5,9% an Tag 28 mit 3/8 partiellen Remissionen.

Gegen den nicht i.t. behandelten Tumor der Gegenseite bestand weder unter Gabe von Mistelextrakt noch unter Gabe von ML-1 eine antitumorale Aktivität.

In der zweiten Studie wurde die antitumorale Aktivität des i.t. injizierten Mistelextrakts in einer Dosierung von 8 mg/kg KG gegenüber Placebo und gegenüber i.v. injiziertem Gemcitabine in einer Dosierung von 300 mg/kg KG an Tag 1, 8 und 15 untersucht (siehe Abb. 2 und Tabelle 4).

Gemcitabine zeigte eine starke Aktivität an dem getesteten Pankreas-Ca-Xenograft mit einem optimalen T/C-Wert von 4,6% an Tag 32 und einer kompletten sowie zwei partiellen Remissionen.

I.t. applizierter Mistelextrakt hatte eine sehr hohe antitumorale Aktivität und übertraf den Effekt von Gemcitabine deutlich mit einem optimalen T/C-Wert von 0,4% an Tag 57 und jeweils drei partiellen und kompletten Remissionen.

Die i.t.-Injektion von Mistelextrakt führte zu lokalen entzündlichen Reaktionen und Nekrosen in der ersten Behandlungsphase (Studie 1, Daten nicht gezeigt). Die histopathologischen Untersuchungen der langfristigen Ergebnisse nach acht Wochen Therapie sind in Tabelle 5 wiedergegeben: Es bestehen nur noch leichte entzündliche Reaktionen und Nekrosen. In vier von fünf untersuchten Tieren können in der H.E.-Färbung keine Tumorzellen mehr nachgewiesen werden. Der Proliferationsmarker Ki-67 ist in allen fünf Präparaten nicht nachweisbar.

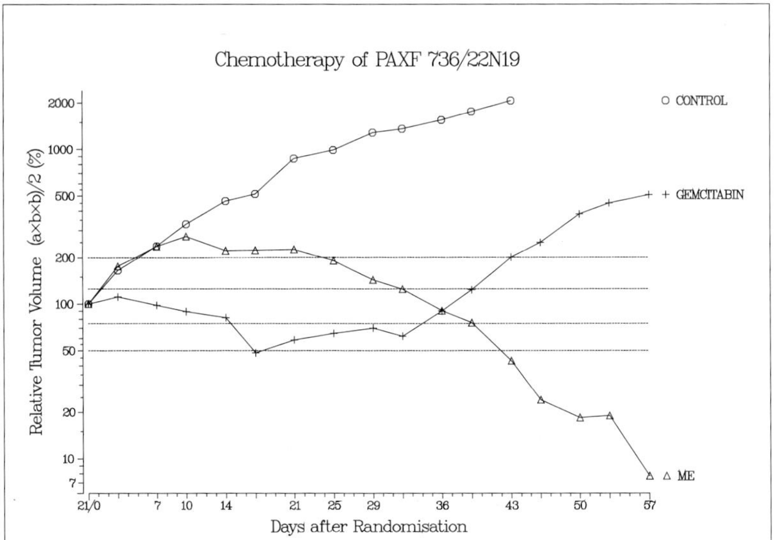

Abb. 2: Ergebnisse der Studie 2.

Tab. 4: Studie 2: Antitumorale Aktivität am Pankreas-Ca-Xenograft PAXF 736/22N19 (Therapiedauer 8 Wochen).

Therapie				**Toxizität**		**Optimal T/C**		**Antitumorale Aktivität**	
Gruppen (n = 8)	Dosis /kg KG/Injektion	Gabe	Appl.	Letalität (bis Tag)	Gewichts-verlust (%)	%	(Tag)	Klin. Response	Activity Rating
Gemcitabine	300 mg	Tag 1, 8, 15	i.v.	3/8 (4,8,21)	Zunahme	4,6	(32)	1 CR, 2 PR	+++
Mistelextrakt	8 mg	2 x wöch. 8 Wochen	i.t.	2/8 (55,55)	- 6,2%	0,4%	(57)	3 CR, 3 PR	++++
Placebo-kontrolle		2 x wöch. 8 Wochen	i.t.	1/8 (22)	- 3,6%				

i.t. intratumoral; i.v. intravenös; T/C relatives TumorvolumenTestgruppe / Kontrollgruppe; CR komplette Remission; PR partielle Remission

Activity Rating:
+ (tumour inhibition) 25% < T/C < 50%;
++ (tumour stasis): T/C < 25% and 75% < RTV < 125% ;
+++ (partial regression): T/C < 25% and 10% < RTV < 75%
++++ (complete remission): T/C < 25% and RTV < 10%

Tab.5: Studie 2: Histopathologische Untersuchungen der Studie 2

Gruppe	Random-Nr	Tumor (H.E.Färb.)	Ki-67	Nekrose (H.E.Färb.)	Entzündung
Placebo-kontrolle i.t.	3749	++	20–40%	0	++
	3758	+++	30%	++	+++
	3759	+++	60%	++	++
	3761	+++	40%	++	+++
	3762	+++	25%	+++	+++
	3765	+++	40%	+++	+++
	3768	+++	50%	++	++
Gemcitabine i.v.	3742	+	10%	+	+
	3747	+	30%	+	++
	3763	0	0	0	+
	3767	0	0	0	+
	3774	++	20%	+	++
Mistel-extrakt i.t.	3743	0	0	0	0
	3751	0	0	+	++
	3769	+	0	++	++
	3771	0	0	+	+
	3776	0	0	0	+

Legende:
Tumor (H.E.Färbung): 0 = keine vitalen Tumorzellen, + = kleiner, ++ = mittlerer, +++ = großer Tumor
Proliferation (Ki-67): geschätzter Prozentsatz Ki-67 positiver Zellen in Proliferation
Nekrose (H.E.Färbung): 0 = keine, + = wenig bzw. fraglich, ++ = mäßig, +++ = ausgeprägt
Entzündung: 0 = keine, + = schwach, ++ = mäßig, +++ = stark

Diskussion

In beiden Untersuchungen führte die i.t Injektion von lektinreichem Mistelextrakt zu einer hochgradigen antitumoralen Aktivität. Die besten Ergebnisse wurden in einer Dosierung von 8 mg/kg KG erreicht. 4 mg/kg KG waren weniger aktiv und 16 mg/kg KG waren toxisch. Frühere Untersuchungen an einem Mamma-Ca und einem nichtkleinzelligen Bronchial-Ca hatten zu ähnlichen Ergebnissen geführt, ebenfalls mit einer optimalen Dosierung von 8 mg/kg KG (Drees *et al.*, 1996).

Die antitumorale Aktivität des i.t. applizierten ML-I war in der ersten Untersuchung nahezu vergleichbar mit der antitumoralen Aktivität des Gesamtextraktes. Dieses Ergebnis spricht dafür, dass das Mistellektin essentiell für den beobachteten lokalen zytotoxischen Effekt ist. Auch in der lokalen Therapie verschiedener Harnblasen-Ca-Modelle an der Maus und an der Ratte waren sowohl der Mistelgesamtextrakt (Mengs *et al.*, 2000) als auch das rekombinante Mistellektin I (Elsässer-Beile *et al.*, 2001) vergleichbar effektiv. Allerdings haben verschiedene präklinische Untersuchungen gezeigt, dass zytotoxische Wirkungen verschiedener Mistelgesamtextrakte (mit gleichem Verfahren hergestellte, aber Wirtsbaum-verschiedene Extrakte) unabhängig vom Mistellektingehalt des jeweiligen Extrakts zu beobachten sind (u.a. Scheer, 1996).

Im Gegensatz zu der hohen lokalen antitumoralen Aktivität konnte in der ersten Untersuchung an den nicht i.t. behandelten Tumoren kein systemischer antitumoraler Effekt für Mistelextrakt und ML-I beobachtet werden. Bei der Interpretation dieser Ergebnisse sollte berücksichtigt werden, dass die in dieser Untersuchung verwendeten Nacktmäuse immundefizient sind und über kein intaktes T-Zell-System verfügen. Bei systemischer, i.d.R. subkutaner Gabe von Mistelextrakten wird angenommen, dass ein potentieller antitumoraler Effekt in erster Linie über eine Beeinflussung immunologischer Faktoren vermittelt wird. Das hier verwendete Untersuchungsmodell ist zur Evaluation systemischer immunologisch vermittelter Effekte nicht geeignet. Es war von uns eingesetzt worden, da zum einen unser primäres Ziel die Untersuchung der Wirksamkeit der *intratumoralen* Behandlung mit Mistelextrakt und ML-I war, und zum anderen Pankreaskarzinome in immunkompetenten murinen Tiermodellen nicht gut etabliert sind.

In der zweiten Untersuchung wurde die effektivste Dosisstufe aus der ersten Studie (8 mg/kg KG i.t.) gegen Placebo i.t. getestet sowie gegen i.v. injiziertes Gemcitabine, den aktuellen Standard in der Behandlung des fortgeschrittenen Pankreaskarzinoms.

Gemcitabine zeigte eine gute antitumorale Aktivität mit einem T/C-Wert von 4,6% an Tag 32 und einer kompletten sowie zwei partiellen Remissionen. Die Behandlung mit Gemcitabine war nach drei Behandlungen in wöchentlichen Abständen beendet worden, weil damit die in vorhergehenden Untersuchungen erreichte MTD erreicht war. Ab Tag 36 kam es in dieser Gruppe zu einem fortschreitenden Tumorwachstum.

Wie in Abbildung 2 ersichtlich, unterschied sich der Effekt des i.t. injizierten lektinreichen Mistelextraktes deutlich von dem des i.v. applizierten Gemcitabine: in den ersten 7 bis 10 Behandlungstagen wurde zunächst eine Zunahme des Tumorvolumens beobachtet, die wir auf die initiale entzündliche Reaktion im Tumorgewebe auf den i.t. injizierten Extrakt zurückführen. Bis zum Tag 21 blieb das mediane Tumorvolumen konstant, um dann – unter Fortsetzung der zweimal wöchentlichen Injektionen – sukzessive abzunehmen, bis nach 8 Wochen ein optimaler T/C-Wert von 0,4% und drei partielle sowie drei komplette Remissionen bei den insgesamt acht Versuchstieren erreicht waren. In der histopathologischen Aufarbeitung konnten die Ergebnisse bestätigt werden: In den Präparaten der Tiere mit kompletter Remission konnten keine vitalen Tumorzellen mehr nachgewiesen werden.

Neben dem bereits in der Einleitung angeführten erfolgreich behandelten Patienten mit Lokalrezidiv eines Duodenal-Ca finden sich weitere Fälle mit Remissionen gastrointestinaler Tumore unter i.t. appliziertem Mistelextrakt. Wiederholte endoskopisch durchgeführte i.t. Injektionen mit einem ML-III-reichen Mistelextrakt hatten zu einer Remission eines stenosierenden Cardia-Karzinoms geführt (Stumpf *et al.* 1997). Bei Patienten mit inoperablem Hepatozellulären Karzinom und Patienten mit Lebermetastasen bei Kolorektal-Ca wurden ebenfalls Tumorremissionen unter i.t. Injektion eines weiteren lektinreichen Mistelextrakts beschrieben (Matthes, 1997).

Die Ergebnisse unserer präklinischen Untersuchung zeigen, dass mit intratumoralen Injektionen eines lektinreichen Mistelextraktes komplette Remissionen im humanen Pankreas-Ca-Xenograft erreichbar sind. Die Standardbehandlung mit Gemcitabine i.v. war weniger effektiv als der i.t. injizierte Mistelextrakt. Die intratumorale Applikation eines Mistelextraktes beim Pankreaskarzinom stellt sich für den Behandler in der klinischen Situation selbstverständlich als eine wesentlich größere Herausforderung dar. Dennoch lassen die erreichten Ergebnisse diese Therapieform als interessant für die klinische Therapieforschung bei Patienten mit lokal fortgeschrittenem Pankreaskarzinom erscheinen.

Literatur

Abbruzzese, J. L. (2002): Past and present treatment of pancreatic adenocarcinoma: chemotherapy as a standard treatment modality. Semin Oncol 29 (Suppl 20): 2–8.

Berg, P. A., Stein, G. M. (2001): Does mistletoe therapy influence the defense against epithelial tumours? A critical immunological analysis. Dtsch Med Wschr 126: 339–345.

Boven, E., Winograd, B., Berger, D. P. et al. (1992): Phase II preclinical drug screening in human tumour xenografts: A first European multicenter collaborative study. Cancer Res 52: 5940–5947.

Büssing, A. (Hrsg.) (2000): Mistletoe. The Genus *Viscum*, Hardwood Academic Publishers, Amsterdam.

Büssing, A., Schietzel, M. (1999): Apoptosis-inducing properties of *Viscum album* L. extracts from different host trees, correlate with their content of toxic mistletoe lectins. Anticancer Res 19: 23–28.

Drees, M., Berger, D. P., Dengler, W. A., Fiebig, H. H. (1996): Direct cytotoxic effects of preparations used as unconventional methods in cancer therapy in human tumor xenografts in the clonogenic assay and in nude mice. In: Arnold W, Köpf-Maier P, Micheel B (Eds): Immunodeficient Animals: Models for Cancer Research. Karger Verlag, Basel: 115–122.

Elsässer-Beile, U., Ruhnau, T., Freudenberg, N., Wetterauer, U., Mengs, U. (2001): Antitumoural effect of recombinant mistletoe lectin on chemically induced urinary bladder carcinogenesis in a rat model. Cancer 91: 998–1004.

Evans, D. B., Abbruzzese, J. L., Willett, C. G. (2001): Cancer of the pancreas. In: DeVita, V. T. Jr., Hellman, S., Rosenberg, S. A. (Eds): Cancer Principles & Practice of Oncology. Lippincott Williams & Wilkins, New York: 1126–1161.

Franz, H. (1986): Mistletoe lectins and their A and B chains. Oncology 43: 23–34.

Heinemann, V. (2002): Gemcitabine in the treatment of advanced pancreatic cancer: A comparative analysis of randomized trials. Semin Oncol 29 (Suppl 20): 9–16.

Janssen, O., Scheffler, A., Kabelitz, D. (1993): *In vitro*-effects of mistletoe extracts and mistletoe lectins. Cytotoxicity towards tumour cells due to the induction of programmed cell death (apoptosis). Arzneim Forsch/Drug Res 43: 1221–1227.

Kienle, G. S., Kiene, H.(2003): Die Mistel in der Onkologie. Schattauer Verlag, Stuttgart.

Matthes, H. (1997): Intraläsionale Mistelinjektionen in Lebermetastasen bei kolorektalem Karzinom und in das primäre hepatozelluläre Karzinom (HCC) (Abstract). Merkurstab 50: 41

Mengs, U., Schwarz, T., Bulitta, M., Weber, K. (2000): Antitumoural effects of an intravesically applied aqueous mistletoe extract on urinary bladder carcinoma MB49 in mice. Anticancer Res 20: 3565–3568.

Nabrotzki, M. und Scheffler, A. (2001): Komplette Remission nach intratumoraler Misteltherapie eines Duodenum-Karzinom-Rezidivs. In: Scheer R., Bauer R., Becker H., Berg P. A., Fintelmann V. (Hrsg.): Die Mistel in der Tumortherapie, Grundlagenforschung und Klinik. KVC Verlag, Essen: 413–422.

Scheer, R. (1996): Sicherung der pharmazeutischen Qualität von Mistelpräparaten. In: Scheer, R., Becker, H., Berg, P. A. (Hrsg.): Grundlagen der Misteltherapie. Hippokrates Verlag, Stuttgart: 139–150.

Stumpf, C., Ramirez-Martinez, S., Becher, A., Stein, G. M., Büssing, A., Schietzel, M. (1997): Intratumorale Mistelapplikation bei stenosierendem Rezidiv eines Cardia-Carzinoms. Erfahrungsheilkunde 46: 509–513.

Workman, P., Twentyman, P., Balkwill, F., Balmain, A., Chaplin, D., Double, J., *et al.* (1998): United Kingdom Coordinating Committee on Cancer Research (UKCCCR). Guidelines for the welfare of animals in experimental neoplasia, 2nd ed. Br J Cancer 77: 1–10.a.

Dr. Matthias Rostock[1], Dr. Roman Huber[1], Dr. Thomas Greiner[2], Dr. Peter Fritz[3], Dr. Julia Schüler[2], Dr. Rainer Scheer[4] und Prof. Dr. Heinz-Herbert Fiebig[2]

[1]Ambulanz für Naturheilverfahren, 2. Medizinische Klinik, Universitätsklinikum Freiburg, Hugstetter Str. 55, 79106 Freiburg
[2] Oncotest, Institut für Experimentelle Onkologie, 79108 Freiburg
[3] Institut für klinische Pathologie, Robert-Bosch-Krankenhaus, 70376 Stuttgart
[4] ABNOBA-Heilmittel GmbH, 75117 Pforzheim

Korrespondenzadresse:
Dr. med. Matthias Rostock
Klinik für Tumorbiologie an der Albert-Ludwig-Universität Freiburg,
Breisacher Str. 117, 79106 Freiburg
rostock@tumorbio.uni-freiburg.de

III. Klinische Anwendung und Prüfung

A) Übersichtsreferate

Beurteilungskriterien in der onkologisch klinischen Anwendung der Misteltherapie

Assessment Criteria in Oncologic Clinical Use of Mistletoe Therapy

H. Matthes

Zusammenfassung

Die Mistelpräparate stellen in Deutschland das am häufigsten eingesetzte Onkologikum dar. Auf Patientenseite erfreut sich die Mistel hoher Wertschätzung, auf ärztlicher Seite ist sie weiterhin umstritten. Der klinische Einsatz erstreckt sich vom prophylaktischen über ein adjuvantes bis hin zum palliativen Stadium der Krebserkrankung. Ihr Einsatz erfolgt mit dem Ziel der Tumordestruktion und Lebensverlängerung sowie der Steigerung der Lebensqualität. Einer umfangreichen Grundlagenforschung auf hohem wissenschaftlichen Niveau stehen einzelne klinische Studien, Fallserien und Einzelfallberichte gegenüber. In einem aktuellen umfassenden kritischen Review (EBM Ia) wird der klinische Einsatz der Mistel positiv bewertet. Durch Studien unzweifelhaft belegt (EBM Ib) ist die Verbesserung der Lebensqualität onkologischer Patienten unter einer Misteltherapie. Durch Chemotherapie bedingte, schwere unerwünschte Arzneimittelreaktionen können durch die Mistel reduziert werden. Dadurch erfolgt der klinische Einsatz der Mistel überwiegend adjuvant. In der palliativen Therapie hat die Mistel als Monotherapie zur Lebensqualitätsverbesserung ebenfalls einen hohen Stellenwert. Aufgrund der Heterogenität der Kollektive in vielen Mistelstudien ist der Effekt einer Lebensverlängerung nicht unumstritten. Ein wichtiges Kriterium zur Handhabung der Mistel im klinischen Alltag sind Responderparameter. Partielle und komplette Remissionen erweisen sich bei einigen Tumorentitäten nur als Surrogatmarker, und die vielen untersuchten *In vitro*-Parameter (Laborparameter, Lymphozytensubpopulationen, Stimulationsteste etc.) haben sich ebenfalls als klinisch wenig hilfreich erwiesen. Deutlich bessere klinische Respondermarker sind sogenannte *In vivo*-Parameter wie Zirkadianrhythmik der Körpertemperatur oder andere endogene Regulationsmuster (Puls-Atem-Quotient; Phase Coordinatio Ratio; Schlafmusteranalytik).

Aufgrund der klinischen Responderanalytik mit Harmonisierung endogener Regulationsmuster zeigt sich die Mistel als ein salutogen wirksames Medikament. Die Mistel stellt durch ihre Beheimatung in einem holistischen (anthroposophischen) Medizinsystem auf der einen Seite und durch Evidenz-basierte Wirksamkeitsnachweise auf der anderen Seite eine Schnittstelle zur reduktionistisch, partikularistischen Mainstream-Onkologie dar. Der ärztlicherseits (hoch emotional) geführte Diskurs über die wissenschaftlichen Bewertung der Mistel ist daher weniger als ein Problem von Studiendaten anzusehen, sondern als Stellvertreterkrieg für die unterschiedlichen Auffassungen der Medizinsysteme. Der überwiegend komplementäre Einsatz der Mistel neben einer konventionellen onkologischen Therapie sollte von den Ärzten zukünftig zum Wohle der Patienten systemneutral entschieden werden.

Schlüsselwörter:
Onkologie, Misteltherapie, *Viscum album* - Grundlagenforschung, klinische Studien, Medizinsysteme, holistisch, Evidenz basiert, Responderparameter, Surrogatmarker, *In vivo*-Parameter, Lebensqualität, endogene Regulation

Summary
Mistletoe is one of the most widely used medicinal agents in oncology in Germany. Patients value it greatly, but the medical profession continues to consider its usefulness debatable. The clinical use of mistletoe ranges from prophylaxis to adjuvant and palliative treatment of cancer. Clinical goals are tumor destruction, extension of survival time and improved quality of life. Basic research on mistletoe is extensive and at a high scientific level. Clinical research is rare, however, with only few clinical studies, case series and single case studies. In a recent comprehensive critical review (EBM Ia) the clinical use of mistletoe was rated positively. Studies (EBM Ib) have clearly demonstrated an increase in quality of life for oncologic patients receiving mistletoe therapy. Chemotherapy-related severe adverse drug reactions can be reduced. Mistletoe is therefore mostly used in adjuvant cancer treatment. Mistletoe monotherapy also ranks high in palliative treatment. Due to the heterogeneity of populations in many mistletoe studies, doubt continues to be cast on the extension of survival time achieved with mistletoe. An important criterion in the clinical use of mistletoe is the choice of responder para-

meters. With several tumor entities, partial and complete remission prove to be only a surrogate marker, and the parameters so far measured *in vitro* (laboratory parameters, lymphocyte subpopulations, stimulation tests, *etc.*) are not very helpful in clinical practice. Much more suitable are *in vivo*-parameters like circadian rhythms of body temperature and other endogenous regulation patterns (pulse-respiration-quotient; phase coordination ratio, sleep patterns). On clinical responder analysis with harmonization of endogenous regulation patterns, mistletoe shows itself to be an efficient salutogenetic medicament. With its roots in a holistic (anthroposophical) medical system on the one hand and evidence-based proof of efficacy on the other, mistletoe is at the interface with the reductionist and particularistic approach in mainstream oncology. The reason of the very emotional debate among clinicians concerning the evaluation of mistletoe may be seen more as a conflict of medical systems and less as a problem of scientific data. The decision for or against complementary use of mistletoe parallel to conventional oncologic therapy should be primarily a decision made for the patient's benefit and not for a medical system.

Keywords:
oncology, mistletoe therapy, *Viscum album,* basic research, clinical studies, medical systems, holistic, evidence based, responder parameter, surrogate marker, *in vivo*-parameter, quality of life, endogene regulation

Datenlage

Der klinische Einsatz der Mistel bei onkologischen Erkrankungen in Deutschland liegt bei ca. 46–70 % (Grothey *et al.*, 1998; Rostock, 2000; Schönekaes *et al.*, 2003; Weis *et al.*, 1998). Dabei erweist sich die Grundlagenforschung zur Misteltherapie als deutlich umfangreicher als die klinische Forschung. Klinische Studien liegen zwar für verschiedene Tumorentitäten vor, für eine systematische Beurteilung der Mistel bei einzelnen Stadien der verschiedenen Tumorentitäten reichen sie jedoch nicht aus.

Der klinische Einsatz der Mistel findet in allen Tumorstadien statt. Dabei sind die klinisch onkologischen Ziele ganz unterschiedlich: Bei Präkanzerosen, wie z.B. der Zervixdysplasie (CIN) oder Dysplasien bei *Colitis ulcerosa* etc., ist die Progressionsverhinderung das klinische Ziel. Dabei werden systemische subkutane Applikationen der Mistel, wie auch lokale intra- und periläsionale Applikationen verwendet.

Die Indikation der Mistel für die Prophylaxe onkologischer Erkrankungen ist gegeben, auch wenn dies nur durch präliminäre Daten gestützt ist. Neben den Vorsorgeprogrammen oder einer Hormontherapie bei bestimmten hormonsensitiven Tumoren stellt die Mistel damit eine der wenigen medikamentösen Optionen für eine onkologische Prophylaxe dar.

Die adjuvante Tumortherapie ist eine der Hauptindikationen der Mistel. Dabei werden ganz unterschiedliche Ziele verfolgt. Am besten belegt ist der komplementäre, d.h. zusätzliche Gebrauch der Mistel bei einer adjuvanten oder palliativen Chemotherapie mit einer Reduktion von Chemotherapie assoziierten unerwünschten Arzneimittelwirkungen und der toxischen Wirkungen der Chemotherapeutika, sowie die Verbesserung der Lebensqualität und des Wohlbefindens (Piao *et al.*, 2004). Durch die signifikante Reduktion von Chemotherapie assoziierten Leukopenien und Anämien können die adjuvanten und palliativen Chemotherapien auch im höheren Lebensalter protokollgerechter und effektiver, d.h. mit geringeren Dosisreduktionen und Intervallverlängerungen durchgeführt werden. Ein wesentlicher Wirkmechanismus für diesen Chemotherapie-assoziierten Effekt der Mistel dürfte deren DNA-stabilisierende und DNA-reparierende Wirkung sein (Kovacs *et al.*, 1991). Die Mistel wird sowohl subkutan eingesetzt (Piao *et al.*, 2004), als auch z.B. im Rahmen einer adjuvanten Misteltherapie bei Chemotherapie intravenös appliziert (Matthes, 2001).

Bei einem alleinigen adjuvanten Einsatz der Mistel nach erfolgter R_0 Resektion ist das Ziel die Rezidivprophylaxe analog einer Chemotherapie. Dabei wird das Tumor-hemmende Potential der Mistel (zytotoxischer/zytopathischer Effekt durch Viscotoxine und Mistellektine) sowie der Apoptose-induzierende und der Proteinsynthese-hemmende Effekt an Tumorzellen genutzt. Aber auch die immunmodulierenden und immunstimulierenden Effekte der Mistelgesamtextrakte (Polysaccharide, Membranlipide und Vesikel) dürften für diese Wirkmechanismen verantwortlich sein.

Bei der palliativen Tumortherapie muss zwischen zwei wesentlichen Mechanismen unterschieden werden:
- ✓ einem tumordestruktiven Effekt und
- ✓ einem supportiven Lebensqualitäts-steigernden Effekt.

Bei einer Tumor-destruktiven Therapie mit Mistelgesamtextrakten ist das Ziel die partielle oder komplette Remission mit Verlängerung der Überlebenszeit und Lebensqualitätsverbesserung. Einige Studien zeigen hier bei der systemischen subkutanen Applikation der Mistel gute Tumor-destruktive Effekte (Mabed *et al.*, 2004).

Es ist jedoch bei der Bewertung von partiellen Remissionen zu beachten, dass sich diese als Surrogatmarker erweisen können. So konnte z.B. für partielle Remissionen von Lebermetastasen beim kolorektalen Karzinom keine Korrelation mit der Überlebenszeit festgestellt werden.

Eine andere aggressivere Form der Tumor-destruktiven Therapie mit Mistel stellt die intraläsionale und peritumoröse Mistelapplikation dar. Gute Ansprechraten haben sich hier bei der intraläsionalen Mistelapplikation beim Hepatozellulären Karzinom (HCC) gezeigt (Matthes, 2003; Matthes *et al.*, 2004a; Matthes *et al.*, 2004b). Komplette Remissionen und deutliche Verbesserungen der Lebensqualität bei nicht resezierbaren HCCs wurden beobachtet (Matthes *et al.*, 2004b). Bei der intraläsionalen Applikation der Mistel bei Lebermetastasen von kolorektalen Tumoren zeigten sich keine überzeugenden Ansprechraten bzgl. kompletter Remissionen und dem Outcome-Kriterium Lebenszeitverlängerung. Nur als Kasuistiken publiziert, finden sich intraläsionale Anwendungen beim inoperablen Mamma-, Kolon- (Schad und Kröz, 1999) und Mundbodenkarzinom (Scheffler *et al.*, 1996) oder bei Lymphknotenmetastasen.

Aufgrund von Tierversuchen an Nacktmäusen mit peritonealen Pankreaskarzinomen, die komplette Remissionen zeigten, wurde eine erste Pilotstudie zur intraläsionalen Mistelapplikation beim inoperablen Adenokarzinom des Pankreas begonnen. Erste Auswertungen zeigen hier einen starken Effekt. Es konnte sowohl der lokale Pankreastumor deutlich reduziert werden (partielle Remissionen), als auch ein signifikanter Anstieg der Lebensqualität (Karnofsky Perfomance Index) und eine Lebensverlängerung erreicht werden.

Eine Übersicht aller klinischen Studien gibt der kritische Review von Kienle *et al.* (2003). Darin werden 24 randomisierte und 13 nicht randomisierte

Studien bewertet. Dabei zeigt sich in 9 Studien ein Überlebensvorteil in der Misteltherapiegruppe und in 8 Fällen eine Verbesserung der Lebensqualität. Mit einer Ausnahme konnte in allen Studien ein positiver Trend verzeichnet werden. Für die dort genannten Parameter konnte jedoch keine signifikante Überlegenheit gezeigt werden.

Weitere erfolgreiche Mistelanwendungen stellen die intracavitären Applikationen dar. Einerseits wird dabei die Mistel bei Harnblasentumoren in die Harnblase instilliert (Kalble und Otto, 1994) und andererseits bei der intrapleuralen Applikation zur Pleurodese (Girke *et al.*, 1998; Salzer, Popp, 1990; Stumpf und Schietzel, 1994; Werner *et al.*, 1999) oder zur Perikardiodese bei malignen Perikarderguss verwendet (Schad *et al.*, 2000).

Aufgrund der Studiendaten kann heute klinisch gesichert von einer Verbesserung der Lebensqualität von onkologischen Patienten in der adjuvanten und palliativen Therapie unter Misteltherapie ausgegangen werden. Am eindruckvollsten sind hier die Ergebnisse der Piao-Studie, die eine hochsignifikante Reduktion von Chemotherapie-assoziierten unerwünschten Arzneimittelwirkungen durch die Mistel zeigte (Piao *et al.*, 2004). Umstritten ist weiterhin die Frage einer gesicherten Verlängerung der Überlebenszeit durch eine Mistel-Monotherapie oder durch eine adjuvante Misteltherapie: Zu uneinheitlich sind die Studien bezüglich der Stadien der untersuchten Tumorentitäten und teilweise auch bezüglich der untersuchten Kollektive (Mischkollektive aus verschiedenen palliativen Tumorstadien).

Differentialtherapeutischer klinischer Einsatz der Mistel

Erfährt die Misteltherapie bei onkologischen Patienten aufgrund der Studienlage eine immer größere Bedeutung, so stellt sich zunächst beim klinischen Einsatz die Frage nach dem Präparat. Die verschiedenen Präparate auf dem deutschen Markt unterscheiden sich hinsichtlich Auszug (wässriger Extrakt oder Presssaft), Gesamtextrakt *versus* normiert auf Lektingehalt, Wirtsbaum und pharmazeutisches Herstellungsverfahren (Kombination aus Sommer- und Wintermistel; Mischverfahren, Gärung bzw. Nicht-Gärung des Extraktes und ggf. den verschiedenen Zusätzen wie Cu, Hg, Au oder Ag). Ferner sind die Präparate in unterschiedlichen Dosierungen und Dosierungsschritten (Milligrammangaben bezogen auf Urtinktur oder normierten Lektingehalt; Verdünnungsstufen, Potenzangaben etc.) auf dem Markt.

Als überholt und klinisch irrelevant hat sich die Standardisierungsdiskussion der Präparate auf den Lektingehalt aus den 90iger Jahre erwiesen (Beuth, 1995; Beuth *et al.*, 1994; Gabius *et al.*, 1994). Die von Beuth und Gabius sowie später auch teilweise vom BfArM geforderte Normierung der Präparate und Optimierung der Mistelgabe auf 1 ng Mistellektin pro kg KG hat sich als theoretisches Konstrukt ohne klinische Relevanz erwiesen (siehe dazu als Übersicht Kiene/Kienle, S. 311 ff: „Die Anwendung von 1 ng ML-1/kg Körpergewicht beim Menschen") (Kienle und Kiene, 2003).

Mistelgesamtextrakte zeigten in *In vitro*-Untersuchungen einen deutlich überadditiven Effekt der verschiedenen Mistelbestandteile in ihrem Zusammenwirken. So findet sich eine 10fach höhere CD4 Lymphozytenstimulation bei mit Mistel vorbehandelten Patienten, wenn Mistellektin-1 und Vesikel der Mistel zusammen eingesetzt werden, als bei alleiniger Stimulation durch die Monokomponente (Fischer *et al.*, 1996). Grundlagendaten wie auch klinische Erfahrungen weisen auf einen Vorteil der Mistelgesamtextrakte gegenüber einer Monokomponentengabe bei der Mistel hin.

Durch die verschiedenen Wirtsbäume der Mistel ergeben sich auch große Unterschiede in ihrer Zusammensetzung. So haben Mistelextrakte von der Esche (Fraxini) einen sehr hohen, Kiefernmisteln (Pini) hingegen einen sehr geringen bis keinen Mistellektingehalt. In *In vitro*-Experimenten haben die verschiedenen Substanzklassen unterschiedliche Effekte in verschiedenen Experimenten gezeigt, so dass hier eine kontextbezogene und hoch komplexe Wirksamkeit zu bestehen scheint. Der klinische Einsatz der verschiedenen Wirtsbaummisteln ist daher in seiner Wirksamkeit nicht streng übertragbar. Der Einsatz der verschiedenen Mistelarten bei bestimmten Tumorentitäten beruht eher auf anthroposophisch - menschenkundlichen Gliederungen und Zuordnungen des menschlichen Organismus zu Naturprozessen, als dass wissenschaftliche Daten diesbezüglich vorliegen würden. Unabhängig von der Herstellerempfehlung der verschiedenen Präparate für einzelne Tumorentitäten hat sich in der klinischen Praxis die Erfahrung durchgesetzt, dass bei Einsatz der Mistel i. S. eines Tumor-destruktiven Einsatzes, wie z. B. bei intraläsionaler Tumorinjektion oder hoch dosierter subkutaner Applikation mit dem Ziel der Tumorremission, lektinreiche Mistelpräparate bevorzugt werden (Mabed *et al.*, 2004; Matthes, 1997) (z. B. Fraxini, Quercus, Mali ggf. Aceris). Bei einer insbesondere auf die Lebensqualität im palliativen Stadium abzielenden Mistelgabe werden meist niedrige Dosen und eher lektinarme Mistelgesamtextrakte verwendet (z. B. Pini, Abietis). Zusammenfassend gilt, dass die verschiedenen Mistelgesamtextrakte mit den unterschiedlichen Zusammensetzungen der verschiedenen Inhaltsstoffe durch klinische Anwendungen und Studien (bisher) nicht differenziert wurden und die Kenntnis der verschiedenen Substanzklassen und Einzelkomponenten klinisch nur eine untergeordnete Rolle spielt.

Eine der wichtigsten Fragen für den Kliniker ist die Responderanalytik bei einer Misteltherapie. Aufgrund der oft langen Anwendungsdauer der Mistel über viele Wochen stellt sich häufig die Frage nach der richtigen Dosierung des Präparates.

Aufgrund der umfangreichen Grundlagenforschung, in der die verschiedenen Wirkmechanismen der Mistel untersucht wurden, wurden auch vom Kliniker die entsprechenden Verlaufsparameter erfasst. Breit untersucht wurde die Korrelation von immunologischen Parametern und Tumorverlauf. Dabei zeigte sich, dass keine einfachen Korrelationen von verschiedenen Lymphozytensubpopulationen bestehen. Auch relativ komplexe immunologische Muster (CD4, CD25, CD45, NK-Zellen absolut oder relativ, Makrophagenaktivität etc.) erwiesen sich als nicht verlässlich. Lediglich bei bestimmten Tumoren und hoher Mistelgabe zeigte ein Anstieg der eosinophilen Granulozyten, absolut und teilweise auch relativ, eine Korrelation zu positiven klinischen Tumorverläufen. Dennoch ist eine Wirksamkeit der Mistel nicht an dieses Phänomen gebunden und viele positive klinische Verläufe unter Mistel weisen kein derartiges Phänomen auf. Aufgrund der komplexen immunologischen Vorgänge bei der Organismus-spezifischen Tumorabwehr lassen sich einfache klinische Parameter nicht eruieren. Funktionstests wie die *in vivo* und *in vitro* erfolgte Messung der Apoptose-Induktion oder *In vitro*-Stimulationstests von Lymphozyten(sub-)populationen oder die Messung der Schwesterchromatidaustauschrate (SCA) zeigen keine klinische Korrelation. Auch die Messung von Mistellektin-Antikörpern erbrachte keine generalisierenden Aussagen bzgl. eines klinischen Verlaufs. Lediglich die Subklassifizierung der Immunglobulinuntergruppen erlaubt einen Rückschluss auf die dominant ablaufende Immunreaktion. Aber auch hierbei lässt sich keine Korrelation von Th1- oder Th2-gewichteten Immunreaktionen zu klinischen Verläufen herstellen. Insgesamt ergeben sich aus den umfangreichen Labor- und Funktionsparametern keine sicheren Verlaufskontrollen und Korrelationen, so dass diese wissenschaftlichen Fragestellungen in weiteren Studien untersucht werden müssen.

Anders verhält es sich mit sog. *In vivo*-Verlaufsparametern, die systemische Regulationsvorgänge erfassen. Umfangreich untersucht und konzeptualisiert wurde die Frage der Selbstregulation bei Tumorerkrankten von Grossarth-Maticek (Grossarth-Maticek *et al.*, 2001). Anhand eines Fragebogens wurden die Selbstregulation beurteilt und Subgruppen gebildet. Es zeigt sich, dass Personen mit hoher Selbstregulation auch ein überdurchschnittlich gutes Ansprechen auf die Mistelgabe hatten. Bei Personen mit geringer oder sehr schlechter Regulation war der Misteleffekt bzgl. Lebensverlängerung nicht gegeben. Dies gibt zum einen Hinweise auf das Konzept der Salutogenese bei einer onkologischen Misteltherapie, zum anderen weist es auf systemische Vorgänge mit einem über das zelluläre Tumorwachstum hinausgehende, den gesamten Organismus betreffende Geschehen hin. Ein solches systemisches Konzept wird bei onkologischen Erkrankungen auch in allen holistischen Medizinsystemen verfolgt.

Klinisch am längsten verfolgt wurde eine Responderanalytik bei der Misteltherapie mittels Zirkadianrhythmik der Körpertemperatur. Diese hat sich bei konsequenter Anwendung bis heute relativ gut bewährt. Bei onkologischen Patienten zeigt sich häufig eine abgeflachte Kurve in der Zirkadianrhythmik mit einer Schwankung der Tagesrhythmik von weniger als 0,6 Grad C. Unter einer subkutanen Misteltherapie mit 2–3 Injektionen pro Woche sollte es zu einer Zirkadianrhythmik mit einer Temperaturdifferenz von ca. 0,5–0,7 Grad C kommen. Eine Dosisoptimierung anhand der Zirkadiantemperaturrhythmik zeigt in der klinischen Praxis eine bessere Korrelation mit Therapieverläufen, als es die zahlreichen untersuchten Laboruntersuchungen und die verschiedenen Lymphozytensubpopulationen erbringen. Auch die Einfachheit und Kostengünstigkeit dieser Methode spricht für ihre breite Anwendung.

In den letzten Jahren erschienen vermehrt Untersuchungen zu gestörten Schlafrhythmen bei onkologisch erkrankten Personen. Erste Untersuchungen weisen auf eine gute Korrelation von Normalisierung oder Verbesserung der Schlafmuster mit positiven Therapieverläufen unter einer Misteltherapie hin (Schlafmusteranalytik mittels „Basaler Ruhe AktivitätsZyklen“ = BRAC). Auch zeigen andere endogene Regulationsmuster wie Puls / Atem Quotient (= QPA) im 24 h Verlauf oder die „Phase Coordination Ratio“ (PCR) und die „nächtliche Pattern Predominance“ (= Pattern Predominance nightly = PPn) solche positiven Korrelationen mit Therapieverläufen unter Mistelgabe (Kröz *et al.*, 2001).

Aus klinischer Sicht erscheinen diese endogenen Regulationsmuster und deren Korrelation mit positiven Therapieverläufen vielversprechend und müssen weiter untersucht werden. Gerade vor dem Hintergrund, dass in umfangreichen Forschungsarbeiten bislang erfolglos nach objektiven Laborparametern für positive Therapieverläufe unter Mistelgabe gesucht wurde, sollte den endogenen Regulationsvorgängen in den nächsten Jahren aufgrund der hohen Bedeutung der Responderanalytik mehr Beachtung geschenkt werden.

Ein anderes wichtiges Feld bezüglich einer Therapieoptimierung erscheint aus klinischer Sicht die Messung der Lebensqualität von onkologisch Erkrankten unter einer Therapie. Die verschiedenen Lebensqualitäts-Scores haben sich sehr unterschiedlich bewährt. So stellt der SF36-Fragebogen ein relativ unspezifisches Instrument dar, und der EORTC C30-Fragebogen erweist sich bei verschiedenen Karzinomen oft im Verlauf als nicht ausreichend sensitiv.

Vor dem Hintergrund eines holistischen medizinischen Ansatzes hat sich der Herdecker Konstitutions-Fragebogen (HKF) als geeignet für die Erfassung systemischer Zusammenhänge erwiesen. Ebenso wurden der Functional Living Index in Cancer (FLIC) und ein aus der Traditionellen Chinesischen Medizin (TCM) stammender Lebensqualitätsfragebogen (TCM-Score) bei Misteltherapie zur Messung der Lebensqualität erfolgreich eingesetzt (Piao *et al.*, 2004).

Als hartes Outcome-Kriterium für onkologische Studien hat sich in den letzten Jahren neben der Survival-Rate (Überlebenszeit) auch die Lebensqualität als fast gleichberechtigter Outcome-Parameter erwiesen. Gute onkologische Studien bewerten ihre Ergebnisse zunehmend auch durch den Quotienten von Survival-Rate zu Lebensqualität (Health adjusted life years; Quality adjusted life years). Dies sollte in Zukunft auch für Mistelstudien erfolgen, da aufgrund der Lebensqualitäts-steigernden Effekte der Mistel positive Ergebnisse und damit Bewertungen zu erwarten sind.

Krebssichten

Trotz zunehmend guter Daten zur Wirksamkeit der Mistel (kritisches Review EBM-Level Ia mit positiver Bewertung der Mistel, EBM-Level Ib Studie zur Lebensqualitätsverbesserung durch Mistel bei (Piao *et al.*, 2004), stellt sie weiterhin ein umstrittenes Medikament dar. In Deutschland ist die Entscheidung für die Misteltherapie vom Patienten längst gefällt: 46–70% aller onkologisch Erkrankten setzen die Mistel bereits ein. Auf ärztlicher Seite dagegen sind die Diskussionen weiterhin hoch emotional. Dies mag u. a. auch im Ursprung der Misteltherapie liegen, die durch R. Steiner eingeführt wurde und einem holistischen Medizinsystem, der Anthroposophischen Medizin, entstammt.

Das vorherrschende Paradigma in der Onkologie ist weiterhin das reduktionistische Bild des Partikularismus der Krebserkrankung. Die Krebserkrankung gilt meist als ein zelluläres Problem mit (genetisch) aberrantem Wachstum. Die Monoklonalität vieler Tumoren und die umfangreichen molekularbiologischen Phänomene sprechen dafür. Die Grundlagenforschung verfolgt überwiegend dieses Modell. Analog zu den Ergebnissen der umfangreichen Mistelforschung steht aber auch in der konventionellen Tumorbiologie und -forschung die Erfahrung der klinischen Praxis dagegen. Aus klinischer Sicht ist die Tumortherapie weiterhin unbefriedigend. Trotz des hohen Aufwands in der Therapie onkologisch Erkrankter (ca. 30 % der Pharmakotherapiekosten gehen in die Onkologie) sind die Ergebnisse ernüchternd. Über alle Tumorentitäten hinweg ist bei Anwendung aller modernen konventionellen Therapie nur eine Lebensverlängerung um ca. 20 % gegeben. Werden nur die soliden Tumoren betrachtet, ist das Ergebnis noch bedrückender. Es mehren sich daher die Stimmen, die die Krebserkrankung nicht nur partikularistisch auf die zelluläre oder gar molekularbiologische Ebene reduziert sehen, sondern Krebs als ‚Erkrankung des ganzen Organismus' (Sporn *et al.* 1996) oder als ‚Störung der hierarchischen Organisation' (Heppner and Miller, 1998) mit ‚fehlgeleiteter Wachstumsregulation der Organe und Gewebe' (Devitt, 1994; Sonnenschein und Soto, 1999) ansehen. Noch umfassender wird dabei auch vom ‚komplexen Versagen der Homöostase' (Sporn, 1996) und von ‚Störung des internen Milieus, das die Morphologie und das Zellverhalten entscheidend reguliert' (Rubin *et al.*, 1999) gesprochen. Dabei werden kontextbezogene und damit holistische Fehlregulationen i. S. eines ‚Versagens der kontextuellen Kommunikation von Epithel und Mesenchym' (Sporn, 1996), und schärfer formuliert, Krebs als ‚Karikatur der Geweberegeneration' (Pierce and Dixon, 1959a; Pierce and Dixon, 1959b) genannt. Ein Umkehrschluss der reduktionistisch-partikularistischen Krebssicht ist die Formulierung von Devitt, der Krebs sei eine ‚Befreiung des embryonalen Wachstumspotentials von seinen Wachstumshemmungen' (Devitt, 1994).

So findet sich in der Onkologie die umfangreiche Grundlagenforschung überwiegend auf der Basis einer reduktionistisch-partikularistischen Hypothesengenerierung, der sehr bescheidene klinische Therapieerfolge gegenüberstehen. Die Misteltherapie, die auf einem holistischen Medizinverständnis basiert, steht zwischen partikularistischer Grundlagenforschung und Evidenz-basiertem klinischen Einsatz. Sie kann daher als Stellvertreter für die systemische Krebssicht und die klinische Diskussion angesehen werden. Ihr Einsatz impliziert die ‚Gretchenfrage' nach der in klinischer Hinsicht mehr Erfolg versprechenden Sichtweise der Krebserkrankung. Nirgends sonst in der Medizin stehen sich Partikularismus und Holismus als Systemfrage so konkret gegenüber wie in der Onkologie. Dies macht deutlich, dass mit dem Wirksamkeitsnachweis für die Mistel nicht nur ein Medikament bewertet wird, sondern gleichzeitig ein ganzes System evaluiert wird.

Es ist daher bemerkenswert, dass sich die klinische Responderanalytik für die Mistel durch systemische bzw. endogene Regulationsvorgänge sehr viel besser darstellen lässt als durch (partikularistische) Laborparameter. Dies entspricht auch ihrer Verankerung in einem holistischen Medizinsystem, das die Krebserkrankung als ein Versagen der ‚individualisierenden Gestaltungskräfte' versteht. Mit diesem deterministischen Mehrschichten-Modell kann Krebs als ein organismisches und weniger als ein zelluläres Geschehen verstanden werden. Trotz des prinzipiellen Gegensatzes zwischen holistischen und partikularistischen Systemen vermag die Mistel als Onkologikum aufgrund ihrer Herkunft aus der holistischen Medizin auf der einen Seite und durch ihre Evaluierung in der Evidenz-basierten Medizin durch Wirksamkeitsnachweise auf der anderen Seite quasi als Bindeglied zwischen den beiden Medizinsysteme fungieren. Der komplementäre Gebrauch der Mistel zur konventionellen Therapie (Radio-Chemotherapie und Chirurgie) stellt daher für den Kliniker in der Praxis eine patientenorientierte Therapie dar, wie in der Piao-Studie (Piao *et al.*, 2004) wirkungsvoll belegt wurde.

Literatur

Beuth, J. (1995): Interviev - Mistel. Zeitschrift für Phytotherapie 16: 40–41.

Beuth, J., Ko, H. L., Tunggal, L., Buss, G., Jeljaszewicz, J., Steuer, M. K., Pulverer, G. (1994): Immunoactive action of mistletoe lectin-1 in relation to dose. Arzneim Forsch/Drug Res 44: 1255–1258.

Devitt, J. E. (1994): Breast cancer: have we missed the forest because of the tree? Lancet 344: 734–735.

Fischer, S., Scheffler, A., Kabelitz, D. (1996): Reaktivität von T-Lymphozyten gegenüber Mistelinhaltsstoffen. In: R. Scheer, H. Becker, P. A. Berg (Eds): Grundlagen der Misteltherapie, Hippokrates, Stuttgart, 213–223.

Gabius, H. J., Gabius, S., Joshi, S. S., Koch, B., Schroeder, M., Manzke, W. M., Westerhausen, M. (1994): From ill-defined extracts to the immunomodulatory lectin: will there be a reason for oncological application of mistletoe? Planta Med 60: 2–7.

Girke, M., Kröz, M., Matthes, B. (1998): Maligner Pleuraerguß bei Verdacht auf Bronchial-Carcinom – Komplette Remission. Merkurstab 1: 25–30.

Grossarth-Maticek, R., Kiene, H., Baumgartner, S. M., Ziegler, R. (2001): Use of Iscador, an extract of European mistletoe (*Viscum album*), in cancer treatment: prospective nonrandomized and randomized matched-pair studies nested within a cohort study. Altern Ther Health Med 7: 57–56 passim.

Grothey, A., Düppe, J., Hasenburg, A., Voigtmann, R. (1998): Anwendung alternativmedizinischer Methoden durch onkologische Patienten. Dtsch Med Wschr 123: 923–929.

Heppner, G. H., Miller, F. R. (1998): The cellular basis of tumor progression. Int Rev Cytol 177: 1–56.

Kalble, T., Otto, T. (1994): Unconventional therapeutic methods in superficial bladder cancer. Urologe A 33: 553–556.

Kienle, G., Berrino, F., Büssing, A., Portalupi, E., Rosenzweig, S., Kiene, H. (2003): Mistletoe in cancer – a systematic review on controlled clinical trials. Eur J Med Res 8: 109–119.

Kienle, G. S., Kiene, H. (2003): Die Mistel in der Onkologie. Schattauer Verlag, Stuttgart New York, 1–749.

Kovacs, E., Hajto, T., Hostanska, K. (1991): Improvement of DNA repair in lymphocytes of breast cancer patients treated with *Viscum album* extract (Iscador). Eur J Cancer 27: 1672–1676.

Kröz, M., Matthes, B., Brauer, D., Girke, M. (2001): Eine multidimensionale Erfassung von Tumorverlauf, immunologischen Parametern, vegetativen und konstitutionellen Merkmalen und Lebensqualität bei einer Mammakarzinom-Patientin unter Abnobaviscum. In: R. Scheer, R. Bauer, H. Becker, P. A. Berg, V. Fintelmann (Eds): Die Mistel in der Tumortherapie, KVC Verlag, Essen, 389–402.

Mabed, M., El-Helw, L., Shamaa, S. (2004): Phase II study of viscum fraxini-2 in patients with advanced hepatocellular carcinoma. Br J Cancer 90: 65–69.

Matthes, H. (1997): Intraläsionale Mistelinjektion in Lebermetastasen bei kolorektalem Karzinom und in das primäre Hepatozelluläre Karzinom (HCC). Merkurstab 50 (6), 41.

Matthes, H. (2001): Onkologische Misteltherapie (*Viscum album* L.) aus klinisch-anthroposophischer Sicht. In: R. Scheer, R. Bauer, P. A. Berg, V. Fintelmann (Eds): Die Mistel in der Tumortherapie; Grundlagenforschung und Klinik, KVC Verlag Essen, Essen, 253–274.

Matthes, H. (2003). Study on hepatitis C therapy with *Viscum* (Abnobaviscum®) and *Solanum lycopersicum*. Technology of Hepatology in Practice, Cairo, March 3–6 2003.

Matthes, H., Schad, F., Matthes, B., Biesenthal-Matthes, S., Schenk, G. (2004a): Outcome study on hepatitis C therapy with mistletoe (*Viscum album* L.; Abnobaviscum) and *Solanum lycopersicum*. Gastroenterology 126 (4) Suppl. 2: A. 665.

Matthes, H., Schad, F., Schenk, G. (2004b): *Viscum album* in the therapy of primary inoperable hepatocellular carcinoma (HCC). Gastroenterology 126 (4) Suppl. 2: A. 101.

Piao, B. K., Wang, Y. X., Xie, G. R., Mansmann, U., Matthes, H., Beuth, J., Lin, H. S. (2004): Impact of complementary mistletoe extract treatment on quality of life in breast, ovarian and non-small cell lung cancer patients. A prospective randomized controlled clinical trial. Anticancer Res 24: 303–309.

Pierce, G. B., Dixon, F. J., Jr. (1959a): Testicular teratomas. I. Demonstration of teratogenesis by metamorphosis of multipotential cells. Cancer 12: 573–583.

Pierce, G. B., Dixon, F. J., Jr. (1959b): Testicular teratomas. II. Teratocarcinoma as an ascitic tumor. Cancer 12: 584–589.

Rostock, M. (2000): Misteltherapie: Ihr aktueller Stellenwert bei der Behandlung von Tumorerkrankungen. Steinkopff Verlag, Darmstadt, 167–180.

Rubin, P. H., Friedman, S., Harpaz, N., Goldstein, E., Weiser, J., Schiller, J., Waye, J. D., Present, D. H. (1999): Colonoscopic polypectomy in chronic colitis: Conservativemanagment after endoscopic resection of dysplastic polyps. Gastroenterology: 1295–1300.

Salzer, G., Popp, W. (1990): Die lokale Iscadorbehandlung der Pleurakarzinose. Springer, Berlin Heidelberg, 36–49.

Schad, F., Brauer, D., Girke, M. (2000): Therapie des malignen Perikardergusses mit Mistel. Merkurstab 53: 234–236.

Schad, F., Kröz, M. (1999): Intraläsionale und kombinierte subkutan-intravenöse Misteltherapie bei einem Patienten mit Kolonkarzinom. Merkurstab, 6: 399–406.

Scheffler, A., Mast, H., Fischer, S., Metelmann, H. R. (1996): Komplette Remission eines Mundhöhlen-Karzinoms nach alleiniger Mistelbehandlung. In: R. Scheer, H. Becker, P. A. Berg (Eds): Grundlagen der Misteltherapie, Hippokrates Verlag, Stuttgart, 453–464.

Schönekaes, K., Micke, O., Mücke, R., Büntzel, J., Glatzel, M., Bruns, F., Kisters, K. (2003): Anwendung komplementärer/alternativer Therapiemaßnahmen bei Patientinnen mit Brustkrebs. Forsch Komplementärmed Klass Naturheilkd 10: 304–308.

Sonnenschein, C., Soto, A. (1999): The society of cells. Cancer and Control of cell proliferation. Springer, New York.

Sporn, M. B. (1996): The war on cancer. Lancet 347: 1377–1381.

Stumpf, C., Schietzel, M. (1994): Intrapleurale Instillation eines Extraktes aus *Viscum album* L. zur Behandlung maligner Pleuraergüsse. Tumor Diagnostik & Therapie 15: 57–61.

Weis, J., Bartsch, H., Hennies, F., Rietschel, M., Heim, M., Adam, G., Gärtner, U., Ammon, A. (1998): Complementary Medicine in Cancer Patients: Demand, Patient's Attitudes and Psychological Beliefs. Onkologie 21: 144–149.

Werner, H., Mahfouz, M. M., Fares, L., Fouad, L., Ghaleb, H. A., Hamza, M. R., Kourashy, L., Mobarak, A. L., Moustafa, A., Saed, S., Zaky, O., Zawawy, A., Fischer, S., Scheer, R., Scheffler, A. (1999): Zur Therapie des malignen Pleuraergusses mit einem Mistelpräparat. Merkurstab 52 (5): 298–301.

Korrespondenzadresse:
Dr. med. Harald Matthes, Gemeinschaftskrankenhaus Havelhöhe,
Kladower Damm 221, 14089 Berlin
hmatthes@havelhoehe.de

Unerwünschte Wirkungen der Misteltherapie bei Tumorpatienten – Eine systematische Übersicht

Undesired Drug Effects of Therapy With Mistletoe Preparations in Cancer Patients – A Systematic Review

R. Saller, S. Kramer, F. Iten und J. Melzer

Zusammenfassung
Der Gebrauch von Mistelpräparaten ist, oft in einem komplexen, verschiedene Therapierichtungen umfassenden Rahmen, eine der häufigsten komplementärmedizinischen Anwendungen von TumorpatientInnen. In der Praxis auffallend ist dabei eine weitgehende Akzeptanz von lokalen und systemischen Reaktionen, die, in gewissen Grenzen auftretend, in der anthroposóphischen Fachliteratur als erkennbare Reaktion des Organismus interpretiert werden. Ziel dieser Untersuchung ist es, anhand dokumentierter Daten während der Misteltherapie, genauere Angaben über unerwünschte Wirkungen (UAW) zu erhalten. Für eine systematische Übersicht wurden bis Anfang 2003 elektronische Datenbanken, einzelne Zeitschriften, Monographien und Handbücher durchsucht sowie Arzneimittelhersteller und Behörden angeschrieben. Die Suchbegriffe waren u.a. *Viscum*, mistletoe, klinische Studie, adverse drug reaction.
Entsprechend den Suchkriterien konnten 41 klinische Studien mit unterschiedlichen Qualitätsstandards ermittelt werden, von denen 25, mit Angaben zu UAWs bei Tumorpatienten, näher untersucht wurden. Die Angaben zu lokalen UAW schwanken zwischen 0.9 %–43 % und für systemische UAW zwischen 0.8 %–4 %. Die Häufigkeit allergischer Reaktionen liegt bei ca. < 1 %. Diese Ergebnisse konnten durch die Angaben von Arzneimittelbehörden und Herstellern, soweit verfügbar, weitgehend bestätigt werden. Neuere z.T. noch laufende oder unveröffentlichte Studien nach Good Clinical Practice und der Gebrauch eines qualifizierten Reportingsystems sind für weitere Abschätzungen der UAW unter Misteltherapie notwendig. Dennoch

zeigt sich, dass lokale Reaktionen, wie z.B. Rötung bis zu 5 cm oder systemische Reaktionen wie z.B. Temperaturerhöhung bis 38°C unter Misteltherapie weitgehend als erwünscht angesehen werden.

Schlüsselwörter:
Viscum album, Mistel, Tumortherapie, adjuvante Therapie, Onkologie, unerwünschte Wirkungen, systematischer Review

Summary
The use of mistletoe preparations, often in a complex therapy setting with different therapies, is one of the most widely used complementary methods among cancer patients. In practice, a vast acceptance of local and systemic reactions, limited to a certain extend, is striking and in anthroposophical literature interpreted as a recognizable reaction of the organism.
Aim of this systematic review is to receive information about undesired drug events under therapy with mistletoe by documented data. Electronic databases were scrutinized, journals, monographs, handbooks handsearched and medicinal manufacturers and health authorities were questioned until the beginning of 2003. Search terms were for instance *Viscum*, mistletoe, clinical study, adverse drug reaction.
According to the search criteria 41 clinical studies with varying standards were found and 25 of them, with data on undesired drug events in tumor patients, were included for analysis. The declarations of local undesired drug events vary between 0.9 %–43 % and 0.8 %–4 % for systemic reactions. The frequency of allergic reactions is approximately < 1 %. These results could be confirmed by the data of authorities and manufacturers, as far as they were available.
New, partly still ongoing studies or unpublished results according to Good Clinical Practice and the use of a qualified reporting systems are necessary for further evaluation of the undesired drug events of therapy with mistletoe remedies. Nevertheless, it is obvious that local reactions up to 5 cm or systemic reactions like fever up to 38°C are regarded as desirable.

Keywords:
Viscum album, mistletoe, cancer therapy, adjuvant therapy, oncology, undesired drug events, side effects, unwanted effects, systematic review

Einleitung

Die moderne parenterale Anwendung von Mistelextrakten bei tumorkranken Patienten wurde in den 20er Jahren des 20. Jahrhunderts von R. Steiner im Rahmen der anthroposophischen Medizin eingeführt (Iscador®-Reihe) (siehe Kienle und Kiene, 2003). Steiner sah auf der Basis von geisteswissenschaftlichen Überlegungen Zusammenhänge zwischen Ursprung und Verlauf der Krebserkrankung einerseits sowie Wachstums- und Entwicklungsgesetzmäßigkeiten der Mistel andererseits (siehe Fintelmann, 1994; Fintelmann, 2001; Teichert und Matthiessen, 1996; Matthes, 2001). Als Wirkprinzipien wurden entsprechend der anthroposophischen Krankheitssicht und Arzneimittellehre eine Art immunmodulierender Effekte und sowohl direkte wie indirekte hemmende Effekte auf das Tumorwachstums postuliert. In den folgenden Jahrzehnten wurden weitere Präparatereihen verschiedener Firmen entwickelt, für die, größtenteils experimentell, neben immunmodulierenden Wirkungen und einer Hemmung des Tumorwachstums je nach Präparat auch eine Steigerung der natürlichen Abwehr, kanzerostatische Effekte, Aktivierung der „Grundsubstanz", Aktivierung des Mesenchyms und eine chronobiologische Synchronisation angenommen wurden (Plenosol, Helixorreihe, Isorel/Vysorel, Iscucin, Abnobaviscum, Eurixor, Lektinol, Cefalektin) (siehe Kienle und Kiene, 2003; Büssing, 2001; Hajto *et al.,* 1999). Auch eine Herabsetzung der Resistenzentwicklung auf Chemotherapie bzw. Bestrahlung wird diskutiert (Hostanska *et al.*, 2003). Zunehmend entwickelten sich auch supportive und palliative Therapieansätze mit Mistelpräparaten. Die Verbesserung der Lebensqualität hat sich als ein zentrales Ziel der Mistelanwendung bei tumorkranken Menschen entwickelt (Kienle und Kiene, 2003).

Mistelpräparate sind in vielen Situationen Bestandteil einer komplexen und richtungsüberschreitenden Therapie (individuelle Therapiekombinationen). Typische Behandlungsanlässe sind supportive und palliative Situationen, Verminderung unerwünschter Wirkungen von z.B. Chemotherapien und Bestrahlung, Beschleunigung der Rekonvaleszenz, Versuche, das Wachstum und die Ausbreitung eines Tumors zu beeinflussen sowie sekundär- bzw. tertiärpräventive Ansätze (z.B. Kienle und Kiene, 2003). Die jeweilige Behandlungsdauer orientiert sich an Behandlungsabsicht und Behandlungssituation und kann interindividuell sehr variabel sein. Derzeit liegen keine eindeutigen Daten bezüglich der Anwendungsdauer beim präventiven Einsatz vor. Die unterschiedlichen Empfehlungen reichen von mehreren Monaten über z.B. zwei Jahre bis lebenslang. Viele Patienten legen immer wieder längere Pausen ein (z.B. ein bis zwei Monate alle zwei Jahre).

Bei der mit Abstand am häufigsten verwendeten s.c.-Applikation von Mistelextrakten dürften die immunmodulierenden Wirkungen im Vordergrund stehen. Vor allem bei einem direkten Kontakt zwischen Mistelextrakt und Tumorzellen könnten die in der Präklinik belegten Apoptose-auslösenden und zytotoxischen Effekte zum Tragen kommen (z.B. intratumorale, intrapleurale oder auch intravesikale Applikation) (z.B. Büssing, 2001; Hajto *et al.,* 1999; Hostanska *et al.,* 1996; Kienle und Kiene, 2003; Tabiasco *et al.,* 2002; Wichtl, 2003).

Die anthroposophischen Mistelpräparate werden nach Wirtsbäumen getrennt angeboten (siehe Tab. 1). Außerdem eignen sie sich für eine rhythmische Anwendung. Bei den Präparaten der Iscador spezial-Reihen (M, Q) liegen die Einzeldosen zumeist bei 1–5 mg Mistelextrakt. Bei den phytotherapeutischen Mistelpräparaten dagegen werden die Wirtsbäume nicht gesondert berücksichtigt. Diese Präparate werden (nach anfänglich einschleichender Dosissteigerung bzw. Vortestung) nicht rhythmisch, sondern in individuell konstanter Dosierung verabreicht (z.B. Mistel- bzw. Lektingehalt pro kg Körpergewicht) (siehe Hajto *et al.,*1999). Mit der Entwicklung und Verwendung der normierten spezifizierten Iscadorpräparate (Iscador spez.) nähern sich anthroposophisch eingebettete und phytotherapeutische Anwendungen teilweise an. Die Ermittlung der Misteldosis erfolgt in der phytotherapeutischen (Dosierung zumeist nach Körpergewicht) und der anthroposophischen Therapierichtung (Dosierung häufig individuell, z.B. nach Lokal- und/oder Temperaturreaktionen) häufig unterschiedlich. Die Mistelpräparate werden derzeit üblicherweise zwei- bis dreimal wöchentlich s.c. injiziert.

Für eine Beurteilung der unerwünschten Wirkungen scheint es uns sinnvoll, die verschiedenen parenteral angewendeten Präparate und Behandlungsweisen unter „Misteltherapie" gemeinsam zu betrachten, auch wenn sich neben unterschiedlichen Therapiesituationen die Mistelpräparate in Herstellung und stofflicher Hinsicht erheblich unterscheiden (Tab. 1).

Mistelpräparate gehören aufgrund der mutmaßlichen Wirkmechanismen aber auch der z.T. sehr subjektiven Behandlungsintentionen von PatientInnen und ÄrztInnen sowie der variablen Anwendung zu den Arzneimitteln, bei denen die quantitative Abschätzung der Häufigkeit unerwünschter Wirkungen sehr komplex ist. Außerdem sind Mistelpräparate häufig keine alleinige Behandlung, sondern Bestandteil umfassender und flexibler Therapiepläne, zu denen u.a. auch Zytostatika gehören können. Nicht nur der potentielle Nutzen, auch die Frage möglicher Risiken wird dementsprechend kontrovers diskutiert (z.B. Gabius und Gabius, 1999; Gabius, 2001; Kaiser, 2001; Kienle und Kiene, 2003; Kleijnen und Kniepschild, 1994; Wichtl, 2003). Da die Häufigkeit unerwünschter Wirkungen von Mistelpräparaten bislang nicht aufgearbeitet ist, wurde ein systematischer Review erstellt (Patienten mit Tumorerkrankungen, weitere Anwendungsbereiche).

Material und Methoden

Die systematische Literaturrecherche wurde in folgenden Datenbanken durchgeführt: Medline, Embase (Excerpta Medica database), AMED (Alternative and Allied Medicine Database, British Library Information Center), BIOSIS, CISCOM (Research Council for Complementary Medicine), Naphralert und The Cochrane Library. Suchbegriffe waren: abnoba, adverse drug reaction, adverse effect, adverse event, cancer, Cefalektin, clinical trial, Eurixor, Helixor, Iscador, Iscucin, Isorel, Lektinol, malignancy, mistletoe, mistletoe lectins, Plenosol, risk, safety, side effect, tolerability, toxic effect, toxicity, *Viscum* und Vysorel. Der Zeitraum umfasste 1968–Anfang 2003). Außerdem wurden von Hand die Literaturverzeichnisse der gefundenen relevanten Literatur einbezogen (Studien, Fallberichte, Reviews und Übersichtsartikel, Monografien, Handbücher zur Mistel). Die folgenden derzeit nicht bzw. nur teilweise in Datenbanken aufgenommenen Zeitschriften wurden ebenfalls vollständig berücksichtigt: Erfahrungsheilkunde, therapeutikon, Ärztezeitschrift für Naturheilverfahren, Schweizerische Zeitschrift für Ganzheitsmedizin. Zusätzlich wurden Arzneimittelbehörden und Hersteller (u.a. spontane reporting systems) angefragt. Die herangezogenen Arbeiten wurde auf folgende Sprachen beschränkt: deutsch, französisch, englisch. Für die Fragen der Sicherheit sind nicht nur randomisierte klinische Studien relevant. Daher wurde jede nachvollziehbare Empirie in diese Analyse einbezogen.

Ergebnisse

In den recherchierten Quellen wurden 138 Studien zur experimentellen bzw. therapeutischen Anwendung von Mistelpräparaten an Menschen gefunden. Entsprechend den Suchkriterien wurden 41 klinische Studien in die Abschätzung der unerwünschten Wirkungen eingeschlossen (Abb. 1). Die Studie von Grossarth-Maticek *et al.*, 2001, wurde nicht abgehandelt, da sie keine nachvollziehbaren Aussagen zu UAW macht. Von den verbleibenden Studien berichteten 25 Studien über die Anwendung von Mistelextrakten bei > 3590 Tumorpatienten. In 13 dieser Studien (> 2880 Patienten; Tab. 2) fanden sich *expressis verbis*, wenngleich mit unterschiedlicher Ausführlichkeit, Angaben zu unerwünschten Wirkungen bzw. Nebenwirkungen.

Tab. 1: Auswahl anthroposophischer und phytotherapeutischer Präparate bzw. Präparatereihen von Mistelzubereitungen (Angaben basieren auf Fachinformationen der Hersteller bzw. auf Angaben im aktuellen Arzneimittel-Kompendium der Schweiz, 2005)

Handelspräparat	Ausgangsmaterial und Herstellung	Wirtsbäume	Applikation	Bemerkungen
Abnobaviscum (+ Name des Wirtsbaumes) ®	Presssaft aus Mistelkraut (frische Pflanze) des bestimmten Wirtsbaumes	Ahorn, Apfel, Birke, Eiche, Esche, Kiefer, Mandel, Tanne, Weissdorn	s.c. (D6–D30: s.c. i.v. Infusion, Instillation)	gem. HAB Vorschrift 32 20 mg–0,02 mg D6–D30
Eurixor ®	wässriger Auszug (aus Mistelkraut)	Pappel	s.c., i.c., i.v.	Normierung auf ML-I (50–70 ng/ml)
Helixor ®	wässriger Auszug (sämtliche Pflanzenteile, Frischpflanze) Mischung	Apfel (M: Malus), Tanne (A. Abies), Kiefer (P: Pinus)	s.c. (i.v. Infusion, intratumoral, tumornah)	Verdünnung: 0,01–50 mg/Ampulle (1 ml), 100 mg/2ml
Iscador ®	wässriger fermentierter Auszug (frisches Mistelkraut) milchsaure Fermentation, Abpressen, Filtration, Mischung	Apfel (M: Malus), Kiefer (P: Pinus), Eiche (Q: Quercus), Tanne (A: Abies), Ulme (U. Ulmus)	s.c	Verdünnung: 0,0001–20 mg/Ampulle z.T. Zusetzung von potenzierten Metallsalzen (Ag: Silbercarbonat, Cu: Kupfercarbonat, Hg Quecksilbersulfat; 10^{-8} g)
Iscador ® spezial (Schweiz: spezifiziert)	Wässriger Auszug (sämtliche Pflanzenteile) milchsaure Fermentation, Abpressen, Filtration, Mischung	Apfel (M), Eiche (Q)	s.c.	Normierung auf: M: ML-I und Gesamtlektin; Q: Gesamtlektin (1 mg, 2 mg) 5 mg/Ampulle
Iscucin (+Name des Wirtsbaumes)	wässriger Auszug aus getrocknetem Mistelkraut des bestimmten Wirtsbaumes mit Senker (Ausnahme Eiche) (nach HAB, Vorschrift 38)	Apfel, Eiche, Kiefer, Linde, Pappel, Tanne, Weide, Weissdorn	s.c.	Potenzierung im Verdünnungsverhältnis 1:20 Stärke (Potenzstufe): A–H
Isorel®	Wässriger Frischpflanzenauszug aus der ganzen Pflanze (Planta tota)	Apfel (M), Tanne (A), Kiefer (P)	s.c., i.m., (i.v.)	Verdünnung (entsprechend 1 mg–60 mg Mistel)
Lektinol ®	Wässriger Auszug aus unverholzten Mistelzweigen mit Blättern	Pappel	s.c., i.v.-Injection, i.v.-Infusion	Normierung auf aktives Mistellektin, bestimmt als ML-I

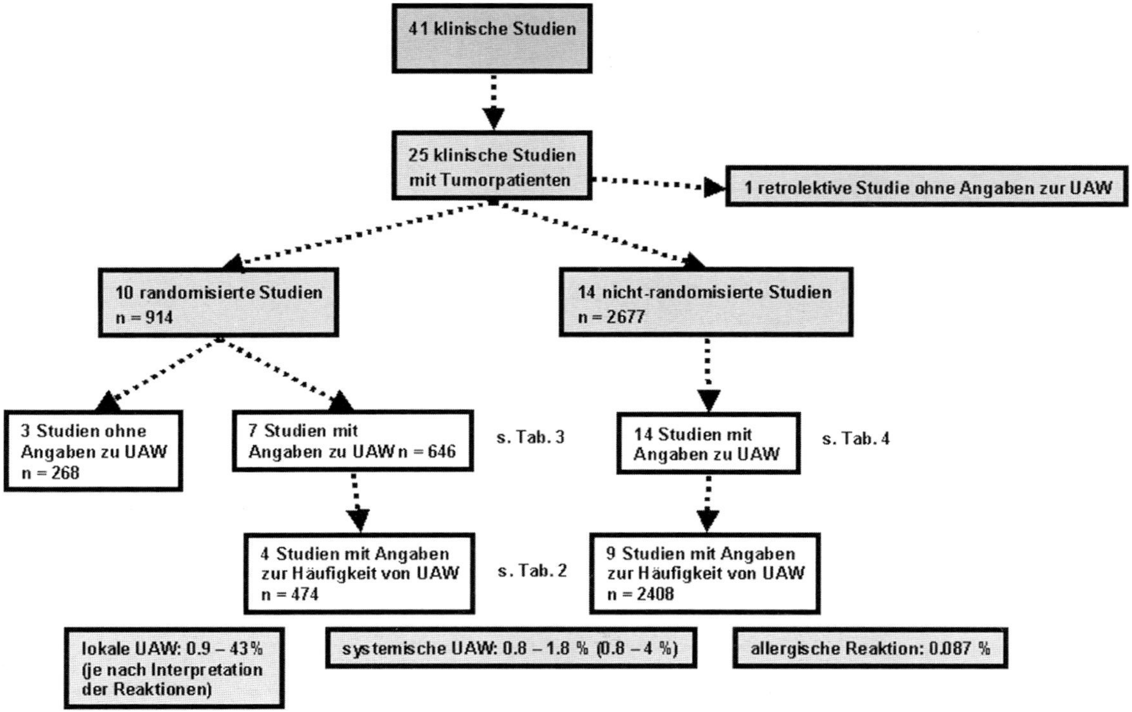

Abb. 1: Klinische Studien bei Tumorpatienten mit einer Mistelbehandlung, aufgeschlüsselt nach Angaben der UAW und ggfs. deren Häufigkeit. Die unterschiedlichen Angaben hängen damit zusammen, ob und inwieweit Lokalreaktionen und Änderungen der Körpertemperatur als unerwünscht bzw. erwünscht beurteilt, und welche Patientenzahlen publiziert wurden. (Stand: Anfang 2003; siehe Text).

Tab 2: Vier randomisierte und neun nicht-randomisierte klinische Studien bei TumorpatientInnen mit Angaben zur Häufigkeit der UAW von Mistelpräparaten.

Erstautor Jahr	**Studientyp u. Teilnehmerzahl**	**Patienten mit Mistelextrakten**	**Mistelpatienten (%) mit UAW**	**Mistelpatienten mit lokalen UAW**	**Mistelpatienten mit syst. UAW**
Semiglasov *et al.*, 2004	rd, 272 (mehrarmig, 3 Dosierungen bzgl. Lektingehalt)	195 (ITT) [194]	127 (46,7 %) UA Ereignisse (Therapieabbruch: 2 Pl, 2 M)	9 %, 17,9 %, 32,4 % je nach Dosis* ($p<0{,}001$)	4 (Schüttelfrost, Muskelschmerz, allergische Hautreaktion, allerg. Konjunktivitis, Kopfschmerz)
Goebell *et al.*, 2002	rd, 45	23	0 %	0 %	0 %
Steuer-Vogt *et al.*, 2001	rd, 477	235	101 (43%)	43%	1 - 4%
Heiny, 1991	rd, 46	21	13 (62%)	k.A.	62%
Bock *et al.*, 2002	retrolektiv, 1442	710	k.A.	123 (17,3%)	6 (0,8%)
Schuhmacher *et al.*, 2002	retrolektiv, 689	219	28 (12,8%)	24 (11%)	4 (1,8%)
Stumpf et al., 2000	retrolektiv, 237	223	2 (0,9%)	2 (0,9%)	2 (0,9%)
Büssing *et al.*, 1999	offen 23	23	2 (8,7%)	2 (8,7%)	k.A.
Finelli *et al.*, 1998	offen 884	884	29 (3,3%)	k.g.A	k.g.A.
Beuth *et al.*, 1993	offen ca. 300	ca. 300	5 (1,7%)	5 (1,7%)	k.A.
Beuth *et al.*, 1993	offen 15	15	3 (20%)	3 (20%)	k.A.
Kjaer, 1989	offen 14	14	2 (14,3%)	k.g.A.	2 (14,3%)
Hajto und Lanzrein, 1986	offen 20	20	ca. 6 (ca. 30%)	k.g.A.	ca. 6 (ca. 30%)
		insgesamt: 2882			

rd = randomisierte Studie; retrolektiv = retrolektive Studie; offen = offene Studie ohne Kontrollgruppe; * Autoren nennen hier keine absoluten Zahlen; CTX = Chemotherapie; P. = Patienten; syst. = systemische; k.A. = keine Angaben; k.g.A. = keine genauen Angaben; Pl = Placebo; M = Mistel

Tab. 3: Sieben randomisierte klinische Studien bei Tumorpatienten mit Angaben zu UAW von Mistelpräparaten.

Erstautor Jahr	**Patienten (n) Tumordiagnose**	**Mistelpräparat u. Dosis**	**Therapiedauer**	**Häufigkeit (n, %)**	**Spektrum UAW**
Goebell *et al.*, 2002	45 Blasenkarzinom 44 ausgewertet Eurixor®: 23 Kontrolle: 21	Eurixor® 1 ml 2 mal pro Woche s.c.	follow-up 1,5 Jahre Behandlung: 3 Monate Mistel und 3 Monate Pause, Wiederholung	0 %	Es wurden weder lokale noch systemische UAW beobachtet.
Steuer-Vogt *et al.*, 2001	495 ORL-Karzinom ausgewertet: 477 235: Eurixor® (Arme A u. B)	Eurixor® s.c: entspr. 1 ng/kg ML1 2 mal pro Woche s.c.	60 Wochen	Arm A: 47 (48%) P. Arm B: 54 (39%)	Lokal: Rötung, Juckreiz, Induration u. Bläschenbildung 1-4% Gliederschmerzen, Fieber, Schlaflosigkeit Müdigkeit, Kälte- und Hitzegefühl, Kopfschmerzen, Niesen
Semiglasov *et al.*, 2004	272 Mammakarzinom ausgewertet: 261 3 Mistelgruppen (195) 1 Placebogruppe (66)	PS 76A2 (Lektinol®) entspr. 10, 30, 70 ng ML/ml. 2 mal pro Woche 0,5 ml s.c. [5, 15, 30 ng ML1/ Inj]	15 Wochen	127 (46,7 %) = 244 UA Ereignisse	Lokalreaktionen dosisabhängig (9%; 17,9%, 32,4 %, Plazebo 0 %), aber nicht näher beschrieben systemisch: 4 (Schüttelfrost, Muskelschmerz, allergische Hautreaktion, allerg. Konjunktivitis, Kopfschmerz)
Heiny, 1991	46 fortgeschrittenes Mammakarzinom, (ausgewertet) 21: Eurixor®	Eurixor® entspr. 1 ng/kg an Tagen 1, 2, 4 u. 5 i.v., dann 1 ng/kg 1 bis 2 mal pro Woche s.c.	25 - 26 Wochen	13 (62%) UAW	Granulozytose, 80 mit CRP-Anstieg 13 mit moderatem Fieber (≤ 39,5°C), Gliederschmerzen, Schüttelfrost, Abgeschlagenheit
Heiny und Albrecht, 1997	107 kolorektales Karzinom (ausgewertet 79) 38: Eurixor®	Eurixor® entspr. 0,5-1 ng/kg KG 2 mal pro Woche s.c.	wiederholte Zyklen à 12 Wochen	k.A.	lokale Rötung und Induration, in Einzelfällen Fieber u. grippeähnliche Symptome

Erstautor Jahr	**Patienten (n) Tumordiagnose**	**Mistelpräparat u. Dosis**	**Therapiedauer**	**Häufigkeit (n, %)**	**Spektrum UAW**
Dold *et al.*, 1991	408 nicht-kleinzelliges Bronchialkarzinom, (ausgewertet 327) 114: Iscador® 113: Plazebo	Iscador® U c. Hg bzw, Iscador® Qu c. Hg, s.c. 0,001 mg - 30 mg 3 mal pro Woche s.c.	Laufzeit > 9 Jahre, Behandlungsdauer nicht eruierbar	k.A.	kurzfristige lokale Schmerzen u. Rötung (1 - 2 Tage), selten kurzfristige Fieberreaktionen Plazebo: lokale Schmerzen über einige Minuten
Douwes *et al.*, 1986	60 metast. kolorektales Karzinom 20: Helixor®	Helixor® s.c. Dosissteigerung bis 200 mg /Tag über 5 Tage	1 - 16 Monate	k.A.	höhere NW-Rate bei Patienten mit alleiniger Chemotherapie; keine Erwähnung „mistelspezifischer“ UAW

BB= Blutbild; k.A. = keine Angaben; RX = Bestrahlung

Tab. 4: 14 offene Studien, Kohortenstudien, Fallserien, retrospektive Analysen bei Tumorpatienten mit Angaben (Häufigkeit und/oder Spektrum) zu UAW bzw. Ereignissen von Mistelpräparaten.

Erstautor Jahr	**Studientyp**	**Patienten (n) Tumordiagnose**	**Mistelpräparat u. Dosis**	**Therapiedauer**	**Häufigkeit (n, %)**	**Spektrum UAW**
Bock *et al.*, 2002	retrolektive Kohortenstudie	1442 Mammakarzinom Mistel: n = 710	Iscador® s.c. keine Dosisangaben	≥ 6 Monate, follow-up ≥ 3 J. bzw. bis zum Tod	123 (17,3%) mit lokalen UAW 6 (0,8%) mit syst. UAW	jede 3. Lokalreaktion > 5cm, 10 schwerwiegend, 5 Therapieabbruch system.: Erschöpfung, atop. Ekzem, Hyperaktivität, Schwäche u. bakt. Hautinfektion
Schumacher *et al.*, 2002	retrolektive Kohortenstudie	689 Mammakarzinom Mistel: n = 219	Eurixor® s.c. 2 mal/Woche 1 ml k. w. A.	270 Tage Therapiedauer bzw. 285 Tage Beobachtungsdauer	28 (12,8%) UAW	10 (4,8%) lokal: Reizung, Infiltrate, 12 (5,5%): lokal: Rötung, Erythem, Quaddel, je 2 Juckreiz u. allergische Reaktion, je 1 Schmerzen u. Fieber, je 1 Therapieabbruch wegen Juckreiz, Allergie u. Schmerzen
Stumpf *et al.*, 2000	retrospektive Analyse	237 mal. hämatol. u. lymphat. Neopl. Mistel: n = 223 Kontr.: n = 14	14 Mistelpräp. s.c. 77,1%: Helixor®, k.w.A.	Analyse über 16 Jahre durchschnittl. Therapiedauer 2.68 J.	2 (0,9%) mit UAW	2 (0,9%) Fieber und Lokalreaktion
Büssing *et al.*, 1999	offen	23 unterschiedliche Tumorentitäten	Helixor® s.c. Dosissteigerung (1 mg - 50 mg/ Injektion, 2 - 3mal/ Woche	7 Monate	2 P. (8,7%) ausgeprägte UAW	Dosissteigerung bis deutl. Lokalreaktion, 2 Rötung > 5 cm, Schwellung, Druckdolenz o. Temperatur > 38° C., 1 Therapieabbruch wegen übermäßigen Reaktionen (k.w.A.). Lymphoz-Anstieg u. nicht signif. Leukopenie

Erstautor Jahr	**Studientyp**	**Patienten (n) Tumordiagnose**	**Mistelpräparat u. Dosis**	**Therapiedauer**	**Häufigkeit (n, %)**	**Spektrum UAW**
Finelli *et al.*, 1998	prospektive Kohortenstudie	884 unterschiedliche Entitäten	Lektinol® s.c. 2,5 µl/ kg, alle 3 - 4 Tage	Therapie ≥ 3 Wochen, Beobachtung 3 Monate	29 (3,3%)	4 erythematöse Ausschläge, 4 lokale Entzündungen, 4 Pruritus
Friess *et al.*, 1996	offen (Phase I/II)	16 fortgeschrittenes Pankreaskarzinom (Stad. III-IV)	Eurixor® s.c. (10 - 70 ng ML1, bzw. 1 ng/kg ML1) 2 mal/ Wo	bis zum Tode		gelegentlich: lokale Rötung, geringe Schwellung, flüchtiger Pruritus, 1 hyperallergische Reaktion (Temperaturanstieg, Erbrechen u. Durchfall)
Beuth *et al.*, 1993	Fallserie	ca. 300 nicht spezif. Tumorentitäten	entspr. 1 ng/kg ML1 2mal/ Woche s.c.	4 Wochen	5 (1,7%) lokale UAW	5 lokal Quaddel mit Erythem, sign. Anstieg von CRP u. C3.
Beuth *et al.*, 1993	offen	4 Mammakarzinom 11 Larynxkarzinom	entspr. 1 ng/kg ML1 2 mal/ Woche s.c.	4 Wochen	3 lokale UW, BB-Veränderungen bei allen 15	3 regelmäßig lokal Quaddel mit Erythem (spontane Rückbildung < 48 Std.), Anstieg ($p < 0{,}01$) CRP, Albumin, C3.
Beuth *et al.*, 1992	offen	10 Mammakarzinom	entspr. 1 ng/kg ML1, 2 mal/ Woche s.c.	4 Wochen		mäßige grippeähnliche Symptome, (kein Fieber o. Schüttelfrost) nach Injektion
Kjaer, 1989	offen (Phase II)	14 Nierenkarzinom	Iscador® Qu c. Cu Iscador® M c. Cu Dosissteigerung 0,1 - 50 mg/ Inj. jeden 2. Tag s.c.	bis terminale Verschlechterung bzw. bis Tod	14 minimale lokale UAW, 2 (14,3%) schwere UAW	bei allen s.c. Indurationen (kleine Knoten), 1 schwerwiegende Ulzeration, 2 keine Dosissteigerung > 20 mg bzw. 30 mg möglich (schwere akute lokale Reaktionen u. Fieber > 39° C)

Erstautor Jahr	Studientyp	Patienten (n) Tumordiagnose	Mistelpräparat u. Dosis	Therapiedauer	Häufigkeit (n, %)	Spektrum UAW
Hajto und Lanzrein, 1986	offen	20 Mammakarzinom	Iscador® M 2% einmalig i.v.	einmalig	ca. 1/3 UAW.	Fieberreaktion (2,3 – 2,4° C), ca. 1/3 Kopfschmerzen, milde Übelkeit, Kältegefühl u. Frösteln
Salzer und Havelec, 1983	offen	359 operiertes Magenkarzinom (ausgewertet 137)	Iscador® s.c. keine Dosisangaben	Aufnahme über ca. 5 Jahre k.w.A.	k.A.	häufig Anhebung des Temperaturniveaus u. Vermehrung von Lymphozyten u. eosinophilen Granulozyten, kein Hinweis auf toxische Reaktionen
Hassauer *et al.*, 1979	retrospektive Analyse	47 Ovarialkarzinom Mistel: n = 25 CTX: n = 22	Iscador® s.c. keine Dosisangaben	Beginn: kurz nach der Diagnose Dauer: bis zum Tod	k.A.	häufig lokal entzündliche Reizerscheinungen
Fellmer, 1967	retrospektive Analyse (hist. Vergleich)	923 Cervixkarzinom Mistel: n = 81 Kontr.: n = 842	Iscador® Mali c. Ag s.c. Dos. 0.01 - 10 mg, 2 - 3 mal/ Wo	> 3 Jahre	k.A.	bei hohen Konzentrationen lokal Rötung u. Brennen

P = Patienten; k.A. = keine Angaben; k.g.A. = keine genauen Angaben; k.w.A.: keine weiteren Angaben

Tab. 5: Drei randomisierte klinische Studien bei Tumorpatienten ohne Angaben zu UAW von Mistelpräparaten.

Erstautor Jahr	**Patienten**	**Mistelpräparat und Dosis**	**Therapiedauer**	**Anzahl Patienten in der Endauswertung**	**unerwünschte Wirkungen**
Lenartz *et al.*, 2000 Lenartz *et al.*, 1996	38 Patienten mit malignem Gliom	Eurixor® (1 ng/kg KG) 2 mal pro Woche s.c.	follow-up 50 Monate, effektive Behandlungsdauer 3 Monate	38 Eurixor: 20 Kontrolle: 18	keine Erwähnung von Nebenwirkungen
Heiny *et al.*, 1997	47 Frauen mit Mammakarzinom	Eurixor® (0,5 - 1 ng ML-1 pro kg KG) 2 mal pro Woche s.c.	insgesamt 24 Wochen: 8 Wochen Behandlung und 4 Wochen Pause; Wiederholung des Zyklus	aus nicht näher bezeichneter Patientenzahl wurden 47 in die Mistelgruppe randomisiert	keine Erwähnung von unerwünschten Wirkungen.
Salzer *et al.*, 1991	183 Patienten mit nicht-kleinzelligem Bronchialkarzinom	Iscador® s.c. keine weitere Präparatebezeichnung, keine Dosisangaben	keine Angaben über Behandlungsdauer	183 Iscador: 86 Vergleich: 97	keine Erwähnung von Nebenwirkungen

In den verschiedenen, bislang schwierig nachvollziehbar publizierten Teilen der Studie von Grossarth-Maticek (2001) wurden unerwünschte Wirkungen nicht erwähnt.

Sieben Studien lassen sich als randomisierte vergleichende Studien einschätzen (Tab. 3), wobei ihre formale Qualität außerordentlich unterschiedlich ist. Die anderen Studien im Zusammenhang mit sehr heterogenen Behandlungssituationen sind u.a. retrolektive oder prospektive Kohortenstudien, Fallserien oder retrospektive Aufarbeitungen vorhandener Daten (Tab. 4). Die Angaben zu unerwünschten Wirkungen sind in einer Reihe der bislang publizierten Studien z.T. sehr pauschal oder erscheinen lückenhaft. So wird z.B. in verschiedenen vergleichenden Studien die Frage von unerwünschten Wirkungen nicht benannt (Tab. 5). Da für einige der älteren Studien Doppel- und ggfs. Mehrfachpublikationen vorliegen (mit teils unterschiedlichen Angaben), können die Patientenzahlen in gewissem Umfang variieren.

In einer Reihe von v.a. älteren kontrollierten und nicht kontrollierten Studien werden unerwünschte Wirkungen, sei es unter diesem Begriff oder auch unter vergleichbaren Bezeichnungen (z.B. Nebenwirkungen), nicht *expressis verbis* angesprochen (z.B. Tab. 5). Aus der Nichterwähnung lässt sich nicht zwangsläufig schließen, dass keine unerwünschten Wirkungen aufgetreten seien. Dementsprechend enthalten auch systematische Aufarbeitungen gewisse Unsicherheiten, vor allem bezüglich der tatsächlichen Häufigkeiten. Prinzipiell scheint eine Vielfalt von unerwünschten Wirkungen möglich zu sein (u.a. Tab. 3, 4).

Soweit in den vorliegenden Studien und in dem klinischem Datenmaterial Beurteilungen der Verträglichkeit wiedergegeben werden, wird sowohl im Urteil von PatientInnen wie auch in dem von ÄrztInnen über eine gute Verträglichkeit der Misteltherapie berichtet (PatientInnen- und/oder ÄrztInnen-Einschätzungen, Globaleinschätzungen).

Lokale Reaktionen

Als die häufigsten unerwünschten Ereignisse bzw. Wirkungen erscheinen die Lokalreaktionen an der Einstichstelle: Rötung, Schwellung, Überwärmung, subkutane Knotenbildung, Induration, Bläschenbildung, Quaddeln, lokaler Juckreiz, Schmerzen, Brennen) (siehe Tab. 2, 3, 4). Sie treten, vermutlich im Rahmen der immunologischen Reaktion auf den s.c. injizierten Mistelextrakt, i.d.R. innerhalb von 24 Stunden auf und können wenige Stunden bis mehrere Tage lang anhalten. Bei 0,9%–43% der behandelten Patienten wurden solche Reaktionen berichtet. In die jeweiligen Häufigkeitsangaben kann offensichtlich die Einschätzung der behandelnden Ärzte eingehen. Die Lokalreaktionen werden von den anwendenden Ärzten entsprechend ihrer durchaus subjektiven Beurteilung teils als erwünscht und teils als unerwünscht interpretiert. Dementsprechend können die mitgeteilten Häufigkeiten entweder alle aufgetretenen Reaktionen umfassen oder nur diejenigen, die subjektiv als unerwünscht angesehen werden. Im einzelnen lässt sich die gewählte Vorgehensweise nicht bei jeder Studie nachvollziehen. Je nachdem, ob jede Lokalreaktion als unerwünscht angesehen wird oder aber bis zu einem gewissen Ausmaß auch als eher erwünscht (z.B. als Hinweis auf eine aktive Auseinandersetzung des Organismus mit der „Mistel"), unterscheiden sich die Angaben zur Häufigkeit unerwünschter Wirkungen erheblich (Tab. 2, 3, 4 und Abb. 1).

In seltenen Fällen kann es zu einer subkutanen knotigen Infiltration an der Injektionsstelle sowie zu regionären Lymphknotenschwellungen kommen. Im Vergleich zur Häufigkeit der Anwendung von Mistelpräparaten sind bislang nur relativ wenig Fallberichte über Lokalreaktionen publiziert. Dies könnte darauf hinweisen, dass, wie bei anderen Arzneimitteln auch, bei der Mistelanwendung von einem underreporting unerwünschter Wirkungen in der Praxis ausgegangen werden kann.

Systemische Reaktionen

Die berichteten systemischen unerwünschten Wirkungen umfassen folgendes Spektrum: Temperaturanstieg ≤ 38° C, Fieber > 38° C, Hitze- u. Kälteempfindungen, Schüttelfrost, Müdigkeit, Schlaflosigkeit, Schwäche, Abgeschlagenheit, Kopfschmerzen, Muskel- und Gliederschmerzen, Hyperaktivität, bakterielle Hautinfektionen, atopisches Ekzem, generalisierte Urtikaria und Juckreiz, Exantheme, Quincke-Ödem. Systemische Reaktionen wurden je nach Studienprotokoll und Studientyp, Erfassungssystemen und Anwendungssituationen bei 0,8%–4 % (in sehr kleinen, z.T. unkontrollierten Studien bis 62%) mitgeteilt (Tab. 2, 3, 4). Qualität und Umfang der verschiedenen Studien mit Angaben zu systemischen Reaktionen sind sehr heterogen. Die Heterogenität spiegelt sich auch in den entsprechenden Angaben wieder.

Ein Teil der beobachteten systemischen Reaktionen wird subjektiv von den Anwendern unterschiedlich beurteilt. Ein leichter Anstieg der Körpertemperatur um ca. 0,5–1 °C (Tab. 3, 4) wird vergleichbar den subjektiven Einschätzungen von Lokalreaktionen ebenfalls z.T. zu den erwünschten Reaktionen gerechnet (z.B. als Resultierende erwünschter Stoffwechselreaktionen oder als Hinweis auf das Auflösen einer gewissen als therapiehinderlich angesehenen Reaktionsstarre bei Tumorpatienten). Wie bei den Lokalreaktionen kann die Einschätzung solcher Reaktionen als erwünscht bzw. unerwünscht zu teilweise außerordentlich unterschiedlichen Häufigkeitsangaben führen. Erst in den neuen Studien entsprechend den GCP-Richtlinien werden alle Ereignisse aufgeführt und stehen dann für eine nachvollziehbare Interpretation zur Verfügung. Bei hoher Anfangsdosis bzw. rascher Dosissteigerung kann auch eine deutlich ausgeprägtere Fieberreaktion beobachtet werden, die zusätzlich von Abgeschlagenheit, Gliederschmerzen, Kopfschmerzen, Schwindel, Frösteln, Müdigkeit und allgemeinem Krankheitsgefühl begleitet sein kann. Sie dauert i.d.R. nicht länger als einen, maximal zwei Tage an, zumeist nur wenige Stunden (Auftreten häufig wenige Stunden nach der Injektion). Nach intravenösen Injektionen scheinen Fieberreaktionen häufiger und kräftiger vorzukommen. Bei länger anhaltendem Fieber muss differentialdiagnostisch an eine Infektion oder Tumorfieber gedacht werden.

Allergische Reaktionen

In Einzelfällen können sowohl lokale (meist Konjunktivitis, Rhinitis) als auch generalisierte allergische Reaktionen beobachtet werden bis zur Anaphylaxie mit generalisiertem Pruritus, Urticaria, Quincke-Ödem, Bronchospasmus und Schock. Ein Fall von *Erythema exsudativum multiforme* wurde dokumentiert (Tab. 11). Entsprechend der modernen Klassifikation lässt sich die Häufigkeit als selten (< 1%), möglicherweise sehr selten (< 0.1 %) einschätzen. Anaphylaktische Reaktionen scheinen sehr selten zu sein (möglicherweise 1 Reaktion auf 1 Mio. Injektionen, Versuch einer Abschätzung anhand der Literaturangaben zu Allergien unter einer Mistelbehandlung und der verfügbaren Verkaufsdaten). Bei Patienten mit gesicherten unerwünschten Wirkungen wurden Anti-ML-I-Antikörper (IgE-Typ) gefunden (Tab. 6). Es könnten Überempfindlichkeitsreaktionen von verzögerten Typ vorliegen. Wegen des Risikos allergischer Reaktionen sollten die ersten Injektionen bei Therapiebeginn unter Überwachung erfolgen. Einige Hersteller empfehlen eine intracutane Vortestung ihres Präparates.

Kasuistiken und Fallberichte

Die bisherigen klinischen Studien wurden zum größten Teil an Patienten mit s.c. Applikation der Mistelpräparate durchgeführt. Andere Applikationsarten (i.v., intra- und peritumoral, intrapleural) wurden zumeist in Kasuistiken, Fallberichten und Fallserien mitgeteilt. In solchen Fallberichten über unterschiedliche und z.T. kombinierte Anwendungsformen (Tab. 7–10) und spontanen Meldesystemen (Tab. 11; siehe unten) wurden weitere UAW wie Ulzerationen, Lymphangitis, Herpes simplex und Herpes zoster, Atemnot, Bronchospasmus, Schwindel, hämorrhagische Kolitis, Bauchschmerzen, Sarkoidose, Parästhesien, Arthralgien, akutes Nierenversagen und Kreislaufversagen erwähnt. Zumindest bei einem Teil der Berichte ist ein kausaler Zusammenhang zwischen Mistelapplikation und dem Auftreten von unerwünschten Wirkungen gesichert bzw. wahrscheinlich (Tab. 3, 4, 6–10). In anderen Fällen ist wegen einer polypragmatischen Therapiesituation eine kausale Zuordnung schwierig.

Dosisabhängigkeit von Häufigkeit und Schwere

Die Mistelextraktdosis, ab der Lokalreaktionen auftreten, ist interindividuell und von Präparat zu Präparat sehr unterschiedlich. Sie kann zudem auch intraindividuell variieren. Durch eine gleichzeitig durchgeführte Strahlen- und / oder Chemotherapie kann sie ebenfalls beeinflusst werden. Insgesamt scheinen Häufigkeit des Auftretens und Ausmaß der Lokalreaktionen neben individuellen Faktoren auch von der jeweiligen Misteldosis abzuhängen und dementsprechend dosisabhängig zuzunehmen. Bei TumorpatientInnen präsentieren v. a. Semiglasov *et al.* (2004); Büssing *et al.* (1999); Schlodder (1996); Kjaer (1989) und Fellmer (1967) Ergebnisse, die auf eine mögliche dosisabhängige Zunahme der lokalen UAW hinweisen. Bei nicht-onkologischen PatientInnen und bei Probanden weisen die Ergebnisse einiger Studien auf eine mögliche Dosisabhängigkeit (Zusammenfassung bei Kramer, 2003). Auch die Häufigkeit der Temperatur- bzw. Fieberreaktionen scheint eine gewisse Dosisabhängigkeit aufzuweisen. Bei den meisten anderen unerwünschten Wirkungen ist die Frage einer möglichen regelhaften Dosisabhängigkeit schwierig zu entscheiden.

Zur Frage einer möglichen generellen Dosisabhängigkeit der Schwere von UAW liegen keine ausreichenden Daten vor. Die bisher veröffentlichten Studien, die im üblichen therapeutischen Rahmen durchgeführt wurden, lassen diesbezüglich keine ausreichend begründbaren Schlüsse zu. Allenfalls das Ausmaß der Lokalreaktionen und der Temperaturreaktion scheinen eine gewisse, zumeist zeitweilige Dosisabhängigkeit aufzuweisen.

Tab. 6: Fallserie von Patienten mit unerwünschten Wirkungen unter einer Misteltherapie.

Autoren Jahr	Untersuchungsart	Patienten (n) Tumordiagnose	Mistelpräparat	Therapiedauer	Spektrum UAW
Stein und Berg, 1999	Aufarbeitung vermuteter UAW	43 mit gesicherten bzw. vermuteten UAW (34 gesicherte UAW, 9 Reaktionen ohne Bezug zur Mistel) 14 Tumorpatienten ohne UAW	Helixor® s.c. keine Dosisangaben	Gruppe 1: 4,3 ± 7,3 Monate Gruppe 2: 11,4 ± 19,4 Monate Gruppe 3: > 2 Jahre	14 mit ausgeprägten Lokalreaktionen (Rötung, Schwellung, Juckreiz, Exanthem) 20 mit systemischen Reaktionen (generalisierte Urtikaria, Quincke-Ödem, Rhinitis, Konjunktivitis, hohes Fieber, starke myalgische Reaktion, anaphylaktische Reaktion) Auftreten von Anti-ML-I-Antikörpern (IgE) bei 15 von 34 Patienten mit UAW und bei keinem der Patienten ohne UAW

Tab. 7: Fallberichte über UAW bei Tumorpatienten (s.c. Mistelapplikation).

Erstautor Jahr	Erkrankung	Mistelpräparat und Dosis	unerwünschte Wirkung	Kausalität – möglich/ wahrscheinlich
Hutt, 2001	70 J, Frau mit rezidiviertem Uteruskarzinom	Iscador® Q 0,1mg s.c.	ausgeprägte entzündliche Reaktion nach den Injektionen nach dreiwöchiger Behandlung und 1 Woche Pause bei erneuter Injektion generalisierte Urtikaria, Hypotension, Bewusstlosigkeit	ja, pos. Intrakutantest
Stein, 2000	Hinweis auf 1 Patienten mit Kolonkarzinom und COPD	Helixor® Dosis nicht bekannt s.c.	akute asthmoide Reaktion	ja
Hagenah, 1998	73 J, Mann mit Non-Hodgkin-Lymphom (zentrozytisch)	Iscador® Q c. total, s.c. 94,4 mg mit insgesamt 14 Injektionen	s.c. Infiltrate des bekannten Lymphoms in der Region der Mistelinjektionen, keine weitere Infiltrate nach Sistieren der Mistelinjektionen	ja

Erstautor Jahr	Erkrankung	Mistelpräparat und Dosis	unerwünschte Wirkung	Kausalität – möglich/ wahrscheinlich
Zürner, 1992	45 J, Frau mit fortgeschrittenem Uterussarkom	Helixor® M mit unbekannter Dosierung während 14 Tage s.c.	nach 14 Mistelbehandlungen Entwicklung einer Sarkoidose	ja
Ottenjann, 1992	47 J, Frau mit rezidiviertem Mammakarzinom	Iscador® s.c., Präparat u. Dosis nicht bekannt s.c.	Exanthem und hämorrhagische Kolitis nach vierwöchiger Mistelbehandlung, Eosinophilie langsam reversibel, Reexposition positiv	ja
Pichler, 1991	44 J, Mann mit metastasiertem Seminom	Iscador® Q c. Hg, 0,01 – 1mg in zweitägigen Abständen, s.c. einmalig 10 mg/ Injektion s.c.	0,5 Std. nach hoher Dosierung Kopfrötung, generalisierter Pruritus, Erbrechen, Kollaps (RR 90/60 mmHg), Stuhlabgang, Parästhesien	ja
Wantzin, 1983	43 J, Mann mit CML	Helixor® M, Dosierung nicht beschrieben, s.c., parallel zu CTX (Busulfan)	akute lebensbedrohliche Fieberreaktion mit Durchfall u. generalisiertem Erythem (Nekrosen wie bei *Erythema exsudativum multiforme*)	ja
	40 J, Frau mit Mammakarzinom	Helixor® M und P, Dosis nicht bekannt, s.c.	generalisierte Urtikaria u. Angioödem	ja pos. Intrakutantest auf Helixor® M (nicht auf Helixor P)
Geir, 1982	32 J, Mann mit Larynxkarzinom (Plattenepithel)	Isorel®-A u. P bis 5 Ampullen (Stärke 60) jeden 2. Tag über 9 Monate s.c.	ziehende Schmerzen u. Schwellung im Halsbereich bei den hohen Dosen	ja

CTX: Chemotherapie

Tab. 8: Fallberichte über UAW bei Tumorpatienten (gleichzeitige s.c. und i.v. Mistelapplikation).

Erstautor Jahr	**Diagnose**	**Mistelpräparat und Dosis**	**unerwünschte Wirkung**	**Kausalität – möglich/ wahrscheinlich**
Gutsch, 2001	54 J, Frau mit metastasiertem Mammakarzinom	Helixor® mit unterschiedlicher Dosis (UAW bei der 5. Infusion von Helixor® M 300 mg) s.c. und i.v.	pseudoallergische Reaktion mit Urtikaria, Konjunktivitis u. Lippenschwellung, Dyspnoe ein Jahr später bei Iscador® M-Instillation: Dyspnoe, Tachykardie, Fieber (39,2° C), Kopfschmerzen	ja
Klestil , 1989	63 J, Frau mit inoperablem Gallenblasenkarzinom	Isorel® M Infusion und s.c. Injektion einer Ampulle täglich über 3 Monate.	stärkere entzündliche Reaktion an der Injektionsstelle (Oberschenkel)	ja

Tab. 9: Fallberichte über UAW bei subkutaner und/oder intra-/ peritumoraler Mistelapplikation.

Erstautor Jahr	**Erkrankung der Patienten**	**Mistelpräparat und Dosis**	**unerwünschte Wirkung**	**Kausalität – möglich/ wahrscheinlich**
Kröz, 2002	80 J, Frau mit metastasiertem Mammakarzinom	Abnobaviscum® Mali Verdünnungsstufe 2, bis zu 6 Ampullen pro Woche	Eosinophilie, keine weiteren UAW erwähnt	ja
Schad, 1999	50 J, Mann mit metastasiertem Kolonkarzinom	Helixor® A u. M. in versch. Dosierungen (bis zu 700 mg/ Injektion intratumoral)	Eosinophilie und Temperaturanstieg bis 38,5° C	ja
Nabrotzki, 2001	59 J, Mann mit rezidiviertem Duodenalkarzinom	Abnobaviscum® Quercus (bis zu 60 und 75 mg intratumoral) Vorher homöopathisches Mistelpräparat (D4/D6) s.c., danach Abnobaviscum® Quercus s.c.	Schwäche, schmerzhafte Injektionen, Fieber bis 38,9° C, Schüttelfrost, Eosinophilie	ja

Erstautor Jahr	Erkrankung der Patienten	Mistelpräparat und Dosis	unerwünschte Wirkung	Kausalität – möglich/ wahrscheinlich
Stumpf, 1997	70 J, Mann mit rezidiviertem Magenkarzinom	Helixor® P mit ansteigender Dosis (5 bis 400 mg intratumoral)	inflammatorische Reaktion mit Tumornekrose und passagerem CRP Anstieg	ja
Scheffler, 1996	50 J, Frau mit Karzinom der Mundhöhle	Abnobaviscum® Quercus 2, 1 ml pro Woche intra-/ peritumoral für 5 Monate; dann 1 ml/ Woche in Lymphabflussgebiet des Halses für 4 Monate, dann 1 ml/ Woche über 15 Monate s.c.	kurzzeitiger lokaler Schmerz, Schwindel, Fieber bis 38,6° C, heftige entzündliche Reaktionen im lokalen Lymphabflussgebiet	ja

Tab. 10: Fallberichte über UAW bei alleiniger intra-/ peritumoraler Mistelapplikation, bzw. intrapleuraler und peritumoraler Gabe.

Erstautor Jahr	Erkrankung der Patienten	Mistelpräparat und Dosis	unerwünschte Wirkung	Kausalität – möglich/ wahrscheinlich
Huber, 2000	61 J, Mann mit inoperablem Pankreaskarzinom	Abnobaviscum® Quercus 2 für 5 Wochen (2 ml/ Injektion pro Woche) intra- und peritumoral	Temperaturanstieg bis 38,7° C, peritoneale Reizung mit Schmerz und Übelkeit, Eosinophilie	ja
	Erwähnung von 2 Patienten mit Bronchialkarzinom (Adenokarzinom)	Abnobaviscum Quercus 2, keine Dosisangaben, intrapleural und peritumoral	Eosinophilie 2 - 3 Wochen nach Beginn der Misteltherapie	ja

Zeitliches Auftreten unerwünschter Wirkungen

Der zeitliche Verlauf des Auftretens aller unerwünschten Wirkungen erweist sich bislang als sehr variabel. Lokalreaktionen scheinen (mit einer gewissen Dosisabhängigkeit) eher zu Behandlungsbeginn bzw. zu Beginn von Dosiserhöhungen aufzutreten. Allerdings können solche Reaktionen auch erst im weiteren Behandlungsverlauf vorkommen bzw. wiederauftreten (Tab. 7–10). Auch andere unerwünschte Wirkungen können im gesamten Verlauf einer Mistelbehandlung vorkommen. Die Häufigkeit scheint jedoch zu Behandlungsbeginn bzw. in den ersten Behandlungswochen deutlich höher als im weiteren Verlauf zu sein.

Unerwünschte Wirkungen bei Patienten ohne Tumorerkrankungen

15 Studien mit > 540 nicht-onkologischen Patienten (z.B. HIV, Hepatitis C, Kinder in der Region Tschernobyl) oder Probanden (Zusammenfassung Kramer, 2003) berichteten über qualitativ vergleichbare UAW. Schwerwiegende UAW scheinen ebenfalls selten zu sein.

Meldungen an Behörden und vergleichbare Institutionen

Eine Reihe von Arzneimittelbehörden und vergleichbarer Institutionen wurden angeschrieben. Folgende Einrichtungen haben geantwortet: ADRAC (Adverse Drug Reactions Advisory Committee, Australien), BfArM (Bundesinstitut für Arzneimittel und Medizinprodukte, Deutschland), CSM (Committee on Safety of Medicines, Großbritannien), FDA (Food and Drug Administration, USA), Swissmedic (Schweiz) und WHO (Collaborating Center for International Drug Monitoring, Schweden).

Die FDA bzw. eines seiner fünf Zentren, das CDER (Center for Drug Evaluation and Research) teilte mit, dass weder in der Abteilung „Druginfo" noch in der Abteilung „Medwatch Comments" Informationen über Mistelpräparate oder deren unerwünschte Wirkungen vorhanden sind. Sie bezeichneten den Beipackzettel des Präparates als die beste Quelle, Informationen über das Medikament zu erhalten. Auch die EMEA antwortete, dass sie über keine Informationen zu UAW unter Mistelbehandlung verfüge. Ebenso besitzt nach eigener Auskunft das ADRAC keine Daten über unerwünschten Wirkungen im

Zusammenhang mit einer Misteltherapie. Auch das Collaboration Center for International Drug Monitoring in Uppsala (WHO) besaß keine Angaben zu unerwünschten Wirkungen einer Mistelanwendung.

Bei der CSM (Medicines Control Agency, MCA) gingen von Juli 1963 bis Januar 2003 vier Berichte mit insgesamt 12 Meldungen über unerwünschte Wirkungen ein, die bei der Anwendung von Mistelpräparaten beobachtet wurden. Sieben der Nebenwirkungen betreffen in dem Schreiben nicht näher charakterisierte Monopräparate, die aus einem wesentlichen Wirkstoff bestehen. Fünf der Meldungen betreffen charakterisierte Präparate wie z.B. aus der Iscador®-Reihe. Diese 12 UAW sind in Tab. 11 aufgelistet.

Tab. 11: Meldungen in verschiedenen „spontan reporting systems" (UAW unter Misteltherapie).

Unerwünschtes Ereignis, aufgelistet nach Körperregionen	**Anzahl der Meldungen**					
	Swissmedic	**BfArM**	**CSM**	**ADRAC**	**FDA**	**WHO**
Körper als Ganzes - Allgemeines						
Schwindel		2	1			
Heiserkeit			1			
Fieberschütteln	1	2				
Fieber	1	4	1			
Zustandsverschlechterung		2				
Toleranz herabgesetzt		1				
Infektion (n.n.b.)		2				
Schmerz (n.n.b)		3				
Ödem (n.n.b.)		2				
Allgemeinbefinden gestört		1				
Kardiovaskuläres System						
anaphylaktischer Schock		6				
anaphylaktoide Reaktion		6				
Kreislaufversagen		3				
Hypotonie		3				
Tachykardie		3				
Lungenembolie		1				
allergische Reaktion		3				
Gastrointestinaltrakt						
Übelkeit		2				
Erbrechen		1				
Bauchschmerzen		3	1			
Zungenschwellung		1				

Unerwünschtes Ereignis, aufgelistet nach Körperregionen	Anzahl der Meldungen					
	Swissmedic	BfArM	CSM	ADRAC	FDA	WHO
Mundtrockenheit		1				
Geschmacksstörungen		1				
Flatulenz		1				
Pharyngitis		1				
Leber- und Gallengangssystem						
abnorme Leberfunktion (n.n.b.)			2			
erhöhte Leberenzyme		1				
Hepatitis (n.n.b.)			1			
Cholestatische Hepatitis		1				
Zentrales und peripheres Nervensystem						
Koma		2				
Schlaflosigkeit		1				
Nervosität		1				
Stupor		1				
Somnolenz		1				
veränderter Gang		1				
Lähmung		1				
Ptosis		1				
Kopfschmerzen	1	1				
Parästhesien		3				
Tremor		1				
Asthenie		1				
Myelitis		1				
Flush		1				
Hirnödem		1				
Migräne		1				
Neuropathie		1				
Amnesie		1				
Binde- und Stützgewebe						
Myalgie		1	1			
Arthralgie		3				
Kollagenose		1				
Vaskuläres System (extrakardial)						
Arteriitis (n.n.b)			1			
Thrombophlebitis		1				

Unerwünschtes Ereignis, aufgelistet nach Körperregionen	Anzahl der Meldungen					
	Swissmedic	BfArM	CSM	ADRAC	FDA	WHO
Respirationstrakt						
Husten		1	1			
Obstruktion, Bronchospasmus		2	1			
Larynxödem		1				
Asthma		1				
Dyspnoe		4				
Rhinitis		2				
Alveolitis		1				
Sarkoidose		3				
Haut und Hautanhangsgebilde						
Urtikaria		15	1			
erythematöser Ausschlag		12				
Reaktion an der Injektionsstelle		13				
Oedem an der Applikationsstelle		5				
Injektionsstelle entzündet		6				
Infiltrat Injektionsstelle		4				
Hautjucken		6				
Lymphangitis		1				
Herpes simplex		1				
Herpes zoster		1				
Schmerz an der Injektionsstelle		3				
Ausschlag pustulös		1				
Ausschlag makulo-papulös		2				
Konjunktivitis		2				
peripheres Ödem		1				
Schwitzen vermehrt		2				
Steve-Johnson-Syndrom		1				
Erythema nodosum		2				
Gesichtsödem		4				
Dermatitis		1				
Angioödem		1				
Weiße Blutzellen u. lymphatisches Gewebe						
Lymphadenopathie		2				
Lymphozytose		1				
Eosinophilie		1				
Leukozytose		2				

Unerwünschtes Ereignis, aufgelistet nach Körperregionen		Anzahl der Meldungen					
		Swissmedic	BfArM	CSM	ADRAC	FDA	WHO
Blut- und thrombozytäres System							
	Thrombozytopenie	1	1				
	BSG beschleunigt		2				
	Petechien u. Suffusionen mit Thrombozytopenie	1					
Niere und Urogenitaltrakt							
	akutes Nierenversagen		2				
Endokrines System							
	Hyperthyreose		1				
insgesamt		5	195	12	k.A.	k.A.	k.A.

Das BfArM verfügte bis Februar 2003 über eine detaillierte Liste mit 81 Meldungen von 195 Verdachtsfällen unerwünschter Arzneimittelwirkungen im Zusammenhang mit der Anwendung von Mistelpräparaten. Es handelt sich hierbei sowohl um Spontanmeldungen, als auch um Berichte aus klinischer Prüfung nach Zulassung oder aus nicht näher bezeichneten Projekten. Kausalzusammenhänge sind im Einzelfall nicht sicher belegt. Häufig wurden mehrere Medikamente gleichzeitig eingenommen, so dass durch diese Ko-Medikation eine Aussage bezüglich der Korrelation zwischen dem Mistelpräparat und den UAW erschwert ist. Die Meldungen beziehen sich auf die Präparate Eurixor®, Helixor® und Iscador®.

Die Swissmedic berichtete bis zum Zeitpunkt 1/2003 über 9 Patienten, bei denen im zeitlichen Zusammenhang mit einer Misteltherapie insgesamt 15 unerwünschte Ereignisse aufgetreten sind. Alle Berichte u. Meldungen bezogen sich auf Iscador® bzw. andere nicht näher bezeichnete Mistelpräparate. In der Aufarbeitung wurde lediglich bei 2 Patienten ein kausaler Zusammenhang (insgesamt 5 unerwünschte Ereignisse) klassifiziert:

Ein 65-jähriger Mann mit einem Lymphom (nicht näher beschrieben), meldete, dass etwa 3–4 Std. nach der s.c. Injektion von Iscador® (0.0001 mg) Fieber, Kopfschmerzen und Schüttelfrost auftraten (Spontanerholung nach 10 Tagen ohne Folgen). Vor 10 Jahren hätte er Iscador® problemlos vertragen. Neben einer viralen Infektion kommt Iscador® als Ursache der Beschwerden in Frage.

Ein 68-jähriger Patient mit fortgeschrittenem metastasierenden Prostatakarzinom injizierte sich seit Anfang 1993 Iscador® s.c. (20 mg). Fraxiparine® (0.2 ml, s.c.) (keine Angabe zu Dosis und genauem Zeitpunkt des Beginns der

Heparintherapie) erhielt er seit 7/1993. Im Juli 1993 wurde er wegen Petechien und Suffusionen hospitalisiert (Thrombozytopenie 25000 /mm^3, spontane Besserung während des Spitalaufenthalts auf 100000 /mm^3). Der Patient verstarb später (08 bzw. 09/1993) an einer Pneumonie. Thrombozytopenie unter Heparin ist bekannt. (Das Ansteigen der Thrombozytenzahlen nach Absetzen der Mistel könnte aber auch für eine mögliche Beteiligung von Iscador® sprechen).

Bei den anderen sieben Patienten wurde ein möglicher Zusammenhang mit der Mistelanwendung als unwahrscheinlich eingestuft.

Meldungen bzw. Informationen der Hersteller von Mistelpräparaten

Im Rahmen der systematischen Aufarbeitung wurden die Hersteller parenteraler Mistelpräparate um die im Prinzip selbstverständliche Information über die ihnen mitgeteilten unerwünschten Wirkungen gebeten. Ein Teil der Firmen hat ausführlich geantwortet.

Die Meldungen der Abnoba Heilmittel GmbH über UAW betreffen alle Anwendungsarten. Sie verteilen sich auf einen Zeitraum von Oktober 1996 bis Januar 2003, in dem insgesamt 9 Meldungen eingingen:

- ✓ 4 mal übermäßige Lokalreaktionen nach s.c. Anwendung, die mit nachfolgender Gabe der nächstniedrigeren Konzentration zurückgingen
- ✓ 1 mal Ausbruch eines Herpes zoster während s.c. Gabe von Abnobaviscum® Fraxini-3 (Beurteilung: zeitliche Koinzidenz)
- ✓ 1 mal kurze Bewusstlosigkeit bei s.c. Gabe von Abnobaviscum® VS 2 (Wirtsbaum unbekannt);
- ✓ 1 mal Hautrötung mit Durchmesser von 9 cm an der Injektionsstelle nach s.c. Gabe von Abnobaviscum® Fraxini-4;
- ✓ 1 mal Juckreiz nach s.c. Gabe von Abnobaviscum® VS 4;
- ✓ 1 mal starke Nebenwirkungen, die nicht näher beschrieben wurden, nach s.c. Gabe von Abnobaviscum® Abietis-20 (= homöopath. D20).

Im neuen SPC (**s**ummary of **p**roduct **c**haracteristics) finden sich folgende Angaben zur Häufigkeit unerwünschter Ereignisse, die in Beziehung mit der Anwendung von Abnoba-Präparaten stehen:

Bei fast allen Patienten treten bei richtiger individueller Dosierung folgende Symptome auf:

- ✓ Blut- u. Lymphsystem: vorübergehende leichte Schwellung benachbarter Lymphknoten
- ✓ Haut u. Hautanhangsgebilde: örtlich begrenzte entzündliche Reaktion bis 5 cm Ø an der Injektionsstelle
- ✓ allgemein: leichte Steigerung der Körpertemperatur
- ✓ Gelegentlich (< 1%) treten folgende Nebenwirkungen auf:
- ✓ Verdauungstrakt: Diarrhöe
- ✓ Haut u. Hautanhangsgebilde: größere örtliche entzündliche Reaktionen > 5 cm Ø, knotige Verhärtung im Unterhautgewebe an der Injektionsstelle, Aktivierung von Entzündungen
- ✓ Urogenitaltrakt: vermehrter Harndrang
- ✓ allgemein: Fieber über 38° C, Abgeschlagenheit, Frösteln
- ✓ allgemeines Krankheitsgefühl, Kopfschmerzen,
- ✓ kurzzeitige Schwindelgefühle, Müdigkeit

Sehr selten (< 0.01%) treten folgende allergische oder allergieähnliche Reaktionen auf:

- ✓ Herz-Kreislaufsystem: Schock
- ✓ Atemwege: Atemnot, Bronchospasmus
- ✓ Haut u. Hautanhangsgebilde: lokale oder generalisierte Urtikaria, Blasenbildung, Exantheme, Erythema exsudativum multiforme (ein dokumentierter Fall), Quincke-Ödem
- ✓ allgemein: Juckreiz am ganzen Körper, Schüttelfrost

Bei der Biosyn GmbH gingen bis April 2003 vier Meldungen über unerwünschte Wirkungen im Zusammenhang mit der Anwendung von Eurixor® ein, darunter:

Ein 29-jähriger Patient mit chronischem Müdigkeitssyndrom klagte nach s.c. Eurixor® Gabe (Menge und Dauer unbekannt) über Gelenk- und Muskelschmerzen mit Eosinophilie. Nach einmaliger Gabe von Eurixor® 0,1ml i.c zur Testung der Verträglichkeit entwickelte ein Patient unbekannten Alters mit Prostatakarzinom nach 12 Std. eine massive Schwellung und Rötung an der Einstichstelle, sowie Anschwellung des gesamten Armes, der Finger und des Gesichtes.

Ein Patient (keine Altersangabe) mit chronischem Müdigkeitssyndrom entwickelte nach einer Eurixor® Testdosis mit 0,1 ml i.c. eine Rötung, Schwellung und Induration an der Injektionsstelle (linker Unterarm) mit Schmerzen am gesamten Arm und Lymphangitis bis zur Ellbeuge.

Eine Patientin mit Mammakarzinom (Alter nicht genannt) erhielt zum zweiten Mal Eurixor® i.c. , diesmal mit 0,2 ml (beim ersten Mal mit 0,1 ml). Zwölf Stunden nach der Exposition war eine lokal erhabene, entzündete und druckempfindliche Dermatitisreaktion zu beobachten.

Die übrigen angefragten Firmen antworteten entweder nicht oder teilten mit, sie könnten aus Datenschutzgründen keine Auskünfte geben. Der Verweis auf Datenschutzgründe anstelle der sowohl wissenschaftlich wie auch in therapeutischer Hinsicht ebenso notwendigen wie selbstverständlichen Auskünfte hat außerordentlich überrascht.

Weder in der Literatur noch seitens von Behörden und Herstellern wurde über Todesfälle aufgrund einer Mistelbehandlung berichtet.

Diskussion

Die analysierten klinischen Studien zeigen, dass die berichteten unerwünschten Wirkungen in der Regel mild und reversibel sind. Die Lokalreaktionen und möglicherweise auch die Temperaturreaktionen weisen eine Dosisabhängigkeit auf, die durch Absetzen der Medikation bzw. durch Dosisreduktion wieder verschwinden, bzw. in ihrer Stärke abnehmen.

Unter der Annahme, dass ein Teil der Lokalreaktionen eher als erwünschte Wirkung des Organismus gedeutet wird, ist die Inzidenz unerwünschter Wirkungen insgesamt erheblich niedriger als erwartet. Insgesamt weisen die Ergebnisse dieser Untersuchung aber auch darauf hin, dass für eine realitätsgerechte Erfassung unerwünschter Ereignisse und Wirkungen ein qualifiziertes Reportingsystem etabliert sein sollte.

Interpretation als erwünschte bzw. unerwünschte Reaktion

Die WHO-Definition der UAW als schädliche, nicht beabsichtigte Reaktion auf ein Arzneimittel, das in einer beim Menschen üblichen Dosierung verabreicht wurde, gilt selbstverständlich auch bei Mistelpräparaten. Allerdings wird von einer Reihe von Ärzten und Forschern eine Lokalreaktion (Erythem, Schwellung, subkutanes Infiltrat), sofern sie ein bestimmtes Maß nicht überschreitet (von vielen Fachleuten z.B.: Rötung < 5 cm Ø, flüchtig) und gegebenenfalls auch eine systemische Reaktion (z.B. Temperaturanstieg $\leq$ 38° C, leichte grippe-ähnliche Symptome wie Müdigkeit, Abgeschlagenheit, Kopf- u. Gliederschmerzen), eher als erwünschte Reaktion des Körpers angesehen (z.B. lokale Immunantwort) (z.B. Kienle und Kiene, 2003). Solche Überlegungen bzw. Interpretationsmuster könnten eine Rolle spielen, wenn in vielen Studien keine unerwünschten Wirkungen erwähnt werden oder die Behandlung als gut toleriert beschrieben wird.

Tumorenhancement

Wiederholt wird, v.a. von einer Arbeitsgruppe auf der Basis eigener Untersuchungen mit isoliertem Mistellektin, die Möglichkeit einer Wachstumsstimulation von Tumorzellen durch eine Misteltherapie bzw. einzelne Mistelinhaltsstoffe betont (Hinweise auf Tumorproliferation in einzelnen Zelllinien sowie einem tierexperimentellen Ansatz und Steigerung der pulmonalen Metastasenbildung in einem Tiermodell, jeweils in einem niedrigen Dosisbereich von isoliertem Mistellektin) (Gabius und Gabius, 1999; Gabius, 2001; Timoshenko *et al.,* 2001). Diese Ergebnisse ließen sich bisher von anderen Arbeitsgruppen jedoch weder mit isoliertem Mistellektin noch mit Gesamtextrakten reproduzieren (Maier und Fiebig, 2002; Kienle und Kiene, 2003; siehe auch Beiträge von Büssing bzw. Kelter (Maier) in diesem Buch). Bei einem Teil der Zellkulturen ließ sich in den Wiederholungsexperimenten in vergleichbarer Dosierung eine Wachstumshemmung erzielen.

Mitunter wird generell von einer Anwendung bei malignen hämatologischen Erkrankungen abgeraten (siehe Kienle und Kiene, 2003). Es liegen allerdings bislang weder aus präklinischen noch aus klinischen Untersuchungen mit Mistelpräparaten Hinweise vor, die eine Proliferationssteigerung maligner Lymphom- oder Leukämiezellen belegen würden (Stumpf *et al.*, 2000; siehe auch Kienle und Kiene, 2003). Lediglich eine Kasuistik beschreibt bei einem Patienten mit zentrozytischem NHL (Stadium der leukämischen Ausschwemmung) eine Infiltration von Lymphomzellen im Bereich von Lokalreaktionen (Mistelinjektionen in die Bauchdecke) (Hagenah *et al.,* 1998). Die Mistelinjektionen könnten über hohe lokale Konzentration von IL-6 einen Proliferationsstimulus auf die Lymphomzellen bewirkt haben. Wahrscheinlicher jedoch scheint zu sein, dass im Bereich der bekannten Lokalreaktionen auf die relativ hoch dosierten Mistel-Injektionen im Stadium der leukämischen Ausschwemmung neben Lymphozyten auch leukämische Zellen im Infiltrat vorgekommen sind. Tierexperimentelle Studien bei malignen hämatologischen Erkrankungen zeigten zum Teil antitumorale Effekte durch Mistelpräparate bzw. Mistelinhaltsstoffe, bislang jedoch keine Tumorwachstumsstimulation (siehe Kienle und Kiene, 2003). Die bis heute vorliegenden Daten reichen unseres Erachtens für eine abschließende Bewertung der Frage einer Anwendung bei hämatologischen Neoplasien nicht aus.

Literatur

Abnoba Heilmittel GmbH: Antwortschreiben vom 30.01.2003.

Beuth, J., Gabius, H. J., Steuer, M. K., Geisel, J., Steuer, M., Ko, H. L., Pulverer, G. (1993): Einfluss der Mistellektintherapie auf den Serumspiegel definierter Serumproteine (Akutphasenproteine) bei Tumorpatienten, Med Klin 88: 287–290.

Beuth, J., Ko, H. L., Gabius, H. J., Burrichter, H., Oette, K., Pulverer, G. (1992): Behavior of lymphocyte subsets and expression of activation markers in response to immunotherapy with galactoside specific lectin from mistletoe in breast cancer patients, Clin Investig 70: 658–661.

Beuth, J., Ko, H. L., Tunggal, L., Pulverer, G. (1993): Das Lektin der Mistel als Immunmodulator in der adjuvanten Tumortherapie, Dtsch Zschr Onkol 25: 73–76.

BfArM: Antwortschreiben vom 21.02.2003

BfArM: Darstellung des aktuellen wissenschaftlichen Erkenntnisstandes betreffend die Umsetzung der SPC-Guideline „Häufigkeitsangaben von Nebenwirkungen". http://www.bfarm.de/de/Arzneimittel/index.php?more=SPCGuideline-Bekanntm2.php (letztes Zugangsdatum: Oktober 2004)

Biosyn GmbH: Antwortschreiben vom 16.04.2003

Bock, P. R., Friedel, W. E., Hanisch, J., Karasmann, M., Schneider, B. (2004): Retrolective, comparative, epidemiological cohort study with parallel groups design for evaluation of efficacy and safety of drugs with „well-established use". Forsch Komplementarmed/Klass Naturheilkd. 11 Suppl 1: 23–9.

Büssing, A. (2001): *Viscum album* – Mechanismen der Zytotoxizität, In: Scheer R., Bauer R., Becker H., Berg P.A., Fintelmann V. (Hrsg): Die Mistel in der Tumortherapie, Grundlagenforschung und Klinik, KVC Verlag, Essen, 121–134.

Büssing, A., Rosenberger, A., Stumpf, C., Schietzel, M. (1999): Entwicklung lymphozytärer Subpopulationen bei Tumorpatienten nach subkutaner Applikation von Mistelextrakten, Forsch Komplementärmed Klass Naturheilk 6: 196–204.

CDER (FDA): Druginfo, Antwortschreiben vom 20.01.2003

CDER (FDA): Medwatch Comments, Antwortschreiben vom 28.01.2003

Dold, U., Edler, L., Mäurer, H. C., Müller-Wening, D., Sakellariou, B., Trendelenburg, E., Wagner, G. (1991): Krebszusatztherapie beim fortgeschrittenen nicht-kleinzelligen Bronchialkarzinom, Georg Thieme Verlag, Stuttgart.

Douwes, E. R., Wolfrum, D. I., Migeod, E. (1986): Ergebnisse einer prospektiv randomisierten Studie: Chemotherapie vs. Chemotherapie plus „Biological Response Modifier“ beim metastasierenden kolorektalen Karzinom, Dtsch Ztschr Onkol 19: 155–164.

EMEA: Antwortschreiben vom 23.01.2003

Fellmer, K. E. (1967): After care of irradiated genital carcinoma using the *Viscum album* preparation Iscador® for the prevention of recurrences. Med Klin 62: 305–307.

Finelli, A., Limberg, R., Scheithe, K. (1998): Mistel-Lektin bei Patienten mit Tumorerkrankungen, Diagnostik und Therapie im Bild 1: 2–8.

Fintelmann, V. (1994): Intuitive Medizin, Einführung in die anthroposophisch ergänzte Medizin, 3. Auflage, Hippokrates Verlag, Stuttgart.

Fintelmann, V. (2001): Therapiekonzepte in der Krebsbehandlung, In: Scheer R., Bauer R., Becker H., Berg P.A., Fintelmann V. (Hrsg): Die Mistel in der Tumortherapie. Grundlagenforschung und Klinik, KVC Verlag, Essen: 220–228.

Friess, H., Berger, H. G., Kunz, J., Funk, N., Schilling, M., Büchler, M. W. (1996): Treatment of advanced pancreatic cancer with mistletoe: Results of a pilot trial, Anticancer Res16: 915–920.

Gabius, H. J. (2001): Evidence for stimulation of tumor proliferation in cell lines and histotypic cultures by clinically relevant low doses of the galactoside-binding mistletoe lectin, a component of proprietary extracts. Cancer Invest 192: 114–126.

Gabius, S., Gabius, H. J. (1999): Immunmodulierende Misteltherapie durch Lektinstandardisierung: Ein zweischneidiges Schwert? Versicherungsmed 51: 128–36.

Geir, W. (1982): Das Mistelpräparat ISOREL bei Larynxkarzinom – Fallbericht einer Totalremission, Krebsgeschehen 1: 3–11.

Goebell, P. J., Otto, T., Suhr, J., Rübben, H. (2002): Evaluation of an unconventional treatment modality with mistletoe lectin to prevent recurrence of superficial bladder cancer: A randomized phase II trial, J Urol 168: 72–75.

Grossarth-Maticek, R., Kiene, H., Baumgartner, S. M., Ziegler, R. (2001): Use of Iscador®, an extract of European mistletoe (*Viscum album*), in cancer treatment: prospective nonrandomized and randomized matched-pair studies nested within a cohort study, Altern Ther Health Med 7: 57–78.

Gutsch, J. (2001): Außergewöhnlicher Krankheitsverlauf bei metastasierendem Mammakarzinom unter Misteltherapie nach pseudoallergischer Reaktion, In: Scheer R., Bauer R., Becker H., Berg P.A., Fintelmann V. (Hrsg): Die Mistel in der Tumortherapie – Grundlagenforschung und Klinik, KVC Verlag, Essen: 379–387.

Hagenah, W., Dörges, I., Gafumbegete, E., Wagner, T. (1998): Subkutane Manifestationen eines zentrozytischen Non-Hodgkin-Lymphoms an Injektionsstellen eines Mistelpräparats, Dtsch Med Wschr 123: 1001–1004.

Hajto, T., Hostanska, K., Saller, R. (1999): Zukunft der Misteltherapie aus pharmakologischer Sicht, Forsch Komplementärmed Klass Naturheilkd 6: 186–194.

Hajto, T., Lanzrein, C. (1986): Natural killer and antibody-dependent cell-mediated cytotoxicity activities and large granular lymphocyte frequencies in *Viscum album*-treated breast cancer patients, Oncology 43: 93–97.

Hassauer, W., Gutsch, J., Burkhardt, R. (1979): Welche Erfolgsaussichten bietet die Iscador®-Therapie beim fortgeschrittenen Ovarial-Carcinom? Onkologie 2: 1–11.

Heiny, B. M. (1991): Additive Therapie mit standardisiertem Mistelextrakt reduziert die Leukopenie und verbessert die Lebensqualität von Patientinnen mit fortgeschrittenem Mammakarzinom unter palliativer Chemotherapie (VEC-Schema), Krebsmedizin, Zeitschrift für experimentelle und praktische Onkologie 12: 1–14.

Heiny, B. M., Albrecht, V. (1997): Komplementäre Therapie mit Mistellektin-1-normiertem Extrakt: Lebensqualitätstabilisierung beim fortgeschrittenen kolorektalen Karzinom – Fakt oder Fiktion? Med Welt 48: 419–423.

Heiny, B.M., Albrecht, V., Beuth, J. (1997): Korrelation zellulärer immunologischer Parameter und β-Endorphin-Plasmaspiegel unter lektinnormierter Misteltherapie, Z Onkol 29: 100–106.

Hostanska, K., Hajto, T., Weber, K., Fischer, J., Lentzen, H., Sütterlin, B., Saller, R. (1996): A natural immunity-activating plant lectin, *Viscum album* agglutinin-I, induces apoptosis in human lymphocytes, monocytes, monocytic THP-1 cells and murine thymocytes, Nat Immun 15: 295–311.

Hostanska, K., Vuong, V., Rocha, S., Soengas, M.S., Glanzmann, C., Saller, R., Bodis, S., Prouschy, M. (2003): Recombinant mistletoe lectin induces p53-independent apoptosis on tumour cells and cooperates with ionising radiation, Br J Cancer 88: 1785–1792.

Huber, R., Barth, H., Schmitt-Gräff, A., Klein, R. (2000): Hypereosinophilia induced by high-dose intratumoral and peritumoral mistletoe application to a patient with pancreatic carcinoma, J Altern Complement Med 6: 305–310.

Hutt, N., Kopferschmitt-Kubler, M., Cabalion, J., Purohit, A., Alt, M., Pauli, G. (2001): Anaphylactic reactions after therapeutic injection of mistletoe (*Viscum album* L.), Allergol Immunopathol 29: 201–203.

Kaiser, G. (2001): Situationsbild der Misteltherapie aus der Sicht eines klinischen Onkologen, In: Scheer, R., Bauer, R., Becker, H., Berg, P.A., Fintelmann, V. (Hrsg): Die Mistel in der Tumortherapie. Grundlagenforschung und Klinik, KVC Verlag, Essen: 239–251.

Kienle, G.S., Kiene, H. (2003): Die Mistel in der Onkologie. Fakten und konzeptionelle Grundlagen, Schattauer Verlag, Stuttgart.

Kjaer, M. (1989): Mistletoe (Iscador®) therapy in stage IV renal adenocarcinoma. A phase II study in patients with measurable lung metastases, Acta Oncol 28: 489–494.

Kleijnen, J., Kniepschild, P. (1994): Mistletoe treatment for cancer – review of controlled trials in humans, Phytomedicine 1: 255–260.

Klestil, T., Kohlweg, E. (1989): Totalremission eines durch ein Gallenblasenkarzinom bedingten Verschlussikterus unter Isorel (Vysorel)-Therapie. Dtsch Zschr Onkol 21: 54–55.

Kramer, S. (2003): Systematisches Review über die Häufigkeit und das Spektrum unerwünschter Arzneimittelwirkungen in der Misteltherapie, Inaugural-Dissertation, Universität Zürich.

Kröz, M., Schad,F., Matthes, B., Pickartz, H., Girke, M. (2002): Blut- und Gewebseosinophilie, Mistellektin-Antikörper und Lebensqualität bei einer Mammakarzinom-Patientin unter intratumoraler und subkutaner Misteltherapie, Forsch Komplementärmed Klass Naturheilkd 9: 160–167.

Lenartz, D., Dott, U., Menzel, J., Schierholz, J.M., Beuth, J. (2000): Survival of Glioma patients after complementary treatment with galactoside-specific lectin from mistletoe, Anticancer Res 20: 2073–2076.

Lenartz, D., Stoffel, B., Menzel, J., Beuth, J. (1996): Immunoprotective activity of the galactoside-specific lectin from mistletoe after tumor destructive therapy in glioma patients, Anticancer Res 16: 3799–3802.

Maier, G., Fiebig, H.H. (2002): Absence of tumor growth stimulation in a panel of 16 human tumor cell lines by mistletoe extracts *in vitro*, Anti Cancer Drugs 13: 373–379.

Matthes, H. (2001): Onkologische Misteltherapie (*Viscum album* L.) aus klinisch-anthroposophischer Sicht, In: Scheer R., Bauer R., Becker H., Berg P.A., Fintelmann V. (Hrsg.): Die Mistel in der Tumortherapie. Grundlagenforschung und Klinik, KVC Verlag, Essen: 253–274.

MCA (CSM): Antwortschreiben vom 28.01.2003.

Nabrotzki, M., Scheffler, A. (2001): Komplette Remission nach intratumoraler Misteltherapie eines Duodenum-Karzinom-Rezidivs, In: Scheer R., Becker H., Berg P.A. (Hrsg): Grundlagen der Misteltherapie. Hippokrates Verlag, Stuttgart: 413–422.

Ottenjann, R. (1992): Allergische Kolitis auf Mistelextrakt. Selecta 9: 29.

Pichler, W.J., Angeli, R. (1991): Allergie auf Mistelextrakt, Dtsch Med Wschr 116: 1333–1334.

Salzer, G., Danmeyer, E., Wutzlhofer, F., Frey, S. (1991): Adjuvante Iscador®-Behandlung operierter nicht kleinzelliger Bronchuskarzinome. Ergebnisse einer randomisierten Studie, Dtsch Ztschr Onkol 23: 93–98.

Salzer, G., Havelec, L. (1983): Adjuvante Iscador®-Behandlung nach operiertem Magenkarzinom, Ergebnisse einer randomisierten Studie,. Krebsgeschehen 15: 106–110.

Schad, F., Kröz, M., Girke, M., Lemmens, H.P., Brauer, D., Matthes, B. (1999): Aus der Praxis der Anthroposophischen Medizin, Intraläsionale und kombinierte subkutan-intravenöse Misteltherapie bei einem Patienten mit Kolonkarzinom, Der Merkurstab 52: 399–406.

Scheffler, A., Mast, H., Fischer, S., Metelmann, H.R. (1996): Komplette Remission eines Mundhöhlen-Karzinoms nach alleiniger Mistelbehandlung, In: Scheer, R., Becker, H., Berg, P.(Hrsg.): Grundlagen der Misteltherapie, Hippokrates Verlag, Stuttgart: 453–464.

Schlodder, D. (1996): 75 Jahre additive Misteltherapie bei Krebspatienten, In: Scheer, R., Becker, H., Berg, P. (Hrsg.): Grundlagen der Misteltherapie, Hippokrates Verlag, Stuttgart: 339–351.

Schuhmacher, K., Schneider, B., Reich, G., Stiefel, T., Stoll, G., Bock, P.R., Hanisch, J., Beuth, J. (2002): Postoperative komplementäre Therapie des primären Mammakarzinoms mit lektinnormiertem Mistelextrakt – eine epidemiologische, kontrollierte, multizentrische retrolektive Kohortenstudie, Dtsch Zschr Onkol 34: 106–114.

Semiglasov, V.F., Stepula, V.V., Dudov, A., Lehmacher, W., Mengs, U. (2004): The standardised mistletoe extract PS76A2 improves QoL in patients with breast cancer receiving adjuvant CMF chemotherapy: a randomised, placebo-controlled, double-blind, multicentre clinical trial. Anticancer Res 24: 1293–1302, bereits früher als Abstract veröffentlicht: Wetzel D., Schäfer M. (2000)

Stein, G.M., Berg, P.A. (1999): Characterisation of immunological reactivity of patients with advers effects during therapy with an aqueous mistletoe extract, Eur J Med Res 4: 169–177.

Stein, G.M., Berg, P.A. (2000): Adverse effects during therapy with mistletoe extracts, In: Büssing A. (ed.): Mistletoe, The Genus *Viscum*, Harwood Academic Publishers, Amsterdam: 195–208.

Steuer-Vogt, M.K., Bonkowsky, V., Ambrosch, P., Scholz, M., Neiß, A., Strutz, J., Hennig, M., Lenarz, T., Arnold, W. (2001): The effect of an adjuvant mistletoe treatment programme in resected head and neck cancer patients: a randomised controlled clinical trial, Eur J Cancer 37: 23–31.

Stumpf, C., Rosenberger, A., Rieger, S., Tröger, W., Schietzel, M. (2000): Therapie mit Mistelextrakten bei malignen hämatologischen und lymphatischen Erkrankungen – eine monozentrische retrospektive Analyse über 16 Jahre, Forsch Komplementärmed Klass Naturheilk 7: 139–146.

Stumpf, C, Ramirez-Martinez, S, Becher, A, Stein, GM, Büssing, A, Schietzel, M. (1997): Intratumorale Mistelapplikation bei stenosierendem Rezidiv eines Cardia-Carcinoms. Erfahrungsheilkunde 46: 509–513.

Swissmedic: Antwortschreiben vom 22.01.2003.
Tabiasco, J., Pont, F., Fornie, J.J., Vercellone, A. (2002): Mistletoe increase natural killer-cell mediated cytotoxicity, Eur J Biochem 269: 2591–2600.
Teichert, J., Matthiessen, P.F. (1996): Das therapeutische Wirkprinzip der Mistel: Erfahrungen mit zwei unterschiedlichen Denkansätzen im Rahmen des Projektes "Unkonventionelle Methoden der Krebsbekämpfung", In: Scheer R., Becker H., Berg P.A. (Hrsg): Grundlagen der Misteltherapie, Aktueller Stand der Forschung und klinische Anwendung, Hippokrates Verlag, Stuttgart: 474–483.
Timoshenko, A.V., Lan, Y., Gabius, H.J., Lala, P.K. (2001): Immunotherapy of C3H/HeJ mammary adenocarcinoma with interleukin-2, mistletoe lectin or their combination: effects on tumor growth, capillary leakage and nitric oxide (NO) production, Eur J Cancer 37: 1910–1920.
Wantzin, G.L., Thomsen, K., Nissen, N.I. (1983): Alvorlige bivirkninger efter misteltenekstraktbehandling. (Serious side-effects following treatment with mistletoe extracts). Ugeskr-Laeger 145: 2223–2224.
Wichtl, M. (2003): *Visci herba* (Mistelkraut), In: Blaschek W., Ebel S., Hackenthal E., Holzgrabe U., Keller K., Reichling J. (Hrsg): Hagers Handbuch der Drogen und Arzneistoffe, Hager ROM, Springer electronic media (http://www. Hager-rom.de).
World Health Organisation (1972): International drug monitoring: the role of national centres. Technical Report Series, Geneva 498: 9.
www.bfarm.de/de/Arzneimittel/index.php?more=SPCGuideline-Bekanntm2.php
Zürner, P. (1992): Sarkoidose nach Misteltherapie (Helixor)? Arzneitelegramm 5: 51.

Prof. Dr. med. Reinhard Saller, Dr. med. Stephan Kramer, Dipl. Biol. Felix Iten und Dr. med. Jörg Melzer
Universitäts-Spital Zürich, Departement für Innere Medizin,
Abteilung Naturheilkunde

Korrespondenzadresse:
Prof. Dr. med. Reinhard Saller
Universitätsspital Zürich, Departement für Innere Medizin,
Abteilung Naturheilkunde, Postfach 131, CH-8091 Zürich
(Rämistr. 100, CH-8009 Zürich)
reinhard.saller@usz.ch

Kontrollierte klinische Studien zur Misteltherapie der Krebserkrankung – Eine systematische Übersicht

Controlled Clinical Trials on Mistletoe Therapy in Cancer – A Systematic Review

G. S. Kienle und H. Kiene

Zusammenfassung

In einer systematischen Übersicht zu prospektiven, kontrollierten klinischen Studien wurden 23 Studien gefunden. Zwölf wiesen mindestens ein statistisch signifikantes, positives Ergebnis für die Misteltherapie auf, sieben weitere Studien zeigten einen positiven Trend, drei Studien keinen Effekt und eine Studie einen negativen Trend. Zwei weitere Studien mit positivem Ergebnis wurden zwischenzeitlich publiziert. Die Studien hatten teilweise deutliche methodologische Mängel oder waren nach heute veralteten Standards durchgeführt worden. Aufgrund erheblicher Heterogenität wurde auf eine Effektgrößenbestimmung mittels Datenpooling verzichtet. Da die Studien eine positive Wirkung der Misteltherapie nahe legen, sollte weitere Forschung durchgeführt werden. Zukünftige Studien sollten aber die Probleme der vergangenen Studien vermeiden und auch die klinische Realität der komplementärmedizinischen Mistelanwendung mehr berücksichtigen.

Schlüsselwörter:

Misteltherapie, Krebs, klinische Studien, systematisches Review

Summary

A systematic review on prospective controlled clinical trials on mistletoe therapy in cancer was conducted. In 23 studies found, twelve studies had a statistically significant positive result in at least one clinically relevant outcome measure, another seven studies showed positive trends, three showed no effect and one demonstrated a negative trend. Meanwhile, two more randomised trials with positive results were published. Some of the studies suffered from significant methodological shortcomings, or predated current-methodological standards, and therefore are not conclusive. Calculation of effect size by pooling data is inappropriate because of the heterogeneity of the trials. Because there are a small number of relatively well conducted trials with positive clinical outcomes, further research is warranted. Future controlled studies should be well designed and carefully conducted to improve methodological quality, and should reflect the clinical reality of mistletoe therapy.

Keywords:
Mistletoe therapy, cancer, clinical trials, systematic review

Einleitung

Die Misteltherapie ist die am häufigsten angewandte Therapie in der komplementärmedizinischen Krebsbehandlung. Mistelextrakte gelten im deutschsprachigen Raum als biologisch-onkologische Standardtherapeutika. Ihre biologischen und biochemischen Grundlagen, antitumorale Effekte *in vitro* und *in vivo*, immunmodulatorische Wirkungen, weitere wichtige onkologische Eigenschaften wie der DNA-Schutz, Aspekte der Therapiesicherheit und die klinische Wirksamkeit waren Inhalt einer Vielzahl wissenschaftlicher Untersuchungen (Übersicht Kienle und Kiene, 2003). Dabei sind die klinischen Studien für die therapeutische Anwendung der Mistelextrakte von besonderer Relevanz. Nachdem frühere systematische Reviews entweder veraltet oder unvollständig waren, wurde ein erneuter systematischer Überblick über die klinischen Studien zur Misteltherapie onkologischer Erkrankungen durchgeführt (Kienle *et al.*, 2003).

Material und Methoden

Nach klinischen Studien wurde systematisch gesucht (elektronische Datenbanken, Literaturverzeichnisse, Befragung von Experten und Mistelherstellern). Ausgewählt wurden Studien, die folgende Bedingungen erfüllen: I.) Prospektives Design mit Kontrollgruppe (randomisiert oder nicht-randomisiert); II.) maligne neoplastische Erkrankung der Studienpopulation (inklusive zervikale intraepitheliale Neoplasie, CIN); III.) Applikation von Mistelextrakten in einer Gruppe; IV.) klinisch relevante Fragestellung (z.B. Überleben, krankheitsfreies Intervall, Remission, Rezidiv, Lebensqualität, Verminderung von Nebenwirkungen zytoreduktiver Therapien); V.) Fertigstellung der Studie; VI.) Publikation als Manuskript oder als Zusammenfassung. Studien wurden ausgeschlossen, wenn sie nur die Verträglichkeit oder nur immunologische Parameter untersuchten. Keine Einschränkung gab es bei der Publikationssprache. Die methodologische Qualität der ausgewählten Studien wurden Kriterien-gestützt bewertet (Kienle *et al.*, 2003; Kienle und Kiene, 2003).

Ergebnisse

23 prospektive kontrollierte Studien wurden gefunden (Stand: 1/2003). Davon waren 16 randomisiert (*randomised controlled trial,* RCT), zwei quasi-randomisiert (alternierende Behandlungszuordnung) und fünf nicht randomi-

siert (N-RCT). Eine der nicht-randomisierten Studien hatte ein Matched-Pair Design (Grossarth-Maticek *et al.*, 2001), eine weitere ein Penalty-Design, bei der die Mistel-behandelte Gruppe prognostisch benachteiligt war (Schuppli, 1990). Drei der Studien waren Teile derselben umfangreichen epidemiologischen Kohortenstudie (Grossarth-Maticek *et al.*, 2001). Zwei weitere RCTs wurden mittlerweile noch publiziert (Cazaku *et al.*, 2003; Piao *et al.*, 2004).

Sieben Studien untersuchten die Misteltherapie als Co-Therapie, die begleitend zur konventionellen Behandlung (Chemotherapie, Bestrahlung, Corticosteroide) eingesetzt wurde (Cazaku *et al.*, 2003; Douwes *et al.*, 1986; Douwes *et al.*, 1988; Heiny, 1991; Heiny und Albrecht, 1997; Lenartz *et al.*, 1996, Piao *et al.*, 2004). Vier prüften primär die Verminderung von Nebenwirkungen zytoreduktiver Therapien (Heiny, 1991; Heiny und Albrecht, 1997; Lenartz *et al.*, 1996, Piao *et al.*, 2004). In 13 Studien wurde die Mistelbehandlung in der adjuvanten Situation eingesetzt, im Anschluss an eine Operation oder Bestrahlung (Cazaku *et al.*, 2003; Eggermont *et al.*, 2001a; Fellmer und Fellmer, 1966; Goebell *et al.*, 2002; Gutsch *et al.*, 1988; Lenartz *et al.*, 1996; Majewski und Bentele, 1963; Salzer, 1987; Salzer, 1988; Salzer *et al.*, 1991; Salzer und Denck, 1979; Salzer und Havelec, 1978; Salzer und Havelec, 1983; Schuppli, 1990; Steuer-Vogt *et al.*, 2001). In einer Studie stellten Mistelextrakte die Kontrolltherapie für eine Chemoimmunotherapie dar (Brinkmann *et al.*, 2000; Lümmen *et al.*, 2001).

Die klinischen Ergebnisse der RCTs sind in Tabelle 1 zusammengefasst (zu den N-RCTs s. Kienle *et al.*, 2003).

Insgesamt hatten 14 Studien ein statistisch signifikantes positives Ergebnis in mindestens einem klinisch relevanten Parameter (Cazaku *et al.*, 2003; Dold *et al.*, 1991; Douwes *et al.*, 1988; Fellmer und Fellmer, 1966; Grossarth-Maticek *et al.*, 2001; Gutsch *et al.*, 1988; Heiny, 1991; Heiny und Albrecht, 1997; Lenartz *et al.*, 1996; Lenartz *et al.*, 2000; Piao *et al.*, 2004, Salzer, 1988; Salzer und Denck, 1979; Salzer und Havelec, 1978; Salzer und Havelec, 1983), weitere sieben Studien zeigten einen positiven Trend (Douwes *et al.*, 1986; Jach und Basta, 1999; Majewski und Bentele, 1963; Salzer, 1987; Salzer *et al.*, 1991; Schuppli, 1990), drei Studien zeigten keinen Effekt (Brinkmann *et al.*, 2000; Goebell *et al.*, 2002; Lümmen *et al.*, 2001; Steuer-Vogt *et al.*, 2001) (in der Studie, in der die Misteltherapie als Kontrollintervention für eine Chemoimmunotherapie eingesetzt wurde, waren in der Mistelgruppe die Remissionsraten niedriger, das Gesamtüberleben dafür etwas höher (Brinkmann *et al.*, 2000; Lümmen *et al.*, 2001)), und eine Studie zeigte einen negativen Trend (Eggermont *et al.*, 2001a, Kleeberg *et al.*, 2004).

In Bezug auf das *Gesamtüberleben* zeigten neun Studien einen statistisch signifikanten Vorteil (Cazaku *et al.*, 2003; Fellmer und Fellmer, 1966; Grossarth-Maticek *et al.*, 2001; Gutsch *et al.*, 1988; Lenartz *et al.*, 1996; Lenartz *et al.*, 2000; Salzer, 1988; Salzer und Denck, 1979; Salzer und Havelec, 1978; Salzer und Havelec, 1983). Weitere acht Studien hatten einen positiven Trend ohne statistische Signifikanz (Dold *et al.*, 1991; Douwes *et al.*, 1986; Douwes *et al.*, 1988; Majewski und Bentele, 1963; Salzer, 1987; Salzer *et al.*, 1991; Schuppli 1990) und vier Studien zeigten keinen Effekt (Brinkmann *et al.*, 2000; Eggermont *et al.*, 2001b; Heiny und Albrecht, 1997; Lümmen *et al.*, 2001; Steuer-Vogt *et al.*, 2001).

In Bezug auf *krankheitsfreies Überleben* und *Rezidive* zeigte keine Studie ein statistisch signifikantes Ergebnis: Eine Studie zeigte einen positiven Trend (Lenartz *et al.*, 1996; Lenartz *et al.*, 2000), drei zeigten keinen Effekt (Goebell *et al.*, 2002; Salzer *et al.*, 1991; Steuer-Vogt *et al.*, 2001), und eine Studie zeigte einen negativen Trend (Eggermont *et al.*, 2001a; Kleeberg *et al.*, 2004).

In Bezug auf *Remissionen* zeigte eine Studie ein statistisch signifikantes positives Ergebnis (Douwes *et al.*, 1988), zwei Studien zeigten einen positiven Trend (Dold *et al.*, 1991; Jach und Basta, 1999), und drei zeigten keinen Effekt (Brinkmann *et al.*, 2000; Douwes *et al.*, 1986; Heiny und Albrecht, 1997; Lümmen *et al.*, 2001).

In Bezug auf *Lebensqualität* zeigten drei Studien eine statistisch signifikante Überlegenheit für die Misteltherapie (Dold *et al.*, 1991; Grossarth-Maticek *et al.*, 2001), eine Studie zeigte keinen Effekt (Steuer-Vogt *et al.*, 2001) und zu einer Studie lag kein Ergebnis vor (Eggermont *et al.*, 2001a; Kleeberg *et al.*, 2004).

In Bezug auf *Lebensqualität und Reduktion der Nebenwirkungen zytoreduktiver Therapien* zeigten vier Studien ein statistisch signifikantes positives Ergebnis (Heiny 1991; Heiny und Albrecht, 1997; Lenartz *et al.*, 1996; Lenartz *et al.*, 2000; Piao *et al.*, 2004).

Die methodologische Qualität der Studien lag teilweise weit unter dem modernen Standard (Tabelle 2 und (Kienle *et al.*, 2003)). Aufgrund der großen Heterogenität der Studien wurde eine Effektgrößenbestimmung mittels quantitativer Datensynthese verzichtet und ein detaillierte Darstellung gewählt. Die Verträglichkeit der Mistelextrakte war gut. An den Injektionsstellen kam es zu Rötung, Schwellung und Juckreiz, außerdem gab es grippeähnliche Symptome.

Tab. 1: Randomisierte klinische Studien zur Misteltherapie der Krebserkrankung.
Stand: 2/2003 (Kienle *et al.*, 2003; Kienle und Kiene, 2003), nicht aufgenommen bzw. aktualisiert sind Cazaku *et al.*, 2003, Piao, *et al.*, 2004 und Kleeberg *et al.*, 2004.

Autor, Jahr	Tumorort	Stadium	Intervention (Patientenanzahl)	Überleben			Tumorverhalten		Weitere Ergebnisse
Studien mit anthroposophischen Mistelpräparaten									
Grossarth 2001	Brust	IIIA–IIIB	Iscador (17) Keine (17)	Mittleres Überleben (Monate)		57,5 * 28,9			Psychosomatische Selbstregulation ↑*
							Komplette Rückb.	Alle Rückbildungen	Patienten subjektiv gebessert
Dold 1991	Lunge	Alle Stadien	Iscador (114) Vit B als Placebo (113) Polyerga (110)	Medianes Überleben (Monate)		9,1 7,6 9,0	4% 3% 2%	26% 20% 19%	59% * 45% 43%
Grossarth 2001	Brust, Lunge, Rektum, Kolon, Magen	Alle Stadien	Iscador (39) Keine (39)	Mittleres Überleben (Monate)		42 * 29			Psychosomatische Selbstregulation ↑*
Salzer 1991	Lunge	I–IV	Iscador, Operation (87) Operation (96)	Mittleres Überleben (Monate)		33 31	Rezidive	50% 55%	
					Responder	Non-Resp.	Kompletter Response	Partieller Response	
Douwes 1986	Kolon, Rektum	Progredient	Helixor, 5FU/FA (20) 5FU/FA (20) Ney Tumorin, 5FU/FA (20)	Mittleres Überleben (Monate)	27 14 24	12 5 12	15% 15% 15%	35% 30% 25%	

Autor, Jahr	Tumorort	Stadium	Intervention (Patientenanzahl)	Überleben			Tumorverhalten		Weitere Ergebnisse
Gutsch 1988	Brust	T1–3, N0–3, M0	Helixor, Operation, Radiatio[l] (192) Operation, Radiatio[l] (274) CMF, Operation, Radiatio[l] (177)	5-Jahres-Überleben		69,1% * 59,7% 67,7% *			
							Kompletter Response	Progredienz	
Jach 1999	CIN, HPV-assoziiert	I–II	Iscador QuS (30) Keine (20) IFN-α (10)				60% 50% 80%	7% 20% 0%	
					Lymphknoten				
Salzer 1979, 1983, 1988	Magen	II–III	Iscador, Operation (62) Operation (75)	Mittleres Überleben (Monate)	+ 25* 8	– 55 45			
Salzer 1987	Lunge	I (II)	Iscador, Operation (12) Operation (14)	Medianes Überleben (Monate)		117 34,5			
Eggermont 2001a, b, Kleeberg 1999	Melanom	High risk primary (≥3MM) oder LN+	Iscador, Operation (102) IFN-α, Operation (na) IFN-γ, Operation (na) Operation (na)	Gesamtüberleben (Hazard-Rate)		1,2 1 1,1	Krankheitsfreies Überleben (Hazard-Rate)	1,3 0,9 1	QOL: Kein Ergebnis angegeben

Autor, Jahr	Tumorort	Stadium	Intervention (Patientenanzahl)	Überleben		Tumorverhalten		Weitere Ergebnisse
Studien mit nicht-anthroposophischen Mistelpräparaten								
Steuer-Vogt 2001	Kopf, Hals	I–IV, T1–4, N0–3, G1–3	Eurixor, Operation, Radiatio[I] (235) Operation, Radiatio[I] (242)	Krankheitsspezifisches Überleben (adjustierte Hazard-Rate)	1,07	Krankheitsfreies Überleben (adjustierte Hazard-Rate)	0,96	Kein Effekt auf QOL, nicht spezifiziert
Goebell 2002	Blase	pTa G1–2	Eurixor, transurethrale Resektion (23) Transurethrale Resektion (22)			Anzahl der Rezidive	31 30	
Heiny 1991	Brust	Progredient	Eurixor, VEC (21) Placebo, VEC (19)					QOL ↑ *, Angst ↓*, Leukopenie ↓*. Kein Effekt auf Thrombozyten
						<u>Response (CR+PR)</u>	<u>Progression</u>	QOL ↑ *, Leukopenie ↓ *, Mukositis ↓*. Kein Effekt auf Thrombozyten
Heiny 1997	Kolon, Rektum	Progredient	Eurixor, 5FU/FA (38) 5FU/FA (41)	Mittleres Überleben (Monate)	12,1 11,5	21% 23%	36% 36%	
Lenartz 1996 2000	Gliom	III/IV	Eurixor, Operation, Radiatio, Dexa (18) Operation, Radiatio Dexa (17)	Adjustiertes mittleres Überleben (Monate)	20 * 10	Adjustiertes krankheitsfreies Überleben (Monate)	17 11	QOL ↑*

Autor, Jahr	Tumorort	Stadium	Intervention (Patientenanzahl)	Überleben		Tumorverhalten		Weitere Ergebnisse
						Kompletter Response	Partieller Response	
Brinkmann 2000, Lümmen 2001	Niere	Progre-dient	Eurixor (Kontrolle)(88) IL-2, IFN-α, 5FU (88)	Medianes Überleben (Monate)	21 13	0% 8%	2% 17%	

CMF: Cyclophosphamid, Methotrexat, 5FU; 5FU: 5-Fluorouracil; FA: Folinsäure; VEC: Vindesin, Epirubicin, Cyclophosphamid; Dexa: Dexamethason; QOL: Lebensqualität.

* Statistisch signifikant der Vergleichsgruppe überlegen; I nur ein Teil der Gruppe erhielt die Co-Intervention; II entspricht nicht der WHO-Definition von Tumorresponse.

Aus Eur J Med Res (2003); 8:109–119. Mit freundlicher Genehmigung.

Tab. 2: Qualität der randomisierten klinischen Mistelstudien. Stand: 2/2003 (Kienle *et al.*, 2003; Kienle und Kiene, 2003), nicht aufgenommen bzw. aktualisiert sind Cazaku *et al.*, 2003, Piao *et al.*, 2004 und Kleeberg *et al.*, 2004

Author, Jahr	Ergebnis[I]	Qualitätskriterien erfüllt[II]											Patientenanzahl	AR[III]
		A)	B)	C)	D)	E)	F)	G)	H)	I)	J)	K)		
Studien mit anthroposophischen Mistelpräparaten														
Grossarth 2001	s	+	+	-	(-)	+	+	+	(-)	+	+	-	34	0%
Dold 1991	t, t, s	+	+	-	-	+	(-)	+	(+)	+	+	(-)	337	17%
Grossarth 2001	s	+	+	-	(-)	+	(-)	+	(-)	+	+	-	78	20%
Salzer 1991	t	+	(+)	-	(-)	(+)	(-)	+	(+)	(+)	+	-	210	16%
Douwes 1986	t	+	-	-	(-)	+	+	+	+	-	(+)	-	60	0%
Gutsch 1988	s	+	-	-	(-)	+	(-)	+	+	(+)	+	-	677	20%
Jach 1999	t	+	-	-	(-)	+	+	+	(+)	(-)	(-)	-	60	0%
Salzer 1979, 1983 1988	s	+	-	-	(-)	+	-	+	+	(+)	(+)	-	137	57%
Salzer 1987	t	+	(+)	-	(-)	+	-	+	-	-	-	-	50	48%
Eggermont 2001a, b, Kleeberg 1999	-t	+	-	-	(-)	(-)	(-)	(+)	-	-	-	(+)	V	na (I: 21%)VI

Author, Jahr	Ergebnis[I]	Qualitätskriterien erfüllt[II]											Patientenanzahl	AR[III]
		A)	B)	C)	D)	E)	F)	G)	H)	I)	J)	K)		
Studien mit nicht-anthroposophischen Mistelpräparaten														
Steuer-Vogt 2001	0	+	(+)	-	+	+	(-)	+	+	+	(+)	(+)	477	29%
Goebell 2002	0	+	-	-	(+)	+	+	+	(+)	+	+	-	45	2%
Heiny 1991	s	+	-	(-)	(-)	+	(+)	+	(+)	+	+	-	40	13%
Heiny 1997	s, 0	+	-	-	(-)	+	-	+	+	(+)	(+)	-	79	26%
Lenartz 1996, 2000	s	+	-	-	(-)	+	-	+	-	(+)	(+)	-	35 (38)	26%
Brinkmann 2000, Lümmen 2001	0[IV]	+	na	-	na	na	na	na	na	na	na	na	176	na

[I] t: trend, s: signifikant, 0: kein Effekt;

[II] A) Schutz vor *Selektionbias*, vor allem durch adäquate Randomisation

B) Minimierung der *Heterogenität* durch Prästratifikation oder Matching

C) Schutz vor *Beobachterbias* durch Verblindung des Patienten, Arztes und Untersuchers

D) Schutz vor *Behandlungsbias* durch Standardisierung des Behandlungsprotokolls, Dokumentation aller Co-Interventionen, Verblindung von Patient und Arzt

E) Schutz vor *Untersuchungs(detection)bias* durch Standardisierung der Untersuchung

F) Schutz vor *Attrition bias (Verlustbias)*: verlorene Patienten <10%, oder intention-to-treat plus per-protocol Analyse in Kombination mit einer Sensitivitätsanalyse sowie prognostischer Vergleich der verlorenen und erhaltenen (compliant) Patienten

G) Zielparameter relevant und gut beschrieben

H) Gut beschriebene Intervention, Patientencharakteristika, Erkrankung (Diagnose, Stadium, Dauer), Vortherapie

I) Gut beschriebenes Studiendesign

J) Gut beschriebene Ergebnisse

K) Datenqualität gesichert durch Befolgung der GCP-ICH-Leitlinien, insbesondere durch Monitoring

+: Kriterium erfült, (+): teilweise erfüllt, (-): wenig erfüllt, -: nicht erfüllt.

[III] AR: Attrition rate (Verlustrate: Drop-outs, Protokollveränderungen, Withdrawals).

[IV] ML I war die Kontrolltherapie für eine Chemo-Immunotherapie;

[V] Anzahl der Studienpatienten nicht angegeben; ein Abstract verweist auf zwei Studien mit zusammen 830 Patienten; die Mistelgruppe enthielt 102 Patienten.

[VI] Nicht für die gesamte Studienpopulation, sondern nur für die Iscadorgruppe angegben

na: nicht angegeben (wenn nur ein Abstract oder eine Pressenotiz zur Verfügung stand).

Aus Eur J Med Res (2003); 8:109-119. Mit freundlicher Genehmigung.

Diskussion

Eine Reihe klinischer Studien zur Misteltherapie maligner Erkrankungen wurde in den vergangenen Jahrzehnten durchgeführt; zusätzlich zu den 25 prospektiv vergleichenden Studien haben wir 39 Kohortenstudien (davon zehn prospektiv, vier fraglich prospektiv) und 31 retrospektiv vergleichende Studien gefunden (Kienle und Kiene, 2003, Mabed *et al.*, 2004).

Die meisten Studien zeigen einen Vorteil für die Misteltherapie; jedoch ist die Qualität der Studien oft unzureichend, obgleich die Mehrzahl der Studien an oder in Kooperation mit akademischen Einrichtungen durchgeführt wurde. Einige der Qualitätsmängel sind vermeidbar, beispielsweise in Bezug auf Transparenz und Vollständigkeit der Darstellung in der Publikation. Andere sind jedoch nur schwer zu vermeiden.

So ist eine Verblindung zwar *pro forma* möglich, *de facto* aber unzuverlässig, da aufgrund der Lokal- und Allgemeinreaktion die Entblindung hoch ist und deshalb oft, sogar von Ethikkommissionen, abgelehnt wird. Das führt jedoch unweigerlich dazu, dass Mistelstudien in Checklisten zur Qualitätsbewertung schlechter abschneiden; (so betreffen z.B. in dem vielverwendeten Jadad-Score zwei der 5 Punkte die Verblindung (Jadad *et al.*, 1996)). Damit unterschieden sie sich jedoch nicht wesentlich von anderen onkologischen Studien, da z.B. Chemotherapie-Studien in der Regel nie verblindet sind.

Ein *Performance-Bias* muss für einige Mistelstudien angenommen werden; beispielsweise ist in der dreiarmigen Studie von Dold *et al.*, auffällig, dass es in hohem Maße zu Tumorremissionen kam, obgleich es sich um Patienten mit fortgeschrittenen, austherapierten Tumorerkrankungen handelte. Dennoch kam es sogar in der Placebogruppe zu 3% kompletten und insgesamt zu 20% Tumorrückbildungen (Dold *et al.*, 1991). Wenn man nicht annehmen möchte, dass in einer universitären, DKFZ-betreuten Studie die Messung dieses primären Zielparameters gravierend unzuverlässig war, liegt der Verdacht nach zusätzlichen Therapiemaßnahmen nahe. Diese können einen möglichen therapeutischen Effekt der Prüftherapie dann fälschlich verschleiern (Kienle und Kiene, 2003).

Die Schwierigkeit der Patientenrekrutierung, insbesondere für die randomisierten Studien, wurde von vielen Autoren beschrieben. Teilweise sind Mistelstudien auch daran gescheitert (Gerhard, 2000; Gerhard, 2002; von Rohr *et al.*, 2000).

In den letzten Jahren wurden mehrere neue RCTs publiziert (Details s. (Kienle *et al.*, 2003; Kienle und Kiene, 2003)).

Eine große RCT wurde zur adjuvanten, postoperativen Behandlung von Plattenepithelkarzinomen des Kopf-Hals-Bereichs (T1–T4 und N0–N3, M0) mit dem Mistelpräparat Eurixor durchgeführt. Es handelt sich um die bislang methodisch beste vergleichende klinische Studie zur Misteltherapie. Nach maximal 1-jähriger Therapie zeigte sich kein Vorteil für die Mistelbehandlung (Steuer-Vogt *et al.*, 2001). Eine Ursache kann in der sehr niedrigen Dosierung der Misteltherapie liegen. Auch kam es zu einer erheblichen Verlustrate von 29% (zusätzlich zu den Drop-outs 32% im Mistelarm und 20% in der Kontrollgruppe) (Kienle und Kiene, 2003).

Im Rahmen einer umfangreichen epidemiologischen Langzeitstudie (10.226 Krebspatienten) wurden u.a. auch zur Iscadorbehandlung (bei Mamma-, Bronchial-, Rektum-, Kolon-, Magen-Ca.) eine prospektive Matched-Pair Studie und zwei eingebettete randomisierte Studien durchgeführt (Grossarth-Maticek *et al.*, 2001). 396 Patienten, die Iscador nahmen, wurden mit nicht-Iscador-nehmenden Patienten verglichen (nach Krankheits- und Therapie-spezifischen Kriterien, Begleittherapien, Diagnosedatum und Aufnahmezeitpunkt in die Studie). In der prospektiven Nachbeobachtung zeigte sich für die Iscadorgruppe eine signifikant längere Überlebenszeit. Dies zeigte sich auch in den eingebetteten RCTs, bei denen entsprechend der o.g. Kriterien vergleichbare Patientenpaare gebildet und je einem per Randomisation ausgewählten Zwilling eine Iscadorbehandlung nahegelegt worden war. Außerdem fand sich in der Iscadorgruppe ein Anstieg der psychosomatischen Selbstregulation (Eigenaktivität des Menschen, Wohlbefinden, inneres Gleichgewicht, bedürfnisgerechte Anregung, Kompetenzgefühl und das Gefühl der Fähigkeit zur Kontrolle von Stresssituationen herbeizuführen (Grossarth-Maticek und Eysenck, 1995)). Die Patientenrekrutierung erfolgte bereits in den 70er, teils auch noch 80er Jahren (Nachbeobachtung bis 1998). Dies hat zur Folge, dass moderne Anforderungen an klinische Studien (insbesondere hinsichtlich GCP) teils nicht eingeplant waren. (Eine kritische Rezension dieser Studie im Deutschen Ärzteblatt enthielt eine Vielzahl falscher und irreführender Aussagen (Edler, 2004), die Autoren der Studie publizierten eine Richtigstellung (Grossarth-Maticek *et al.*, 2004; Kiene, 2004).

Eine weitere RCT wurde zur Frage der Rezidivprophylaxe des oberflächlichen Blasenkarzinoms (nach transurethraler Resektion) durch Eurixor durchgeführt. Nach 2x3-monatiger Therapie zeigte sich kein Unterschied in den Rezidiven (Goebell *et al.*, 2002). Auch hier war allerdings die Misteldosierung sehr niedrig gewählt.

In den letzten Jahren wurde mehrmals in Kurzform (Eggermont *et al.*, 2001a, Eggermont *et al.*, 2001b, Kleeberg *et al.*, 1999) und mittlerweile etwas vollständiger (Kleeberg, 2004) eine randomisierte vierarmige Studie zur adjuvanten Behandlung des High-Risk-Melanoms publiziert (Iscador vs. IFN-α2 vs. IFN-γ vs. keine tumorspezifische Therapie). 407 Patienten wurden randomisiert. Die Ergebnisse von drei Armen (IFN-α2 , IFN-γ, Kontrolle) wurden mit denen einer weiteren, dreiarmigen Melanomstudie verrechnet; getrennt davon wurde die Iscadorbehandlung ausgewertet, so dass die Kontrollgruppe für zwei Studien Verwendung fand. Weder bei den Interferonbehandlungen noch bei der Isacdorbehandlung zeigte sich hinsichtlich des krankheitsfreien oder des gesamten Überlebens ein signifikanter Unterschied zur Kontrollgruppe (wobei die Ergebnisse der verschiedenen Publikationen leicht divergieren); die Ergebnisse der Iscadorgruppe lagen leicht unter denen der Kontrollgruppe (siehe Tabelle 1). Die Ergebnisse der Lebensqualitätserhebung wurden nicht publiziert.

Zu berücksichtigen ist, dass die Therapie auf maximal ein Jahr begrenzt war, wobei nur 40% der Iscadorgruppe (n=102) das ganze Jahr der Behandlung komplettierte (39% vorzeitiger Therapieabbruch, 16% erhielten nicht die zurandomisierte Therapie, weitere Gründe). Ausgewertet wurde, ungeachtet der tatsächlichen verabreichten Therapie, nur nach dem Intention-to-treat-Prinzip, d.h. alle 102 Patienten wurden als Iscador-behandelt gewertet. Ein möglicher *Detection-Bias* als Ursache einer Verzerrung des Krankheits-freien Intervalls wird schon seit Jahren diskutiert (Kiene, 2001, Kienle und Kiene, 2003): So seien laut früheren Presseverlautbarungen in der Iscadorgruppe vermehrt Gehirnmetastasen aufgetreten bzw. der Ort der zuerst gefundenen Krankheitsprogression gewesen. Nun muss berücksichtigt werden, dass an dieser Studie 45 Prüfzentren in Europa beteiligt waren, so dass während der achtjährigen Rekrutierungsphase jedes Zentrum im Schnitt nur alle vier Jahre einen (der 102) Mistelpatienten mit Iscador behandelt. Dies sind ungünstige Bedingungen, insbesondere ist die Expertise für die spezielle Therapie dann gering. Dazu kommt, dass laut Herstellerangaben Gehirnmetastasen eine Kontraindikation der Iscadorbehandlung sind, aber in der Studie ein generelles Screening nach Hirnmetastasen (CT- oder NMR-Untersuchung) nicht vorgesehen war; entsprechende Untersuchungen zum Ausschluss der Kontraindikation »Gehirnmetastasen« müssten deshalb – insbesondere bei in Iscadorbehandlung unerfahrenen Ärzten – vermehrt in der Iscadorgruppe durchgeführt worden sein. Da beim Melanom Hirnmetastasen dreimal häufiger okkult vorliegen als klinisch manifest sind (Balch *et al.*, 1993), würde es so zwangsläufig zu einem *Detection-Bias* kommen. Durch solch einen systematischen Unterschied der Diagnostik in den Vergleichsgruppen bezüglich einer Krankheitsmanifestation kann der Diagnosezeitpunkt in einer Gruppe nach vorne verzerrt werden. Folge sind nicht nur verzerrte Ergebnisse, sondern auch verminderte Durchführung der Prüftherapie und vermehrte Co-Therapien mit entsprechenden Ergebnisverzerrungen. Die bisher publizierten Daten bieten keine Klärung dieser Punkte, zumal keine ergänzende per-Protokoll-Auswertung erfolgte, ein transparentes

Flow-Chart entsprechend CONSORT-Statement, sowie Informationen zum Follow-up-Prozedere und zu zusätzlichen Therapien fehlen.

Jüngst wurden zwei weitere RCTs publiziert, die in der o.g. Auswertung nicht enthalten sind. In einer dreiarmigen Studie zeigte sich bei Patienten mit Kolonkarzinom (Dukes C oder D), die postoperativ mit 5-FU und Isorel behandelt wurden, ein signifikanter Überlebensvorteil gegenüber einer unbehandelten Kontrolle (Cazacu *et al.*, 2003). Allerdings zeigte eigenartigerweise eine reine 5-FU-Behandlung ein schlechteres Überleben als die Kontrollgruppe, die Größe der Gruppen war zudem klein und ungleich (5–18 Patienten), und die Studiendetails sind nur knapp beschrieben. Dies schränkt die Aussagefähigkeit ein. In einer randomisierten chinesischen Studie zeigte sich bei 224 Patienten (Brust-, Ovarial-, Bronchialkarzinom) unter adjuvanter Helixorbehandlung eine bessere Lebensqualität und weniger Chemotherapie-bedingte Nebenwirkungen als in der Kontrollgruppe, die adjuvant mit Lentinan behandelt worden war (Piao *et al.*, 2004).

Insgesamt zeigen die klinischen Studien häufig einen Vorteil für die Misteltherapie und legen eine positive Wirkung nahe, jedoch ist keine der Studien ohne Qualitätsmängel hinsichtlich Studiendesign, -durchführung und -publikation. Zukünftige Studien sollten sorgfältig vorbereitet und durchgeführt werden, sie sollten die Probleme vergangener Studien berücksichtigen und Qualitätsmängel vermeiden. Die Besonderheiten des komplementärmedizinischen Therapiesettings, das Grundlage für die Mistelbehandlung ist, sollte verstärkt berücksichtigt werden, was vermutlich eines breiteren Manuals klinischer Forschungsmethoden bedarf als in pharmakologischen Studien der konventionellen Onkologie (Kienle und Kiene, 2003).

Literatur

Balch, C.M., Houghton, A.N., Peters, L.J. (1993): Cutaneous Melanoma, in V.T. DeVita, S. Hellman, S.A. Rosenberg (Eds.): Cancer. Principles & Practice of Oncology, Philadelphia, J.B.Lippincott Company: 1612–1661.

Brinkmann, O.A., Lümmen, G., Luboldt, H.-J., Hertle, L., Rübben, H. (2000): Interferon α, interleukin 2 and 5-flourouracil compared with mistletoe lectin in metastatic renal cell carcinoma (MRCC). Eur Urol 37: 152.

Cazacu, M., Oniu, T., Lungoci, C., Mihailov, A., Cipak, A., Klinger, R., Weiss, T., Zarkovic, N. (2003): The influence of Isorel on the advanced colorectal cancer. Cancer Biother Radiopharm 18: 27–34.

Dold, U., Edler, L., Mäurer H.Ch., Müller-Wening D., Sakellariou B., Trendelenburg F., Wagner G. (1991): Krebszusatztherapie beim fortgeschrittenen nichtkleinzelligen Bronchialkarzinom, Stuttgart, New York, Georg Thieme Verlag: 1–144.

Douwes, F.R., Kalden, M., Frank, G., Holzhauer, P. (1988): Behandlung des fortgeschrittenen kolorektalen Karzinoms. Dtsch Zschr Onkol 20: 63–67.

Douwes, F.R., Wolfrum, D.I., Migeod, F. (1986): Ergebnisse einer prospektiv randomisierten Studie: Chemotherapie versus Chemotherapie plus „Biological Response Modifier" bei metastasierendem kolorektalen Karzinom. Krebsgeschehen 18: 155–163.

Edler, L. (2004): Mistel in der Krebstherapie. Deutsches Ärzteblatt 101: A 44–49.

Eggermont, A., Kleeberg, U.R., Ruiter, D.J., Suciu, S. (2001a), European Organization for Research and Treatment of Cancer Melanoma Group trial experience with more than 2,000 patients, evaluating adjuvant treatment with low or intermediate doses of interferon alpha-2b, in: ASCO Educational Book: Baltimore, MD, Lippincott Williams & Wilkins: 88–93.

Eggermont, A.M.M., Kleeberg, U.R., Suciu, S., Broecker, E.-B. (2001b): The trial authors reply. Lancet Oncol 2: 333–334.

Fellmer, Ch., Fellmer, K.E. (1966): Nachbehandlung bestrahlter Genitalkarzinome mit dem *Viscum album*-Präparat „Iscador". Krebsarzt 21: 174–185.

Gerhard, I. (2000): Problems of randomised treatment studies in complementary medicine. Forschende Komplementärmedizin 7: 34–35.

Gerhard, I. (2002): Mammakarzinom-Studie Heidelberg: Randomisationsprobleme bei Mistelstudien. In: 36. Medizinische Woche Baden-Baden.

Goebell, P.J., Otto, T., Suhr, J., Rübben, H. (2002): Evaluation of an unconventional treatment modality with mistletoe lectin to prevent recurrence of superficial bladder cancer: a randomized phase II trial. The Journal of Urology 168: 72–75.

Grossarth-Maticek, R., Eysenck, H.J. (1995): Self-regulation and mortality from cancer, coronary heart disease, and other causes: A prospective study. Personality and Individual Differences 19: 781–795.

Grossarth-Maticek, R., Kiene, H., Baumgartner, S., Ziegler, R. (2001): Use of Iscador, an extract of European mistletoe (*Viscum album*), in cancer treatment: prospective nonrandomized and randomized matched-pair studies nested within a cohort study. Altern Ther Health Med 7: 57–78.

Grossarth-Maticek, R., Kiene, H., Baumgartner, S., Ziegler, R. (2004): Richtigstellung seitens der Studienautoren. www.ifaemm.de.

Gutsch, J., Berger, H., Scholz, G., Denck, H. (1988): Prospektive Studie beim radikal operierten Mammakarzinom mit Polychemotherapie, Helixor und unbehandelter Kontrolle. Onkologie: 94–100.

Heiny, B.-M. (1991): Additive Therapie mit standardisiertem Mistelextrakt reduziert die Leukopenie und verbessert die Lebensqualität von Patientinnen mit fortgeschrittenem Mammakarzinom unter palliativer Chemotherapie (VEC-Schema). Krebsmedizin 12: 1–14.

Heiny, B.-M., Albrecht, V. (1997): Komplementäre Therapie mit Mistellektin-1-normiertem Extrakt. Lebensqualitätsstabilisierung beim fortgeschrittenen kolorektalen Karzinom - Fakt oder Fiktion? Med Welt 48: 419–423.

Jach, R., Basta, A. (1999): Iscador QuS and human recombinant interferon alpha (Intron A) in cervical intraepithelial neoplasia (CIN). Przeglad Lekarski 56: 86–88.

Jadad, A.R., Moore, R.A., Carroll, D., Jenkinson, C., Reynolds, D.J.M., Gavaghan, D.J., McQuay, H.J. (1996): Assessing the quality of reports of randomised clinical trials: is blinding necessary? Control Clin Trial 17: 1–12.

Kiene, H. (2004): Mistel in der Krebstherapie: Irreführende Aussagen. Deutsches Ärzteblatt 101 (30): A-2126.

Kienle, G.S., Berrino, F., Büssing, A., Portalupi, E., Rosenzweig, S., Kiene, H. (2003): Mistletoe in cancer – a systematic review on controlled clinical trials. Eur J Med Res 8: 109–119.

Kienle, G.S., Kiene, H. (2003): Die Mistel in der Onkologie – Fakten und konzeptionelle Grundlagen, Stuttgart, New York, Schattauer Verlag.

Kleeberg, U.R. (1999): Adjuvant trial in melanoma patients comparing rIFN- to rIFN- to Iscador to a control group after curative resection of high risk primary (≥3MM) or regional lymphnode metastasis. Eur J Cancer 35: S82.

Kleeberg, U.R., Suciu, S., Bröcker, E.B., Ruiter, D.J., Chartier, C., Liénard, D., Marsden, J., Schadendorf, D., Eggermont, A.M.M. (2004): Final results of the EORTC 18871/DKG 80-1 randomised phase III trial: rIFN-α2b versus rIFN-γ versus Iscador M versus observation after surgery in melanoma patients with either high-risk primary (thickness >3mm) or regional lymph node metastasis. Eur J Cancer 40: 390–402.

Lenartz, D., Dott, U., Menzel, J., Schierholz, J.M., Beuth, J. (2000): Survival of glioma patients after complementary treatment with galactoside-specific lectin from mistletoe. Anticancer Res 20: 2073–2076.

Lenartz, D., Stoffel, B., Menzel, J., Beuth, J. (1996): Immunoprotective activity of the galactoside-specific lectin from Mistletoe after tumor destructive therapy in glioma patients. Anticancer Res 16: 3799–3802.

Lümmen, G., Brinkmann, O.A., Luboldt, H.-J., Hertle, L., Rübben, H. (2001): Interferon-a, interleukin-2 and 5-fluorouracil versus mistletoe lectin in metastatic renal cell carcinoma: Long-term results. Eur Urol 39:121.

Mabed, M., El-Helw, L., Sharma, S. (2004): Phase II study of viscum fraxini-2 in patients with advanced hepatocellular carcinoma. Br J Cancer 90: 65–69.

Majewski, A., Bentele, W. (1963): Über Zusatzbehandlung beim weiblichen Genitalkarzinom. Zentralbl Gynäkol 85: 696–700.

Piao, B.K., Wang, Y.X., Xie, G.R., Mansmann, U., Matthes, H., Beuth, J., Lin H.S. (2004): Impact of complementary mistletoe extract treatment on quality of life in breast, ovarian and non-small cell lung cancer patients. A prospective randomized controlled clinical trial. Anticancer Res 24: 303–309.

Salzer, G, 1987, 30 Jahre Erfahrung mit der Misteltherapie an öffentlichen Krankenanstalten, in R Leroi (ed), Misteltherapie. Eine Antwort auf die Herausforderung Krebs: Stuttgart, Verlag Freies Geistesleben, p. 173–215.

Salzer, G. (1988): Prospektiv randomisierte Studie: Operiertes Magenkarzinom – Adjuvante Behandlung mit Iscador. Dtsch Zschr Onkol 20: 90–93.

Salzer, G., Danmayr, E., Wutzlhofer, F., Frey S., (1991): Adjuvante Iscador-Behandlung operierter nicht kleinzelliger Bronchuskarzinome. Onkologie 23: 93–98.

Salzer, G., Denck, H. (1979): Randomisierte Studie über medikamentöse Rezidivprophylaxe mit 5-Fluorouracil und Iscador beim resezierten Magenkarzinom – Ergebnisse einer Zwischenauswertung. Krebsgeschehen 11: 130–131.

Salzer, G., Havelec, L. (1978): Rezidivprophylaxe bei operierten Bronchuskarzinompatienten mit dem Mistelpräparat Iscador – Ergebnisse eines klinischen Versuchs aus den Jahren 1969–1971. Onkologie 1: 262–267.

Salzer, G., Havelec, L. (1983): Adjuvante Iscador-Behandlung nach operiertem Magenkarzinom. Ergebnisse einer randomisierten Studie. Krebsgeschehen 15: 106–110.

Schuppli, R. (1990): Die adjuvante Behandlung des malignen Melanoms mit Iscador c.Hg., In: WF Jungi and H-J Senn (Eds.): Krebs und Alternativmedizin II, Berlin, Heidelberg, Springer-Verlag: 84–87.

Steuer-Vogt, M.K., Bonkowsky, V., Ambrosch, P., Scholz, M., Neiß, A., Strutz, J., Hennig, M., Lenartz, T., Arnold, W. (2001): The effect of an adjuvant mistletoe treatment programme in resected head and neck cancer patients: a randomised controlled clinical trial. Eur J Cancer 37: 23–31.

von Rohr, E., Pampallona, S., van Wegberg, B., Hürny, Ch., Bernhard, J., Heusser, P., Cerny, T. (2000): Experiences in the realisation of a research project on anthroposophical medicine in patients with advanced cancer. Schweiz Med Wochenschr 130: 1173–1184.

Korrespondenzadresse:
Dr. med. Gunver S. Kienle und Dr. med. Helmut Kiene
Institut für angewandte Erkenntnistheorie und medizinische Methodologie,
Schauinslandstraße 6, D-79189 Bad Krozingen
gunver.kienle@ifaemm.de

Stellenwert der standardisierten Misteltherapie im Rahmen der evidenzbasierten Komplementäronkologie

Relevance of Standardized Mistletoe Extract in Evidence-Based Complementary Oncology

J. Beuth

Zusammenfassung

Komplementäre Therapiemaßnahmen werden von der wissenschaftlich-begründeten Onkologie kontrovers diskutiert und abgelehnt, weil der obligate klinische Wirksamkeitsnachweis für die meisten Therapeutika bislang nicht erfolgt ist. In den vergangenen Jahren wurden die Grundlagenforschung und die studienmäßige klinische Evaluation von definierten komplementäronkologischen Therapiemaßnahmen forciert mit dem Ziel, sie in die Evidence-Based Medicine (EBM) zu integrieren.

Definitionsgemäß können komplementärmedizinische Therapiemaßnahmen die erprobten tumordestruktiven Standardtherapien nicht ersetzen und können demnach auch nicht als „alternative Therapie“ betrachtet werden. Komplementärmedizinische Therapiekonzepte, die begleitend zur tumordestruktiven Standardtherapie vorgeschlagen werden, erheben den Anspruch, diese optimieren zu können. Ausdrücklich zu warnen ist vor nicht auf Qualität, Unbedenklichkeit und Wirksamkeit geprüften Außenseitermethoden, die zuweilen fälschlich mit der Komplementärmedizin assoziiert werden, was zu deren ungerechtfertigter Ablehnung führt.

Schlüsselwörter:

Komplementäronkologie, evidenzbasiert, Außenseitermethoden, *Viscum album*

Summary

Complementary treatment modalities are contradictorily discussed in scientific oncology since their obligate clinical evaluations of safety and efficacy are mostly missing. Currently, defined complementary therapies were evaluated concerning molecular basic mechanisms and clinical relevance to integrate them into standard evidence-based treatment protocols.

By definition, complementary treatment cannot replace tumour-destructive therapies. Thus, it is not an alternative therapy. Rationale of complementary medications is the optimisation of standard treatment. Complementary medications should by no means be associated with non-proven medications (quackery), which should be strictly refused.

Key words:

complementary oncology, evidence-based, quackery, *Viscum album*

Rationale der wissenschaftlich-begründeten Komplementäronkologie

Das Konzept der wissenschaftlich-begründeten Komplementäronkologie (Beuth, 2002; Schumacher, 2000) basiert im wesentlichen auf der Tatsache, dass die Anwendung tumordestruktiver Maßnahmen die Krebssterblichkeit der letzten 20 Jahre in den USA nicht senken konnte. Nennenswerte Therapieerfolge wurden lediglich bei seltenen Tumorarten (u.a. Leukämien, Lymphome, Hodentumore) erreicht (Bailar *et al.*, 1997). Auch diverse Metaanalysen dämpften den Optimismus hinsichtlich des Therapieerfolges (Lebenszeitverlängerung) durch tumordestruktive Maßnahmen und forderten zum Nachdenken über neue Therapieansätze auf (Abel, 1995; Moss, 1995). Dementsprechend könnte die Onkologie wirksamkeitsgeprüfte Maßnahmen der Komplementäronkologie in Standardtherapiekonzepte integrieren, ohne die Basis wissenschaftlich-begründeten Handelns preiszugeben.

Alle in Deutschland zugelassenen und anzuwendenden Arzneimittel, auch die der Komplementärmedizin, müssen auf biologische und pharmazeutische Qualität, Unbedenklichkeit und Wirksamkeit geprüft sein. Durch Bereitstellung und Bewerbung von Präparaten mit unzureichend dokumentierter Zusammensetzung (Qualität) und unbelegter Wirksamkeit werden bei Patienten/innen ungerechtfertigte Hoffnungen geweckt. Wer eine neue Heilmethode oder ein neues Medikament einführt, hat nach den Gesetzen der Wissenschaft durch sachgerechte Studien für den Nachweis der Unbedenklichkeit und Wirksamkeit zu sorgen (Berger, 2001; Raspe, 2001). Die Ergebnisse müssen detailliert zugänglich sein (publiziert in begutachteten Fachzeitschriften), so dass jeder Interessierte diese überprüfen und nachvollziehen kann.

Für definierte komplementäre Therapiemaßnahmen (Behandlungsintensität und -dauer in Abhängigkeit von Tumorart, -stadium bzw. individuellen Risiko-/Prognosefaktoren) liegen biometrisch gesicherte Daten aus Wirksamkeitsnachweis-relevanten Studien (EBM-Evidenzgrade 1 und 2) vor (Beuth, 2002). Sie belegen deren Wertigkeit, erkennbar am Patientenbenefit (insbesondere verbesserte Lebensqualität durch Reduktion tumor- bzw. therapieinduzierter Symptome/Auswirkungen). Sie sind in Tabelle 1 zusammengefasst und im folgenden kurz skizziert. Alle genannten Therapieansätze werden in kontrollierten Studien weiter evaluiert. Da der Wirksamkeitsnachweis für einzelne Tumorarten und -stadien zu führen ist, sind weitere Studien unabdingbar, um wirksame komplementärmedizinische Therapiemaßnahmen in die wissenschaftlich-begründete Onkologie zu integrieren.

Ernährungsberatung/-umstellung

Nach Information des National Cancer Institute (NCI), Washington DC, USA soll die Ernährung für etwa 35% aller Krebserkrankungen mit verantwortlich sein. Das Potential zur Krebsprävention ist somit groß und wurde von amerikanischen und deutschen Fachgesellschaften wie folgt beurteilt: „Änderungen der Ernährung und ernährungsbedingter Gewohnheiten können die Krebsinzidenz um 30–40% senken". Somit ist die allgemeine Ernährungsberatung, u.a. nach den Richtlinien nationaler (DGE, Deutsche Gesellschaft für Ernährung) und internationaler Fachgesellschaften zur Krebsprävention sinnvoll (Beuth, 2002; Prasad *et al.*,1998).

Ernährungsempfehlungen zur Prävention ernährungsassoziierter Erkrankungen, beispielsweise Krebs (modifiziert nach DGE und NCI):

allgemeine Empfehlungen, u.a.
- ↑Obst, Gemüse, Getreide
- ↓Kalorien, (tierische) Fette
- ↓Zucker, Kochsalz
- ↓Alkohol

spezielle Empfehlungen, u.a.
- ↑Ballaststoffe
- ↑fermentierte Lebensmittel
- ↑sekundäre Pflanzenstoffe/bioaktive Substanzen
  - z.B. pflanzliche Farbstoffe: Lycopin, Carotinoide
  - Phytohormone: Isoflavone, Lignane

Bei einer manifesten Tumorerkrankung werden Therapieerfolg und Heilungsprozess wesentlich vom Ernährungsstatus der Patienten mit beeinflusst. Grundsätzlich ist eine spezielle Ernährungsberatung in dieser Situation sinnvoll, da Malnutrition und Kachexie einen erheblichen Einfluss auf die Lebensqualität und -dauer haben (Beuth, 2002). Die Krebssterblichkeit wird durch Mangelernährung um ca. 30% erhöht, eine Tumorkachexie verschlechtert die Prognose der Erkrankung signifikant, da sie u.a. mit vermindertem Ansprechen und vermehrten Komplikationen der tumordestruktiven Therapien sowie verlängerter Krankenhausverweildauer einhergeht.

Sportliche/körperliche Aktivität

Zielgerichtete Gymnastik, der individuellen Situation angepasster moderater Ausdauersport bzw. körperliche Aktivierung, haben sich als prophylaktische Maßnahmen sowie während der (Nach-) Behandlung von Tumorpatienten als sinnvoll erwiesen (Schüle, 2001; Uhlenbruck, 2001), weil sie u.a.

- ✓ die körperliche Funktionsfähigkeit verbessern bzw. wiederherstellen,
- ✓ das körpereigene Abwehr-, Hormon-, Herz-Kreislaufsystem stabilisieren/ aktivieren,
- ✓ über Freisetzung von Neuropeptiden (u.a. β-Endorphinen) einen positiven Einfluss auf Stimmungslage, Schmerzempfinden bzw. Lebensqualität haben,
- ✓ über soziale Kontakte (Gruppen-/Mannschaftszugehörigkeit) u.a. eine psychische Stabilisierung erreichen,
- ✓ das therapieinduzierte Fatigue-Syndrom mildern/beseitigen.

Psychoonkologische Betreuung

Psychologische/psychotherapeutische Maßnahmen sollten ein fester Bestandteil der onkologischen Akut- und Rehabilitationsbehandlung sein. Es gilt als gesichertes Wissen, dass definierte Behinderungen psychosomatische Auswirkungen haben und durch entsprechende Therapieansätze gelindert oder geheilt werden können (Rehse, 2001).

Darüber hinaus sind fachpsychologisches Eingreifen und psychotherapeutische Maßnahmen bei den Problemen der Krankheitsverarbeitung sinnvoll, insbesondere bei Krebspatienten. Hierzu gehören u.a.

- ✓ emotionale Störungen, wie Angst und Depression,
- ✓ Konflikte in Partnerschaft und Familie,
- ✓ Beeinträchtigung des Sozialverhaltens,
- ✓ soziale Rückzugstendenzen,
- ✓ Probleme mit der Akzeptanz der Erkrankung,
- ✓ Diskrepanzen zwischen Behandlungserwartung und -angebot,
- ✓ psychische Beeinträchtigungen, die die körperliche Leistungsfähigkeit beeinflussen.

Folgende psychoonkologischen/psychotherapeutischen Maßnahmen stellen derzeit einen noch nicht abschließend evaluierten Standard innerhalb der onkologischen Akut- und Rehabilitationsbehandlung dar:

- ✓ Visualisation, Meditation, Entspannung
- ✓ Kreativ-, Kunst-, Gestaltungstherapie
- ✓ körperliches Wahrnehmungstraining
- ✓ themenzentrierte Gespräche, Gesprächstherapie
- ✓ Partner-/Angehörigengespräche
- ✓ Schmerzbewältigungstraining

Selentherapie

Die Erforschung der Basismechanismen und klinischen Relevanz des Spurenelementes Selen (Natrium-Selenit) wird international auf höchstem Niveau betrieben und hat Anwendungsgrundlagen für die Onkologie definiert, z.B. als komplementäre therapeutische Maßnahme während der Chemo- und Strahlentherapie (Hehr *et al.*, 1999; Roth *et al.*, 1999). Insbesondere der Nachweis, dass die antioxidative Wirkung von Na-Selenit

- ✓ die tumordestruktive Wirkung der Chemo- und Strahlentherapie nicht hemmt,
- ✓ die therapeutische Wirksamkeit definierter Chemotherapien bzw. der Strahlentherapie verstärkt,

hat die studienmäßige Testung dieser komplementäronkologischen Maßnahme beschleunigt (Buentzel *et al.*, 2002). Hauptzielkriterium derzeit laufender kontrollierter Studien ist die Reduktion chemo-/strahlentherapeutischer Nebenwirkungen (Steigerung der Lebensqualität), die durch Optimierung der konsensierten Therapieabfolgen bzw. durch Wirksamkeitssteigerung der Standardtherapie auch den Verlauf der Tumorerkrankung günstig beeinflussen könnte. Die Grundlage der Verabreichung von Na-Selenit während der Chemo-/Strahlentherapie beruht insbesondere auf der Kenntnis (Biesalski, 1997; Prasad *et al.*, 2001)

- ✓ der weitverbreiteten Selenmangelversorgung durch die Ernährung,
- ✓ des erhöhten Bedarfes an Selen in definierten Erkrankungs-/Lebensphasen,
- ✓ des dokumentierten Selenmangels bei Patienten mit definierten Tumorarten.

Vitamin-/Spurenelement Substitution

Tumorpatienten/Innen haben einen nachgewiesen erhöhten Bedarf an essenziellen Mikronährstoffen (=Vitamine und Spurenelemente), der auch durch eine gesunde, vollwertige Kost nur schwer zu decken ist. Dies gilt insbesondere während/nach tumordestruktiven Chemo- und/oder Strahlentherapien, da der

Mikronährstoffbedarf in diesen Behandlungsphasen erhöht bzw. wegen Nebenwirkungen dieser Therapien (u.a. verminderte Nahrungsaufnahme, Übelkeit, Erbrechen, Durchfall, Schwitzen) verändert ist (Arnold, 2001). So konnte in Untersuchungen zu Wechselwirkungen zwischen Ernährungszustand und Krebstherapie gezeigt werden, dass ein Mangel an Vitaminen und Spurenelementen eine verminderte Toleranz gegenüber tumordestruktiven Maßnahmen bewirkt (Beuth, 2002).

Mikronährstoffe sind in vielfältiger Weise an der Prävention von Krebserkrankungen beteiligt. So hemmen definierte Vitamine/Spurenelemente u.a. die Aktivierung von kanzerogenen Stoffen sowie Entzündungsprozessen; andere Mikronährstoffe verhindern die Aufnahme krebsinduzierender Stoffe in die Zelle bzw. schützen das zelluläre Erbgut, indem sie die Anlagerung und Aufnahme kanzerogener Substanzen verhindern (Biesalski, 1995).

Eine den Lebensumständen bzw. der Erkrankung angepasste Gabe von essenziellen Mikronährstoffen (bilanziertes Vitamin- und Spurenelementgemisch) als vorbeugende Maßnahme sowie als Ausgleich der durch die tumordestruktive Therapie hervorgerufenen Mangelzustände hat sich in kontrollierten klinischen Studien als sinnvoll erwiesen (Prasad *et al.*, 2001).

Enzymtherapie

Die komplementäre Gabe eines standardisierten Enzymgemisches (Papain, Trypsin, Chymotrypsin) bewirkte in wirksamkeitsnachweisrelevanten pharmakoepidemiologischen Kohortenstudien (EBM-Evidenzgrad 2) bei Patienten/innen mit Plasmozytom, Kolorektal- und Mammakarzinom stadienabhängig (Beuth *et al.*, 2001; Popiela *et al.*, 2001; Sakalova *et al.*, 2001) eine

- ✓ Reduktion von Nebenwirkungen der Standardtherapien,
- ✓ Steigerung der Lebensqualität,
- ✓ Verlängerung rezidivfreier Zeiten.

Eine Tumorart- und Tumorstadien-angepasste komplementäre Gabe standardisierter proteolytischer Enzymgemische kann demnach die tumordestruktive Standardtherapie optimieren.

Misteltherapie

Die Verabreichung von Mistelextrakten als Prototyp der Phytotherapie ist die häufigste komplementäre Maßnahme in der Onkologie. Repräsentative Umfragen ergaben, dass mehr als 80% aller Tumorpatienten und -patientinnen komplementäre Therapien anwenden, davon ca. 60% Mistelextrakttherapien (Stoll, 1999).

Die derzeit praktizierte Mistelextrakttherapie erfolgt mit standardisierten Extrakten oder mit lektinnormierten (Mistellektin-1/ML-1) Extrakten. Unter Berücksichtigung der Anforderungen der wissenschaftlichen Medizin kann zusammengefasst werden, dass die experimentelle/vorklinische Erforschung von standardisierten/lektinnormierten Mistelextrakten bzw. definierten Mistelextraktkomponenten (u.a. natives ML-1; rekombinantes ML) weit fortgeschritten ist (Büssing, 2000).

Bezüglich der Diskussion „Misteltherapie als experimentelle Therapieform mit präklinisch belegtem Risikopotential", deren Grundlage *in vitro*-Daten zur 1. Mistellektin- oder Zytokin-induzierten (insbesondere Interleukin-6) Tumorzellproliferation sowie 2. präklinische *in vivo*-Daten eines chemisch-induzierten Harnblasentumormodells in der Ratte sind, kann derzeit konstatiert werden: Die wissenschaftliche Relevanz der publizierten Daten erscheint u.a. deshalb fraglich, weil 1. *in vitro/in vivo* (tierexperimentelle) Untersuchungen nicht ohne weiteres auf die klinische Situation übertragbar sind, 2. andere Arbeitsgruppen weder *in vitro* Tumorzellproliferation (Beuth *et al.*, 1994) noch *in vitro* Interleukin-6 Freisetzung (Braun *et al.*, 2003), noch gesteigerte *in vivo* Wachstums-/Metastasierungstendenz muriner Tumore (Beuth *et al.*, 1991; Braun *et al.*, 2001) bestätigen konnten. Es wurden hingegen in mehreren (tier)experimentellen Tumormodellen eindeutige antitumorale/antimetastatische Wirkungen von standardisierten Mistelextrakten beobachtet (Beuth *et al.*, 1991; Braun *et al.*, 2001). Unter diesem Aspekt sollte die themenbezogene Expertise (Zellproliferation, Zytokinfreisetzung) der Arbeitsgruppen hinterfragt werden, die u.a. experimentelle *in vitro/in vivo*-Daten unmittelbar als Beleg eines Risikopotentials stilisieren.

Erste wissenschaftlich fundierte klinische Studien zeigten Tumorart- und Tumorstadien-abhängig Reduktionen von Nebenwirkungen der Standardtherapie, damit einhergehende Steigerung der Lebensqualität sowie reproduzierbare Immunstimulation unter lektinnormierter/standardisierter Mistelextrakttherapie bei Mamma-, Kolorektalkarzinom und Glioblastompatienten/innen (Beuth, 2002; Büssing, 2000).

In einer aktuell publizierten kontrollierten, multizentrischen, pharmakoepidemiologischen retrolektiven Kohortenstudie (Good-Epidemiological Practice/GEP-konform) wurden 689 Patientinnen mit primärem Mammakarzinom rekrutiert, die in den Jahren 1988–1997 behandelt worden waren. Die Kontrollgruppe (n=470 Patientinnen) hatte eine konsensierte onkologische Standardtherapie erhalten (Operation, Chemo- und/oder Strahlen- und/oder Hormontherapie), die Prüfgruppe (n=219 Patientinnen) zusätzlich komplementär einen Lektin (ML-1)-normierten Mistelextrakt. Die komplementäre, lektinnormierte Mistelextrakttherapie in der Prüfgruppe führte im Vergleich zur Kontrollgruppe zu einer signifikanten Reduktion von Nebenwirkungen der Standardtherapie, insbesondere von Übelkeit und Erbrechen. Die lektinnormierte Mistelextrakttherapie stellte sich in dieser Studie als eine gut verträgliche Ergänzung der onkologischen Standardtherapie des Mammakarzinoms heraus, die zur Verbesserung der Lebensqualität führte (Schumacher *et al.*, 2003).

Eine analog mit einem standardisierten Mistelextrakt der anthroposophischen Therapierichtung durchgeführte pharmakoepidemiologische retrolektive Kohortenstudie mit insgesamt 1442 Mammakarzinompatientinnen (n=732 Kontrollgruppe vs. n=710 Verumgruppe) dokumentierte ebenfalls eine signifikante Reduktion von Nebenwirkungen der Standardtherapie, die mit einer signifikanten Verbesserung der Lebensqualität der Patientinnen unter komplementärer Mistelextrakttherapie einherging (Bock *et al.*, 2002).

Die Mistelextrakttherapie hat sich in kontrollierten Studien als sinnvoll erwiesen. Zu beachten ist neben der Indikation (post-chemo-/strahlentherapeutische Immunsuppression) insbesondere auch die Abhängigkeit von Tumorart und -stadium, da eine randomisierte, kontrollierte Studie keinen therapeutischen Vorteil der Standardtherapie-begleitenden Mistelextrakttherapie bei Patienten/innen mit Kopf-Hals-Plattenepithelkarzinomen zeigten (Steuer-Vogt *et al.*, 2001). Bei malignen systemischen Tumoren (u.a. Leukämien, Lymphome) sollten Mistelextrakte mangels kontrollierter klinischer Studien zur Unbedenklichkeit und Wirksamkeit nur unter strenger Indikationsstellung (in Studienform unter Kontrolle des Krankheitsverlaufes) verabreicht werden. (Siehe auch Beitrag von G. Stoll in diesem Buch).

Hyperthermie

Die Behandlung von Krankheiten durch Anwendung von Wärme ist bereits seit Hippokrates bekannt. Seit dem 18. Jahrhundert wurden Hyperthermie in Wärmekammern oder Wärmebäder insbesondere zur Behandlung von Infektionskrankheiten eingesetzt. Gegen Ende des 19. Jahrhunderts erfolgten erstmals Therapieversuche mit pyrogenen Substanzen (Bakterien, Viren), seit den 1920er Jahren wird versucht, hitzeempfindliche Tumorzellen durch Hyperthermie zu bekämpfen (Beuth, 2002).

Seit den 1960er Jahren wurde versucht, die Hyperthermietechniken zu verbessern, z.B. durch Verwendung von Kurzwellen, Mikrowellen und Infrarotwellen (Szasz *et al.*, 2001). Aber auch heute besteht noch ein erheblicher Forschungsbedarf, um Qualität, Unbedenklichkeit und Wirksamkeit der Hyperthermie zu belegen.

Die Hyperthermie wird derzeit international erforscht, insbesondere in Kombination mit Chemo- und/oder Strahlentherapie. Möglicherweise kann sie in Zukunft die erprobten Krebs-Standardtherapien erweitern (Beuth, 2002). Derzeit liegen aber keine verlässlichen Wirksamkeitsnachweise vor, besonders im Hinblick auf die alleinige Anwendung der unterschiedlichen Hyperthermieverfahren. Nur bei definierten Indikationen und in Kombination mit tumordestruktiven Standardtherapien kann die Hyperthermie als erweiterte komplementäre Maßnahme empfohlen werden, ohne dass daraus mit Gewissheit ein Nutzen abzuleiten wäre.

Die Hyperthermie wird in Deutschland seit Jahrzehnten als tumordestruktive Therapiemaßnahme angewendet, ohne dass ihre Wirkweise oder Wirksamkeit hinreichend erforscht wären. Ein bislang nicht gelöstes Problem ist die Temperaturmessung im Tumorgewebe. Da sie entscheidend für den Behandlungserfolg ist, sind weitere Forschungsaktivitäten notwendig, um die Hyperthermie als Therapiemaßnahme empfehlen zu können.

Außenseitermethoden

Dem medizinischen Erfolg der Therapie bösartiger Tumorerkrankungen sind auch heute noch Grenzen gesetzt, unabhängig davon, ob chirurgisch, strahlentherapeutisch oder medikamentös vorgegangen wird. Die manchmal scheinbare Perspektivlosigkeit der Erkrankung lockt Wunderheiler und Scharlatane an, die, wie auf keinem anderen Gebiet der Medizin, die Patienten mit falschen Heilungsversprechen täuschen.

Ausdrücklich zu warnen ist vor diversen nicht-wirksamkeitsgeprüften Therapie-/Diagnostikverfahren, die zuweilen fälschlich mit der Komplementärmedizin gleichgesetzt werden. Die Verfahren werden aggressiv beworben (Internet, TV, Presse) und suggerieren, dass bei Anwendung

- ✓ Krebswachstum und Tumormasse verringert wird,
- ✓ Metastasenbildung verzögert wird,
- ✓ Überlebenszeit verlängert wird,
- ✓ die Behandlung auch dann noch wirksam ist, wenn alle anderen Behandlungen versagt haben,
- ✓ die Notwendigkeit der Chemotherapie verzögert wird,
- ✓ die Wirksamkeit von Chemo-/Strahlentherapie verstärkt wird.

Auf der Grundlage wissenschaftlicher Untersuchungen sind derartige Aussagen nicht bewiesen und für Patienten/innen (lebens-)gefährlich.

Direkte Werbung ist Ärzten nicht erlaubt. Dennoch macht sich vermehrt eine bedenklich stimmende Form der maskierten Werbung breit, von der zu befürchten ist, dass gewissenhafte Qualitätskontrolle der eigenen Verantwortlichkeit nach ethischen Gesichtspunkten immer weniger das ärztliche Handeln bestimmt. So ist es nicht verwunderlich, dass selbst-auferlegte Expertisen und wirtschaftliche Begehrlichkeiten ambitionierter Protagonisten sowie unverantwortliche und übertriebene Bewerbungen nicht hinreichend evaluierter und in der Regel überteuerter Diagnostikverfahren (u.a. Redox-Serum-Analyse; Dunkelfeldmikroskopie; Biophotonen-/Bioresonanzdiagnostik; irrelevante molekularbiologische/immunologische Parameter) und Therapieverfahren (u.a. Bioelektrische Tumortherapie; Bioelementare Kombinationstherapien; Essiac-/Flor Essence Tee; Galavit; Megamin; Neue Medizin nach Dr. Hamer; Prostasol; Recancostat; SPES/PC-SPES; Thymusfrischextrakte; Ukrain; Zellular Medizin nach Dr. Rath) derzeit im medizinischen Umfeld verstärkt zu beobachten sind.

Dies betrifft insbesondere Fachrichtungen, die chronisch kranke und angstbehaftete Patienten und Patientinnen zu betreuen haben, u.a. die (Komplementär-) Onkologie. Es ist schon fast zur Selbstverständlichkeit geworden, dass selbsternannte Spezialisten aus Kliniken und Praxen in Vorträgen und Dia-Shows Selbsthilfegruppen, Ärzte-/Patientengesellschaften und gemeinnützige Träger zur Patientenakquise missbrauchen und scheinbar spezialisierte (Privat-) Kliniken, Praxen, (Immun-)Laboratorien sowie nicht wirksamkeitsgeprüfte Diagnostik-/Therapieverfahren mit Heilungsversprechen anbieten. Da der chronisch kranke (onkologische) Patient neben Einbußen hinsichtlich der Lebensqualität oft auch (Überlebens-)Ängste hat und als Laie der Kompetenz und Ehrlichkeit seines betreuenden Arztes ausgeliefert ist, sind einem Missbrauch Tür und Tor geöffnet.

Fazit für die Praxis

Auf Qualität, Unbedenklichkeit und Wirksamkeit geprüfte komplementärmedizinische Maßnahmen sind keine Alternativen zur Standardtherapie, insbesondere in der Onkologie. Indikationsbezogen angewandt können definierte Verfahren/Medikationen (u.a. Ernährungsoptimierung, körperliche Aktivierung, psychoonkologische Betreuung, Natrium-Selenit, proteolytische Enzyme, standardisierte Mistelextrakte) die tumordestruktiven Standardtherapien ergänzen. Insbesondere durch Reduktion unerwünschter Nebenwirkungen und damit einhergehender Verbesserung der Lebensqualität können onkologische Standardtherapiekonzepte zeit- und dosisoptimiert durchgeführt werden, was optimale kurative Therapieansätze ermöglicht.

Absolut zu warnen ist vor nicht auf Qualität, Unbedenklichkeit und Wirksamkeit geprüften Außenseitermethoden, die zuweilen (aber fälschlich) mit der wissenschaftlich begründeten Komplementärmedizin assoziiert werden. Deren Anwendung geht in der Regel mit hohen Kosten für Patienten/Innen einher und kann bei Aussetzen der erprobten Standardtherapien lebensgefährlich sein.

Tab. 1: Wissenschaftlich-begründete medikamentöse komplementäronkologische Maßnahmen

Therapie	**Komplementäre Maßnahmen**		**Wirkung**
	EBM-geprüft	**erweitert**	
Ernährungsberatung	X		LQ↑
Sport	X		IM, LQ↑
Psychoonkologie	X		LQ↑, ÜLZ↑
Na-Selenit-Therapie	X		IM, LQ↑
Enzymtherapie	X		LQ↑
Misteltherapie	X		IM, LQ↑
bilanzierte Vitamine/ Spurenelemente		X	LQ↑
Hyperthermie		X	IM

LQ: Lebensqualität; IM: Immunmodulation; ÜLZ: Überlebenszeit;
↑ verbessert, verlängert;
Erweiterte komplementäre Maßnahmen (EBM Evidenzgrade 3–5) können individuell/ indikationsbezogen sinnvoll sein, bedürfen aber weiterer (EBM Grad 1 oder 2) Austestung, ehe sie allgemein empfehlenswert sind.

Literatur

Abel, U. (1995): Chemotherapie fortgeschrittener Karzinome, Hippokrates Verlag, Stuttgart.

Arnold-von Viersen, B. (2001): Der Einsatz von Mikronährstoffen bei Tumorerkrankungen und zur Tumorprävention, Dtsch Ztschrft für Onkologie 33: 19–29.

Bailar, J.C., Gornik, H. (1997): Cancer undefeated, N Engl J Med 336: 1569–1574.

Berger, M., Muehlhauser I. (2001): Patienten müssen mehrstufig aufgeklärt werden, Dt Ärzteblatt 98: 250–253.

Beuth, J. (2002): Grundlagen der Komplementäronkologie. Theorie und Praxis, Hippokrates Verlag, Stuttgart.

Beuth, J., Ost, B., Pakdaman, A., Rethfeldt, E., Bock, P.R., Hanisch, J., Schneider, B. (2001): Impact of oral enzyme application on the postoperative treatment of breast cancer patients: results of an epidemiological retrolective cohort study, Cancer Chemother Pharmacol 47 Suppl: 55–63.

Beuth, J., Ko, H.L., Tunggal, L., Jeljaszewicz, J., Steuer, M.K., Pulverer, G. (1994): Einfluss von wässrigen, auf Mistellektin-1 standardisierten Mistelextrakten auf die *In-vitro*-(Tumor)Zellproliferation, Dtsch Zschr Onkologie 26: 1–6.

Beuth, J., Ko, H.L., Gabius, H.-J., Pulverer, G.(1991): Influence of treatment with the immunomodulatory effective dose of β-galactoside-specific lectin from mistletoe on tumor colonization in BALB/c-mice for two experimental model systems, In vivo 5: 29–32.

Biesalski, H.K. (1997): Kenntnisstand Selen. Ergebnisse des Hohenheimer Konsensusmeetings, Akt Ernähr Med 22:224–231.

Biesalski, H.K. (1995): Antioxidative Vitamine in der Prävention, Dt Ärzteblatt 92: 1316–1321.

Bock, P.R., Hanisch, J., Hoffmann,J., Dierdorf, R.E., Werner, M., Schürholz, T., Schneider, B. (2002): Efficacy and safety of the standardized mistletoe extract (Iscador®) in the postsurgical therapy of patients with primary breast carcinoma: a multicenter, controlled, retrolective cohort study according to good epidemiological practice (GEP) guidelines, Abstract und Vortrag 25. Deutscher Krebskongress, Berlin

Braun, J.M., Blackwell, C.C., Weir, D.M., Beuth, J. (2003): Cytokine release of whole blood from adult female donors challenged with mistletoe lectin-1 standardized mistletoe extract and *E. coli* endotoxin or phytohaemagglutinin (PHA), Anticancer Res 23: 1349–1352.

Braun, J.M., Ko, H.L., Schierholz, J.M., Weir, D., Blackwell, C.C., Beuth, J. (2001): Application of standardized mistletoe extracts augment immune response and down regulates metastatic organ colonization in murine models, Cancer Lett 170: 25–31.

Buentzel, J., Weinaug, R., Glatzel, M., Froehlich, D., Micke, O., Schüller, P., Kuettner, K. (2002): Sodium selenite in the treatment of interstitial post-irradiation edema of the head and neck area, Trace Elements and Electrolytes 19: 33–37.

Büssing, A. (2000): Mistletoe. The genus *Viscum*. Harwood Academic Publishers, The Netherlands.

Hehr, T., Bamberg,M., Rodemann, H.P. (1999): Praeklinische und klinische Relevanz der radioprotektiven Wirkung von Natriumselenit, InFo Onkologie Suppl 2: 25–29.

Moss, R.W. (1995): Questioning chemotherapy, Equinox Press, Brooklyn, USA.

Popiela, T., Kulig, J., Hanisch, J., Bock, P.R. (2001): Influence of complementary treatment with oral enzymes on patients with colorectal cancer, Cancer Chemother Pharmacol 47 (Suppl.): 55–63.

Prasad, K.N., Cole, W.C. (1998): Cancer and nutrition, IOS Press Amsterdam, Washington DC.

Prasad, K.N., Cole, W.C., Kumar, B., Prasad, K.C. (2001): Scientific rationale for using high-dose multiple micronutrients as an adjunct to standard and experimental cancer therapies, J Am Coll Nutr 20: 450–463.

Raspe, H. (2001): Die Heilkunde wird eine Wissenschaft sein, oder sie wird nicht sein., ZaeFQ 95: 569–579.

Rehse, B. (2001): Metaanalytische Untersuchungen zur Lebensqualität adjuvant psychoonkologisch betreuter Krebspatienten, Shaker Verlag, Aachen.

Roth, T., Fiebig, H. H. (1999): Cytotoxic profile of sodium selenite (Selenase®) and sodium selenite in combination with clinically used chemotherapeutic agents in human tumor models, InFo Onkologie Suppl 2:30–39.

Sakalova, A., Bock, P. R., Dedik, L., Hanisch, J., Schiess, W., Gazova, S., Chabronova, I., Holomanova, D., Mistrik, M., Hrubiska, M. (2001): Retrolective cohort study of an additive therapy with an oral enzyme preparation in patients with multiple myeloma. Cancer Chemother Pharmacol 47 (Suppl.) 38–44.

Schüle, K. (2001): Bewegung und Sport in der Krebsnachsorge, Forum DKG 2:39–41.

Schumacher, K (2000): Therapie maligner Tumoren, Schattauer Verlag, Stuttgart.

Schumacher, K., Schneider, B., Reich, G., Stiefel, T., Stoll, G., Bock, P. R., Hanisch, J., Beuth, J. (2003): Influence of postoperative treatment with lectin-standardized mistletoe extract on breast cancer patients. A controlled epidemiological multicenter cohort study, Anticancer Res 23: 5081–5088.

Steuer-Vogt, M., Bonkovsky, V., Ambrosch, P., Scholz, M., Neiss, A., Strutz, J, Hennig, M., Lenarz, T., Arnold, W. (2001): The effect of adjuvant mistletoe treatment programme in resected head and neck cancer patients. A controlled clinical trial, Eur J Cancer 37: 23–31.

Stoll, G. (1999): Die Misteltherapie in der Onkologie, Dtsch. Zschr. Onkologie 31: 31–34.

Szasz, A., Szasz, O., Szasz, N. (2001): Electro-hyperthermia: a new paradigm in cancer therapy, Dtsch Zschr Onkologie 33: 92–99.

Uhlenbruck, G. (2001): Bewegungstraining in der Krebsnachsorge: Einfluss auf immunologische und psychologische Parameter, Forum DKG 2:43–46.

Korrespondenzadresse:
Prof. Dr. med. Josef Beuth
Institut zur wissenschaftlichen Evaluation naturheilkundlicher Verfahren an der Universität zu Köln, Robert-Koch-Str. 10, 50931 Köln
josef.beuth@medizin.uni-koeln.de

Viscum album und EBM – Zur Studienlage der lektinnormierten Misteltherapie

Viscum album and Evidence-Based Medicine – Current Status of Clinical Studies on Lectin-Standardised Mistletoe Therapy

G. Stoll

Zusammenfassung

Ein in der Bewertung der Misteltherapie immer wieder auftauchender Kritikpunkt ist die als ungenügend empfundene klinische Datenlage. Dies gilt auch für die phytotherapeutisch ausgerichtete Misteltherapie und ist teilweise auf die spezifische, mit komplementären Therapien häufig gekoppelte Problematik mangelnder Patientencompliance zurückzuführen (Befürchtung, in die Kontrollgruppe ohne Therapie zu kommen). Einen Ausweg bieten so genannte retrolektive multizentrische Kohortenstudien, die speziell für die Prüfung solcher Therapien geeignet sind. Retrolektive Kohortenstudien erfüllen EBM (evidence based medicine) Level 2 und sind somit relevant für den Nachweis der Wirksamkeit. Die Datenlage zu den klinischen Studien mit lektinnormierten Präparaten wird kurz vorgestellt und dann eine Studie bei Mammakarzinom-Patientinnen genauer diskutiert. In der Weiterentwicklung der Misteltherapie wird voraussichtlich die Kopplung mit der Selentherapie wichtig werden.

Schlüsselwörter

Immunmodulation, Misteltherapie, lektinnormierte Extrakte, Studien, Selen, *Viscum album*, evidenzbasierte Medizin (EBM)

Summary

An important point of criticism in the evaluation of mistletoe therapy is the seemingly unsufficient clinical documentation. This also holds true for phytotherapeutical mistletoe therapy and is, at least in part, a consequence of the specific, with complementary therapies in general associated problem of lacking patient compliance (due to the fear of being randomised into the control group without therapy). So-called retrolective multi-center cohort studies may offer a way out of this dilemma, being especially suited for the evaluation of such therapies. They fulfil the requirements of EBM (evidence-based medicine) level 2 and therefore are relevant for the proof of efficacy. The current status of clinical research with lectin-standardised extracts is briefly reviewed and a study with breast cancer patients will be discussed in some detail. In the further development of mistletoe therapy the additional application of selenium will gain importance.

Keywords
Immunomodulation, mistletoe therapy, lectin-standardised extracts, studies, selenium, *Viscum album,* evidence-based medicine (EBM)

Einleitung

Die Diskussion um die Anwendung von Mistelextrakten bei Tumorpatienten hat in den letzten Jahren bisweilen unschöne Formen angenommen, die wahrscheinlich nur aus der historischen Entwicklung dieser Therapiemethode erklärbar sind. Sicherlich hat die inzwischen überholte Forderung nach der Anwendung von Mistelextrakten als Alternativmedizin, also anstelle einer Standardtherapie, zu einer Polarisierung beigetragen, die heute noch nachwirkt.

Anders wäre es jedenfalls kaum zu erklären, dass derzeit immer wieder Übersichtsarbeiten erscheinen, deren Zielsetzung jeweils schon im Vorfeld klar umrissen ist, sei es nun pro oder kontra Misteltherapie. Je nach dieser Vorgabe werden dann, statt alle zur Verfügung stehenden Informationen zu werten, sozusagen „Ausschlusskriterien" formuliert, die es erlauben, mit den dann zu betrachtenden, gefilterten Studien zum gewünschten Ergebnis zu kommen.

Inwieweit eine solche Haltung wissenschaftlichen Objektivitätskriterien entspricht, ist eine Sache. Ein ganz anderes Problem liegt darin, dass wichtige Aspekte dabei völlig unter den Tisch fallen. Das ist zum einen die Tatsache, dass die klassische prospektive, randomisierte klinische Studie (RCT) für die Situation eines Arztes in der Praxis nur eingeschränkten Aussagewert hat. Im Gegensatz zu den klinischen Prüfern kann er an seine Patientenklientel keine Ein- und Ausschlusskriterien anlegen, sondern er muss und will ja auch jene Patienten behandeln, die beispielsweise multimorbide sind oder von Alter, Geschlecht, Grading und Staging oder anderen Kriterien her nicht in eine Studie eingeschlossen werden würden. Studienergebnisse, die an einer strikt selektierten Gruppe von Patienten ermittelt wurden, sind daher oft nicht auf die normale Praxisklientel übertragbar. Der Wert eines RCT liegt somit im Bereich der klinischen Prüfungen der Phase I bis III vor Einführung eines Medikaments in den Markt, und es ist mithin durchaus sinnvoll, dass über Anwendungsbeobachtungen (AWBs) die Möglichkeit besteht, das weitere Abschneiden unter echten Praxisbedingungen zu evaluieren.

Bedeutender noch als solche heuristischen Erwägungen ist jedoch die Tatsache, dass Patienten oft mit widersprüchlichen Aussagen zur Therapiegestaltung konfrontiert werden, die, und dies bestätigt sich aus vielen Gesprächen mit den Patienten, zutiefst verunsichern. Welchen Stellenwert hat eine Misteltherapie für den Tumorpatienten? Ist sie eine sinnvolle, vielleicht sogar notwendige Ergänzung der Behandlung, oder setzt er sich möglicherweise sogar dem Risiko einer Tumorstimulation aus?

Da in anderen Beiträgen bereits viele dieser Fragen beantwortet wurden, sollen im Folgenden kurz die Studien mit lektinnormierten Mistelpräparaten diskutiert werden, um dann einen Ausweg aus dem „Studiendilemma" aufzuzeigen, der sowohl den Forderungen nach mehr klinischen Prüfungen wie auch den Patientenbedürfnissen entgegenkommt. Am Beispiel retrolektiver epidemiologischer Kohortenstudien kann man zeigen, dass auch bereits am Markt eingeführte Präparate sinnvoll weiter untersucht werden können, ohne einen Verlust an Patienten-Complance zu riskieren. Zum Ausklang sollen dann noch ein paar Prognosen zur weiteren Entwicklung der Misteltherapie gewagt werden.

Klinische Studien mit lektinnormierten Präparaten

Inzwischen liegt eine Reihe von klinischen Studien mit lektinnormierten Mistelpräparaten vor (Übersichten u.a. bei Rostock, 2000; Stoll, 2001; Stauder und Kreuser, 2002). Neun der in der letzten Übersicht referierten Studien untersuchten den Einfluss von Mistellektin I auf immunologische Parameter. Nur in 7 Studien wurden klinische Parameter geprüft. Eine Verbesserung der Lebensqualität ergab sich in 5 Studien. Praktisch alle dieser Studien wurden mit Eurixor® durchgeführt, eine zu Lektinol® lag lediglich als Abstract aus dem Jahr 2000 vor, einmal kam auch isoliertes Mistellektin zum Einsatz. Das krankheitsfreie Überleben von operierten und nachbestrahlten Gliompatienten wurde tendenziell, das Gesamtüberleben im Stadium III/IV signifikant durch Misteltherapie verlängert. Eine Reduktion von Nebenwirkungen der Chemotherapie fand sich in drei Studien. An Patientinnen mit Mammakarzinom konnte eine Korrelation zwischen Immunstimulation, Endorphinausschüttung und Befindlichkeit der Patientinnen nach Applikation von lektinnormiertem Mistelextrakt aufgezeigt werden. Sowohl Interleukin-1 als auch Interleukin-2 führen zu einer vermehrten Ausschüttung von Endorphinen aus Lymphozyten. So führt die Stimulation von Makrophagen und T-Lymphozyten mit Freisetzung von Zytokinen auch zur Freisetzung von Endorphinen mit entsprechend positivem Einfluss auf die Stimmungslage der Patienten.

Zwei neuere Studien müssen aus sehr unterschiedlichen Gründen intensiver diskutiert werden: In einer prospektiv randomisierten Phase-III-Studie verschiedener Universitätskliniken wurde an Kopf-Hals-Tumoren geprüft, ob sich Überlebenszeit, Zahl der Lokalrezidive, Metastasen und Zweitkarzinome durch eine Behandlung mit ML-I-normiertem Mistelextrakt beeinflussen lassen (Steuer-Vogt *et al.*, 2001). Eingeschlossen wurden Patienten, die nur operativ (Teilstudie I) oder operativ und radiotherapeutisch (Teilstudie 2) oder bei primär inoperablen Tumoren simultan mit Radiotherapie und Chemotherapie mit Cisplatin, 5-Fluorouracil und Folinsäure (Teilstudie 3) behandelt wurden. Ausgewertet wurden 477 Patienten, die entweder nur operiert (n=202) oder operiert und radiotherapiert (n=275) wurden. Beide Gruppen wurden randomisiert auf zusätzliche Gabe des normierten Mistelextrakts. Das Rückfallrisiko wurde für beide Gruppen, mit oder ohne Misteltherapie, als jeweils gleich erachtet.

Das Ergebnis war, dass die 5-Jahres-Überlebensrate der Patienten der Mistelgruppen nicht besser war als die der Patienten ohne Misteltherapie. 200 von 477 (42%) der Patienten bekamen innerhalb von 4 Jahren einen Rückfall. Die totale Rückfallrate und die Entwicklung von Fernmetastasen und Lokalrezidiven ohne Zweittumoren war zwischen Kontroll- und Mistellektingruppen nicht signifikant verschieden. Auch fanden sich keine Unterschiede im zellulären Immunstatus (FACS-Analyse) und der Lebensqualität. Bei 17 bzw. 20% der Patienten wurde das Mistelpräparat wegen unerwünschter Wirkungen abgesetzt.

Bei der Diskussion dieser Ergebnisse sind zwei Fakten zu berücksichtigen. Erstens wurden keine Untersuchungen, insbesondere der Kontrollgruppe, auf das Vorhandensein von Antikörpern gegen Mistellektin durchgeführt. Hierzulande ist die Applikation von Mistelpräparaten mit ca. 50% der Tumorpatienten so hoch, dass man in einer Studie zur Wirkung von Mistellektin sicherstellen muss, dass die Kontrollgruppe nicht unbekanntermaßen auch Mistelpräparate erhalten hat. Ein weiteres Problem sind die offenbar zu geringen Patientenzahlen dieser Studie, denn in Gruppe I hätte der Unterschied zwischen Mistelgruppe und Kontrollgruppe 20%, in Gruppe II sogar 50% betragen müssen, um als statistisch signifikant erkannt zu werden. So ist die Studie trotz guter Qualität nicht in der Lage, der Misteltherapie jeglichen Effekt abzusprechen, sie kann auch nicht auf andere Tumorarten oder Therapiesituationen übertragen werden.

Eine kürzlich publizierte Kohortenstudie (zur Methodik siehe Wegener und Schneider, 2003) erfasste 689 Patienten-Datensätze von Patientinnen mit Mammakarzinom, die nach einem vorher festgelegten Studienprotokoll aus 27 randomisierten Studienzentren erfasst wurden (Schumacher *et al.*, 2003). Die Patientenkollektive (470 Kontrollpatientinnen, 219 Therapiepatientinnen) waren bezüglich demographischer Daten, Tumorstadium, Prognosekriterien einheitlich, jedoch mit einem Trend zu schwereren Erkrankungen in der Therapiegruppe, in der multilokuläre und residuale Tumoren, Lymphknotenbefall, UICC Stadium IV und Karnofskyindex unter 90 häufiger waren. Die Art des operativen Eingriffs und der Axilla-Dissektion war in beiden Gruppen gleich. In der Therapiegruppe, die mit einem normierten Mistelpräparat (Eurixor®) komplementär behandelt wurde, kam es im Vergleich zur Kontrollgruppe zu einer signifikanten Reduktion von initial vorhandenen krankheits- bzw. therapiebedingten Symptomen. In der Therapiegruppe wurde eine völlige Symptomfreiheit statistisch signifikant häufiger erreicht. So verschwand das Symptom

Nausea in der Verumgruppe in 74,5%, gegenüber der Kontrollgruppe mit nur 15,9%. Ähnlich stark war auch die Auswirkung auf die Emesis, während Tumorschmerzen und Depression weniger deutlich reduziert wurden.

Die Zahl der Rezidive im Nachbeobachtungszeitraum ergab 6/216 (2,78%) in der Therapiegruppe und 24/470 (5,22%) in der Kontrollgruppe. Die Zeit bis zum Rezidiv ergab mit der Kaplan-Meier-Methode in der Therapiegruppe eine signifikant längere Zeit bis Auftreten des ersten Rezidivs (Logrank Test p = 0,0053). Das Ergebnis entspricht damit einer geschätzten Senkung des relativen Rezidivrisikos in der Therapiegruppe in den ersten 9 Therapiemonaten von 70% (Cox-proportional-hazard-Methode, Hazard ratio HR = 0,28 (0,10 – 0,76), p = 0.0120). Die Zeit bis zum ersten tumorbedingten Ereignis wurde um 30 Wochen verlängert. Die tumorbedingte Mortalität wurde durch Misteltherapie nicht beeinflusst. Auch bezüglich Metastasierung und Überlebenszeit wurden zwischen Therapie- und Kontrollgruppe keine signifikanten Unterschiede festgestellt. Hierfür sind längere Beobachtungszeiten notwendig.

Zur Wertigkeit von Kohortenstudien

Die hier diskutierte epidemiologische Beobachtungsstudie in Form einer kontrollierten Kohortenstudie hat eine signifikante Reduktion tumor- und therapiebedinger Symptome und eine Verlängerung der Zeit bis zum Lokalrezidiv in der Gruppe mit komplementärer Misteltherapie ergeben. Die Qualität einer an großen Zahlen erhobenen Kohortenstudie unterscheidet sich nicht von randomisierten, kontrollierten prospektiven Studien (Benson und Hartz, 2000; Concato *et al.*, 2000). Dementsprechend erfolgte eine Einstufung durch die Cochrane-Zentren auf Stufe 2b der EBM-Niveaus (s.a. http://cebm.jr2.ox.ac.uk/docs/levels/htm).

Auch zur Frage, ob eine Therapie mit Mistellektinen möglicherweise ein Risiko für den Patienten aufweist, gibt die hier zitierte Studie Auskunft. Weder in dieser noch in allen anderen Studien konnte eine Stimulation des Tumorwachstums nachgewiesen werden. Die von wenigen Autoren immer wieder formulierten Bedenken gegen eine Therapie mit Mistelpräparaten haben trotz Nachweis von Interleukin-6-Rezeptoren auf verschiedenen Zellen keine klinische Relevanz. Vor allem auch im Zusammenhang mit den entsprechenden Beiträgen in diesem Band sollten die Bedenken hinsichtlich einer Tumorstimulation durch Mistelextrakt ausgeräumt sein, zumal sich auch in der Literatur bis auf wenige Einzelfälle keine Hinweise finden.

An dieser Stelle sei aber ganz besonders betont, welche großen Vorteile solche Kohortenstudien für Medikamente bieten, die bereits am Markt eingeführt sind. Zunächst sind die zugrunde liegenden biometrischen Formalismen fundiert und validiert. Etwas vereinfacht ausgedrückt behandelt man die Einwirkung des Medikaments wie die irgendeines anderen Umweltfaktors (z.B. Rauchen) auf eine Stichprobe, und man kann mit validen epidemiologischen Algorithmen den Einfluss anderer Faktoren herausrechnen; so, wie man auch beim Nachweis der vermehrten Tumorinzidenz durch Rauchen beispielsweise auf das Alter der Probanden adjustieren muss und kann!

Wichtig ist darüber hinaus, dass man die Therapie nicht beeinflussen muss. Patient und Arzt treffen gemeinsam die Entscheidung, ob beispielsweise eine zusätzliche Misteltherapie durchgeführt werden soll oder nicht, und zwar völlig unabhängig von der Studie, unbeeinflusst von Studienhonoraren oder anderen Unwägbarkeiten. Auch die Compliance des Patienten wird nicht beeinträchtigt. Alle Qualitätskriterien des RCT sind ebenso gegeben: Ein- und Ausschlusskriterien, Auditing, Monitoring, gute Dokumentationen. Diese Art der Studien ist somit für komplementäre Therapien ausgezeichnet geeignet und sollte bei zukünftigen Diskussionen auch adäquat berücksichtigt werden.

Neue Wege der Misteltherapie

Das Problem bei Prognosen liegt bekanntlich darin, dass sie sich mit der Zukunft beschäftigen. Wenn hier doch einige Entwicklungslinien, die sich derzeit abzeichnen, extrapoliert werden sollen, so deswegen, weil sie zumindest teilweise auch die Gestaltung zukünftiger Studien beeinflussen werden.

1. Trotz aller Probleme mit Techniken der genetischen Rekombination (Preis, Expressionsvektoren etc.) wird nach wie vor die klinische Erprobung des rekombinanten Mistellektins I verfolgt, so beispielsweise die Induktion der p53-unabhängigen Apoptose und der Synergismus mit einer Bestrahlung (Hostanska *et al.*, 2003). Hier wäre an eine Kopplung der an die Zelloberfläche bindenden B-Kette mit speziellen, die Apoptose auslösenden Todessignalen zu denken, sicher ein interessanter, aber noch weit von der klinischen Umsetzung entfernter Weg.

2. Bei zukünftigen Studien sollten nicht nur die Reaktionen des peripheren Immunsystems, sondern auch andere, nicht so einfach zugängliche Immunkompartimente beachtet werden, die aufgrund ihrer erheblich verschiedenen molekularbiologischen und immunologischen Eigenschaften ganz anders auf eine Immuntherapie reagieren könnten, z.B. das Knochenmark (Feuerer

et al., 2003; sowie Beitrag von V. Schirrmacher in diesem Band) oder auch das Darm-assoziierte Immunsystem (Wittig und Zeitz, 2003). Auch wenn die Schätzungen etwas differieren, geht man doch davon aus, dass das GALT („gut-associated lymphoid tissue") etwa zwei Drittel des gesamten Immunsystems ausmacht, und dass die entsprechenden Immunzellen ganz anders reagieren als im peripheren Blut. Es fällt somit quantitativ und qualitativ erheblich ins Gewicht, ohne jemals bei einer klinischen Studie berücksichtigt worden zu sein.

3. Zur Vermeidung einer unkritischen Polypragmasie und zur Koordination mit der tumorreduktiven onkologischen Standardtherapie haben sich im Rahmen der Komplementärmedizin Therapieschemata bewährt, die – wie etwa das Integrative Konzept Onkologie (IKO) (Stoll, 2001; Schumacher und Stoll, 2003) – aufgrund neuer Studienergebnisse jeweils an den neuesten Stand des Wissens angepasst werden können. Ein Grundzug des IKO liegt in der Kopplung der Immuntherapie, z.B. mit Mistelextrakten, mit der Supplementation von Spurenelementen, allen voran Selen (Sill-Steffens, 2003). Bei Verwendung von anorganischem Natriumselenit, das bei Überschuss nach Metabolisierung problemlos über Niere oder Lunge ausgeschieden werden kann, bestehen keine Probleme hinsichtlich der Toxizität (Dosierung begleitend zur Standardtherapie 500 – 1000 Mikrogramm pro Tag, in der Tumornachsorge 200 Mikrogramm pro Tag; näheres dazu Sill-Steffens, 2003).

Für die Funktion des Immunsystems, des antioxidativen Schutzsystems und – wichtig besonders für die Tumortherapie – die Reparatur des Tumorsuppressorgens *p53* hat Selen eine zentrale Bedeutung. Daher wird die Therapie mit anorganischem Natriumselenit (z.B. selenase®) in der Onkologie immer interessanter. Natürlich müssen diese günstigen biochemischen und biologischen Voraussetzungen noch in weiteren qualifizierten klinischen Studien evaluiert werden, vor allem in der Kopplung mit immunstimulierenden Therapien wie der Misteltherapie. Schon jetzt aber ist absehbar, dass künftige Studien zur klinischen Fundierung der Misteltherapie diese Erkenntnisse berücksichtigen müssen; auch das bisweilen uneinheitliche oder negative Ergebnis mancher Studien, etwa zu Kopf-Hals-Tumoren, könnte so eine einfache Erklärung finden.

Literatur

Benson, K., Hartz, A.J. (2000): A comparison of observational studies and randomized, controlled trials, New Engl J Med 342: 1878–1886.

Concato, J., Chah, N., Horwitz, R.I. (2000): Randomized controlled trials, observational studies, and the hierarchy of research designs, New Engl J Med 342: 1887–1892.

Feuerer, M., Beckhove, P., Garbi, N., Mahnke, Y., Limmer, A., Hommel, M., Hämmerling, G.J., Kyewski, B., Hamann, A., Umansky, V., Schirrmacher, V. (2003): Bone marrow as a priming site for T-cell responses to blood-borne antigen, Nat Med 9: 1151–1157.

Hostanska, K., Vuong, V., Rocha, S., Soengas, M.S., Glanzmann, C., Saller, R., Bodis, S., Pruschy, M. (2003): Recombinant mistletoe lectin induces p53-independent apoptosis in tumour cells and cooperates with ionising radiation, Br J Cancer 88: 1785–1792.

Rostock, M. (2000): Misteltherapie: Ihr aktueller Stellenwert bei der Behandlung von Tumorerkrankungen, In: Rietbrock, N. (Hrsg.): Phytopharmaka IV, Steinkopff Verlag, Darmstadt: 167–180.

Schumacher, K., Schneider, B., Reich, G., Stiefel, T., Stoll, G., Bock, P.R., Hanisch, J., Beuth, J. (2002): Postoperative komplementäre Therapie des primären Mammakarzinoms mit lektinnormiertem Mistelextrakt – eine epidemiologische, kontrollierte, multizentrische retrolektive Kohortenstudie, Dtsch Z Onkol 34: 106–114.

Schumacher, K., Stoll, G. (2003): Das Integrative Konzept Onkologie – Ein Vorschlag zur Therapieoptimierung, Dtsch Z Onkol 35: 37–51.

Sill-Steffens, R. (2003): Selen in der Onkologie. Dtsch Z Onkol 35: 112–122

Stauder H., Kreuser, E.-D. (2002): Mistletoe Extracts Standardised in terms of Mistletoe Lectins (ML I) in Oncology: Current State of Clinical Research, Onkologie 25: 374–380.

Steuer-Vogt, M.K., Bonkowsky, V., Ambrosch, P., Scholz, M., Neiß, A., Strutz, J., Hennig, M., Lenarz, T., Arnold, W. (2001): The effect of an adjuvant mistletoe treatment programme in resected head and neck cancer patients: a randomised controlled clinical trial. Europ J Cancer 37: 23–31.

Stoll, G. (2001): Zur Stellung der Misteltherapie im Integrativen Konzept in der Onkologie, In: R. Scheer, R. Bauer, H. Becker, P.A. Berg, V. Fintelmann (Hrsg.): Die Mistel in der Tumortherapie – Grundlagenforschung und Klinik, KVC Verlag, Essen: 275–285.

Stoll, G. (2003): Immunologisch aktive Signalpeptide in der Komplementäronkologie – Abgrenzung, Wirkmechanismen, klinische Studien, Dtsch Z Onkol 35: 196–202.

Wegener, T., Schneider, B., Arbeitsgruppe „Klinische Prüfung pflanzlicher Arzneimittel“ der Gesellschaft für Phytotherapie (2003): Maßnahmen zur Verbesserung der Qualität von Anwendungsbeobachtungen, Z Phytother 24: 233–240.

Wittig, B.M., Zeitz, M. (2003): The gut as an organ of immunology, Int J Colorectal Dis 18: 181–187.

Anmerkungen

Die im Abschnitt „Klinische Studien mit lektinnormierten Präparaten“ erwähnte und bislang nur als Abstract vorliegende Studie ist inzwischen erschienen: Semiglasov V.F., Stepula V.V., Dudov A., Lehmacher W., Mengs U. (2004): The Standardised Mistletoe Extract PS76A2 Improves QoL in Patients with Breast Cancer Receiving Adjuvant CMF Chemotherapy: A Randomised, Placebo-controlled, Double-blind, Multicentre Clinical Trial, Anticancer Res 24:1293–1302.

Zudem erschien eine weitere Studie, die zumindest kurz kommentiert werden soll (Brinkmann O.A., Hertle L. (2004): Kombinierte Zytokintherapie vs. Misteltherapie bei metastasiertem Nierenzellkarzinom, Onkologe 10: 978 – 985). 74 Patienten mit histologisch gesichertem, metastasiertem Nierenzellkarzinom wurden zwischen 1994 und 1998 in zwei Therapiearme zugeteilt: Arm A erhielt eine kombinierte Immuntherapie mit Interferon alfa-2b, Interleukin 2 und 5-Fluorouracil, Arm B eine alleinige Misteltherapie (Eurixor® in Standarddosierung). Bei Tumorprogress konnte der Patient entscheiden, ob er sich der jeweils anderen Gruppe zuteilen ließ. Leider gibt es eine Vielzahl von Kritikpunkten, die die Studie entwerten. Zunächst wurde die Misteltherapie als *alternative* und nicht als ergänzende Therapie eingesetzt, also *anstatt* der meist eingesetzten Immunkombinationstherapie. So wurde die Remission zum primären Zielkriterium, Immunstimulation und Lebensqualität wurden nicht bestimmt. Unter alleiniger Mistel gab es weniger objektive Remissionen (0/37 vs. 11/37), außerdem war die mediane Überlebenszeit kürzer (5 vs. 18 Monate). Eine Tumornephrektomie wurde zwar „angestrebt”, war aber keine Voraussetzung (*keine Tumorreduktion*). Das einzig interessante Ergebnis der Studie wird leider von den Autoren falsch gedeutet. Patienten mit Progress unter einer Misteltherapie, die dann in die kombinierte Immuntherapie wechselten, zeigten „ein bemerkenswertes Therapieansprechen” und eine Überlebenszeit von 23 Monaten; acht Patienten aus dieser Gruppe von insgesamt 28 sind offenbar noch am Leben (bis zu 110 Monate)! Hier wurde ganz offensichtlich das *An-*

sprechen auf die Therapie durch die vorhergegangene Misteltherapie *verbessert*. Die bekannten Hautreaktionen wurden wieder als *allergische Reaktionen* fehlgedeutet und führten zum Therapieabbruch. Sieht man von den *falschen Zielkriterien* und dem *falschen Studiendesign* ab, so sollte das Ergebnis aus den Crossover-Verläufen zu neuen Studien führen, die gerade bei dieser Tumorart sicher dringend notwendig wären. Warum man so alte Daten überhaupt publiziert hat, ohne sie noch einmal zu prüfen und nach aktuellen Erkenntnissen erneut zu evaluieren, am besten mit zusätzlichen Patienten, bleibt unklar.

Korrespondenzadresse:
Dr. Günther Stoll
biosyn Arzneimittel GmbH, Schorndorfer Str. 32, 70734 Fellbach
Guenther_Stoll@biosyn.de

B) Kasuistiken und andere Erfahrungsberichte

Misteltherapie bei einem Patienten mit Pleuramesotheliom – Eine Kasuistik

Mistletoe Therapy of a Patient with Pleural Mesothelioma – Case Report

M. Kröz, D. Brauer, H. Pickartz und M. Girke

Zusammenfassung

Für das Pleuramesotheliom gibt es bis heute, aufgrund nahezu fehlender Chemo- und Strahlensensibilität und sehr limitierten operativen Optionen, keine befriedigende Standardtherapie.

Bei einem 66-jährigen Malermeister wurde 1997 ein maligner Pleuraerguss diagnostiziert, der am ehesten mit einem schleimbildenden Adenokarzinom bei unklarem Primärtumor vereinbar war. Neben einer subcutanen (sc) Misteltherapie (MT) mit Abnobaviscum Pini (Verdünnungsstufe (VS) 10, 5, 3) wurde eine intrapleurale MT mit 100 mg und 500 mg Helixor P begonnen. Darauf reagierte der Patient mit 38,5°C Fieber, einen Tag später trat eine bullöse Dermatose und eine Eosinophilie (3500/µl) auf. Eine Pleurodese wurde nach 4 weiteren Instillationen zwischen 300-450 mg Helixor P erreicht. Über zwei Jahre persistierte die komplette Remission unter sc MT. 1999 wurde ein Lokalrezidiv mit Thoraxwandinfiltration festgestellt. Histologisch ergab sich ein epitheliales Pleuramesotheliom nach Butchart im Stadium II. Mit 3 Instillationen von 4 und 5 ml Abnobaviscum Fraxini VS 2 wurde nochmals eine Pleurodese erzielt. Erneut trat eine Eosinophilie und eine ECP-Erhöhung begleitet von einer bullösen Dermatose auf. Die MT wurde sc fortgeführt, nach zweimaliger intratumoraler Injektion von 5 ml Abnobaviscum Fraxini VS 2 wurde histologisch ein eosinophiles Granulozyteninfiltrat (TATE) gefunden. In den folgenden Jahren kam es zu einem langsamen Progress bei konstant guter bis sehr guter Lebensqualität (LQ) im Herdecker Lebensqualitätsfragebogen (HLQ).

Im Juni 2003 lebte der Patient 73 Monate nach Diagnosestellung mit sehr guter LQ. Somit kann von einem erfreulichen Verlauf eines epithelialen Pleuramesothelioms unter MT berichtet werden. In Anbetracht von mittleren Überlebenszeiten unter konventioneller Therapie von bis zu 16 Monaten im Stadium II sollte der Stellenwert der MT beim Pleuramesotheliom systematisch untersucht werden.

Schlüsselwörter:
Eosinophilie, Lebensqualität, Mistellektin-1 Antikörper, Misteltherapie, Pleuramesotheliom, *Viscum album*

Summary
There is yet no satisfying standard therapy for the pleural mesothelioma. This is due to almost non existent chemotherapy and x-ray sensitivity and very limited options for surgery.
Our patient was a 66 year old professional painter diagnosed with malignant pleural effusion in 1997, most likely consistent with a blennogenic adeno carcinoma with unknown primary tumour. Besides subcutaneous (sc) mistletoe therapy (MT) with Abnobaviscum Pini (DS 10, 5, 3) we started intrapleural MT with 100 mg and 500 mg Helixor P. The patient reacted with 38.5°C fever, after one day a bullous dermatosis and eosinophilia (3500/µl) arose. Pleurodesis was obtained after 4 further instillations of Helixor P between 300 and 450 mg. Over two years complete remission persisted under sc MT. In 1999, a local relaps with thorax wall infiltration occurred. Histological analysis confirmed an epithelial pleural mesothelioma consistent with Butchart classification stage II. Aftre 3 instillations of 4 and 5 ml Abnobaviscum Fraxini 2 pleurodesis was obtained. Again eosinophilia and ECP-elevation with briefly existing bullous dermatosis occurred. MT was continued sc, and after two intratumoral injections of 5 ml Abnobaviscum Fraxini 2 eosinophilic granulocytic infiltration (TATE) was found histologically. Over the following years we saw slow progress with constantly good to very good quality of life (HRQoL) according to the Herdecker Quality of Life Questionnaire (HLQ).
In June 2003, the patient had lived 73 months after diagnosis with very good HRQoL. Mistletoe therapy of an epithelial pleural mesothelioma can thus be reported as satisfactory. With regard to a mean survival under conventional therapy of only 16 months in stage II the relevance of MT should be evaluated systematically for the pleural mesothelioma.

Keywords:
Eosinophilia, health related quality of life (HRQoL), mistletoe lectin-1 antibody, mistletoe therapy, pleural mesothelioma, *Viscum album*

Einleitung

Für das Pleuramesotheliom, bei weiterhin in Deutschland über die letzten 15 Jahre kontinuierlich steigenden Inzidenzzahlen (Popp, 2003), gibt es bis heute, aufgrund nahezu fehlender Chemo- und Strahlensensibilität und sehr limitierten operativen Optionen, keine überzeugende Standardtherapie. So wird die mittlere Überlebenszeit unter „best supported care" stadienabhängig mit 4,5–16 Monaten nach Diagnosenstellung angegeben (Neumeister *et al.*, 2002). Aufgrund dieser unbefriedigenden Ergebnisse wurden in den letzten Jahren eine Vielzahl von Modifikationen mit den gängigen Chemotherapieregimen, insbesondere in Kombinationen, versucht, ohne allerdings überzeugende Ergebnisse zu erreichen (Sohrab *et al.*, 2000). Bei multimodalem Therapieansatz, inklusive operativen und strahlentherapeutischen Verfahren, konnten in verschiedenen Studien mittlere Überlebenszeiten von 9–21 Monaten erreicht werden (Neumeister *et al.*, 2002). Möglicherweise kann die Einführung des neuen Chemotherapeutikums Pemetrexed in Kombination mit Cisplatin hier zu einer erstmals statistisch reproduzierbaren Verbesserung des Überlebens führen (Vogelsang *et al.*, 2003). Aufgrund dieser ernüchternden Bilanz und Befunde, die überzeugend die Prognoserelevanz von intratumoralen T-Zellen bei Krebserkrankungen am Beispiel des Ovarialkarzinoms zeigen und damit den Stellenwert von Immuntherapien auch bei unbefriedigend therapierbaren Tumorentitäten unterstreichen (Zhang *et al.*, 2003), erscheinen Heilversuche mit immunstimulierenden Ansätzen bei Pleuramesotheliomen, hier mit *Viscum album*, gerechtfertigt. Im folgenden wird der multidimensional erfasste Langzeitverlauf eines Patienten mit dieser Erkrankung dargestellt.

Klinischer Befund, Therapie und Verlauf

Bei einem berenteten 66-jährigen Malermeister wurde im Mai 1997 ein ausgedehnter rechtsseitiger maligner Pleuraerguss im Rahmen einer Routineuntersuchung diagnostiziert. Maligne Zellen mit epitheltypischen BerEp4 und CEA-Expression wurden im Pleurapunktat gefunden, was am ehesten auf ein schleimbildendes Adenokarzinom hinwies. Im panendoskopischen und Ganzkörper-CT-Staging wurde kein Primärtumor gefunden. Eine Thorakoskopie wurde vom Patienten abgelehnt. Weiterer auffallender Befund war ein milchig getrübtes Mittellappenareal. Nebenbefundlich fiel eine Prostatahypertrophie und eine diskrete Trichterbrust auf. Neben einer subcutanen (sc) Misteltherapie (MT) mit Abnobaviscum Pini (VS 10, 5, 3) wurde eine Pleurodesetherapie mit

100 mg, dann 500 mg Helixor P begonnen (Abb. 1). Darauf reagierte er mit 38,5°C Fieber, einen Tag später trat eine bullöse Dermatose im Bereich des ventralen und dorsalen Thorax, der Achselhöhlen, Ellenbogen und Oberschenkelinnenseite auf (Abb. 2). Hauthistologisch konnte ein bullöses Pemphigoid ausgeschlossen werden. Die bullöse Dermatose war wahrscheinlich MT-induziert. Unter Anwendung eines *Urtica urens*-Gels (Combudoron®) bildete sie sich innerhalb weniger Tage komplett zurück. Nach 11 Tagen wurde die Pleurodese mit max. 1200 ml abgezogenem Erguss und 4 weiteren Mistelinstillationen mit sukzessiven Steigerungen von 300–450 mg über eine Woche erfolgreich beendet. Hierunter kam es zu einer max. Eosinophilie von 3500/µl (Abb. 1). Anschließend wurde eine sc MT mit Abnobaviscum Pini VS 2 fortgeführt. Über zwei Jahre zeigten Restaging-Untersuchungen ein Persistieren der kompletten Remission (Abb. 3). Im September 1999 wurde ein Lokalrezidiv mit Thoraxwandinfiltration festgestellt, mit zytologisch identischen Zellen wie vorbeschrieben. Mit 3 Instillationen von 4 und 5 ml Abnobaviscum Fraxini VS 2 wurde bei gekammertem Erguss eine sonographisch kontrollierte Pleurodese erzielt. Erneut trat eine Eosinophilie (2500/µl) mit einem erhöhten eosinophilen Degranulationsmarker – eosinophiles kationisches Protein (ECP) – von 130 µg/ml (Abb. 3) und einer zweiten, schwächer ausgeprägten, pemphigoidartigen bullösen Dermatose auf, die, wie zwei Jahre zuvor therapiert, wiederum nach wenigen Tagen abklang. Die MT wurde sc mit einem circaseptanen Spritzschema mit Abnobaviscum Fraxini und Pini (VS 2) sowie später mit Iscador Pini 10 mg über dreieinhalb Jahre fortgeführt. Als dauerhafte Begleittherapie wurde Pleura Gl D6 verordnet. Intratumoral wurden in die Thoraxwandmetastase bis Oktober 1999 zweimalig 5 ml Abnobaviscum Fraxini VS 2 injiziert. Histologisch ergab die Thoraxwandmanifestation mittelgroße Tumorzellen geringer Zellatypie, die Hyaluronsäure positiv waren mit KL1-, Vimentin (V9)- und Calretinin-Expression.

Damit konnte die Diagnose eines epithelialen Pleuramesothelioms im Stadium II nach Butchart, bzw. Stadium III in der neuen Staging-Klassifikation, gestellt werden. Außerdem fiel ein tumorassoziiertes eosinophiles Granulozytengewebsinfiltrat auf (TATE: Eosinophilendichte = 261,6/mm^2) (Abb. 4). Die Relevanz von akzidentellen TATE für epitheliale Pleuramesotheliome ist ungeklärt, bei unterschiedlichen Karzinomen deutet der Literaturüberblick allerdings auf eine günstige Prognose hin (Flamm, 1992; Iwasaki *et al.*, 1986; Leighton *et al.*, 1996; Samoszuk, 1997; Thompson *et al.*, 1994). Von Laue schlug erstmals die Bluteosinophilie als Verlaufskriterium bei *Viscum*-Therapien vor (von Laue, 1996). Dabei tritt die Eosinophilie v.a. bei Misteltherapie nativen Patienten im ersten Therapiejahr auf.

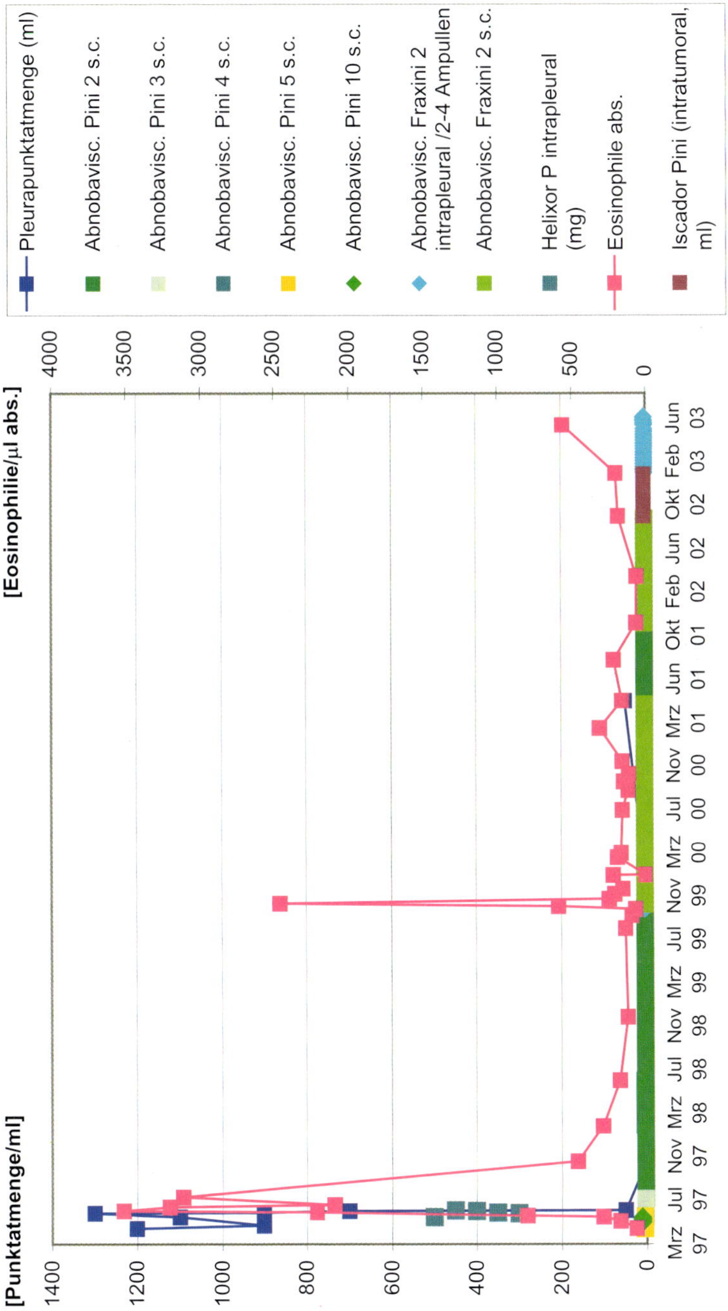

Abb. 1: Darstellung von Bluteosinophilie und Pleurapunktionsvolumina unter intrapleuraler und subcutaner Misteltherapie

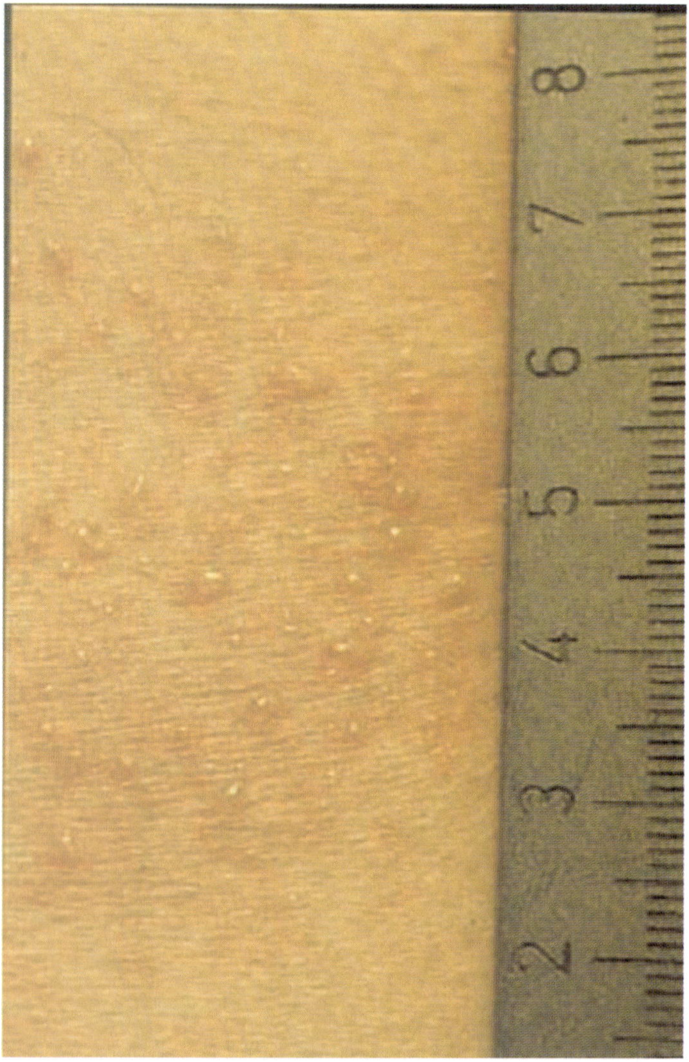

Abb. 2: Bullöses pemphigoidartiges Exanthem 48 Stunden nach schnell gesteigerter und hochdosierter intrapleuraler Misteltherapie, das zweimal bei erfolgreichen Pleurodesen auftrat, von einer Eosinophilie (>2500 Zellen/µl) begleitet war und sich nach wenigen Tagen unter *Urtica urens*-Gel (Combudoron®) zurückbildete.

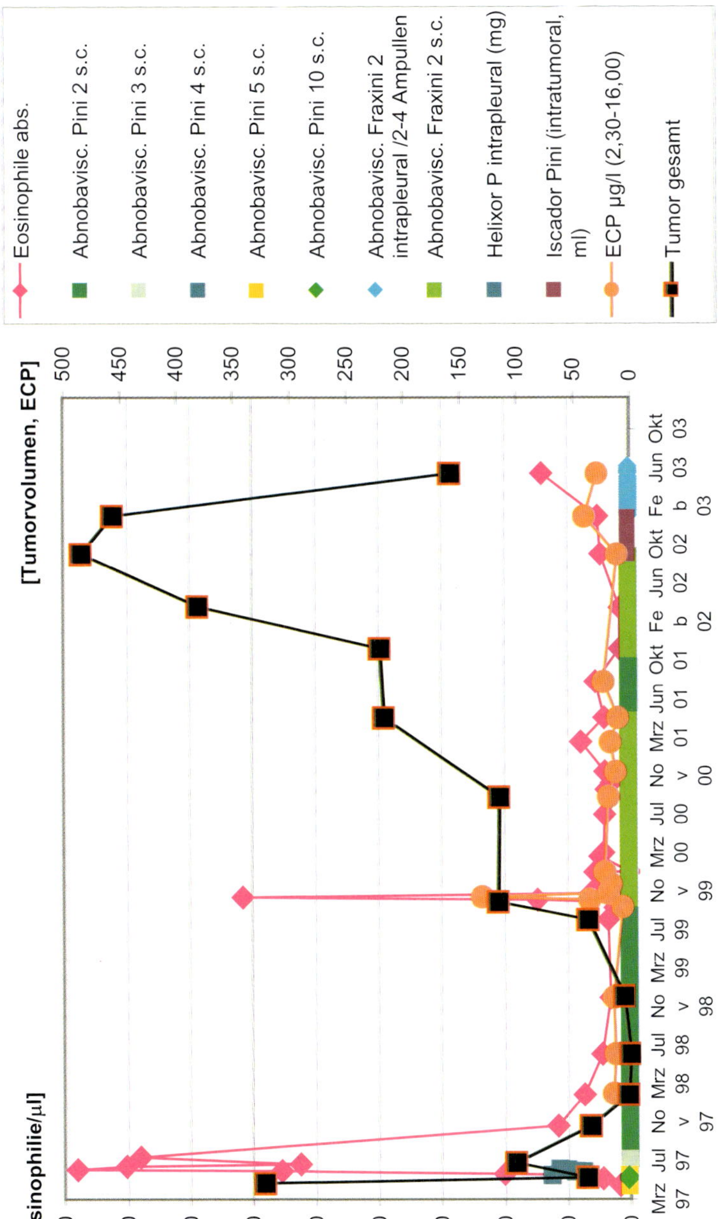

Abb. 3: Bluteosinophilie, ECP und CT kontrolliertes Tumorvolumen in drei Ebenen: 1) Laterale Thoraxwand, Verdickung durch Erguss und Tumor, 2) dorsale Thoraxwand, Recessus rechts, Verdickung durch Erguss und Tumor, 3) Verdickung der Thoraxwand und Muskulatur unter Misteltherapie.

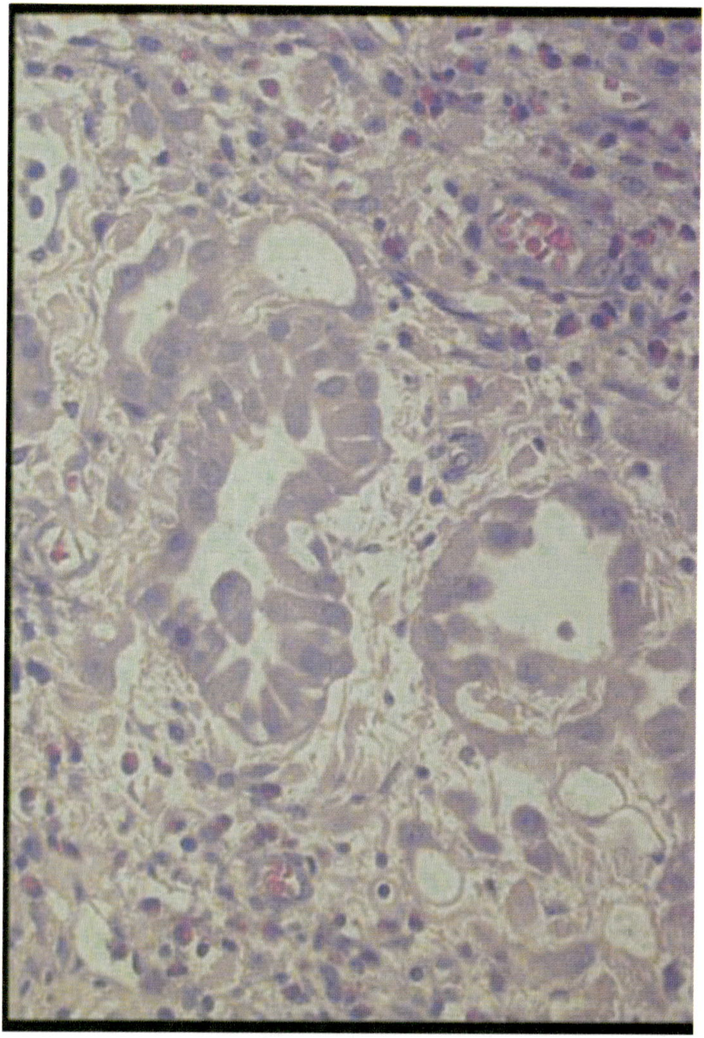

Abb. 4: Histologie der Thoraxwandinfiltration nach 2 Injektionen mit 5 ml Abnobaviscum Fraxini VS 2. Es stellt sich eine tumorassoziierte Gewebseosinophilie mit im Mittel 261,6 Eosinophilen/mm^2 dar.

Besonders beeindruckende Eosinophilieverläufe werden bei Patienten beobachtet, die eine intratumorale oder intrapleurale hochdosierte Misteltherapie erhalten oder bei denen im Anschluss an schwere systemische Entzündungen erneut eine *Viscum*-Therapie begonnen wurde (Schad *et al.*, 1999). Unter IL-2 und IFN-Therapie wurde bei Hypernephrompatienten neben den eosinophilen Granulozyten auch der eosinophile Degranulationsmarker ECP als Verlaufsparameter diskutiert (Trulson *et al.*, 1997). In einer Phase 1-Studie konnte neben dem Eosinophilen- auch ein ECP-Anstieg unter lektinreicher MT gezeigt werden (siehe Beitrag von R. Huber in diesem Buch). Kürzlich konnten wir bei intratumoraler MT bei einer Patientin mit metastasiertem Mammakarzinom im ersten Therapiehalbjahr eine inverse Beziehung zwischen Tumormarker Ca 15-3 und Bluteosinophilie bzw. ECP zeigen (Kröz, 2002). Dabei fiel eine um ca. 40 % bessere Diskriminierungsfähigkeit des ECP gegenüber den eosinophilen Granulozyten auf, während im vorliegenden Fall keine Unterschiede zwischen beiden Parametern bestanden. Dennoch kam es auch hier zu reproduzierbaren Eosinophilie- und ECP-Anstiegen im Rahmen hochdosierter intrapleuraler MT, die von computertomographisch kontrollierten Tumorremissionen begleitet waren (Abb. 3).

Der Verlauf der Mistellektin-1 Antikörper (ML1-AK) IgG1-4 diente uns zur Entscheidung in der Auswahl zwischen lektinreichen und -armen Präparaten. Unter den mit lektinreichen Präparaten durchgeführten Pleurodesen trat jeweils ein Anstieg von ML1-IgG1 mit Abfall bei sc Applikation auf. ML1-IgG3 stieg nur bei der dritten, palliativen intrapleuralen *Viscum*-Gabe an, während ML1-IgG4 über 4 Jahre unter sc-Therapie hochtitrig blieb (Abb. 5). Diese Befunde sind gut mit einem anderen Einzelfall vergleichbar, bei dem ML1-IgG1-Anstiege mit Remissionen und ML1-IgG4-Anstiege mit Tumorprogressionen korrelierten (Kröz, 2002). Da kontrollierte, systematische Studien fehlen, muss offen bleiben, ob es sich um geeignete Verlaufsparameter handelt. Inwieweit ML1-IgG1 und 3 auf eine Th-1 gewichtete und ML1-IgG4 auf eine Th-2 gewichtete Immunreaktion deuten, ist nicht geklärt (Fischer *et al.*, 2001; Berg und Stein, 2001).

Unter dem sehr langsamen Progress des beschriebenen Patienten blieb die Lebensqualität (LQ) im Herdecker Lebensqualitätsfragebogen (HLQ) konstant auf gutem bis sehr gutem Niveau (72,5–100 %) (Abb. 6) (Kümmell und Schulte, 1996). Ebenso fanden wir eine anhaltende hohe bis sehr hohe endogene Regulation mit Werten um 30–35 in der eR-short-Version (Maximum 36) (Kröz *et al.*, 2003). Subjektiv schilderte der Patient, dass sich seine Leistungsfähigkeit im täglichen Waldlauf unter der partiellen Pleuramesotheliomremission im Jahre 2003 gebessert hätte.

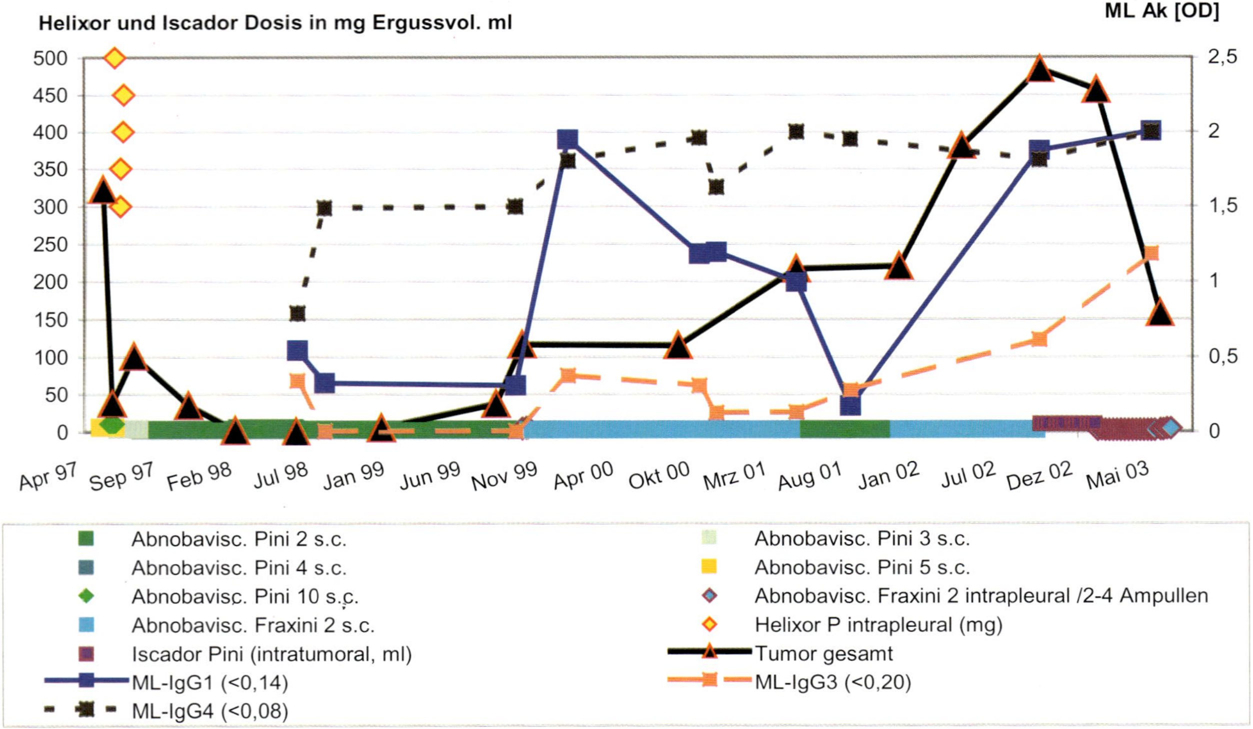

Abb. 5: Darstellung der Mistellektin-1 Antikörper Titer IgG1, IgG3 und IgG4 und das mittels CT gemessene Tumorvolumen unter *Viscum*.

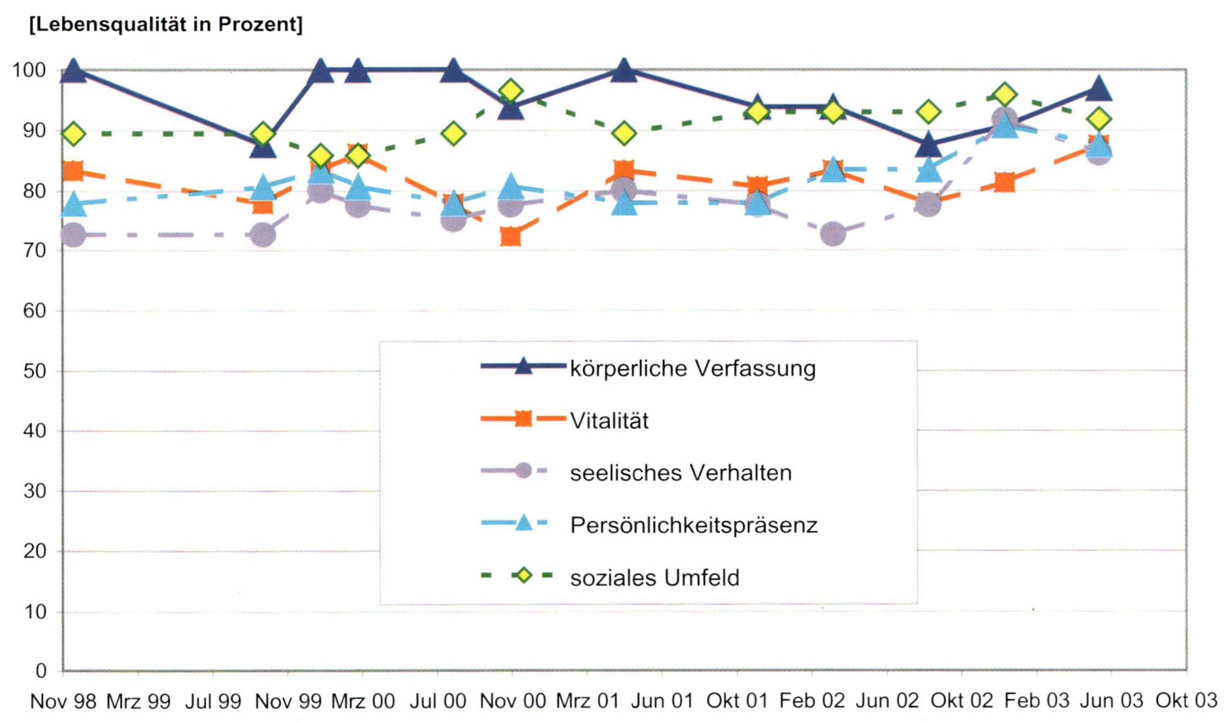

Abb. 6: Die prospektiv mittels des Herdecker Lebensqualitätsfragebogens (HLQ 2.5) erfasste Lebensqualität in fünf Dimensionen

Im Juni 2003 lebte der Patient 73 Monate nach Diagnosestellung weiterhin mit sehr guter LQ und einem Karnofsky-Index von 100 %. Somit kann von einem sehr erfreulichen Krankheitsverlauf eines Patienten mit epithelialem Pleuramesotheliom unter MT berichtet werden. Sollten ähnliche Ergebnisse in kontrollierten Studien reproduziert werden, ist *Viscum* in Anbetracht von stadienstratifizierten mittleren Überlebenszeiten unter multimodalen konventionellen Therapieansätzen von bis zu 35 Monaten im Stadium I und nur 16 Monaten im Stadium II mit zudem erheblich eingeschränkter Lebensqualität als sehr interessante Therapieoption des Pleuramesothelioms zu diskutieren.

Aus den dargestellten Befunden ergibt sich die große Dringlichkeit, die Grundlagenforschung zu klinischen Verlaufsparametern der *Viscum*-Therapie, wie ML1-Ak, Eosinophilie und ECP sowie zu mistelsensitiven Lebensqualitäts- und psychometrischen Verlaufsparametern voranzutreiben.

Literatur

Berg, P. A. und Stein, G. M. (2001): Does mistletoe therapy influence the defense against epithelial tumors? A critical immunologic analysis. Dtsch Med Wochenschr 126: 339–345.

Fischer, S., Claßen, K., Klein, R., von Laue, H. B., Scheer, R., Stein, G. M., Berg, P. A. (2001): Immunological reaction of tumor patients during the first 6 month of mistletoe therapy. In: Scheer, R., Bauer, R., Becker, H., Berg, P. A., Fintelmann, V. (Hrsg.): Die Mistel in der Tumortherapie. KVC Verlag Essen. 460–471.

Flamm, J. (1992): Tumor-associated tissue inflammatory reaction and eosinophilia in primary superficial bladder cancer. Urology 40: 180–185.

Iwasaki, K., Torisu, M. and Fujimura, T. (1986): Malignant tumor and eosinophils. I. Prognostic significance in gastric cancer. Cancer 58: 1321–1327.

Kröz, M., von Laue, H. B., Zerm, R., Girke, M. (2003): Entwicklung eines Fragebogens zur endogenen Regulation – ein Beitrag zur Salutogeneseforschung. Forsch Komplementär Med Klass Naturheilkd 10: 70–77.

Kröz, M., Schad, F., Matthes, B., Pickartz, H., Girke, M. (2002): Blut- und Gewebseosinophilie, Mistellektin-Antikörper und Lebensqualität bei einer Mammakarzinom-Patientin unter intratumoraler und subkutaner Misteltherapie. Forsch Komplementärmed Klass Naturheilkd 9: 160–167.

Kümmel, H. C. und Schulte, M. (1996): Entwicklung eines Fragebogens zur Lebensqualität auf Grundlage des Anthroposophischen Menschenbildes. Merkurstab 49: 109–117.

Leighton, S. E., Teo, J. G., Leung, S. F., Cheung, A. Y., Lee, J. C., van Hasselt, C. A. (1996): Prevalence and prognostic significance of tumor-associated tissue eosinophilia in nasopharyngeal carcinoma. Cancer 77: 436–440.

Neumeister, W., Gillisen, A., Rasche, K., Theile, A., Müller, K.-M., Schulze-Werninghaus, G. (2002): Prognose, Staging und Therapie des malignen Pleuramesothelioms. Med Klin 97: 459–471.

Popp (2003): Krebserkrankungen durch den Beruf. Deutsches Ärzteblatt 100: 35–40.

Samoszuk, M. (1997): Eosinophils and human cancer. Histol Histopathol 12: 807–812.

Schad, F., Kröz, M., Girke, M., Lemmens, H. P., Brauer, D., Matthes, B. (1999): Intraläsionale und kombinierte subkutan-intravenöse Misteltherapie bei einem Patienten mit Kolonkarzinom. Merkurstab 52: 399–406.

Sohrab, S., Hinterhaner, M., Stamatis, G., Rödelsperger, K., Woitowitz, H.-J., Konietzko, N. (2000): Das maligne Pleuramesotheliom. Deutsches Ärzteblatt 97: 2739–2744.

Thompson, A. C., Bradley, P. J., Griffin, N. R. (1994): Tumor-associated tissue eosinophilia and long-term prognosis for carcinoma of the larynx. Am J Surg 168: 469–471.

Trulson, A., Nilsson, S., Venge, P. (1997): The eosinophil granule proteins in serum, but not the oxidative metabolism of the blood eosinophils, are increased in cancer. Br J Haematol 98: 312–314.

Vogelsang, N. J, Rusthoven, J. J., Symanowski, J., Denham, C., Kaukel, I. E., Ruffie, P., Gatzemeier, U., Boyer, M., Emri, S., Manegold, C., Niyikiza, C., Paoletti, P. (2003): Phase III study of pemetrexed in combination with cisplatin *vs.* cisplatin alone in patients with malignant pleural mesothelioma. J Clin Oncol 15;21(14):2629–2644.

von Laue, H. B (1996): Kontrollparameter während der Viscumtherapie. In: Scheer, R., Becker, H., Berg, P. A. (Hrsg.): Grundlagen der Misteltherapie. Hippokrates Verlag Stuttgart, 399–418.

Zhang, L., Conejo-Garcia, J., Katsaros, D., Gimotty, P., Massobrio, M., Regnani, G., Makrigiannakis, A., Gray, H., Schlienger, K., Liebmann, M. N., Rubin, S. C., Coukos, G. (2003): Intratumoral T Cells, Recurrence, and Survival in Epithelial Ovarian Cancer. N Engl J Med 348: 203–213.

Dr. Matthias Kröz[1], Dagmar Brauer[1], Prof. Dr. Heinz Pickartz[2] und Dr. Matthias Girke[1]

[1] Forschungsinstitut Havelhöhe (FIH) am Gemeinschaftskrankenhaus Havelhöhe, Berlin

[2] Institut für Pathologie am Evangelischen Waldkrankenhaus, Berlin

Korrespondenzadresse:
Dr. Matthias Kröz
Forschungsinstitut Havelhöhe (FIH) am Gemeinschaftskrankenhaus Havelhöhe,
Kladower Damm 221, D-14089 Berlin
mkroez@havelhoehe.de

Intravenöse Misteltherapie zu einer Ardalan-Chemotherapie bei einer Patientin mit metastasiertem Kolonkarzinom

Treatment of a Patient Suffering from Advanced Colorectal Carcinoma with Intravenous Mistletoe Application and Ardalan-Chemotherapy

R. Zerm, M. Kröz und H. Matthes

Zusammenfassung

Einer 74-jährigen Patientin mit Kolonkarzinom im Stadium IV wurde begleitend zu einer first-line Hochdosis-Chemotherapie mit 5-FU und Leucovorin nach dem modifizierten Ardalan-Schema das Mistelpräparat Helixor M intravenös appliziert. Unter dieser Therapie wurde eine partielle Remission erreicht. Mittels Fragebogen zur Lebensqualität und endogenen Regulation (eR) konnte eine sehr gute Verträglichkeit der Kombinationstherapie aus hochdosiertem 5-FU und dem Mistelpräparat dokumentiert werden (EORTC-QLQ-C30: Anstieg des „Gesundheitsstatus" von 17 auf 67% des Maximalwertes, Rückgang der Müdigkeit von 33 auf 22%, stabil hohe eR). Die mediane Überlebenszeit bei Kolonkarzinom im Stadium 4 beträgt zw. 16 und 18 Monate. O.g. Patientin verstarb 22 Monate nach Rezidivdiagnose. In wieweit die intravenöse Misteltherapie in ursächlichem Zusammenhang mit der sehr guten Verträglichkeit steht, muss in systematischen Untersuchungen weiter geklärt werden.

Schlüsselwörter:

Misteltherapie, intravenös, kolorektales Karzinom, Lebensqualität, endogene Regulation

Summary

A 74-year-old female patient suffering from advanced colorectal carcinoma was treated simultaneously in the first-line chemotherapy with 5-FU/Leucovorin according to the modified Ardalan-protocol and intravenous mistletoe therapy (Helixor M). According to questionnaires regarding quality of life and endogenous regulation (eR) an excellent tolerance of the combination therapy could be documented (EORTC-QLQ-C30: Increase of „global health-status" from 17 up to 67% of the maximum value, decrease of „fatigue" from 33 on 22%, high eR during the whole observation time). The median survival expectancy with colorectal carcinoma stage IV lies between 16 and 18 months. The above mentioned patient deceased 22 months after the diagnosis of the advanced disease. The question to what extent the concomitant intravenous mistletoe therapy could be one cause of this excellent tolerance needs further systematic investigations.

Keywords:
Mistletoe therapy, intravenous, colorectal carcinoma, quality of life, endogenous regulation

Einleitung

Während die subkutan applizierte Misteltherapie in Deutschland die häufigste onkologische Therapie darstellt (Kienle *et al.*, 2003), findet die intravenöse Mistelgabe bisher lediglich im Rahmen von individuellen Heilversuchen Anwendung. Erste Erfahrungen deuten aber darauf hin, dass durch eine begleitende intravenöse Mistelapplikation bei zytostatischen Therapien eine Reduktion unerwünschter Arzneimittelwirkungen erreicht werden kann. Ziel dieser Untersuchung ist die systematische Dokumentation einer begleitenden intravenösen Mistelgabe zu einer palliativen first-line Hochdosis-Chemotherapie mit 5-FU nach dem Ardalan-Schema bei einer 74-jährigen Patientin mit kolorektalem Karzinom im Stadium IV.

Anamnese und Methoden

Anamnese: ED eines Karzinoms im *Colon transversum* 9/99 im Stadium III, damals pT4 pN2 M0 G3. Im Jan. 2000 erfolgte eine Hemikolektomie, zwischen März und August 2000 eine anschließende adjuvante Chemotherapie über 6 Zyklen modifiziertes MAYO-Schema (5-FU 425mg/m^2 i.v. Tag 1–5 fortlaufend, 30 mg/d Leucovorin p.o. Wiederholung Tag 29 usw.). Zu jedem Zyklus wurden parallel 100–200 mg Helixor M in 500 ml NaCl 0,9% intravenös appliziert (Begleiterkrankungen: art. Hypertonie, Herzinsuffizienz NYHA II, Cholezystolithiasis, Kolondivertikulose, *Uterus myomatosus, Steatosis hepatis*).

Im Februar 2001 wurde wegen eines massiven Anstiegs des Tumormarkers CEA ein Re-Staging durchgeführt, bei dem sich ausgedehnte paraaortale Lymphome zeigten, entsprechend einem Tumorstadium IV. Aus diesem Grund wurde Anfang März 2001 mit einer palliativen Chemotherapie nach dem modifizierten Ardalan-Schema begonnen (in wöchentlichem Abstand 2400 mg/m^2 5-FU und 30 mg Leucovorin über 24 Stunden). Zu den insgesamt 12 Chemotherapiezyklen wurden jeweils begleitend 100 bis 300 mg Helixor M in 500 ml NaCl 0,9% intravenös appliziert. Zwischen den Zyklen wurde mit Abnobaviscum Quercus Verdünnungsstufe 4 subcutan behandelt. Bei jedem zweiten Zyklus wurden der Patientin Fragebögen zur Lebensqualität vorgelegt („EORTC-QLQ 30“ und „HLQ 2.5“ (Fayers *et al.*, 1995; Kümmel und Schilte, 1996). Die endogene Regulation (eR) (Kröz *et al.*, 2003a) wurde mit dem Havelhöher Konstitutionsfragebogen (HKF 2.1) zu Beginn und Ende der Beobachtungszeit erfasst. Begleitend zu jedem Zyklus wurde eine 24h-EKG-Messung abgeleitet.

Aus der Herzfrequenz (Hfr.) wurde mittels Analyse der elektrischen Herzachsenveränderung die Atemfrequenz (Afr.) bestimmt und anschließend der Quotient aus Hfr. und Afr. (QPA) berechnet. Der Beobachtungszeitraum lag zwischen dem 22.2.01 und 28.5.01.

Ergebnisse

Unter der laufenden Therapie kam es zu einer partiellen Remission (CT gesichert) und einem Rückgang des Tumormarkers CEA von initial 1180 auf 73,8 ng/ml (Abbildung 1).

Interessanterweise war dies begleitet von einer überwiegenden Verbesserung der an den Therapietagen erfassten Lebensqualität (bei insgesamt stabil hoher endogener Regulation). So zeigte sich im EORTC-QLQ C30 für die Lebensqualitäts-Dimension „Gesundheitsstatus“ nach 2 Zyklen ein Anstieg von 17 auf 67% des Maximalwertes und verblieb dort bis zum Ende der Beobachtungszeit. Die Müdigkeit stieg zunächst leicht an, fiel dann aber im Verlauf unter den Ausgangswert (von 33 auf 22%, Abbildung 2).

Im HLQ 2.5 zeigte sich ein Anstieg der „körperlichen Verfassung“ nach 2 Zyklen ab (68 auf 75% des Maximalwertes). Nach einer 2-wöchigen Pause (nach Zyklus 6) fiel dieser Wert unter den Ausgangswert, um nach erneuten 2 Zyklen wieder anzusteigen. Qualitativ gleichsinnig wie die „Körperliche Verfassung“ verhielt sich auch die „Persönlichkeitspräsenz“. Allein die „Vitalität“ sank unter der Therapie von 69 auf 61% (Abbildung 3). Die Auswertung des nächtlichen QPA ergab bei abnehmender Hfr. einen Rückgang von initial 4,2 auf 3,8 (Abbildung 4).

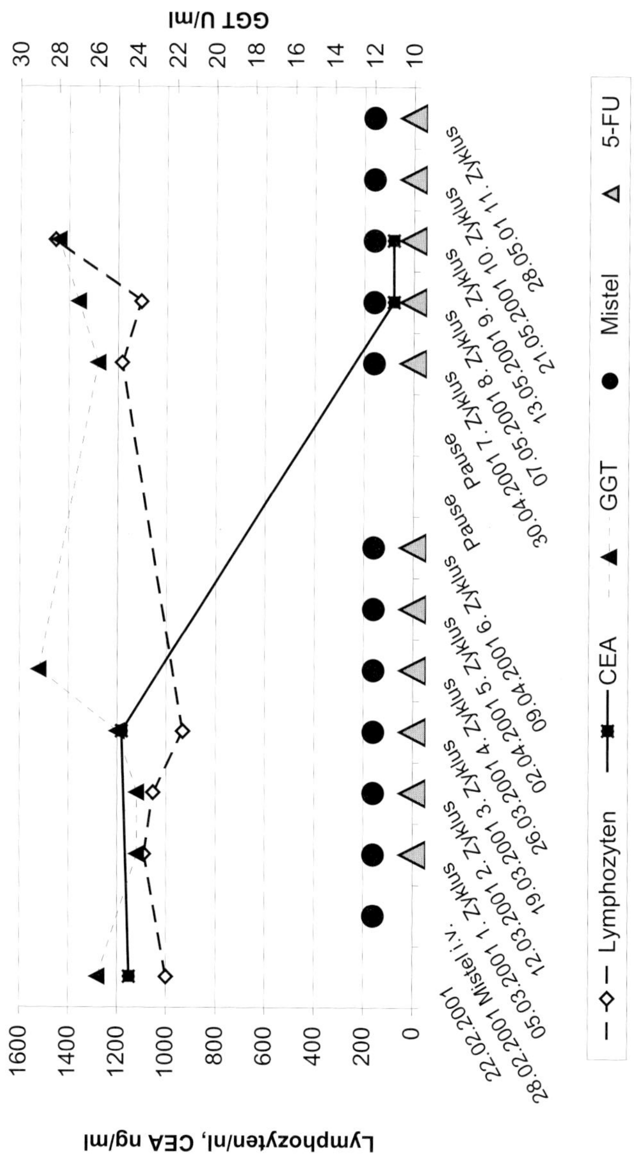

Abb. 1: Laborparameter: CEA, Lymphozyten und GGT unter Ardalan mit Mistel i.v.

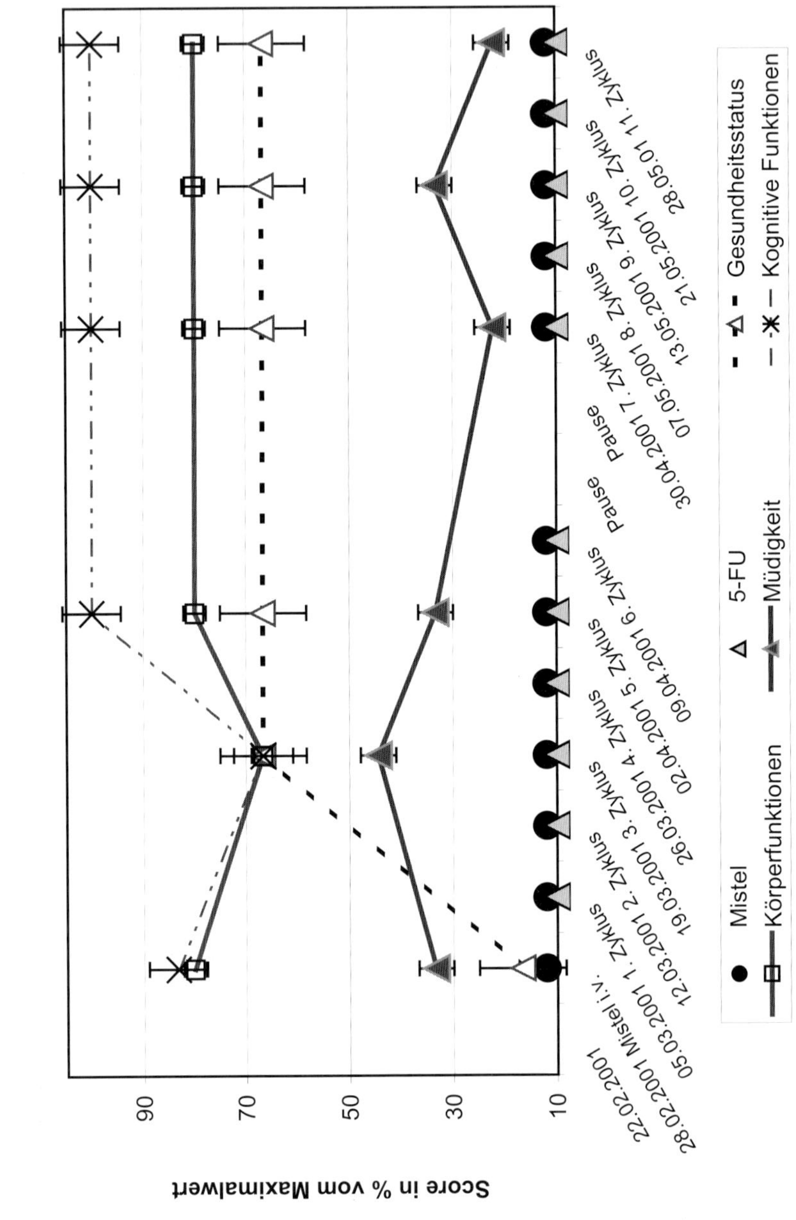

Abb. 2: Lebensqualität nach dem EORTC-QLQ-C30 unter Ardalan mit Mistel i.v.

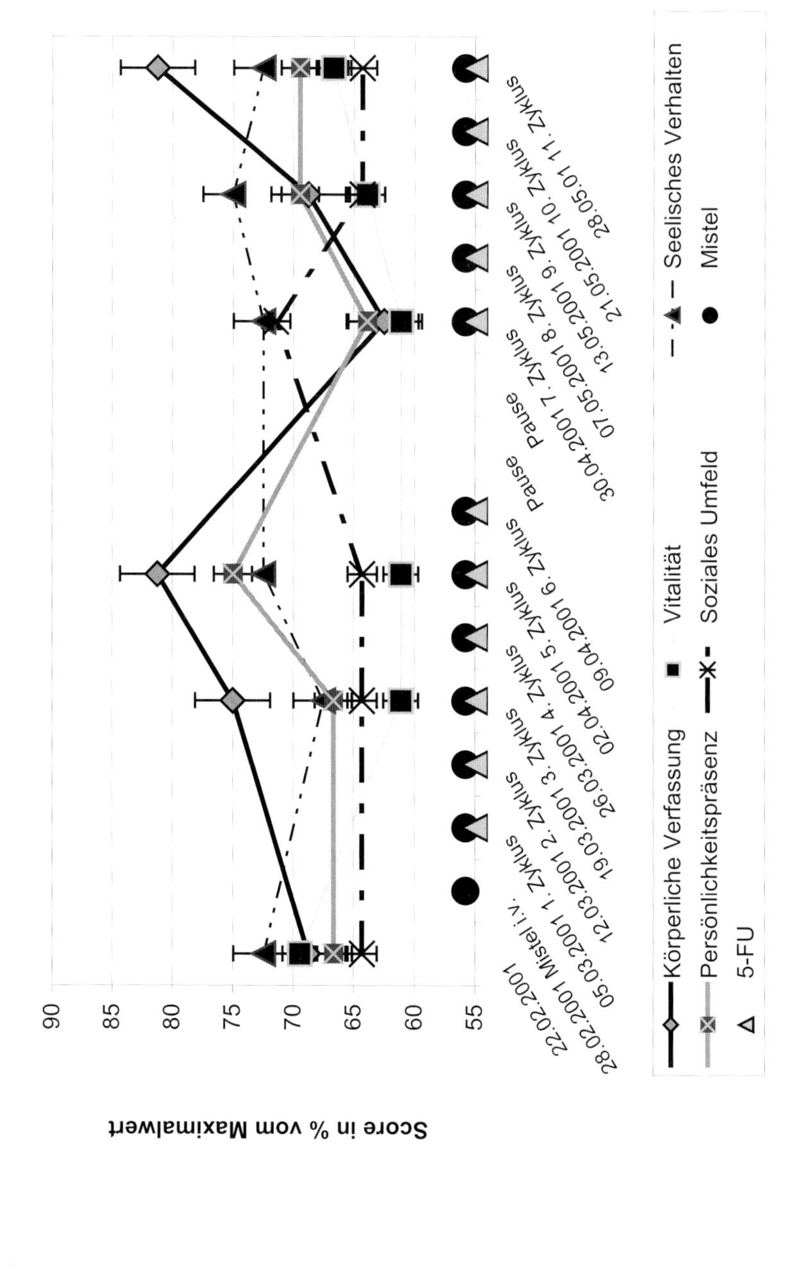

Abb. 3: Lebensqualität nach dem HLQ 2.5 unter Ardalan mit Mistel i.v.

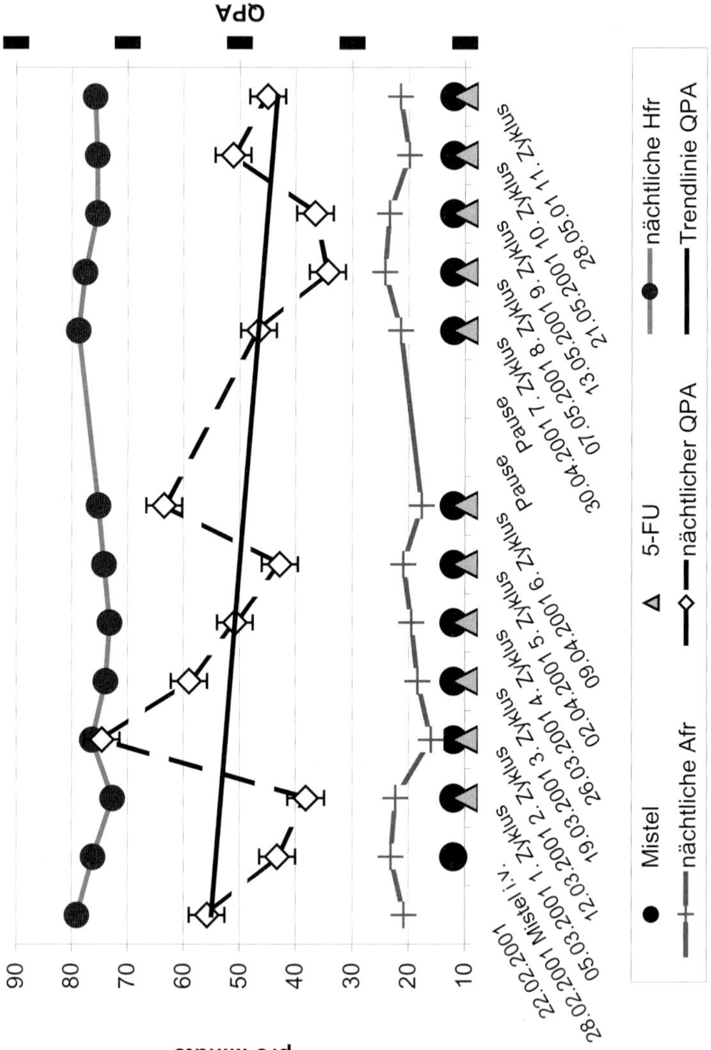

Abb. 4: Herzfrequenz, Atemfrequenz und QPA (Quotient aus Puls- und Atemfrequenz) unter Ardalan und Mistel i.v.

Diskussion

Bei dem Ardalan-Schema handelt es sich um eine palliative First-line-Therapie mit hochdosiertem 5-FU und Leucovorin. Die o. g. Kombinationstherapie mit *Viscum album* führte bei dieser Patientin zu einer partiellen Remission bei insgesamt sehr guter Verträglichkeit. Die Werte für „Körperliche Verfassung", „Schlafqualität" und „Persönlichkeitspräsenz" stiegen unter laufender Therapie und fielen während der Therapiepause nach dem sechsten Zyklus wieder ab. Hier zeigt sich das Therapieansprechen auf psychometrischer Ebene in Konkordanz zur radiologisch gesicherten partiellen Remission mit Rückgang des Tumormarkers CEA. Die Abnahme der „Vitalität" und Zunahme der Müdigkeit erscheint unter der laufenden zytostatischen Therapie mit der bekannten Entwicklung von Cancer Fatigue Symptomen in bis zu 75% der Fälle als plausibel (Ancoli-Israel, 2001). Allerdings wird das Cancer Fatigue Syndrom als quälend und einhergehend mit einer emotionalen und kognitiven Erschöpfung beschrieben (Berger, 1998). Umso erstaunlicher waren die sehr dezenten Abfälle von Vitalität und Müdigkeit bei unserer Patientin (siehe Abbildungen 2 und 3).

Die gute Verträglichkeit, die selbst mit einer Verbesserung von „kognitiven Funktionen" und dem „Gesamt-Status" im EORTC-QLQ-C30, der „körperlichen Verfassung" und „Persönlichkeitspräsenz" während beider Zyklen und des „seelischen Verhaltens" zum zweiten Zyklus im HLQ 2.5 einher gingen, legen einen LQ-verbessernden Einfluss der Mistelbegleittherapie nahe. Eine Verbesserung der LQ oder zumindest eine Reduktion der UAW's unter Chemotherapie konnte neuerdings inzwischen schon mehrfach gezeigt werden (Bock *et al.*, 2002; Piao *et al.*, 2004). Der bekannte selektive DNA-stabilisierende Effekt von *Viscum* an gesunden Zellen könnte hier auf somatischer Ebene einen ursächlichen Einfluss haben (Büssing *et al.*, 1995).

Der QPA kann als Marker für die vegetative Ausgangslage dienen (Hildebrandt, 1985). Der Rückgang des QPA während des Beobachtungszeitraumes bei leicht abnehmender Hfr. und gegenläufiger Afr. könnte im Sinne einer Normalisierung in Richtung einer für diese Patientin zu erwartenden ergotropen Ausgangslage (QPA<4) interpretiert werden. Da allerdings kein Wert für die Zeit vor Krankheitsbeginn vorliegt, muss dies spekulativ bleiben. Inwieweit die stabil hohe endogene Regulation unserer Patientin im Zusammenhang mit einer möglicherweise höheren toxischen Toleranz steht, ist unklar. Eine im Vergleich mit anderen internistischen Erkrankungen hohe endogene Regulation konnte für Patienten mit kolorektalem Karzinom gezeigt werden (Kröz *et al.*, 2003b). Die Arbeitsgruppe um Mormont konnte einen deutlichen Überlebensvorteil für Kolon Karzinom Patienten zeigen, die einen aktometrisch gemessenen physiologischen Ruhe-Aktivitäts-Rhythmus hatten (Mormont *et al.*, 2000). Möglicherweise eignet sich das Inventar zur endogenen Regulation als psychometrisch gemessener Ruhe-Aktivitäts-Marker zur längerfristigen Verlaufsbeurteilung bzw. Prognoseabschätzung. Zur Klärung dieser Fragen bedarf es allerdings systematischer Untersuchungen.

Die mediane Überlebenszeit bei inoperablem Kolonkarzinom beträgt unter Ausschöpfung von 3rd und 4th line Therapien (die auch bei dieser Patientin im Anschluss an die Beobachtungszeit zur Anwendung kamen) zw. 16 und 18 Monate. O.g. Patientin verstarb 22 Monate nach Rezidivdiagnose (39 Monate nach ED).

Literatur

Ancoli-Israel, S. (2001): The relationship between fatigue and sleep in cancer patients: a review. Eur J Cancer Care, 10: 245–255.

Berger, A. (1998): Patterns of fatigue and activity and rest during adjuvant breast cancer chemotherapy. Oncol Nurs Forum, 25: 51–62.

Bock, P. R., Hanisch, J., Hoffmann, J., Dierdorf, R. E., Werner, M., Schürholz, T., Schneider, B. (2002): Efficacy and Safety of the Standardized Mistletoe Extract (Iscador) in the Postsurgical Therapy of Patients with Primary Breast Carcinoma: A Multicenter, Controlled, Retrolective Cohort Study According to Good Epidemiological Practice (GEP) Guidlines. Journal of Cancer Research and Clinical Oncology, 128 (Supplement): 173.

Büssing, A., Lehnert, A., Schink, M., Mertens, R., Schweizer, K. (1995): Effect of *Viscum album* L. on rapidly proliferating amniotic fluid cells. Sister chromatid exchange frequency and proliferation index. Arzneim Forsch/Drug Res, 45: 81–83.

Fayers, P., Aaronson, N., Bjordal, K., Sullivan, M. (1995). EORTC QLQ-C30 Scoring Manual, EORTC QoL Study Group (Ed.), Brüssel.

Hildebrandt, G. (1985): Die Kur: Kurverlauf, Reaktionsmuster und Kureffekt. In: W. Amelung, Hildebrandt G. (Hrsg.): Balneologie und klinische Klimaheilkunde, Springer-Verlag, Berlin, Heidelberg, New York, Tokyo. 109–215.

Kienle, G., Berrino, F., Büssing, A., Portalupi, E., Rosenzweig, S., Kiene, H. (2003): Mistletoe in cancer – a systematic review on controlled clinical trials. Eur J Med Res, 8: 109–119.

Kröz, M., von Laue, H. B., Zerm, R., Girke, M. (2003a): Development of a Questionnaire for Endogenous Regulation – a Contribution for Salutogenesis Research. Forsch Komplementär Med Klass Naturheilkd, 10: 70–77.

Kröz, M., Zerm, R., von Laue, H. B., Brauer, D., Reif, M., Heckmann, C., Girke, M. (2003b): Regulationsverlust internistischer Patienten gemessen mit einem neuen Fragebogen zur endogenen Regulation. Med Klinik, 98: 124.

Kümmel, H. C., Schilte, M. (1996): Entwicklung eines Fragebogens zur Lebensqualität auf der Grundlage des Anthroposophischen Menschenbildes. Der Merkurstab, 2/96: 109–117.

Mormont, M. C., Waterhouse, J., Bleuzen, P., Giacchetti, S., Jami, A., Bogdan, A., Lellouch, J., Misset, J. L., Touitou, Y., Levi, F. (2000): Marked 24-h rest/activity rhythms are associated with better quality of life, better response, and longer survival in patients with metastatic colorectal cancer and good performance status. Clin Cancer Res, 6: 3038–3045.

Piao, B. K., Wang, Y. X., Xie, G. R. (2004): Impact of Complementary Mistletoe Extract Treatment on Quality of Life in Breast, Ovarian and Non-Small Cell Lung Cancer Patients. A Prospective Randomized Clinical Trial. Anti-Cancer Research, 24: 303–310.

Abkürzungen:

Afr.	Atemfrequenz
CEA	Carzinogenes embryonales Antigen
ED	Erstdiagnose
EORTC-QLQ	European Organisation for Resarch and Treatment of Cancer-Quality of Life Questionaire
eR	endogene Regulation
Hfr.	Herzfrequenz
HKF	Havelhöher Konstitutions-Fragebogen
HLQ	Herdecker Lebensqualitätsfragebogen
LQ	Lebensqualität
QPA	Quotient aus Puls- und Atemfrequenz
UAW	Unerwünschte Arzneimittelwirkung

Dr. Roland Zerm, Dr. Matthias Kröz und Dr. Harald Matthes

Forschungsinstitut Havelhöhe FIH Berlin

Korrespondenzadresse:
Dr. Roland Zerm
Forschungsinstitut Havelhöhe FIH Berlin, Kladower Damm 221, D-14089 Berlin
rzerm@havelhöhe.de

Misteltherapie bei malignen Lymphomen – Neue Erkenntnisse und Erfahrungen im Rahmen einer prospektiven Kasuistikserie bei Patienten mit follikulärem Non-Hodgkin-Lymphom

Mistletoe Therapy in Malignant Lymphomas – New Findings and Observations from a Prospective Series of Case Histories of Patients with Follicular Non-Hodgkin's Lymphoma

J.-J. Kuehn

Zusammenfassung
24 Patienten mit einem follikulären Non-Hodgkin-Lymphom wurden mit einem Mistelextrakt (Iscador®P 0,01–20mg, in Ausnahmefällen 0,01–30mg, 3x wöchentlich s.c.) behandelt und in einem Zeitrahmen von 54 Monaten nachbeobachtet. Remissionen konnten bei 42% der ausschließlich mit Mistel behandelten Patienten ausgelöst werden (4 x eine komplette, 6 x eine partielle Remission und 1 x eine Minorremission). Die Remissionsdauer lag bei den kompletten Remissionen zwischen 1,5 und 27,5, bei den partiellen Remissionen zwischen 2,5 und 34 Monaten, bei einer Minorremission bei 1 Monat. Progressionen wurden während der Monotherapie mit Iscador® 9x beobachtet. Teilweise waren sie nur vorübergehender Art. Eine Remissionserhaltung nach Auslösung der Remission durch eine Chemotherapie oder Operation konnte in 3 Fällen beobachtet werden (2 komplette Remissionen über 18 bzw. 20 Monate, 1 partielle Remission über 10 Monate). Unter einer kombinierten Chemo-/Misteltherapie kam es 7 x zu einer partiellen und 2 x zu einer kompletten Remission. Die Remissionsdauer betrug dabei 3 bis 24 Monate. 8x trat unter der Simultantherapie eine Progression auf.
Eine Zytokinstimulation (einschließlich Interleukin-6) war während des gesamten Beobachtungszeitraumes nicht nachweisbar. Die Ergebnisse der vorgestellten prospektiven Kasuistik-Serie sprechen gegen ein Risikopotential und für eine Wirksamkeit einer Misteltherapie bei Non-Hodgkin-Lymphomen.

Löslicher Interleukin-2 Rezeptor im Serum erwies sich bei den lückenlosen klinischen und klinisch-chemischen Kontrollen als verlässlicher Marker für die Lymphomaktivität. Er besaß im Vergleich zu LDH und β_2-Mikroglobulin eine höhere Sensitivität und erhöhte damit die Staging-Sicherheit.

Schlüsselwörter:
Misteltherapie, Follikuläres Non-Hodgkin Lymphom, Partielle und komplette Remission, Remissionserhaltung, Risikopotenzial, Interleukin-6, Zytokine, Löslicher Interleukin-2 Rezeptor, Mistel

Summary
24 patients with follicular non-Hodgkin`s lymphoma were treated with a mistletoe extract (Iscador®P 0.01–20mg, by way of exception 0.01–30mg, 3x a week s.c.) and followed up over a period of 54 months. Remissions were triggered in 42% of those patients treated exclusively with mistletoe (4x complete remission, 6x partial remission and 1x minor remission). The remission period was between 1.5 and 27.5 months in the cases of complete remission, between 2.5 and 34 months in those with partial remission, and 1 month in the patient with a minor remission. Disease progression was observed in 9 cases during monotherapy with Iscador®, although this was only temporary in some cases. Maintenance of remission, triggered by chemotherapy or surgery, was reached in 3 cases (2 complete remissions 18 and 20 months, respectively, 1 partial remission 10 months). During combined chemotherapy/mistletoe therapy, partial and complete remission were observed in 7 and 2 cases respectively. The remission period ranged from 3 to 24 months. Disease progression occurred in 8 patients during this simultaneous therapy.
No cytokine stimulation (including Interleukin-6) was observed over the whole time of observation. The results of the presented series of case histories argue against any risk potential but in favour of the efficacy of mistletoe treatment in non-Hodgkin`s lymphomas.
Soluble interleukin-2 receptor proved to be a reliable marker for lymphoma activity in complete clinical and clinico-chemical controls. It is more sensitive than LDH and β_2-microglobulin, resulting in improved staging reliability.

Keywords:
Mistletoe, follicular non-Hodgkin's lymphoma, partial and complete remission, maintenance of remission, risk potential, Interleukin-6, cytokines, soluble interleukin-2 receptor, mistletoe

Einleitung

Neben veröffentlichten Meinungen, dass die klinische Wirkung der Misteltherapie nicht belegt sei (Ernst *et al.*, 2003), werden immer wieder Arbeiten zitiert, die von einem präklinisch belegten Risikopotential dieser Therapie sprechen (Gabius und Gabius, 2002; 1998). Hintergrund für diese Ansicht sind theoretische Überlegungen zu einer Stimulation der Zytokinsekretion – speziell Interleukin-6 – und Untersuchungen zur Proliferation von Zelllinien in der Kultur (Gabius *et al.*, 2001). Die entscheidende Frage nach *Belegen für die klinische* Wirksamkeit und potentielle Schädlichkeit im Kontext immunologischer Daten, speziell der Zytokinsekretion, wurde nicht gestellt. Eine Kasuistik, die als Beleg für eine klinische Bedenklichkeit der Misteltherapie interpretiert wurde (Hagenah *et al.*, 1998), löste eine intensive Arbeit im Bereich klinischer, immunologischer und experimenteller Forschung in verschiedenen Arbeitsgruppen aus. Sie ging der Frage nach, welche Bedeutung den Zytokinen *in vitro, ex vivo* und *in vivo* (alle 3 Methoden kamen zur Anwendung) – speziell Interleukin-6 – bei der Misteltherapie der Karzinome und hämatologischen Neoplasien einschließlich der Lymphome zukommt. Dabei bezog sich der klinische Teil der Untersuchungen nur auf die subcutane Anwendung der Mistel und nicht auf die Anwendung als Infusion, die im allgemeinen zu einer Fieberreaktion mit Zytokinausschüttung führt und die den Ausgangspunkt für die Behauptung einer proliferationsfördernden Wirkung der Mistel darstellte (Hajto *et al.*, 1990). Die klinische Erfahrung mit einer zweimal reproduzierten partiellen Remission unter einer Misteltherapie und einer Progression während einer Therapieunterbrechung bei einem Patienten mit follikulärem Non-Hodgkin-Lymphom (Kuehn, 1999) lieferte eine zusätzliche Motivation, sich der Mistelwirkung bei Lymphomen intensiver zuzuwenden. Es wird hier über die Erfahrungen mit einer Kasuistikserie bei 24 Patienten mit einem follikulären Lymphom berichtet, die sowohl klinisch als auch im Labor unter Einschluss eines Zytokinmonitorings prospektiv beobachtet wurden.

Methode und Patienten

Im Zeitraum vom 01.05.99 bis 31.10.03 wurde ohne primären Ausschluss jeder Patient mit einem follikulären Lymphom jeden Stadiums in eine prospektive Beobachtungsreihe ohne Rücksicht auf eine eventuell laufende oder vorgängige Chemotherapie aufgenommen. Für die Patienten, die keine Chemotherapie hatten, bestand dafür gemäß onkologischem Konsens keine Indikation, so dass eine wait and watch Strategie verfolgt wurde.

Nach Dokumentation des aktuellen extern erhobenen bildgebenden Stagings und interner Erhebung des klinischen Befundes einschließlich der Labordaten startete eine Misteltherapie mit Iscador® P, in Ausnahmefällen mit Iscador® Qu oder M. Von 42 Patienten, die die genannten Kriterien erfüllten, mussten 18 sekundär von der Beobachtung ausgeschlossen werden: Bei 9 Patienten wurde eine Misteltherapie aus unterschiedlichen Gründen nicht begonnen (Ablehnung der Behandlung, kein Kontakt nach erster Konsultation, Tod vor Therapiebeginn), bei 9 Patienten war die Behandlungsdauer für die Misteltherapie am Ende der Beobachtungszeit zu kurz (< 2 Monate). Die verbleibenden 24 Patienten wurden ohne dropout lückenlos nachbeobachtet.

Das Kontrollintervall im Follow-up lag bei 2 bis 3 Monaten (Klinik und Labor), das bildgebende Staging (CT, MRI, PET) erfolgte in individuell unterschiedlichen Zeitintervallen. Aussagen zu Progression und Remission (partiell und komplett) wurden unter Berücksichtigung aller drei Kontrollparameter (Klinik, Labor, bildgebende Verfahren) getroffen. Eine lediglich palpatorisch erfasste Verkleinerung von Lymphommanifestationen galt als Minorremission.

Folgendes Behandlungsprotokoll kam zur Anwendung: Einleitung der Misteltherapie mit Iscador® P Serie 0 (0,01 bis 1 mg, 14 Ampullen), Aufdosierung über Serie I (0,1 bis 10 mg, 14 Ampullen) bis Serie II (1 bis 20 mg, 14 Ampullen) und in einigen Fällen weitere Aufdosierung bis 30 mg. Die Patienten injizierten 3 x wöchentlich subcutan im Bereich der Bauchhaut. Lokalreaktionen bis 3–4 cm Durchmesser wurden toleriert, bei größeren Reaktionen erfolgte bis zum Abklingen eine vorübergehende Dosisreduktion. Die Maximaldosen von Iscador® Qu und M lagen bei 2 mg. Die Aufdosierung folgte dem gleichen Schema: Einleitung mit Serie 0, Erhaltungstherapie mit der angegebenen Maximaldosis.

Berücksichtigung fanden folgende Laborparameter: LDH, β_2-Mikroglobulin und die Zytokine IL-6, TNF-α, IL-10, sIL-2R.

Die Messungen erfolgten jeweils unmittelbar vor Beginn der Misteltherapie und anschließend im Intervall von 3 Monaten.

Ergebnisse

Aus Tabelle 1 sind die Daten zu den individuellen Verläufen für die einzelnen Patienten zu entnehmen. Als Hauptzielkriterium für die Auswertung galt eine partielle, komplette und Minorremission unter einer Monotherapie mit Iscador®. No change, Progression, Tod, Remissionserhaltung und der Verlauf unter einer kombinierten Chemo-/Misteltherapie wurden ebenfalls erfasst (Tab.1).

Unter einer Monotherapie mit Iscador® gelang 4 x eine komplette Remission (CR), sechsmal eine partielle Remission (PR) und einmal eine Minorremission (MR, Tab. 2 und 3). Bezogen auf die Gesamtzahl von 24 Patienten bedeutet das, dass bei 42 % der Patienten Remissionsereignisse (ohne MR) unter dieser Therapie beobachtet werden konnten. Der Zeitraum zwischen Ende der Chemotherapie und Auftreten der drei CR war unterschiedlich lang (3,5 bis 34 Monate Latenz), jedoch so lang, dass ein Zusammenhang mit der Chemotherapie als auslösende Ursache als unwahrscheinlich eingestuft werden konnte (> 3 Monate). Bei vier der sieben PR war eine Chemotherapie nicht vorausgegangen. Die Latenz zwischen Beginn der Mistel-Monotherapie und der PR lag bei minimal 3 und maximal 14 Monaten. Bei den restlichen 3 PR betrug die Latenz vom Ende der vorausgegangenen Chemotherapie bis zum Auftreten der PR zwischen zwei und sieben Monaten. Die Dauer der Remissionen innerhalb des Beobachtungszeitraums war zum Teil zeitlich begrenzt, zum Teil hielt sie bei Beobachtungsende an oder wurde erst am Beobachtungsende diagnostiziert (Tab.1, 2 und 3). Sie lag bei maximal 34 Monaten.

Eine Remissionserhaltung (2x CR, 1x PR) nach einer durch Vorbehandlung (Chemotherapie, Operation) ausgelösten Remission wurde unter einer Mistel-Monotherapie dreimal beobachtet (siehe Tab.1 und 4). Die Remissionsdauer der CR betrug zehn bzw. 20 Monate, die der PR zehn Monate.

Zweimal hielt eine Progression (PD) nach Einleitung der Misteltherapie an; dreimal blieb die Aktivität der Erkrankung während der Therapie unverändert (no change, NC).

Neunmal ereignete sich unter der Mistel-Monotherapie eine Progression. Bei drei der neun Patienten bestand zu Beginn der Therapie bereits eine Progression, sechsmal war die Progression vorübergehend, indem eine Remission nachfolgte (vorletzte und letzte Spalte Tab. 1), ohne dass außer der Misteltherapie andere Behandlungsmassnahmen zum Einsatz kamen.

Unter einer kombinierten Mistel-/Chemo-/Mabthera-Therapie kam es sechsmal zu einer PR und zweimal zu einer CR, achtmal trat bei dieser Patientengruppe eine Progression auf. Insgesamt konnte somit unter einer Mistel-Monotherapie und einer Kombination mit Chemo-/ Mabthera-Therapie 17 x eine Remission (5x CR, 12x PR) konstatiert werden (Tab.1, 2 , und 3).

Fünf Patienten verstarben: vier unter einer kombinierten Chemo-/Antikörper-/ Misteltherapie, ein Patient verstarb an den Folgen eines Herzinfarktes.

Tab. 1: Übersicht über alle Patienten.

Nr.	Initialien	Alter	Geschlecht	Stadium	IPI	Latenz bis Start Iscador (Mon.)	Status bei Iscador-Start	Latenz bis PR (Monate)	Latenz bis CR (Monate	Tod	Todesursache	Dauer Iscadortherapie (Mon.)	PD	Dauer PD
1	BK	69	m	IVAhigh	3	16	Ak	13				20		
2	PR	49	w	IIIAlow	1	2	Ak	13				49		
3	GW	45	m	IVAinter	1	77	Ak	3		+	Sepsis	10		
4	NC	62	w	IVAlow	1	23	Ak	14				14		
5	MR	57	w	IIIAlow	?	1	Ak	7	5			45		
6	PI	59	w	IVBlow	1	41	Ak		7			44		
7	HE	66	w	IVBlow	3	24	Ak	6	34			45		
8	RR	53	w	IIAlow	1	0	Ak	2	3,5			14		
9	RC	68	m	IAlow	1	12	CR		0			20		
10	MM	41	w	IAlow	1	6	CR		0			27	ja	9
11	RH	70	w	IVAlow	2	5	Ak	9	15			39	ja	4
12	ZR	57	m	IVA/Bhigh	2	77	PD			+	Panzyt.	5	ja	5
13	LL	34	w	IVAlow	1	2	Ak	3				3		
14	HEE	67	m	IIIAhigh	?	16	PD			+	Infarkt	3	ja	
15	CM	47	w	IIIAlow	1	45	Ak					16	ja	4
16	RU	43	w	IVAlow	1	24	Ak					10	ja	10
17	VR	60	m	IVAinter	1	27	Ak	4	34	+	PD	53	ja	27
18	BJ	45	m	IVAlow	2	8	Ak	16				48	ja	
19	PD	54	w	IIIAlow	1	5	PR	0				9		
20	BR	70	w	IIBlow	2	26	Ak	2		+	PD	15		15
21	EH	57	w	IVAlow	2	15	PD					32	ja	32
22	MH	49	m	IVBlow	2	32	Ak					14	ja	3
23	GM	48	w	IVAlow	2	15	Ak					16	ja	4
24	MHI	66	w	IVBlow	3	20	Ak					29		
Gesamt		**MV 57**	**8m:16w**			**MV Latenz 22**						**MV 24**		

Ak = aktive Erkrankung
Chth = Chemotherapie
CR = Komplette Remission
IPI = Internationaler Prognoseindex
Isc. = Iscador
m = männlich w = weiblich
Monoth. = Monotherapie
MR = Minorremission

Tab. 1: Übersicht über alle Patienten (Forts.).

PR	Dauer PR	CR	Dauer CR	Chth vor Iscador	Chth während Iscador (Mon.)	Auftreten PD unter Isc.-Monoth.	Anhalten PD unter Isc.-Monoth.	Anhalten NC unter Isc.-Monoth.	Auftreten PR unter Isc.-Monoth.	Anhalten PR unter Isc.-Monoth.	Auftreten CR unter Isc.-Monoth.	Anhalten CR unter Isc.-Monoth.	PD unter Isc.plusChth	PR unter Isc. plus Chth	Crunter Isc. plus Chth	1=zuerst PR; 2=zuerst CR	zwischenzeitlich PD
ja	3			nein	nein	+	?		+							1	
ja	34			nein	nein				+	+							
ja	2,5			nein	ja(Mab)	+			+							1	
ja	14			nein	nein				+	+							
ja	7	ja	5	ja	Start+4.5				+		+	+				1	ja
		ja	27,5	ja	Start+4.5						+	+				2	
ja	34		7	ja	Start+6						+			+		1	
ja	3,5	ja	1,5	ja	Start+7				+		+	+				1	
		ja	20	nein	nein							+					
		ja	18	Mab	ja	+						+					
ja	6	ja	24	ja	ja	+						+		+	+		ja
				ja	ja(Mab)								+				
ja	3			ja	ja									+			
				nein	ja(Mab)		+										
				nein	nein	+		+									
				ja	nein	+	+										
ja	6	ja	3	ja	ja								+	+	+		
ja	13			Mab	ja								+	+			ja
ja	10			ja	nein					+				+			
	1			ja	ja	+			MR				+				
				nein	ja								+				
ja	??			ja	ja	+							+	+			ja
				ja	ja(Mab)			+					+				ja
				ja	ja	+		+					+				ja
13		**8**		**16ja**	**17ja**	**9**	**2**	**3**	**7**	**3**	**4**	**6**	**8**	**7**	**2**		**6**

NC = no change
Pancyt. = Panzytopenie
PD = Progression

PR = partielle Remission
Start+4.5 = ab Start der Iscadortherapie weitere 4,5 Monate Chth

Tab. 2: Auftreten einer kompletten Remission unter einer Iscador®-Monotherapie.

Fall Nr.	5	6	7	8
Dauer	5 Mon.	27.5 Mon.	7 Mon.	1.5 Mon.
Ereignis am Ende	Ende Beobachtung	Ende Beobachtung	Ende Beobachtung	Ende Beobachtung

Tab. 3: Auftreten einer partiellen Remission unter Iscador®-Monotherapie.

Fall Nr.	1	2	3	4	5	8	20
Dauer	3 Mon.	34 Mon.	2.5 Mon.	14 Mon.	7 Mon.	3.5 Mon.	1 Mon. Minorrem.
Ereignis am Ende	PD	Ende Beobachtung	PD	PR bei Ende Beobachtung	Übergang in CR	Übergang in CR	PD

Tab. 4: Remissionserhaltung unter einer Iscador®-Monotherapie und unter einer kombinierten Iscador®-/Chemotherapie.

Fall Nr.	9	10	11	13	17	18	19	22
Iscador®-Monoth.	+	+					+	
Iscador® plus Chth			+	+	+	+		+
Dauer	20 Mon. CR	18 Mon. CR	6 Mon. PR 18 Mon. CR	3 Mon. PR	6 Mon. PR	13 Mon. PR	10 Mon. PR	5,5 Mon. CR
Ereignis am Ende	Ende Beob.	PD	Ende Beob.	Ende Beob.	PD	Ende Beob.	Ende Beob.	PD

Zytokinmonitoring

- ✓ IL-6 i.S.: bei 144 Messungen (Mehrfachmessungen pro Patient) 140 x Normwerte, 4 x grenzwertige Erhöhung während einer Progression.
- ✓ TNF-α: 2 x erhöht im Rahmen einer B-Symptomatik, 3 x grenzwertige Erhöhung.
- ✓ IL-10 zeigte keine Veränderung.
- ✓ sIL-2Rα: 7 x erhöht bei Normwerten für die beiden Lymphommarker LDH und β_2-Mikroglobulin. Die erhöhten Werte standen ausnahmslos mit einer Erkrankungsaktivität in Zusammenhang (Klinik, bildgebende Verfahren).

In 2 Fällen wird unter der Monotherapie mit Iscador ein Abfall von sIL-2Rα auf Normwerte gemessen, klinisch kam es zur Remission des Lymphoms (Fall Nr. 5 und 8).

Diskussion

Als wesentliches Ergebnis ist festzuhalten, dass die Auslösung einer partiellen und einer kompletten Remission durch eine Monotherapie mit Iscador® P möglich ist. Der Prozentsatz dieser Remissionsereignisse liegt bei 42 % (10 von 24 Patienten, ohne MR), d.h. bei knapp der Hälfte der Patienten sind diese Ereignisse eingetreten. Wenn man die in der Literatur angegebene Spontanremissionsrate bei follikulären Non-Hodgkin-Lymphom, die bis maximal 25 % betragen soll (Drobyski und Qaz, 1989; Gattiker *et al.*, 1980), berücksichtigt, ist es sehr unwahrscheinlich, dass dieses Ergebnis mit Spontanremissionen erklärt werden kann. Dagegen spricht auch der zeitliche Zusammenhang zwischen dem Beginn der Misteltherapie und dem Auftreten der Remission (bei der CR nach 3,5, 5 und 7 Monaten, bei der PR durchschnittlich nach 8 Monaten Behandlung). Nicht von der Hand zu weisen ist auch das Argument, dass die Definition einer Spontanremission bei den Autoren, die darüber berichtet haben, nicht einheitlich ist. In der Mehrzahl der veröffentlichten Kasuistiken und Kasuistik-Serien werden Einflüsse wie vorausgegangene fieberhafte Ereignisse, Sistieren einer immunsuppressiven Therapie u.a. als mögliche remissionsauslösende Ereignisse nicht in Betracht gezogen und die Bewertung als Spontanremission aufrecht erhalten (Wiernik, 1998). In Anbetracht der Erfolge einer endogenen Fiebertherapie, die auch Lymphome mit einschließt (Abel, 1987; Kempin *et al.*, 1981; Hobohm, 2001), ist es fragwürdig, ob ein solches Vorgehen gerechtfertigt ist.

Hinzu kommt, dass nicht nur eine Remissionsauslösung, sondern auch eine Remissionserhaltung bis 34 Monate möglich war. Zu berücksichtigen ist dabei, dass sich die Angaben auf das Beobachtungsende beziehen und bei einer Reihe von Patienten die positiven Ereignisse über diesen Zeitpunkt hinaus fortbestanden.

Die Dauer der erreichten Wirkung ist erwartungsgemäß unterschiedlich, Rezidive bei dieser Lymphomklassifikation sind häufig und treten auch unter einer Chemotherapie auf. In der Mehrzahl der Fälle ist ein follikuläres Non-Hodgkin-Lymphom nicht dauerhaft heilbar. Aus Tabelle 2, 3 und 4 ist die Dauer der Remissionen zu entnehmen. Eine kurze Remissionsdauer ist zum Teil durch das Erreichen des Endpunktes der Beobachtung bedingt, zum Teil kam es zu einer Progression. Die Misteltherapie wurde in diesen Fällen insofern geändert, als eine Dosiserhöhung von maximal 20 mg auf 30 mg vorgenommen wurde. In einem Fall (Nr. 5) kam es nach Dosiserhöhung auf 30 mg zu einer noch heute anhaltenden kompletten Remission, nachdem zunächst eine Progression aufgetreten war, für die eine Hochdosistherapie und Stammzelltransplantation diskutiert wurde. Die Patientin hatte die Behandlung abgelehnt. Es bestand bei ihr neben dem follikulären zusätzlich ein aggressives diffus großzelliges Lymphom high grade. Trotz der schlechten Prognose erreichte sie unter der Mistel-Monotherapie eine anhaltende komplette Remission.

Bei einer anderen Patientin (Fall Nr. 2) trat unter einer Monotherapie mit Iscador® M eine Progression auf. Nach Umstellung auf Iscador®P kam es zu einer guten partiellen Remission mit Beseitigung der lymphombedingten Nierenstauung beiderseits. Diese Erfahrung und die Tatsache, dass Remissionen bei diesem Projekt ausschließlich unter Iscador®P aufgetreten sind, könnte einen Hinweis auf eine bessere Wirkung des Kiefermistelextraktes (Iscador® P) im Vergleich zur Apfel- und Eichenmistel (Iscador®M und Qu) bei der Behandlung der Lymphome darstellen. Patienten, die die Maximaldosis von 20 mg Iscador®P nicht erreichten, hatten häufiger einen schlechteren Verlauf. Das lässt vermuten, dass bei der Lymphombehandlung höhere Dosen von Iscador®P wirksamer sind. Fall Nr. 5 weist in die gleiche Richtung.

Die entscheidende Aussage bezieht sich somit auf die Feststellung, dass die Auslösung einer partiellen und kompletten Remission durch eine Monotherapie mit Iscador® möglich ist. In einzelnen Fällen war auch eine langfristige Remissionserhaltung zu beobachten (Fall Nr. 9, 10, 19). Die Häufigkeit von Remissionen bei Mistel-Monotherapie und zusätzlicher Chemotherapie unterscheidet sich nicht: 10x bei ausschließlicher Misteltherapie und 9x bei simultaner Chemotherapie. Progressionen treten ebenfalls sowohl unter einer Mistel-Monotherapie als auch unter einer Chemo-/Immuntherapie (Mabthera) auf. Die Häufigkeit der Progressionen unterscheidet sich in den beiden Gruppen ebenfalls nicht: eine simultane Chemo-/Immuntherapie löst bei den Patienten, die mit Mistel behandelt werden, 8x eine Remission aus. Allerdings versterben 4 Patienten während der Chemotherapie. In der Gruppe mit einer Mistel-Monotherapie kommt es 9x zu einer z.T. nur vorübergehenden Progression.

Das könnte bedeuten, dass eine additive Chemotherapie beim follikulären Lymphom im Vergleich zu einer Monotherapie mit Mistel keine zusätzlichen Vorteile bringt und sowohl die Remissionsauslösung als auch die Rezidivhäufigkeit von ihr unbeeinflusst bleiben. Die Berechtigung einer solchen gewagten Vermutung kann nur mit Hilfe größerer Fallzahlen oder einer Kontrollgruppe gestützt werden.

Die genannten Zahlen beinhalten positive und negative Ereignisse (PR, CR, PD), die im Follow-up unabhängig vom Individuum additiv gezählt wurden. Das gilt für die Ereignisse in allen Behandlungsgruppen. Für die einzelnen Verläufe sind die Daten den Tabellen 2, 3 und 4 zu entnehmen.

Bei keinem der Patienten kam es unter der Misteltherapie zu einer Stimulation der Zytokinsekretion (IL-6, TNF-α, IL-10). Auch bei Progressionen bzw. Rezidiven konnten eindeutige Zytokinstimulationen nicht gemessen werden. Hinsichtlich der Frage, ob sich eine Progression anbahnt, war das Zytokinmonitoring speziell für den löslichen Interleukin-2 Rezeptor zuverlässig (Anstieg über den oberen Grenzwert von 850 U/ml). 7 Messungen zeigten im Zusammenhang mit einer Progression pathologische Werte, obwohl die beiden bekannten Lymphommarker LDH und β_2-Mikroglobulin im Normbereich lagen. IL-6 zeigte keinen Anstieg. Dadurch konnte in einigen Fällen frühzeitig ein Restaging veranlasst werden.

Schlussfolgerung

Als Schlussfolgerung kann zusammengefasst werden, dass partielle und komplette Remissionen unter einer subcutanen Mistel-Monotherapie mit Iscador® P in einem relativ hohen Prozentsatz (42%) erreicht werden können und somit eine klinische Wirksamkeit als wahrscheinlich anzusehen ist. Voraussetzung dafür war das Erreichen einer hohen Maximaldosis von Iscador®P (20 mg bzw. in Ausnahmefällen 30 mg). Eine Zytokinstimulation findet nicht statt. Sowohl die Klinik als auch das Zytokinmonitoring weisen somit nicht auf eine progressionsauslösende Wirkung der Misteltherapie hin. Damit kann erneut gezeigt werden, dass die Misteltherapie beim Non-Hodgkin-Lymphom, speziell beim follikulären Lymphom, therapeutische Potenzen aufweist und nach der aktuellen Datenlage Hinweise auf ein Risikopotential fehlen (Kuehn und Fornalski, 2001; Kuehn, 1999; Kovacs, 1999; Kovacs und Kuehn, 2002; Burger *et al.*, 2003).

Weitere Untersuchungen zur klinischen Wirksamkeit der Misteltherapie bei Lymphomen sind mit größeren Patientenzahlen und längerer Nachbeobachtung sinnvoll und notwendig. Sie werden auch aggressive Lymphome und hämatologische Neoplasien einschließen müssen. Prospektive Kasuistikserien können dazu weitere Beiträge leisten.

Ein weiteres Ergebnis von klinischer Relevanz stellt den Hinweis auf eine zuverlässige Abschätzung der Lymphomaktivität mittels eines Monitorings durch sIL-2R dar. Die Verlässlichkeit dieses Parameters scheint größer zu sein als die üblicherweise bestimmten Marker LDH und β_2-Mikroglobulin. In Japan ist die Wertigkeit von sIL-2R gut untersucht und hat als Lymphommarker Eingang in die Klinik gefunden (Kono *et al.*, 2000; Niitsu *et al.*, 2001; Ohno *et al.*, 2002). Dieser Tatsache ist bei einer Monotherapie mit der Mistel insofern besonderes Gewicht beizumessen, als Rezidive bzw. eine Progression frühzeitig erkannt und therapeutische Konsequenzen gezogen werden können.

Literatur

Abel, U. (1987): Die antineoplastische Wirkung pyrogener Bakterientoxine, in: Hager, E. D., Abel, U. (Hrsg): Biomodulation und Biotherapie des Krebses; Endogene Fiebertherapie und exogene Hyperthermie in der Onkologie: 21–85. Verlag für Medizin Dr. Ewald Fischer, Heidelberg.

Burger, A.M., Mengs, U., Kelter, G., Schuler, J.B., Fiebig, H.H. (2003): No evidence of stimulation of human tumor cell proliferation by a standardized aqueous mistletoe extract *in vitro*. Anticancer Res 23 (5A): 3801–3806.

Drobyski, W. R., Qaz, R. (1989): Spontaneous regression in non-Hodgkin`s lymphoma: clinical and pathogenetic considerations. Am J Hematol 31: 138–141.

Ernst, E., Schmidt, K., Steuer-Vogt, MK (2003): Mistletoe for cancer? A systematic review of randomised clinical trials. Int J Cancer 107(2): 262–267.

Gabius, S., Gabius, H.-J. (2002): Lektinbezogene Mistelanwendung: experimentelle Therapieform mit präklinisch belegtem Risikopotenzial. Dtsch med Wschr 9: 457–459.

Gabius, S., Gabius, H.-J. (1998): Vor dem Durchbruch? Münch Med Wschr 140: 355.

Gabius, H.-J., Darro, F., Emmelink, M., Andre, S., Kopitz, J., Danguy, A., Gabius, S., Salmon, I., Kiss, R. (2001): Evidence of stimulation of tumor proliferation in cell lines and histotypic cultures by clinically relevant low doses of the galactoside-binding mistletoe lectin, a component of proprietary extracts. Cancer Invest 19 (2): 114–126.

Gattiker, H. Wiltshaw, H. E., Galton, D. A. (1980): Spontaneous regression in non-Hodgkin`s lymphoma. Cancer 45: 2627–2632.

Hagenah, W., Dörges, I., Gafumbegete, E., Wagner, T. (1998): Subcutane Manifestation eines zentrozytischen Non-Hodgkin-Lymphoms an Injektionsstellen eines Mistelpräparates. Dtsch med Wschr 123: 1001–1004.

Hajto, T., Hostanska, K., Frei, K., Rordorf, Ch., Gabius, H.-J. (1990): Increased secretion of Tumor Necrosis Factor α, Interleukin-1 and Interleukin-6 by human mononuclear cells exposed to β-Galactosid-specific lectin from clinical applied mistletoe extract. Cancer Res 50: 3322–3326.

Hobohm, U. (2001): Fever and cancer in perspective. Cancer Immunol Immunother 50: 391–396.

Kempin, S., Cirrincone, C., Myers, J. (1981): Improved remission rate and duration in nodular non-Hodgkin lymphoma (NNHL) with the use of mixed bacterial vaccine (Meeting abstract). Proc Amer Assoc Cancer Res 22: 514 (C-709).

Kono, N., Kanda, Y., Yamamoto, R., Chizuka, A., Suguro, M., Hamaki, T., Arai, C., Matsuyama, T., Takezako, N., Miwa, A., Togawa, A. (2000): Prognostic significance of serum soluble interleukin-2 receptor level in non-Hodgkin`s lymphoma: a single center study in Japan. Leuk Lymphoma 37 (1–2): 151–156.

Kovacs, E., Kuehn, J.J. (2002): Measurements of IL-6, soluble IL-6 receptor and soluble gp130 in sera of B-cell lymphoma patients. Does *Viscum album* treatment affect these parameters? Biomed Pharmacother 56: 152–158.

Kovacs, E. (1999): Serum levels of IL-12, IL-6 and the production of IFN-gamma, IL-2, IL-4 by peripheral blood mononuclear cells in cancer patients treated with *viscum album* extract. J Cancer Res Clin Oncol 125 (suppl): 110.

Kuehn, J.J. (1999): Langfristig guter Verlauf unter Misteltherapie bei einem Patienten mit einem zentroblastisch-zentrozytischen Non-Hodgkin-Lymphom. Dtsch med Wschr 124: 1414–1418.

Kuehn, J.J., Fornalski, M. (2001): Non-Hodgkin-Lymphom – Immunologische Spekulation und klinische Realität, In: Scheer, R., Bauer, R., Becker, H., Berg, P. A., Fintelmann, V. (Hrsg): Die Mistel in der Tumortherapie. Grundlagenforschung und Klinik, KVC Verlag Essen: 327–340.

Niitsu, N., Iijima, K., Chizuka, A. (2001): A high serum-soluble interleukin-2 receptor level is associated with a poor outcome of aggressive non-Hodgkin`s lymphoma. Eur J Haematol 66 (1): 24–30.

Ohno, H., Ishikawa, T., Kitajima, H., Nomura, S., Suzuki, T., Konishi, H., Ohno, Y., Onishi, R., Konaka, Y., Arima, N., Doi, S., Nasu, K., Takahashi, T., Tsudo, M., Fukuhara, S., Uchiyama, T. (2002): Significance of soluble interleukin-2 receptor alpha chain in the management of patients with malignant lymphoma: a multi-center study. Rinsho Ketsueki 43 (3): 170–175.

Wiernik, P. H. (1998): Spontanremissionen bei Lymphomen, In: Heim. M. E., Schwarz, R. (Hrsg): Spontanremissionen in der Onkologie; Theoretische Modelle und klinische Befunde: 193–199. Schattauer Verlag, Stuttgart, New York.

Korrespondenzadresse:
Dr. Jürgen-J. Kuehn
Lukas Klinik, Onkologische Spezialklinik, Brachmattstr.19, CH-4144 Arlesheim
j.j.kuehn@Lukasklinik.ch

Untersuchungen zu Immunreaktion und klinischem Outcome nach intraläsionaler *Viscum*-Applikation bei Kolonkarzinom

Investigation of the Immunologic Reaction and Clinical Outcome in Intralesional *Viscum* Therapy of Coloncarcinoma

B. Matthes, P. Fritz, Th. E. Mürdter, M. Kröz, H.-B. von Laue und H. Matthes

Zusammenfassung

Die intraläsionale Applikation von *Viscum*-Extrakten zeigt in Einzelfällen in mehreren Untersuchungen eine gute Tumormassenreduktion und damit eine mögliche Therapieoption. Zur immunologischen Reaktion bei intraläsionaler *Viscum*-Applikation und deren klinischer Bedeutung liegen bisher wenige Daten vor. In dieser retrospektiven Untersuchung wurden je zwei histologische Präparate von 14 Patienten mit kolorektalem Karzinom, die mit intraläsionaler *Viscum*-Therapie (mindestens 1 Mal) behandelt wurden, ausgewertet. Im Vergleich anhand der intratumoralen Immunzellen der ersten (diagnostischen, vor Injektion) Biopsie und sowie des Operationsgutes (nach der *Viscum*-Injektion) kann auf die immunologische Reaktion nach Injektion im Tumorgewebe geschlossen werden. Zusätzlich wurde auf klinisches Outcome (mediane Überlebenszeit) und auf Beziehungen zum immunologischen Status untersucht.

Schwere unerwünschte Nebenwirkungen traten bei den untersuchten Patienten nicht auf.

Die histologischen Präparate wurden jeweils auf folgende intratumorale Zellen untersucht: B-Lymphozyten, T-Lymphozyten, T-Helfer-Lymphozyten, T-Suppressor-Lymphozyten, Makrophagen/Monozyten, eosinophile Granulozyten, Mastzellen und NK-Zellen. Dabei fanden sich signifikante Anstiege der B-Lymphozyten, T-Helfer-Lymphozyten und Makrophagen/Monozyten. Tendenzielle Anstiege ergaben sich für T-Lymphozyten, T-Suppressor-, NK-Zellen sowie für eosinophile Granulozyten. Keine Vermehrung zeigten Mastzellen. Eine Prognoserelevanz konnte nur für den Anstieg der eosinophilen Granulozyten und Makrophagen ermittelt werden.

Um die tumorale Immunreaktion nach intraläsionaler Applikation von *Viscum* genauer kennen zu lernen und deren klinische Bedeutung weiter zu verstehen, sind größere prospektive Untersuchungen erforderlich.

Schlüsselwörter:
Intraläsionale Therapie, *Viscum album*, Immunologie, Eosinophilie, Mastzellen, T-Helfer-Zellen, zytotoxische T-Zellen

Summary

In certain cases the intralesional application of *Viscum* extracts has shown a significant reduction of tumour mass in repeated examinations and should therefore be considered as a possible therapy option. Only limited information is currently available on the immunological reaction to intralesional *Viscum* application and its clinical meaning.
Our retrospective study evaluated the results of intralesional *Viscum* therapy with two histological preparations on 14 patients with colorectal carcinoma who were each treated at least once. A comparison of the first, diagnostic biopsy taken before the injection with the status of intratumoural immune cells following the injection suggests an immunological reaction in the tumour tissue to the application of *Viscum*. In addition, we examined the clinical outcome (median survival time) and interrelations with the immunological status.
None of the patients examined developed any severe undesired side effects. In each case the histological preparations were examined for the following intratumoural cells: B lymphocytes, T lymphocytes, T helper lymphocytes, T suppressor lymphocytes, macrophages/monocytes, eosinophilic granulocytes, mast cells and NK cells. We found a significant increase in the number of B lymphocytes, T helper lymphocytes and macrophages/monocytes. There was also a slight increase in the number of T lymphocyte suppressors, NK-cells as well as eosinophilic granulocytes. There was no increase in the number of mast cells. Only the increase in the number of eosinophilic granulocytes and macrophages proved relevant for the prognosis.
Large-scale, prospective studies would help to better understand the immune reaction to intralesional application of *Viscum* and its clinical and possibly antitumoural meaning.

Keywords:
Intralesional therapy, *Viscum album*, immunology, eosinophilia, mast cells, T helper cells, cytotoxic T cells

Einleitung

In den letzten Jahren wurde über die Möglichkeit der intraläsionalen Mistelinjektion bei kolorektalem Karzinom berichtet. Es zeigte sich, dass zum einen eine überwiegend gute Verträglichkeit und zum anderen ein befriedigender antitumoröser Effekt durch die intraläsionale Applikation erreicht werden konnte (Matthes, 1997; Matthes, 2001). Dabei blieb bisher offen, inwiefern die Reduktion der Tumormasse durch rein zytotoxisches Lysieren der Tumorzellen oder durch eine Mitbeteiligung einer antitumorösen Immunreaktion hervorgerufen wird. Ziel dieser Untersuchung war es, die Art der peritumorösen Immunreaktion im intraindividuellen Vergleich vor und nach einer intraläsionalen Misteltherapie kennen zu lernen. Darüber hinaus wurde die Frage untersucht, ob bestimmte Immunreaktionen eine prognostische Relevanz haben könnten.

Material und Methoden

Im Gemeinschaftskrankenhaus Havelhöhe Berlin wurden retrospektiv alle Tumore recherchiert, in denen es zum einen zu intraläsionalen Injektionen gekommen ist und zum anderen bioptisches oder resiziertes Material (paraffinisiert in pathologischen Instituten) vor und nach Therapie zur Verfügung stand.

Die paraffinierten Gewebsproben wurden im pathologischen Institut des Robert-Bosch-Krankenhauses verblindet (an 5 beliebigen Gesichtsfeldern, 40faches Objektiv, Okular x10) hinsichtlich der in Tabelle 1 angegebenen immunologischen Marker aufgearbeitet und anschließend die Mittelwerte der 5 Gesichtsfelder auf 1 mm^2 umgerechnet: B-Lymphozyten, T-Lymphozyten, T-Helfer- und T-Suppressor-Lymphozyten, Makrophagen / Monozyten, Eosinophile Granulozyten, Mastzellen sowie NK-Zellen. Darüber hinaus wurden Tumorgröße und peritumoröse Inflammation dokumentiert.

Des weiteren wurde der klinische Verlauf zu den immunologischen Markern korreliert.

Eine Normalverteilung wurde nach Kolmogorov-Smirnov geprüft. Bei Normalverteilung wurde der gepaarte und ungepaarte T-Test angewandt. Sofern keine Normalverteilung vorlag, erfolgte die Prüfung mittels Wilcoxon-Test und U-Test nach Mann-Whitney. Die Überlebensfunktion wurde nach Kaplan-Meier mittels Log-Rank geprüft.

Tab. 1: Gewählte Nachweisverfahren der histologischen Aufarbeitung

Parameter	**Färbung**	**Clone**	**Quelle**
Tumorgröße, Entzündung, Nekrose, Eosinophilie	HE		
B-Lymphozyten	CD 20	Clone L26	Dako
T-Lymphozyten	CD 3	Rabbit	Dako
T-Helfer-Lymphozyten	CD 4	1F6	Novocastra
T-zytotoxische-Lymphozyten	CD 8	8/144b1	Dako
Makrophagen / Monozyten	CD 68	PG-M1	Dako
Mastzellen		AA1	Dako
Eosinophile Leukozyten		25.5	Calbiochem
NK-Zellen		Nk1	Dako

Ergebnisse

Es konnten 14 kolorektale Karzinome mit vollständigem Material ermittelt werden. Von denen waren 12 Fälle mit Abnobaviscum Fraxini Verdünnungsstufe 2 (20 mg) (jeweils 3 Ampullen = 60mg), ein Fall mit Abnobaviscum Quercus Verdünnungsstufe 2 (20 mg) (3 Ampullen = 60mg) und ein Fall mehrfach mit Helixor M 100mg (5 Amp. = 500mg) intraläsional therapiert. Die letzte Injektion lag maximal 3 Wochen zurück, der Zeitraum zwischen erster und zweiter Materialgewinnung betrug im Minimum 4, im Median 8 und im Mittelwert 72 Tage. Das Patientenalter lag bei erster Injektion im Mittel bei 64, im Median bei 65 Jahren.

Es fanden sich keine signifikanten Änderungen hinsichtlich der Nekrose oder des allgemeinen histologischen Entzündungsbildes im intraindividuellen Vergleich vor und nach der Applikation.

Betreffs der speziellen immunologischen Reaktionen gab es eine Zunahme der intratumoralen Immunzellen. Signifikant waren die Anstiege für B-Lymphozyten (p=0,001), CD4 positiven Helfer-T-Zellen (p=0,026) und Makrophagen (p=0,001) (Abb. 1). Eine Tendenz zeigten T-Lymphozyten (p=0,065), NK-Zellen (p=0,09) und eosinophile Granulozyten (p=0,19) (Abb. 2). Unverändert blieb die Anzahl der Mastzellen (p=0,78) und CD8 positiven Lymphozyten (p=0,69).

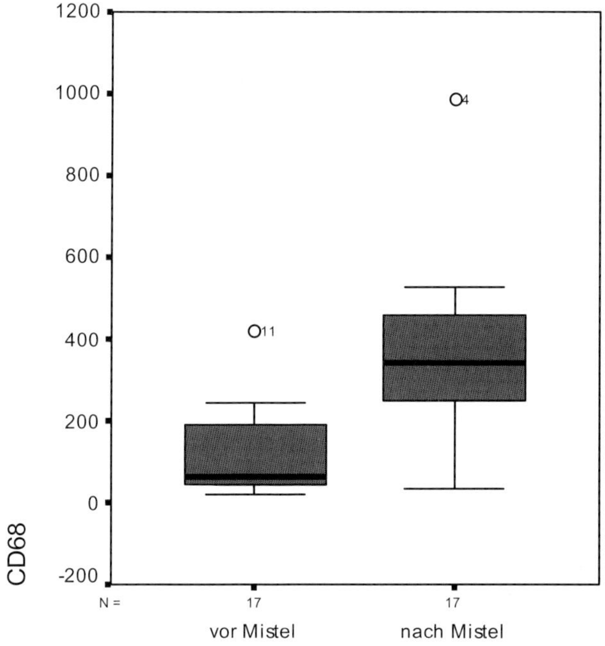

Abb. 1: Signifikante Makrophagenzunahme (Anzahl Zellen ermittelt, wie im Text beschrieben, CD 68) durch intraläsionale Misteltherapie (Wilcoxon-Test, p=0,052).

Die Überlebenszeit unserer kleinen Untersuchungsgruppe entsprach nicht den größeren Kollektiven der Literatur, sie war durch drei nicht neoplasiebedingte Todesfälle verändert. Insofern sind die folgenden Angaben nur als Anhaltspunkte interpretierbar. Danach betrug die Überlebenszeit unzensiert 35 Monate (berechnet auf Januar 2004). In die Überlebensanalyse gehen nur die Patienten ein, die im Stadium 4 waren. Eine Korrelationen mit einem positiven Outcome (längere Überlebenszeit) ergab sich tendenziell für Makrophagen (p=0,052) und für eosinophile Granulozyten (p=0,14). War die Anzahl der intratumoralen Eosinophilen (TATE) bereits vor der Therapie erhöht (>10/mm^2) oder stieg nach intraläsionaler Misteltherapie an (auf >10/mm^2), so verband sich dies mit einem signifikant verlängerten Überleben (Abb. 3) (nach log Rank p=0,0039).

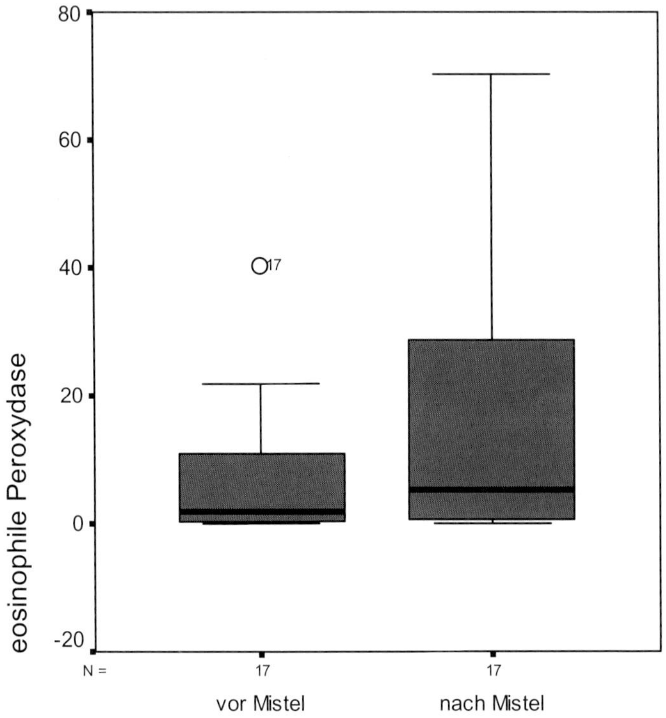

Abb. 2: Eosinophile Granulozyten (Anzahl ermittelt, wie im Text beschrieben, anhand der eosinophilen Peroxidase) werden nach Misteltherapie im Trend vermehrt (Wilcoxon-Test, p=0,14).

Diskussion

Unsere Daten belegen eine Änderung der intra- und peritumoralen Immunantwort nach intraläsionaler Misteltherapie. Der gefundene Anstieg betrifft sowohl Zellen der spezifischen Immunantwort (T-Helfer- und B-Zellen) als auch Zellen, die üblicherweise dem unspezifischen Immunsystem zugerechnet werden (Eosinophile, NK-Zellen, Makrophagen). Welche immunologische Konstellation zur wirksamen Antwort auf eine maligne Neoplasie gewünscht oder erfolgreich ist, ist nicht bekannt. Inwiefern die nachgewiesene Änderung des immunologischen Geschehens im Tumorbereich einen antitumorösen Effekt induziert hat, und ob sich die immunologische Reaktion auf ein verändertes Outcome auswirkt, kann aus den erstellten Daten nicht geschlossen werden.

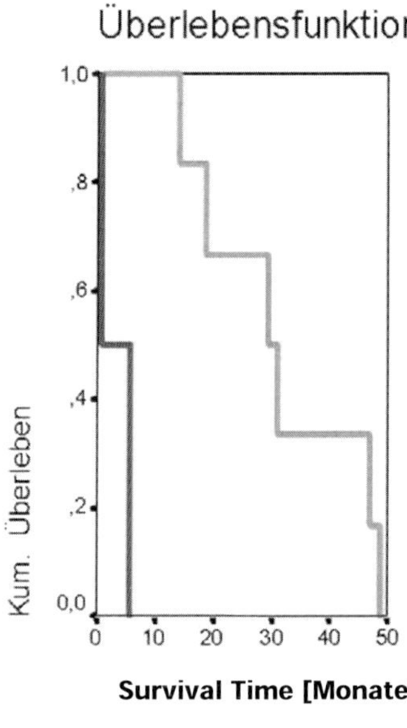

Abb. 3: Kaplan-Meier-Überlebensfunktion der kolorektalen Karzinom-Patienten, die initial bei Untersuchungseinschluss im Stadium 4 waren, in Abhängigkeit von der Tumor assoziierten Tissue Eosinophilie (TATE). Es werden in Abhängigkeit von der TATE >10mm^2 oder bei Anstieg der TATE nach Mistelinjektion Eosinophile-Responder (graue Linie) bzw. Non-Responder (schwarze Linie) definiert. Hierbei ergibt sich ein signifikanter Unterschied im kumulativen Überleben (kum. Überleben), wonach Eosinophile-Responder im Mittel 31,5 Monate (Survival Time) und Non-Responder 3,1 Monate überleben (Log Rank p= 0,0039).

Es wird lohnenswert sein, in zukünftigen prospektiven Aufarbeitungen des peri- oder intratumorösen immunologischen Geschehens die mistelinduzierbare quantitative Immunantwort der eosinophilen Granulozyten und Makrophagen hinsichtlich der prognostischen Bedeutung weiter zu verfolgen. Dies ist insbesondere vor dem Hintergrund einer lange bekannten moderaten Überlebensverlängerung bei tumorassoziierter Eosinophilie zu sehen (Nielsen *et al.*, 1999; Pretlow *et al.*, 1983). Offenbar kann durch intratumoral applizierte Mistel bei einigen Patienten über die akzidentelle Tumor-Eosinophilie hinaus eine TATE-Erhöhung induziert werden. Diese Response auf die intratumorale Mistelgabe könnte ein Hinweis auf die immunologische Reagibilität des Organismus sein und daher auch die Outcome-Verbesserung der Responder erklären. Hierzu sollten systematische prospektive Untersuchungen erfolgen.

Literatur

Matthes, H. (1997): Intraläsionale Mistelinjektionen in Lebermetastasen bei kolorektalem Karzinom und in das primäre Hepatozelluläre Karzinom (HCC). Der Merkurstab / Beiträge zu einer Erweiterung der Heilkunst, 50: 41.

Matthes, H. (2001): Onkologische Misteltherapie (*Viscum album* L.) aus klinisch-anthroposophischer Sicht. In: R. Scheer, R. Bauer, H. Becker, P. A. Berg, V. Fintelmann (Eds): Die Mistel in der Tumortherapie. Grundlagenforschung und Klinik, KVC Verlag, Essen, 253–274.

Nielsen, H. J., Hansen, U., Christensen, I. J., Reimert, C. M., Brunner, N., Moesgaard, F. (1999): Independent prognostic value of eosinophil and mast cell infiltration in colorectal cancer tissue. J Pathol, 189: 487–495.

Pretlow, T. P., Keith, E. F., Cryar, A. K., Bartolucci, A. A., Pitts, A. M., Pretlow, T. G., 2nd, Kimball, P. M., Boohaker, E. A. (1983): Eosinophil infiltration of human colonic carcinomas as a prognostic indicator. Cancer Res, 43: 2997–3000.

Burkhard Matthes[1,4], Dr. Peter Fritz[2], Dr. Thomas E. Mürdter[3], Dr. Matthias Kröz[1,4], Dr. Harald Matthes[1,4] und Dr. Hans-Broder von Laue[5]

[1] Forschungsinstitut Havelhöhe (FIH), Berlin
[2] Zentrum für Diagnostische Medizin, Robert Bosch Krankenhaus, Stuttgart
[3] Dr. Margarete Fischer-Bosch Institut für klinische Pharmakologie, Stuttgart
[4] Gemeinschaftskrankenhaus Havelhöhe, Berlin
[5] Onkologische Schwerpunktpraxis Öschelbronn

Korrespondenzadresse:
Burkhard Matthes
Forschungsinstitut Havelhöhe, Kladower Damm 221, 14089 Berlin
bmatthes@havelhoehe.de

Fall-Kontrollanalyse zur intraläsionalen *Viscum*-Therapie bei endobronchial erreichbarem Bronchialkarzinom

Case Control Analysis of Intralesional *Viscum* Therapy for Bronchial Carcinoma Accessible Endobronchially

Ch. Grah und B. Matthes

Zusammenfassung

Bei sechs Patienten wurde eine intraläsionale endobronchiale *Viscum*-Therapie mit Abnobaviscum Fraxini durchgeführt.
Bei keiner dieser Maßnahmen kam es zu einer unerwünschten Wirkung wie Fieber, Dyspnoe, lokale Schwellung oder bronchialer Hyperreagibilität, genereller Allergie oder Anaphyllaxie. Darüber hinaus wurde bei zwei Patienten eine wiederholte *Viscum*-Instillation in das endobronchiale Tumorgewebe durchgeführt. Hier wurde ein erstaunlicher antitumoröser Effekt beobachtet. Im ersten Fall konnte eine partielle, im zweiten Fall eine komplette Tumorregression beobachtet werden.

Schlüsselwörter:
Intraläsionale endobronchiale Misteltherapie, *Viscum album*, Mistel

Summary

We carried out interlesional endobronchial *Viscum* therapy with Abnobaviscum Fraxini on six patients. The treatment had no side effects such as fever, dyspnoea, local swelling or bronchial hyper-reactivity, general allergy or anaphylaxis. In two patients we also carried out repeated *Viscum* instillation into the endobronchial tumour tissue. We observed a significant antitumorous effect. In the first case, the treatment resulted in partial tumour regression, in the second case we observed complete tumour regression.

Keywords:
interlesional endobronchial *Viscum* therapy, *Viscum album*, mistletoe

Einleitung

Die endobronchiale, funktionelle Stenose ist eine häufige Manifestation des kleinzelligen (SCLC) und nichtkleinzelligen (NSCLC) Bronchialkarzinoms. Durch stenosierendes Tumorwachstum im Bronchialsystem entsteht je nach Lokalisation ein ventilatorischer Funktionsverlust mit Belastungs- oder Ruhedyspnoe, welche eine erhebliche Verschlechterung der Lebensqualität nach sich zieht. Durch distal der Stenose gelegenen Sekretverhalt kann es zu Komplikationen mit retrostenotischen Pneumonien, Durchwanderungspneumonien oder abszedierenden Prozessen sowie Empyembildungen kommen. Aus diesem Grunde ist eine möglichst effektive und anhaltende Rekanalisation des endobronchialen Tumorwachstums wünschenswert. Übliche Therapieverfahren sind dafür die mechanische Rekanalisation, die Ballondilatation, die Stentimplantation oder die Laser- bzw. Argonbeamerabtragung des Tumorgewebes.

Aus den Erfahrungen der intraläsionalen *Viscum*-Therapie beim hepatozellulären Karzinom (HCC) und dem Kolonkarzinom (Matthes, 1997; Matthes, 2001) ergab sich die Überlegung, ob ein antitumoraler Effekt auch bei endobronchialem Tumorwachstum durch intraläsionale Therapie mit *Viscum* zu erzielen wäre, und ob diese Therapie ohne unerwünschte Effekte durchführbar und praktikabel ist.

Fragestellung

Ein Therapieeffekt durch lokale, intratumorale *Viscum*-Applikation in das Bronchialsystem ist im Hinblick auf die Unbedenklichkeit und Wirksamkeit dieser Therapieoption bislang nicht systematisch untersucht.

Da es sich beim Bronchialsystem um ein Vitalorgan mit potentiell gefährlichem, hyperreagiblem Reaktionsmuster handelt, galt die primäre Fragestellung dieser Fall-Kontollanalyse der Einschätzung möglicher Nebenwirkungen dieser Therapie.

Insofern galt es besonders zu prüfen, ob intraläsionale *Viscum*-Applikation endobronchiale Hyperreagibilität, obstruktive Ventilationsstörungen, generalisierte allergische Reaktionen oder andere unerwünschte Wirkungen auslöst.

Therapierelevanz und Hintergrund

Erst im Sinne einer sekundären Fragestellung wurde die Reaktion auf das lokale Tumorgeschehen, die Wirksamkeit und Verträglichkeit der übrigen onkologischen Therapien (Chemotherapie und Radiatio) und das Verhalten der DNA im Tumorgewebe gelenkt. Ein Therapieeffekt durch lokale, intratumorale *Viscum*-Applikation in das Bronchialsystem ist dabei in Bezug auf drei verschiedene Fragestellungen zu untersuchen:

A. Rekanalisation

Ein endobronchial wachsender Tumor hat einen großen Einfluss auf das klinische Beschwerdebild im Erkrankungsverlauf. Ziel ist deshalb die effektive und anhaltende Rekanalisation. Üblicherweise wird dies durch mechanische Rekanalisation, endobronchiale Kleinraumbestrahlung, Stentimplantation oder Laser bzw. Argonbeamerabtragung des Tumorgewebes realisiert. Zu fragen wäre, ob eine lokale, intraläsionale *Viscum*-Therapie einen positiven Einfluss auf die Zielsetzung der Rekanalisationsbehandlung hat.

B. DNA-stabilisierender Effekt der Viscum-Therapie

Von verschiedenen Arbeitsgruppen ist der DNA-stabilisierende Effekt der Misteltherapie untersucht und nachgewiesen worden (Kranzbühler *et al.*, 1999). Sollte durch eine lokale, intratumorale Therapie dieser Effekt wirksam werden können und dadurch der Verlauf des Tumorwachstums relevant zu beeinflussen sein, läge eine zusätzliche Therapieoption in der Behandlung des Bronchialkarzinoms vor.

C. Immunmodulation und Chemosensibilisierung

Trotz der so genannten ‚neuen Substanzen' wie Gemcitabine, Docetaxel oder Vinorelbin haben Metaanalysen von Zweier- oder Dreierkombinations-Chemotherapien nur eine vergleichsweise geringe Verbesserung des medianen Überlebens beim fortgeschrittenen Bronchialkarzinom (NSCLC und SCLC) von ca. sechs auf neun Monate gezeigt (Belani, 2000; Ettinger, 2002; Meta-analysis-Group, 2000; Non-small Cell Lung Cancer Collaborative Group, 1995; Sandler, 2003). Eine chemosensibilisierende Therapie, oder eine Verbesserung der immunologischen Kompetenz wäre ein neues Therapieprinzip. Auch neue Antikörpertherapien etwa aus der Gruppe der wachstumsfaktorrezeptorbindenden monoklonalen Antikörper, dem sog. mAK C225 wie Cetuximab oder Gefitinib (Erbitux®, Iressa®), der den epidermal growth factor receptor (EGF-R) erkennt, haben trotz einzelner überraschender Ergebnisse in den durchgeführten Studien bisher nicht den erhofften Durchbruch erbracht (Argiris, Mittal, 2004; Ciardiello *et al.*, 2004; Herbst, Kies, 2002; Johnson, 2003). Die Ergebnisse der *Viscum*-Forschung im Hinblick auf die immunmodulatorische Potenz im Sinne eines autoregulierenden Immuntherapeutikums lassen die Fragestellung zu, ob eine lokale, endobronchiale Therapie des Tumors oder einer Lymphknotenmetastase einen entsprechenden, stabilisierenden Effekt auf den klinischen Verlauf hat.

Durchführung

Bei insgesamt sechs Patienten mit endobronchialem Tumorwachstum bei fortgeschrittenem Bronchialkarzinom (vier Patienten mit nichtkleinzelligem Bronchialkarzinom, NSCLC, zwei Patienten mit kleinzelligem Bronchialkarzinom, SCLC) wurden intratumorale *Viscum*-Applikationen durchgeführt.

Es wurde während einer Bronchoskopie über einen Sklerosierungskatheter die Sklerosierungsnadel etwa 5 mm in den Tumor platziert und je eine Ampulle (1 ml) Abnobaviscum Fraxini der Verdünnungsstufe 3 (2 mg) oder 2 (20 mg) in den Tumor injiziert. Alle Patienten erhielten zur Untersuchung eine Propofol-Sedation unter Oximeter- und EKG-Monitoring. Eine RR-Messung erfolgt bei der Bronchoskopie nicht regelhaft, jedoch bei Bedarf und zur Nachüberwachung der Patienten. Alle Patienten hatten im Vorfeld der Behandlung bereits subcutan *Viscum* erhalten. Ein Patient hatte zusätzlich auch *Viscum* i.v. erhalten. Nach der Therapie wurden die Patienten für mindestens fünf Stunden überwacht.

Ergebnisse und Diskussion

Bei keinem Patienten wurden postinterventionell systemische, allergische, pseudoallergische oder lokal obstruktive Reaktionen beobachtet. Alle Patienten waren nach der *Viscum*-Applikation kreislaufstabil und vom Allgemeinzustand (AZ) in unverändertem Befinden. Bei keinem Patienten traten auffällige Blutdruckreaktionen oder Temperaturreaktionen auf. Kein Patient klagte über Luftnot oder zeigte eine veränderte Ventilation.

Weder auskultatorisch noch generalisiert konnten Zeichen einer lokalen Hyperreagibilität oder generalisierten allergischen Reaktion festgestellt werden.

Bei vier Patienten (H.H.29, R.B.45, S.B.23, G.E.29, Zahlen sind das Geburtsjahr) wurde nur eine einmalige intraläsionale Therapie durchgeführt. Hier wurde der Lokalbefund nicht weiter beurteilt, da er entweder – auch im Rahmen der übrigen onkologischen Therapie – sehr effektiv behandelt werden konnte (wie bei S.B.23 und G.E.29, beide mit kleinzelligen Bronchialkarzinom), oder der endobronchiale Tumor nicht weiter zentral stenosierend und deswegen im weiteren Krankheitsverlauf nicht gefährdend wuchs, so dass eine erneute Bronchoskopie nicht indiziert war.

Bei zwei Patienten lag ein zentral stenosierendes Tumorwachstum vor, was die wiederholte Re-Bronchokopie erforderte; in diesem Rahmen wurde wiederholt intratumoral *Viscum* appliziert.

Im Fall W.L.35 lag ein NSCLC (AJCC Stadium IV) vor. Es wurde eine Tumormanifestation in der *Trachea* und im Bereich der Hauptkarina – bis in den linken Hauptbronchus reichend (Abbildung 1) – insgesamt je viermal mit Abnobaviscum Fraxini instilliert. Die erste Injektion wurde mit je einer Ampulle Verdünnungsstufe 3 (2 mg), die drei weiteren mit je einer Ampulle Verdünnungsstufe 2 (20 mg) durchgeführt (Abbildung 3).

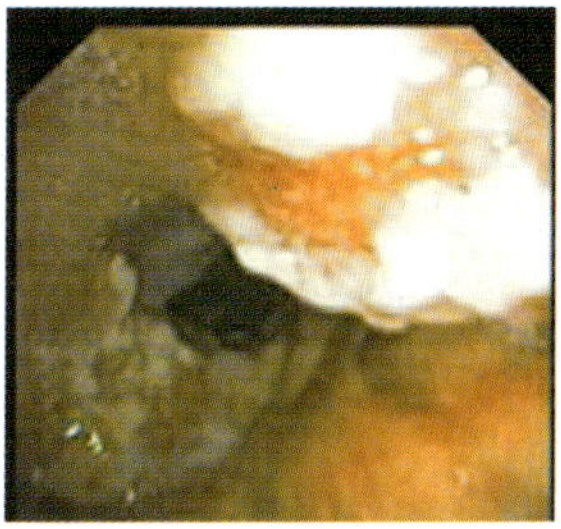

Abb. 1: Patient W.L.35 mit Plattenepithelkarzinom im Bereich der Hauptcarina und linken Hauptbronchus, vor intraläsionaler Therapie.

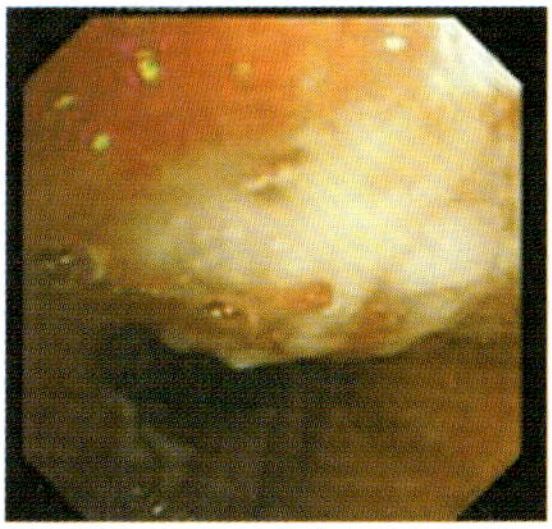

Abb. 2: Abflachung und Nekrotisieren des Tumors nach einmaliger intraläsionaler Therapie.

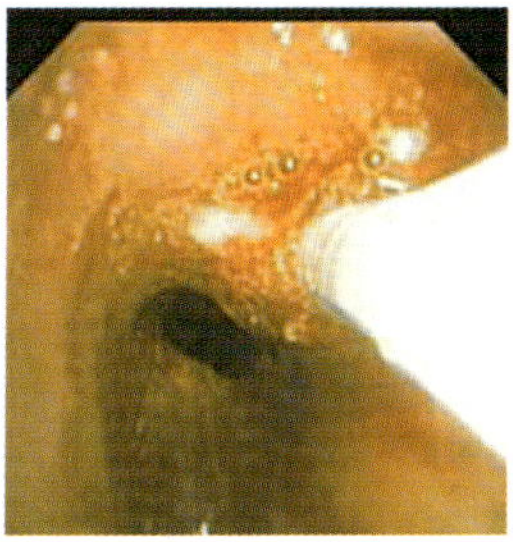

Abb. 3: Instillation von Abnobaviscum Fraxini Verdünnungsstufe 2 (20 mg) in den Tumor im Tracheabereich mittels Wang-Nadel.

Parallel zu der Lokalbehandlung erhielt der Patient eine Chemotherapie mit Cisplatin 30 mg/m^2 Körperoberfläche und eine perkutane Radiatio bis zu insgesamt 54 Gy.

Bereits nach der dritten Instillation war der endobronchiale Befund geringfügiger (Abbildung 2), nach der vierten Instillation konnte keinerlei Alteration der Schleimhaut mehr festgestellt werden (Abbildung 4). Histologische Schleimhautbiopsien blieben ohne Tumornachweis. Anschließend war der Patient über den bisher zu überblickenden Zeitraum von 14 Monaten ohne Progress.

Im Fall E.K.57 lag eine ausgeprägte beidseitige endobronchiale Metastasierung eines NSCLC (AJCC Stadium IV) vor. Die Patientin hatte in einem anderen Krankenhaus bereits eine Chemotherapie erhalten und an einer Placebokontrollierten Studie mit Iressa® teilgenommen. Es ist nicht bekannt, ob sie das *Verum* erhalten hatte. Ein antitumoraler Effekt dieser Therapie war nicht eingetreten, die Einnahme der Studienmedikation lag über sechs Monate zurück. Zum Erstuntersuchungszeitpunkt waren der linke Hauptbronchus sowie der *Bronchus intermedius* rechts komplett verschlossen (Abbildung 5). Eine Ventilation war nur über den rechten Oberlappen möglich. Wegen dieses sehr fortgeschrittenen endobronchialen Tumorwachtums wurde zunächst der linke Unterlappen durch einen Stent rekanalisiert, der linke Oberlappen blieb vom Primärtumor verschlossen. Im Weiteren wurde der *Bronchus intermedius* mechanisch und mittels Argonbeamer partiell rekanalisiert.

Im nächsten Schritt erfolgte eine endobronchiale Kleinraumbestrahlung mit drei mal 15 Gy im Bereich des linken Hauptbronchus. Parallel wurde der Resttumor im rechten Unterlappen mit Abnobaviscum Fraxini-2 (20 mg) insgesamt viermal instilliert. In diesem Zeitraum verkleinerte sich der Tumor im rechten Unterlappen um ca. 60% seiner Größe, so dass der Mittellappen und die Segmente Nr. 6 und 7 des rechten Unterlappen wieder frei einsehbar und belüftet waren (Abbildung 6).

Schlussfolgerungen

Die Ergebnisse zeigen die Möglichkeit der intraläsionalen *Viscum*-Applikation in das Bronchialsystem, ohne das leichte oder schwerere unerwünschte Arzneimittelnebenwirkungen beobachtet wurden. Ein antitumoraler Effekt trat bei wiederholter Therapie auf – auch wenn der Effekt z. T. bei dem beobachteten Fällen nicht von den übrigen antitumoralen Maßnahmen zu trennen ist. Nach den üblichen Erfahrungen dieser Maßnahmen wäre eine entsprechende partielle oder komplette Tumorregression bei keinem der beobachteten beiden Patienten zu erwarten gewesen.

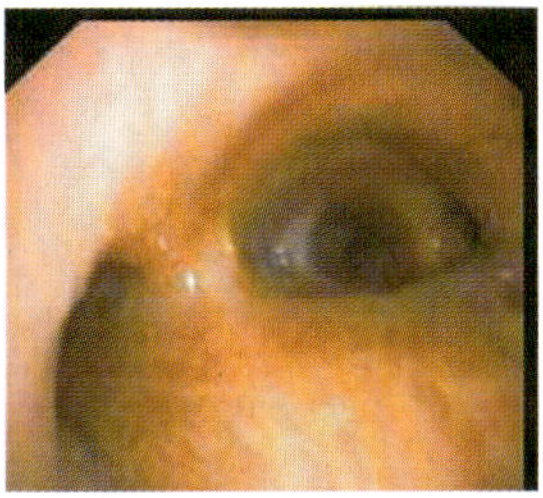

Abb. 4: nach insgesamt 4 *Viscum*-Instillationen mit Abnobaviscum Fraxini Verdünnungsstufe 2 (20 mg).

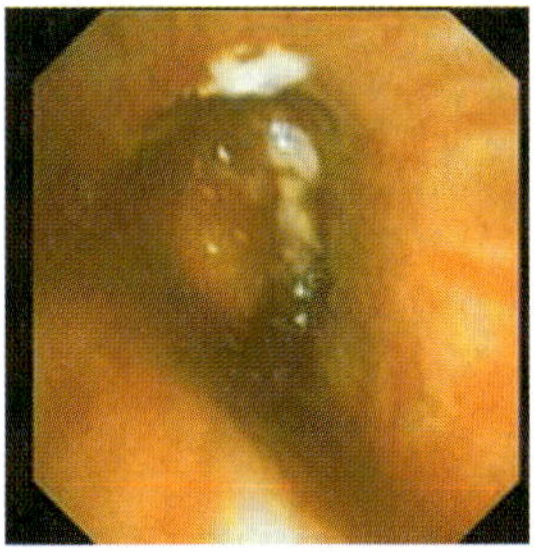

Abb. 5: Patientin E.K.75: Kompletter Verschluss vom *Bronchus intermedius* bei NSCLC, vor intraläsionaler Therapie.

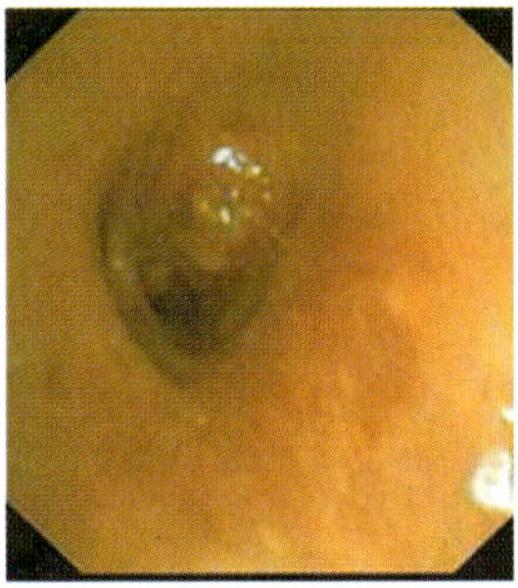

Abb. 6: Patientin E.K.75 partielle Rekanalisation zu diesem Zeitpunkt während alleiniger *Viscum*-Instillaton mit Abnobaviscum Fraxini Verdünnungsstufe 2 (20 mg) beim NSCLC.

Die Ergebnisse sind daher ermutigend und zum Teil überraschend positiv. Eine systematische Überprüfung der Daten hinsichtlich eines Therapieerfolges zu Re-Stenosierungsraten sowie Überlebenszeit und -qualität erscheint wünschenswert.

Literatur

Argiris, A., Mittal, N. (2004): Gefitinib as first-line, compassionate use therapy in patients with lung cancer. Lung Cancer 43: 317–322.

Belani, C. P. (2000): Combined Modality Therapy for Unresectable Stage III Non-Small Cell Lung Cancer. Chest 117: 127–132.

Ciardiello, F., De Vita, F., Orditura, M., Tortora, G. (2004): The role of EGFR inhibitors in nonsmall cell lung cancer. Curr Opin Oncol 16: 130–135.
Ettinger, D. S. (2002): Is there a Preferred Combination Chemotherapy Regimen for Metastatic Non-Small Cell Lung Cancer? The Oncologist 7: 226–233.
Herbst, R. S., Kies, M. S. (2002): ZD1839 (Iressa) in non-small cell lung cancer. The Oncologist 4: 9–15.
Johnson, D. H. (2003): Gefitinib (Iressa) trials in non-small cell lung cancer. Lung Cancer 41: S23–28.
Kranzbühler, H., Heusser, P., Rached, E., Altenbernd, C., Berthold, H., Greiner, R. H. (1999): Prospektiv randomisierte Studie zur Untersuchung von lymphozytären Zelldefekten bei Patienten mit HNO-Tumoren unter Radiotherapie. In: P. Heusser (Eds): Akademische Forschung in der Anthroposophischen Medizin, Peter Lang, Bern: 317–322.
Matthes, H. (1997): Intraläsionale Mistelinjektionen in Lebermetastasen bei kolorektalem Karzinom und in das primäre Hepatozelluläre Karzinom (HCC). Der Merkurstab / Beiträge zu einer Erweiterung der Heilkunst 50: 41.
Matthes, H. (2001): Onkologische Misteltherapie (*Viscum album* L.) aus klinisch-anthroposophischer Sicht. In: R. Scheer, R. Bauer, H. Becker, P. A. Berg, V. Fintelmann (Eds): Die Mistel in der Tumortherapie. Grundlagenforschung und Klinik, KVC Verlag, Essen: 253–274.
Meta-analysis-Group. (2000): Chemotherapy for non-small cell lung cancer. Non-small Cell Lung Cancer. Cochrane Database Syst Rev: CD002139.
Non-small Cell Lung Cancer Collaborative Group. (1995): Chemotherapy in non-small cell lung cancer: a meta-analysis using updated data on individual patients from 52 randomised clinical trials. BMJ 311: 899–909.
Sandler, A. (2003): State-of-the-art treatment for advanced non-small-cell lung cancer. Oncology (Huntingt) 17 (12 Suppl 13): 15–22.

Christian Grah und Burkhard Matthes
Gemeinschaftskrankenhaus Havelhöhe, 14089 Berlin

Korrespondenzadresse:
Christian Grah
Pneumologischer Schwerpunkt, Gemeinschaftskrankenhaus Havelhöhe,
Kladower Damm 221, 14089 Berlin
cgrah@havelhoehe.de

C) Klinische Prüfungen

Der Einfluss des Mistellektins auf Differentialblutbild und Lokalreaktionen – Eine doppelblinde, randomisierte Studie bei Gesunden (Zusammenfassung)

Effects of Mistletoe Lectin on Differential Blood Count and Local Reaction – A Double-blinded, Randomized Study in Healthy Subjects (Summary)

R. Huber, M. Rostock, R. Lüdtke, M. Werner und R. Klein

Hintergrund

Unter Therapie mit Mistelpräparaten kommt es häufig zu einer Blut-Eosinophilie (Huber *et al.*, 2002). Wir wollten klären, ob hierfür der Gehalt an Mistellektin (ML) verantwortlich ist.

Methode

43 gesunde Probanden wurden in vier Gruppen randomisiert. Gruppe 1 erhielt den Gesamtextrakt von Iscador Quercus® (IQ), Gruppe 2 IQ, aus dem die ML selektiv entfernt wurden, Gruppe 3 das reine, aus IQ erhaltene ML und Gruppe 4 Placebo. Alle Präparate wurden über acht Wochen 2x/Woche subcutan injiziert, die drei Prüfpräparate in aufsteigender Dosierung bis auf 5mg IQ bzw. dessen ML-Gehalt (ca. 375ng/Dosis). Wöchentlich wurden das Differentialblutbild und die Lokalreaktion kontrolliert, vierwöchentlich wurden verschiedene Parameter der spezifischen zellulären Immunabwehr bestimmt, die statistisch noch nicht ausgewertet sind.

Ergebnisse

Alle Probanden beendeten die Studie regulär. Unter IQ und dem aus IQ erhaltenen ML, nicht aber unter dem lektindepletierten IQ kam es im Vergleich zu Placebo zu einem signifikanten Anstieg der Leukozyten ($p<0,001$), der neutrophilen Granulozyten ($p<0,01$) und der Eosinophilen ($p<0,01$). Die absolute Zahl der Lymphozytenwerte blieb konstant. Weiterhin traten lokale Rötung und Juckreiz an der Injektionsstelle praktisch nur unter dem Gesamtextrakt und reinem ML auf.

Schlussfolgerung
Eosinophilie, Anstieg der Leuko- und Granulozyten sowie die Lokalreaktionen an der Einstichstelle sind auf den ML-Gehalt in Mistelpräparaten zurückzuführen.

Schlüsselwörter: Mistellektin, Eosinophilie, Granulozyten

Background
Application of mistletoe extracts frequently results in a peripheral eosinophilia (Huber *et al.*, 2002). We wanted to investigate, whether this is related to their content of mistletoe lectin (ML).

Methods
43 healthy volunteers were randomized into four groups. Group 1 received the whole plant extract Iscador Quercus® (IQ), group 2 IQ, which was selectively depleted from ML, group 3 pure ML which was derived from IQ and group 4 placebo. All preparations were injected subcutaneously 2 times a week for a period of eight weeks. The doses in the three treatment groups were increasing, with a maximum of 5mg IQ or its ML-content (ca. 375ng/dose) respectively. Weekly differential blood count and local reactions were investigated, 4 weekly various parameters of the specific cellular immune response were tested, which are not yet statistically analyzed.

Results
All probands finished the study regularly. IQ and ML, but not IQ which was depleted from ML resulted in a significant increase of the leukocyte count p<0.001), granulocyte count (p<0.01) and eosinophil count (p<0.01) compared to placebo. The lymphocyte count remained constant. Furthermore, local redness and itching at the site of injection almost exclusively occurred with IQ and ML

Conclusion
Eosinophilia, increase of the leuko- and granulocyte count and local reactions at the site of injection are related to the content of ML in mistletoe preparations.

Keywords: mistletoe lectin, eosinophilia, granulocytes

Literatur

Huber, R, Klein, R, Berg, PA, Lüdtke, R, Werner, M. (2002): Effects of a lectin- and a viscotoxin-rich mistletoe preparation on clinical and hematological parameters: a placebo controlled evaluation in healthy subjects. J. Alternative Compl. Med. 8: 857–866.

Dr. Roman Huber[1], Dr. Matthias Rostock[1], Dipl. Stat. Rainer Luedtke[2], Dr. Michael Werner[3], Prof. Dr. Reinhild Klein[4]

[1] Ambulanz für Naturheilverfahren, 2. Medizinische Klinik, Universitätsklinikum Freiburg, D-79106 Freiburg
[2] Karl und Veronica Carstens-Stiftung D-45276 Essen
[3] Institut Hiscia, CH-4144 Arlesheim
[4] 2. Medizinische Klinik, Universitätsklinik Tübingen, D-72076 Tübingen

Korrespondenzadresse:
Dr. Roman Huber
Universitätsklinik Freiburg, Uni-Zentrum Naturheilkunde, Breisacher Straße 60, D-79106 Freiburg
rhuber@med1.ukl.uni-freiburg.de

Prospektive, randomisierte, kontrollierte Studie zur Aktivierung des Homings und des allgemeinen Aktivitätsniveaus von T-Lymphozyten durch subkutane Mistelextrakt-Injektionen bei gesunden männlichen Probanden

Prospective, Randomised, Controlled Trial to Determine the Activation of Homing and General Activity of T-Lymphocytes by Subcutaneous Mistletoe Extract Injections in Healthy Male Volunteers

M. J. Wispler, M. Kappler, D. Soto Vera, M. Reif, M. Schnelle und K. S. Zänker

Zusammenfassung

Eine prospektive, randomisierte, dreiarmige, kontrollierte Phase-1-Studie mit einfacher Verblindung beider Mistelgruppen untersuchte über einen Zeitraum von insgesamt 6,5 Wochen die Wirkungen eines Mistellektin-(ML-)reichen und eines ML-armen Mistelextrakts auf das Immunsystem gesunder männlicher Probanden (n=29) bezüglich folgender Fragen:

a) Kann eine Aktivierung von T-Zellen induziert werden, die am Homing in die Haut beteiligt sind?

b) Kann eine systemische Erhöhung des Aktivitätsniveaus von T-Zellen erreicht werden?

Unter subkutaner Mistelextrakt-Injektion in aufsteigender (Woche 1–3) und konstanter (Woche 4–6) Dosierung (2x/Woche) zeigte sich eine Zunahme von aktivierten T-Zellen (CD45RO$^+$ CD4$^+$- und CD8$^+$-T-Zellen) im peripheren Blut. Dieser Konzentrationsanstieg war mit dem ML-armen Mistelextrakt (fermentierter Kiefernmistel-Extrakt, *Iscador P*®) sowohl gegenüber dem nicht-stimulierenden Kontroll-Hautteststempel (*immignost*®) als auch gegen-

über dem ML-reichen Extrakt (unfermentierter Eichenmistel-Extrakt, *IQuFrF*) signifikant stärker ausgeprägt.
Dagegen zeigte sich in beiden Behandlungsgruppen kein Einfluss auf periphere T-Zellen mit Oberflächenmarkern für das Homing in die Haut (CLA-aktivierte CD45RO$^+$ CD4$^+$- und CD8$^+$-T-Zellen). Über den gesamten Studienverlauf war bei den Mistel-Probanden eine stetige Steigerung des Aktivitätsniveaus der zellulären Immunreaktivität festzustellen. Das Ausmaß der Lokalreaktion (Fläche, Rötung, Schwellung, Schmerz, Juckreiz) am Injektionsort war mit dem Mistellektingehalt des Extrakts positiv korreliert, überraschenderweise jedoch nicht mit dem Grad der immunologischen Aktivierung. In der ML-reichen Gruppe zeigte sich eine symptomfreie Eosinophilie. Diese Ergebnisse bestätigen bisherige Beobachtungen, dass im Polysubstanzgemisch des Kiefernmistel-Extraktes (*Iscador P®*) neben ML eine oder mehrere Substanzen oder Wirkkomponenten vorhanden sein müssen, die für die – bisher ML zugeschriebenen – systemischen immunologischen Aktivierungseffekte essentiell sind.

Schlüsselwörter:
Viscum album L., Mistel, Lektin, Homing, T-Lymphozyten, Lokalreaktion

Summary

This prospective, randomised, three-arm, controlled phase-1 trial (single blind for both mistletoe groups) over a period of 6.5 weeks examined the effects of mistletoe lectin (ML-) rich and ML-poor mistletoe extracts on the immune system of 29 healthy male subjects regarding the following questions:
a) do T-cells engaged in homing into the skin get activated, and
b) can a systemic increase in T-cell activity levels be induced?
Following a dose escalation (week 1–3) and a maintenance phase (week 4–6) with s.c. mistletoe extract injections (twice a week), an increase of activated T-cells (CD45RO$^+$ CD4$^+$, CD8$^+$) in the peripheral blood was demonstrated, which was significantly more pronounced in the ML-poor group (fermented extract from pine mistletoe, *Iscador P®*) than in both the ML-rich group (unfermented extract from oak-mistletoe, *IQuFrF*) and the control group with a non-stimulating skin control test (*immignost®*). However, there was no influence on peripheral homing-associated T-cells (CLA-activated

CD45RO^{+} CD4^{+} and CD8^{+}T-cells, resp.). Over the treatment period, a sustained increase in cellular immune reactivity was observed in both mistletoe groups.
The extent of local reaction around the injection site (area, reddening, swelling, pain, itching) was positively correlated with the ML-content of the specific extract; surprisingly, however, not with the magnitude of immunologic responses. The ML-rich group showed a symptom-free eosinophilia. These results confirm previous findings with the multicomponent mixture *Iscador P®* that suggest the existence of ingredient(s) other than ML inducing systemic immunologic responses hitherto ascribed to ML.

Keywords:
Viscum album L., mistletoe, lectin, homing, T-lymphocytes, local reaction

Einleitung

Als biologisch aktive Bestandteile der Mistel sind die Mistellektine (ML) (Agapov *et al.*, 1997) und die Viscotoxine (VT) (Samuelsson, 1974a; Samuelsson *et al.*, 1974b; Stein *et al.*, 1999a,b) besonders gründlich untersucht worden. Auf der Suche nach zusätzlichen Wirkprinzipien wurden viele weitere Inhaltsstoffe der europäischen Mistel beschrieben, darunter Oligo- und Polysaccharide, freie Aminosäuren, Vitamin C, Lipide, Flavonoide, Polyphenole und Triterpene (Scheffler *et al.*, 1996), deren pharmakologische und therapeutische Wirkungen jedoch bisher nur unzureichend aufgeklärt sind.

Die frühe Fixierung auf die ML als die zentral wirksamen Einzelkomponenten im Polysubstanzgemisch von Mistelextrakten (Hajto *et al.*, 1990) war wenig hilfreich. ML-arme Mistelextrakte haben ähnliche immunstimulierende und -aktivierende Effekte gezeigt wie ML-reiche Extrakte (Büssing *et al.*, 1996). So wurde (insbesondere *in vitro*) demonstriert, dass die bisher bekannten Eigenschaften von ML nicht ausreichen, um die durch Mistelextrakt-Injektionen induzierten immunologischen Wirkungen zu erklären (Stein *et al.*, 1995, 1996a,b).

In dieser Studie wurde untersucht, ob es unter ML-reichem und ML-armem Mistel-Extrakt zu Konzentrationsveränderungen von peripheren aktivierten T-Zellen ($CD45RO^+$ CD4- und CD8-T-Zellen, „Allgemeine Aktivierung") und T-Zellen, für die Homing-Eigenschaften beschrieben werden (CLA^+ aktivierte $CD45RO^+$ CD4- und CD8-T-Zellen, „Hautassoziierte Aktivierung") kommt (Hinweise auf eine Aktivierung von Adhäsionsmolekülen unter Mistelgabe bei Nikolai *et al.*, 1997, sowie auf eine Steigerung der Migration aktivierter T-Zellen in Hautgewebe nach Mistel-Extrakt-Injektion bei Gorter *et al.*, 1998). Ferner wurde untersucht, ob diese Veränderungen von einer Lokalreaktion um die Injektionsstelle unabhängig sind, ob sich das Niveau der zellvermittelten Immunreaktivität in den Mistelgruppen von dem einer Kontrollgruppe unterscheidet, und ob mögliche Effekte im Verlauf der Studie anhaltend sind.

Methoden

Diese Studie wurde auf der Basis eines positiven Votums der Ethikkommission der Medizinischen Fakultät der Humboldt-Universität Berlin (Charité) durchgeführt. In der Kontrollgruppe wurde der Intrakutan-Teststempel *immignost*® (biosyn Arzneimittel GmbH, Schorndorfer Str. 32, D-70734 Fellbach) verwendet, der den Status der zellvermittelten Immunität durch eine Messung der Hautreaktion (Immunreaktion vom verzögerten Typ, Typ-IV-Reaktion) bestimmt. In dieser Studie lag das Interesse dabei nicht auf der Hautreaktion, sondern auf der Veränderung des Status der zellvermittelten Immunreaktivität (Thomas *et al.*, 1984; Pugliese *et al.*, 1996). Die resultierende zellvermittelte Immunreaktivität bei den gesunden Probanden in der Kontrollgruppe kennzeichnet damit eine nicht immunstimulierte, das Normalniveau widerspiegelnde Vergleichspopulation.

Sekundäre Zielparameter waren die Konzentrationen verschiedener immunologischer und hämatologischer Zellpopulationen (T-Zellsubpopulationen: CD3, CD3/CD4, CD3/CD8, CD3/CD4/CD11a, CD3/CD8/CD11a, CD3/CD4/HLA-DR, CD3/CD8/HLA-DR) sowie das Differentialblutbild. Ferner erfolgte eine Dokumentation der Lokalreaktionen um die Injektionsstelle nach Dauer, Ausdehnung (Fläche), Hautrötung, Schmerz, Schwellung und Juckreiz (Visuelle Analog-Skala, VAS) sowie die Bestimmung von ML-Antikörpern im Serum.

Von 35 gescreenten Probanden konnten 29 randomisiert werden: neun Probanden (Arm I) erhielten einmalig den Intrakutan-Teststempel (*immignost*®) auf die Volarseite des Unterarms, zehn Probanden (Arm II) injizierten s.c. einen unfermentierten wässrigen Auszug der Eichenmistel (*IQuFrF*: 200 ng ML/ml in der 1-mg-Zieldosis), und zehn Probanden (Arm III) injizierten einen fermentierten wässrigen Auszug der Kiefernmistel (*Iscador P*® / *IP*: 9 µg VT/ml in der 10-mg-Zieldosis, ML unterhalb der Nachweisgrenze).

Innerhalb der Beobachtungsdauer von 6,5 Wochen (46 Tage) wurden drei Untersuchungseinheiten durchgeführt: Baseline (Tag 0–1), Untersuchungsblock I (Tag 22–25) und II (Tag 43–46). Die Messzeitpunkte waren für den ersten Tag einer jeden Untersuchungseinheit 8^{00}, 12^{00} und 16^{00}h und an den darauf folgenden Tagen jeweils 8^{00}h. Insgesamt ergaben sich jeweils 16 Messzeitpunkte im gesamten Studienverlauf für Arm II und III und sechs Messzeitpunkte für Arm I (Kontrolle nur zu Untersuchungsblock I).

Das Dosisschema sah für Arm II und III wöchentlich ansteigende Konzentrationen der Mistelextrakte über die ersten drei Wochen vor (Arm II / *I-QuFrF*: 2x 0,01 mg, 2x 0,1 mg, 2x 0,5 mg; Arm III / *IP*: 2x 0,01 mg, 2x 0,1 mg, 2x 1,0 mg). Ab Studienwoche 4 injizierten sich die Probanden eine konstante Dosis bis zum Studienende (Arm II / *IQuFrF*: 7x 1,0 mg; Arm III / *IP*: 7x 10,0 mg). Die Probanden aus der Kontrollgruppe (Arm I) erhielten am Tag 22 von einem Arzt den Intrakutan-Hautteststempel und wurden über einen Zeitraum von drei Tagen beobachtet.

Eine Dokumentation möglicher Lokalreaktionen erfolgte zu jedem Tag der Studie nach dem objektiven Faktor Fläche (approximativ als Ellipse) und nach den subjektiven Faktoren Schmerz, Hautrötung, Schwellung und Juckreiz (Quantifizierung per VAS). Aus dem Verhältnis der objektiven und subjektiven Faktoren wurde ein Maß (Score) für die Intensität einer Lokalreaktion gebildet (Gewichtung: 1:1).

Für die Auswertung wurde ein Modell der Varianzanalyse verwendet. Die abhängige Variable wurde aus einem Maß für die hautassoziierte bzw. für die allgemeine Aktivierung von T-Zellen gebildet. Einflussfaktoren waren Behandlung, Untersuchungsblock, Zeitpunkt innerhalb eines Untersuchungsblocks und die Probanden. Die Hypothesen wurden mittels F-Test über die Effekte der Faktoren überprüft. Um das globale Niveau zu kontrollieren, wurde das Bonferroni-Holm- sowie das Dunnett-Verfahren angewendet. Auswertung und Randomisation erfolgten mittels SAS 8.2 für Windows (SAS® Institute Inc., Carry NC, USA).

Ergebnisse

Zur Baselineuntersuchung waren die drei Studienarme hinsichtlich der demographischen Charakteristika der Probanden und der primären und sekundären Zielkriterien homogen (Daten nicht dargestellt). Es gab keine Studienabbrecher; die Probanden injizierten die Studienmedikation zu 100%.

Die ML-Antikörperbestimmung war zum Screening bei allen Probanden negativ. Die Messung zu Studienende ergab bei allen Probanden der ML-reichen Gruppe ein positives Ergebnis, bei allen Probanden der ML-armen Gruppe ein negatives (Daten nicht dargestellt).

Signifikante Unterschiede fanden sich für die „Allgemeine Aktivierung" ($CD45RO^+$ CD4- und CD8-T-Zellen). Hier werden für *Iscador P*® gegenüber der Kontrolle konsistent höhere Werte gemessen ($p<0.0001$), nicht jedoch für *IQuFrF* ($p>0.2$). Eine nicht durch die Lokalreaktion erklärbare Erhöhung der Zellzahl um durchschnittlich 134,5 Zellen/µl zwischen den Untersuchungsblöcken kann ebenfalls nur für diese Variablen beobachtet werden ($p=0.0004$) (Abbildung 1 und Tabelle 1).

Für die zweite primäre Zielvariable „Hautassoziierte Aktivierung" (CLA^+ aktivierte $CD45RO^+$ CD4- und CD8-T-Zellen) findet sich kein statistisch signifikanter Unterschied zwischen den Behandlungsarmen sowie zwischen den Untersuchungsblöcken. Zwar sind beide Hypothesen auf dem lokalen 5%-Niveau signifikant ($p = 0.0289$, $p = 0.0387$), jedoch kann keine von beiden das aufgrund der Mehrfachtestung notwendige globale Niveau von 2,5% unterschreiten (Abbildung 2 und Tabelle 1).

Tab. 1: Differenzen zur Baseline / primäre Zielvariablen (Absolute Zellzahlen/µl ± SD).

		Untersuchungsblock I					
		----------------Tag 22	----------------		Tag 23	Tag 24	Tag 25
Zielvariable	Arm[1]	8^{00}h	12^{00}h	16^{00}h	8^{00}h	8^{00}h	8^{00}h
*allgemeine Aktivierung**	I	0±0,0	26±132,1	167±130	28±91,4	84±72,8	123±103,8
	II	1±120,4	29±106,9	111±85,8	8±107,5	26±96,2	78±146,6
	III‡	29±109,3	126±127	198±112	137±104,2	240±152,8	248±174
hautassoziierte Aktivierung	I	0±0,0	5±11,8	0±8,2	-7±11,5	1±7,6	4±6,9
	II	-1±13,9	2±13,4	-7±15,0	-14±16,2	-4±14,4	-10±12,2
	III	2±5,7	2±5,9	-6±5,4	-7±6,5	8±9,5	2±5,2

		Untersuchungsblock II					
		----------------Tag 43	----------------		Tag 44	Tag 45	Tag 46
Zielvariable	Arm[1]	8^{00}h	12^{00}h	16^{00}h	8^{00}h	8^{00}h	8^{00}h
*allgemeine Aktivierung**	I	---	---	---	---	---	---
	II	139±129	132±155	178±166	178±111	324±243	205±144
	III‡	236±133	248±129	250±162	295±128	322±165	290±144
hautassoziierte Aktivierung	I	---	---	---	---	---	---
	II	0±8,8	-3±15,4	-5±14,5	2±14,0	2±8,5	-1±11,9
	III	2±6,4	1±13,1	3±13,6	6±7,9	-1±8,2	3±7,0

[1] Arm I = Kontrolle (nur Untersuchungsblock I) / Arm II = *IQuFrF* (ML-reich) / Arm III = *Iscador P*® (ML-arm).
* Variable zeigt signifikanten Unterschied zwischen den Untersuchungsblöcken, der nicht durch die Lokalreaktion erklärbar ist.
‡ Arm unterscheidet sich signifikant von der Kontrolle.

Tab. 2: Lokalreaktion .

		Untersuchungsblock I					
		Tag 22			Tag 23	Tag 24	Tag 25[2]
Zielvariable	Arm[1]	8^{00}h	12^{00}h	16^{00}h	8^{00}h	8^{00}h	8^{00}h
Score*	II	0±0,0	0±0,0	0,3±0,1	1,3±0,5	2,2±1,8	Ø[3]
	III	0±0,0	0±0,1	0±0,1	0±0,3	0±0,2	Ø
VAS*	II	0±0,0	0±0,0	21±12,1	116±48,3	138±83,9	Ø
	III	0±0,0	3±5,5	7±11	25±33,7	14±23,6	Ø
Fläche (mm^2)*	II	0±0,0	0±0,0	358±355	2401±1355	8559±10785	Ø
	III	0±0,0	31±79	142±198,8	473±411	340±407,7	Ø

		Untersuchungsblock II					
		Tag 43			Tag 44	Tag 45	Tag 46[2]
Zielvariable	Arm[1]	8^{00}h	12^{00}h	16^{00}h	8^{00}h	8^{00}h	8^{00}h
Score*	II	0±0,0	0,2±0,2	0,3±0,2	0,8±1,0	0,6±1	Ø
	III	0±0,0	0±0,2	0±0,2	0±0,2	0±0,2	Ø
VAS*	II	0±0,0	3±4,4	15±19,7	66±96,5	47±101,3	Ø
	III	0±0,0	2±4,0	4±7,8	13±23,3	5±9,4	Ø
Fläche (mm^2)*	II	0±0,0	304±624,1	518±672,1	1669±2759	1427±2024	Ø
	III	3±9,4	146±262,7	89±146,9	190±217	335±479,2	Ø

[1] Arm II =*IQuFrF* (ML-reich) / Arm III = *Iscador P*® (ML-arm).
[2] Werte zu den Tagen 25 und 46 konnten aufgrund von Dokumentationsfehlern nicht ermittelt werden.
* Variable zeigt signifikanten Unterschied zwischen den Untersuchungsblöcken.

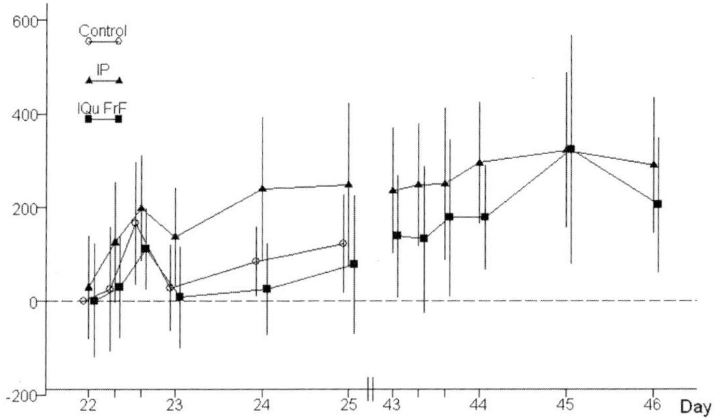

Abb. 1: Veränderung der Anzahl allgemein aktivierter T-Zellen (CD45RO$^+$ CD4- und CD8-T-Zellen)/µl (Mittelwert ± SD) gegenüber Baseline im Studienverlauf.

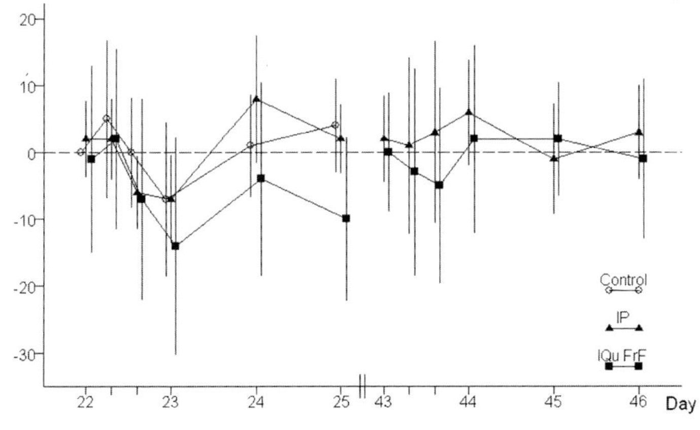

Abb. 2: Veränderung der Anzahl hautassoziierter aktivierter T-Zellen (CLA$^+$ CD45RO$^+$ CD4- und CD8-T-Zellen)/µl (Mittelwert ± SD) gegenüber Baseline im Studienverlauf.

Für die CD3, CD3/CD8, CD3/CD8/CD11a, CD3/CD8/HLA-DR und CD3/CD8/CD45RO-T-Zellen, Lymphozyten und Eosinophile findet man zu Block I eine statistisch signifikante Zellzahlerhöhung in der *IP*- gegenüber der Kontrollgruppe. Eine signifikante Erhöhung der Zellzahl in der *IQuFrF*-Gruppe zeigt sich nur für Leukozyten, Monozyten, Eosinophile, Neutrophile und Granulozyten.

Für die Summe der VAS-Parameter Hautrötung, Schmerz, Schwellung, Juckreiz sowie die Lokalreaktionsfläche und den Lokalreaktionsscore zeigt ein Vergleich signifikant höhere Werte für *IQuFrF* gegenüber *IP* (Tabelle 2).

Die Parameter der klinischen Chemie und des Differentialblutbilds blieben (mit Ausnahme der Eosinophilie in Arm II) im Normbereich. Die Körpertemperatur blieb bei allen Probanden im gesamten Studienverlauf im Wesentlichen unverändert.

Diskussion

In der vorliegenden Arbeit wurde die Wirkung eines ML-reichen und eines ML-armen Mistelpräparates auf das Immunsystem gesunder männlicher Probanden untersucht (Eichen- *vs.* Kiefernmistel). Die gewählte Untersuchungsanordnung erlaubte dabei nur zu Untersuchungsblock I einen Vergleich zwischen den Niveaus der zellvermittelten Immunreaktivität von nicht-stimulierten und Mistel-stimulierten Probanden. Insgesamt fällt eine deutliche Ähnlichkeit in der Kurvendynamik der einzelnen Arme für viele Variablen auf. Daher kann nicht ausgeschlossen werden, dass diese Kurvenverläufe in den einzelnen Gruppen, ganz besonders zu den 12^{00}h- und 16^{00}h-Messzeitpunkten von Untersuchungsblock I und II, Folge einer zirkadianen oder unspezifischen Schwankung der Variablen, eines verfahrenstechnischen oder eines anderen systematischen Fehlers sind. Wenn auch die Unterschiede ein oft hohes Signifikanzniveau aufweisen, ist die Verallgemeinerbarkeit dieser Ergebnisse wegen der kleinen Fallzahl der Studie eingeschränkt. Es ist darüber hinaus nicht möglich, aus den hier an gesunden Probanden gewonnenen Daten Rückschlüsse auf mögliche therapeutische Effekte von Mistelpräparaten bei Patienten zu ziehen.

Möglicherweise sind die hier gewählten Untersuchungsmethoden zur Erfassung des Homings von T-Lymphozyten nicht geeignet. Zukünftige Arbeiten sollten, idealerweise an Tumorpatienten, die Durchführung einer Hautbiopsie in der Nähe der Einstichstelle und die Analyse weiterer für das Homing in definierte Gewebe relevanter Rezeptor-Liganden-Paare umfassen.

In dieser Arbeit kann dagegen gezeigt werden, dass aktivierte CD45RO$^+$ CD4- und CD8-T-Zellen in der Folge von subkutanen Mistelextrakt-Applikationen in höherer Konzentration im peripheren Blut messbar sind. Überraschenderweise ist dabei hier der ML-arme Mistelextrakt (Kiefernmistel: ML unterhalb der Nachweisgrenze) dem ML-reichen Extrakt (Eichenmistel: 200 ng ML/ml) deutlich überlegen. Dies bestätigt die Hypothese, dass nicht allein die Lektine für die immunmodulierenden und -stimulierenden Wirkungen von Mistelextrakten zuständig sein können.

Unter der Applikation von ML-reichem Mistelextrakt wurde eine (klinisch unauffällige) Eosinophilie beobachtet, die auch von anderen Autoren als Folge einer Misteltherapie beschrieben wurde (van Wely *et al.*, 1999; Huber *et al.*, 2001) – möglicherweise durch Stimulation T_H2 typischer Zytokine induziert (Janeway, 1997). Huber *et al.* fanden bei einem Patienten unter Misteltherapie allerdings eine starke Stimulation sowohl T_H1- als auch T_H2 typischer Zytokine (Huber *et al.*, 2000).

In Hinsicht auf Lokalreaktionen konnte eine gleichsinnige Veränderung der Variablen Dauer, Fläche und der Summe der subjektiven Attribute Schmerz, Hautrötung, Juckreiz und Schwellung in Abhängigkeit von der Dosisstärke innerhalb der einzelnen Gruppen gezeigt werden. Die Lokalreaktionsscores der ML-reichen Gruppe waren dabei bis um ein 5-faches größer als die der ML-armen Gruppe.

Diese Studie kam zu dem überraschenden Ergebnis, dass das Ausmaß der immunologischen Aktivierung bei gesunden Probanden in einem umgekehrten Verhältnis zum ML-Gehalt der hier untersuchten subkutan injizierten Mistelextrakte stand. Die immer wieder vorgetragene Hypothese, dass von der Lokalreaktion auf eine optimale Dosierung der Misteltherapie geschlossen werden könne, muss auf der Grundlage der hier gezeigten Daten kritisch diskutiert werden. Die Ergebnisse dieser Studie lassen den Schluss zu, dass die Orientierung der Dosierung einer Misteltherapie an der Lokalreaktion nur für eine Patientengruppe sinnvoll sein könnte, die in Hinsicht auf das verordnete Mistelpräparat (bzw. dessen ML-Gehalt), die Indikation und den Applikationsort bei gleicher Tumorentität homogen ist.

Literatur

Agapov, I. I., Tonivitsky, A.G., Shamshiev, A. T., Pohl, E., Poh, P., Palme,r R. A., Kirpichnikov, M. P. (1997): The role of structural domains in RIP II toxin model membrane binding, FEBS Lett 8: 43–46.

Büssing, A., Suzart, K., Bergmann, J., Pfüller, U., Schietzel, M., Schweizer, K. (1996): Induction of apoptosis in human lymphocytes treated with *Viscum album* L. is mediated by the misteltoe lectins. Cancer Lett 99: 59–72.

Gorter, R. W., van Wely, M., Stoss, M., Wollina, U. (1998): Subcutaneous Infiltration Induced by Injection of Mistletoe Extract (Iscador®), American Journal of Therapeutics 5: 181–187.

Hajto, T., Hostanska, K., Frei, K., Rordorf, C., Gabius, H. J. (1990): Increased secretion of Tumor Necrosis Factor α, Interleukin-1, and Interleukin-6 by human mononuclear cells exposed to β-galactoside-specific lectin from clinically applied mistletoe extract. Cancer Res 50: 3322–3326.

Huber, R., Thoma, D., Klein, R., Berg, P. A., Lüdtke, R., Werner, M. (2001): Klinische Wirkungen und Nebenwirkungen eines lektinreichen (Iscador® Qu Spezial) und lektinarmen (Iscador® Pini) Mistelpräparates – Ergebnisse einer randomisierten, placebokontrollierten Phase-1-Studie bei Gesunden, In: R. Scheer, R. Bauer, H. Becker, P.A. Berg, V. Fintelmann (Hrsg): Die Mistel in der Tumortherapie, Grundlagenforschung und Klinik, KCV Verlag, Essen: 473–484.

Huber, R., Barth, H., Schmitt-Graff, A., Klein, R. (2000): Hypereosinophilia induced by high-dose intratumoral and peritumoral mistletoe application to a patient with pancreatic carcinoma, J Altern Complement Med 6: 305–310.

Janeway, C. A., Travers, P. (1997): Immunologie. Spektrum Akademischer Verlag Heidelberg, 2. Auflage, Berlin, Oxford: 533f.

Nikolai, G., Friedl, P., Wener, M., Niggemann, B., Zänker, K. S. (1997): Effect of a mistletoe extract (Iscador®QuFrF) on viability and migratory behavior of human peripheral CD4+ and CD8+ T lymphocytes in three-dimensional collagen lattices, In Vitro Cell Dev Biol – Animal 33: 710–716.

Pugliese, A., Comito, G., Cantamessa, C., Pollono, A. M., Savarino, A. (1996): Comparison of different *in vitro* tests for evaluating immune reactivity, Cell Biochem Funct 14: 63–68.

Samuelsson, G. (1974a): Mistletoe toxins, System Zool 22: 566–569.

Samuelsson, G., Jayawardene, A. L. (1974b): Isolation and characterization of viscotoxin 1-PS from *Viscum album* L. *ssp. austriacum* (Wiesb.) Vollman, growing on *Pinus silvestris*, Acta Pharm Suecica 11: 175–184.

Scheffler, A., Richter, C., Beffert, M., Errenst, M., Scheer, R. (1996): Differenzierung der Mistelinhaltsstoffe nach Zeit und Ort. In: Scheer, R., Becker, H., Berg, P. A. (Hrsg.): Grundlagen der Misteltherapie. Hippokrates-Verlag, Stuttgart: 49–76.

Stein, G. M., Schaller, G., Pfüller, U., Wagner M., Wagner, B., Schietzel, M., Büssing, A. (1999a): Characterisation of granulocyte stimulation by thionins from European mistletoe and from wheat. Biochem Biophys Acta 1426: 80–90.

Stein, G. M., Schaller, G., Pfüller, U., Schietzel, M., Büssing, A. (1999b): Thionins from *Viscum album* L.: influence of viscotoxin on the activation of granulocytes. Anticancer Res 19: 1037–1042.

Stein, G. M., Berg, P. A. (1996a): Release of cytokines by a fermented lectin-1 (ML-1) free mistletoe extract reflects differences in the reactivity of PBMC in healthy and allergic individuals and tumour patients, Eur J Clin Pharmacol 151: 247–252.

Stein, G. M., Berg, P. A. (1996b): Evaluation of the Stimulatory Activity of a Fermented Mistletoe Lectin-1 Free Mistletoe Extract on T-Helper Cells and Monocytes in Healthy Individuals *in vitro*, Arzneim Forsch/Drug Res 46: 635–639.

Stein, G. M., Berg, P. A. (1995): Mistletoe extract-induced effects on immunocompetent cells: *in-vitro* studies, Anti-Cancer Drugs 8: 39–42.

Thomas, L. (Hrsg.) (1984): *In vivo*-Funktionsprüfung der Immunzellen. In: Labor und Diagnoses. 2. Auflage, Die Medizinische Verlagsgesellschaft Marburg/Lahn.

van Wely, M., Stoss, M., Gorter, R. W. (1999): Toxicity of a standardized extract in immunocompromised and healthy individuals, Am J Therapeutics 6: 37–43.

Dr. Markus J. Wispler[1], Martin Kappler[2], Danyl Soto Vera[1], Dr. Marcus Reif[1], Dr. Martin Schnelle[1], Prof. Dr. Dr. Kurt S. Zänker[3]

[1] Institut für klinische Forschung, Berlin
[2] Berufsgenossenschaftliches Forschungsinstitut für Arbeitsmedizin, Bochum
[3] Institut für Immunologie der Universität Witten/Herdecke

Korrespondenzadresse:
Dr. Markus Wispler
c/o Dr. Martin Schnelle, Institut für klinische Forschung (IKF Berlin),
Hardenbergstr. 19, 10623 Berlin
martin.schnelle@ikf-berlin.de

Einfluss einer additiven Misteltherapie auf die Lebensqualität von Krebspatienten unter Chemotherapie – Ergebnisse einer prospektiv-randomisierten Studie

Impact of Complementary Mistletoe Extract Treatment on Quality of Life in Cancer Patients Undergoing Chemotherapy – A Prospective Randomized Controlled Clinical Trial

J. M. Schierholz

Zusammenfassung

Mistelextrakte sind zu den bekanntesten und meist verwendeten Arzneimitteln der anthroposophisch-erweiterten Medizin avanciert. Sie haben in der Phytotherapie Eingang und auch bei Schulmedizinern und in vielen Kliniken Verbreitung gefunden. Seit Einführung in die onkologische Therapie durch Rudolf Steiner und seine Mitarbeiterin Ita Wegman zu Beginn der 20iger Jahre wurde eine Vielzahl klinischer Studien veröffentlicht. Eines der Hauptprobleme zur wissenschaftlichen Anerkennung der vielfältigen Wirkung der Mistel ist allerdings die Verfügungsstellung dieser Daten im Rahmen evidenzbasierter Therapiestudien.

Nun stehen öffentlich zugängliche klinische Daten einer gemäß GCP durchgeführten prospektiv kontrollierten randomisierten Multicenterstudie zu standardisierten Mistelgesamtextrakten zur Verfügung. In dieser Studie konnte die Lebensqualität von Krebspatienten (233 eingeschlossen: Mamma-Ca n=68, Ovarial-Ca n=71, nicht-kleinzelliges Lungen-Ca n=94; 224 ausgewertet) mit komplementärer Helixor®-Therapie (n=115, mit Standardchemotherapie) gegenüber der Kontrollgruppe (n=109, Immunstimulans Lentinan mit Chemotherapie) signifikant gesteigert werden.

Die drei Lebensqualitätsindizes Functional Living Index-Cancer (FLIC), TCM-Index und Karnofsky-Index wurden übereinstimmend hinsichtlich Schmerzreduktion, körperlichem Status, körperlicher Aktivität, Befindlichkeit, Appetit signifikant verbessert ($p < 0,05$).

Die Anzahl unerwünschter Ereignisse – hauptsächlich verursacht durch die Chemotherapie – konnte von 90 auf 52 als auch die Anzahl schwerer unerwünschter Ereignisse von 10 auf 5 reduziert werden.
Standardisierte Mistelgesamtextrakte können im Rahmen einer komplementär-onkologischen Behandlung die Chemotherapie-assoziierten Nebenwirkungen deutlich reduzieren und damit die Lebensqualität von Tumorpatienten merklich verbessern.

Schlüsselwörter:
Mistelgesamtextrakt, *Viscum album,* prospektiv-randomisierte, kontrollierte, klinische Multicenterstudie, Lebensqualität, Chemotherapie-assoziierte Nebenwirkungen

Summary

Extracts from mistletoe are widely used in complementary cancer treatment as immunomodulating agents. They were introduced into oncological treatment by Rudolf Steiner around 1920 and there are many reports on clinical efficacy. However, the evidence of these results is controversial because of the problem of adequate methodology in evaluating the efficacy of complementary medicine.
However, randomized controlled trials of adequate methodology to evaluate the clinical benefit of standardized mistletoe extracts (sME) are still missing though urgently needed. Here we report on a prospectively randomized clinical multicenter study to evaluate the impact of sME administered complementarily to the standard treatment of patients with breast, ovarian, and non-small cell lung cancer (NSCLC).
Two hundred and thirty-three patients with breast (n=68), ovarian (n=71) and non-small cell lung cancer (NSCLC; n=94) were enrolled into this study. Two hundred and twenty-four patients fulfilled the requirements for final analysis (n=115 treated with sME Helixor® A; n=109 comprising the control group being treated with the approved immunomodulating phytopharmacon Lentinan). All patients were provided with standard tumor-destructive treatment schedules and complementarily treated with sME or Lentinan during chemotherapy according to treatment protocol.

Quality of life (QoL) was significantly ($p < 0.05$) improved regarding pain reduction, physical status, body activity/fatigue, mind and appetite for patients that were complementarily treated with sME, as determined by the indices FLIC (Functional Living Index-Cancer), TCM (Traditional Chinese Medicine Index) and the KPI (Karnofsky Performance Index) in comparison to the control group. Additionally, the occurrence of adverse events (AEs) was less frequent in the sME than in the control group (total number of AEs 52 versus 90 and number of serious AEs 5 versus 10 in study and control group, most of them due to chemotherapy).
This study showed that complementary treatment with sME can beneficially reduce the side-effects of chemotherapy in cancer patients and thus improve quality of life.

Keywords:
mistletoe extract, *Viscum album,* prospective, randomized, controlled clinical trial, quality of life, chemotherapy-related adverse events

Einleitung

Die Anwendung speziell zubereiteter Mistelinjektionspräparate in der Tumortherapie geht auf Rudolf Steiner und seine ärztliche Mitarbeiterin Ita Wegman zurück. Bei den ersten Mistelinjektionen bei Patienten mit inoperablen Karzinomen konnte eine Besserung des Allgemeinbefindens, der Schmerzen und anderer tumorbedingter Beschwerden gefunden werden (Wegman, 1987). Mittlerweile sind Mistelpräparate zu den bekanntesten und meist verwendeten Arzneimitteln der anthroposophisch-erweiterten Medizin avanciert und haben auch in der Phytotherapie Eingang gefunden. Mistelpräparate haben zudem bei Schulmedizinern und in vielen Kliniken Verbreitung gefunden. Sie zählen damit zu den seriösesten und wissenschaftlich am besten untersuchten Methoden der Komplementäronkologie. Die Untersuchungen zu den pharmakologischen Wirkungen der Mistel am Menschen reichen bis zum Beginn des 20. Jahrhunderts zurück (Kienle und Kiene, 2003a). Seit den 30er Jahren wurden auch die antitumoralen Wirkungen der Mistelextrakte am Tier untersucht. Die relevantesten Inhaltsstoffe der Mistel wurden mittlerweile isoliert und physikochemisch detailliert charakterisiert (Pfüller, 2000). Eine Fülle für die Tumortherapie relevanter Wirkungen von Mistelextrakten wie Tumorhemmung bei Mensch und Tier, zytotoxische Wirkungen, Immunmodulation, DNA-Stabilisierung sowie möglicherweise Antiangiogeneseeffekte sind bisher beschrieben worden (Schierholz und Schlodder, 2003). Misteltherapien gehören heute, besonders im deutschsprachigen Raum, zu den biologischen Standardtherapien, die sowohl adjuvant als auch palliativ, allein oder in Kombination mit Strahlen- oder Chemotherapie eingesetzt werden. Spektakuläre komplette Remissionen und Heilungen, die direkt der Mistel zugesprochen werden, sind allerdings selten und auch häufig nicht der Grund für den Einsatz, der meist auf die Verbesserung der Lebensqualität abzielt. Neben Appetitsteigerung, Gewichtszunahme, Verbesserung der Stimmungslage und der Krankheitsverarbeitung, Verminderung der Infektanfälligkeit und Linderung der Nebenwirkungen konventioneller Therapien werden langjährige Stillstände des Tumorwachstums bei guter Lebensqualität beschrieben. Eines der Hauptprobleme allerdings zur wissenschaftlichen Anerkennung der vielfältigen Wirksamkeit der Mistel ist die Verfügbarkeit evidenzbasierter Daten durch methodologisch adäquate Therapiestudien.

Material und Methoden

Methoden

Die randomisierte klinische Studie wurde gemäß den „Guidelines on Clinical Trials for New Phytopharmaca" und „Good Clinical Practice" (GCP) durchgeführt. Von Juli 2000 bis Oktober 2001 wurden insgesamt 233 Patienten mit Brustkrebs (n=68), Ovarialkrebs (n=71) und nicht-kleinzelligem Lungenkrebs (n=94) in diese Studie eingeschlossen. Von diesen Patienten konnten 224 komplett in der Endanalyse ausgewertet werden: 115 in der Studiengruppe, 109 in der Kontrollgruppe. Die Einwilligungserklärung wurde während des Patientenscreenings unterschrieben. Das Votum der Ethikkommission wurde von dem Hospital Guang An Men Research Institute of TCM (China) erhalten. Die Randomisierung wurde in diesem Zentrum ausgeführt. Eine computergenerierte Randomliste mit unterschiedlichen Blockgrößen wurde für jedes Zentrum und jede Krebsentität generiert. Die teilnehmenden Zentren waren: 1. Guang An Men Hospital, Bejing, 2. Liaoning Tumor Hospital, Shenyang, 3. Tianjin Tumor Hospital, Tianjin, China – moderne Referenzkliniken mit einer Konsensus-basierten tumordestruktiven Therapie.

Patienten

Die Patientenkollektive von Kontroll- und Verumgruppe, stratifiziert nach Entität, waren vergleichbar hinsichtlich Tumorentität, Tumorstadium, Alter, Geschlecht, Gewicht. Aufgrund der unterschiedlichen Applikationsarten in der Verumgruppe (s.c.-Applikation) und der Kontrollgruppe (i.m.-Applikation bei Lentinan) wurde die Studie nicht verblindet. Nach Erhalt der histologisch abgesicherten Diagnose erhielten alle Patienten eine konventionelle Chemotherapie (Lentinan-Gruppe statistisch vergleichbar mit Helixor®-Gruppe, Tabellen 1–4). Nach der Randomisierung erhielten die Patienten der Studiengruppe komplementär den standardisierten Mistelextrakt Helixor® A (sME; HELIXOR Heilmittel GmbH & Co. KG, Rosenfeld, Deutschland) 3x wöchentlich subcutan mit ansteigender Dosis von 1 mg bis auf 200 mg unabhängig vom Chemotherapieschemata, Patienten der Kontrollgruppe erhielten täglich 4 mg Lentinan (i.m.).

Tab. 1: Übersicht der verwendeten Chemotherapieschemata
(von Frau Prof. Lin Hong Shen, Guang An Men Hospital, Beijing 8/2000).
Nicht kleinzelliges Lungen-Ca: **NVB[1]+ PDD[2], MVP**
1. Mamma-Ca: **CAP, CAF**
2. Ovarial-Ca: **CP, IFO[3] + CBP[4] or PDD**

1.	**NVB+PDD**		
		NVB	25 mg/m² iv (infusion) d1, "8 days"
		PDD	60-80 mg/m², (infusion) d1 (or in 2–3 days)
		repetition once after 3 weeks x 2	
	MVP		
		MMC[5]	6–8 mg/m² iv d1
		VDS[6]	3 mg/m² iv dl, d8
		PDD	60–80 mg/m² iv d2, (or in 2–3 days)
		21 days/ cycle x 2	
2.	**CAP**		
		CTX[7]	600 mg/m² iv d1, d8
		ADM[8]	40–50 mg/m² iv d1 (or EADM 50–70 mg/m²)
		PDD	20–30 mg/m² iv (infusion) d3, 4, 5
		21 days/cycle x 2	
	CAF		
		CTX	600 mg/m² iv d1, d8
		EADM[9]	50–70 mg, iv d1
		5FU[10]	500mg, iv (infusion) d1–5
		21 days/cycle x 2	
3.	**CP**		
		PDD 70 mg/m², d1 hydratation, diuresis	
		CTX 500 mg/m², d2	
		21 days/cycle x 2	
	IFO+CBP or PDD		
		Carboplatin 300 mg/m² or PDD 70mg/ m², d1	
		FO 1,2 g/m² ,d1-d4 Mesna[11] 20% of IFO dosage, three times, once at 0, 4 and 8 h after injection of IFO, respectively.	
		28 days/ cycle x 2	

[1] NVB: Vinorelbin
[2] PDD: cis-Diaminodichloroplatinum
[3] IFO: Ifosfamid
[4] CBP = C-PPD = Carboplatin
[5] MMC: Mitomycin
[6] VDS: Vindesine
[7] CTX: Cyclophosphamid
[8] ADM: Adriamycin
[9] EADM: Epiadriamycin
[10] 5-FU: 5-Fluorouracil
[11] Mesna: mucolytic agent

Tab. 2: Chemotherapieschema, Anzahl der Zyklen und Behandlungsdauer mit Helixor® A in Wochen (n=Patientenzahl).

Behand-lung	**n**	**Diagnose**	**n**	**Chemotherapie-schema**	**n**	**Anzahl der Zyklen**	**n**	**Behandlungsdauer (Wochen)**	**n**
Helixor	114	nicht-kleinzelliges Lungen-Ca	46	NVB+PDD	24	2:	24	6: 7:	23 1
				MVP	22	2:	22	5: 6: 7: 8:	2 16 1 3
		Mamma-Ca	35	CAP	12	2:	12	6: 7: 8:	9 2 1
				CAF	23	2:	23	5: 6: 8:	1 21 1
		Ovarial-Ca	33	CP	21	1:	1	6:	1
						2:	20	6: 7: 8:	18 1 1
				IFO+CBP oder PDD	12	2:	12	6: 8:	1 11

Tab. 3: Chemotherapieschema, Anzahl der Zyklen und Behandlungsdauer mit Lentinan in Wochen (n = Patientenzahl).

Behand-lung	**n**	**Diagnose**	**n**	**Chemotherapie-schema**	**n**	**Anzahl der Zyklen**	**n**	**Behandlungsdauer (Wochen)**	**n**
Lentinan	110	nicht-kleinzelliges Lungen-Ca	45	NVB+PDD	20	1:	1	6:	1
						2:	19	6:	15
								7:	4
				MVP	25	2:	25	6:	12
								7:	7
								8:	5
								9:	1
		Mamma-Ca	32	CAP	8	2:	8	6:	4
								7:	3
								12:	1
				CAF	24	2:	24	6:	15
								7:	8
								8:	1
		Ovarial-Ca	33	CP	26	2:	26	6:	17
								7:	7
								8:	1
								9:	1
				IFO+CBP oder PDD	7	1:	1	8:	1
						2:	6	6:	1
								7:	1
								8:	2
								9:	2

Tab. 4: Chemotherapie Tumorentitäten: Kein signifikanter Unterschied zwischen Kontroll (Lentinan)- und Verum (Helixor®)-Gruppe.

		Helixor		**Lentinan**		**Total**		**p-Wert**
		N	**%**	**N**	**%**	**N**	**%**	
nicht-kleinzelliges Lungen-Ca	NVB+PDD	24	52,2	20	44,4	44	48,4	0,531
	MVP	22	47,8	25	55,6	47	51,6	
Mamma-Ca	CAP	12	34,3	8	25,0	20	29,9	0,437
	CAF	23	65,7	24	75,0	47	70,1	
Ovarial-Ca	CP	21	63,6	26	78,8	47	71,2	0,277
	IFO+CBP oder PDD	12	36,4	7	21,2	19	28,8	

Studien- und Kontrollgruppe waren hinsichtlich Tumorentität, Stadium und dem konventionellen Therapieschema demographisch vergleichbar. Die Ein- und Ausschlusskriterien wurden gemäß internationalem Standard festgelegt. Haupteinschlusskriterien:

1. Histologisch gesicherter Brust-, Ovarial- oder NSCL-Tumor
2. Indikation für Chemotherapie, wobei keine tumordestruktive Applikation während des letzten Monats durchgeführt werden durfte
3. Alter 18 – 70 Jahre
4. KPI > 50 %
5. Geschätzte Überlebenswahrscheinlichkeit > drei Monate
6. Stationäre Behandlung im Krankenhaus
7. Ausschluss von zusätzlichen immunmodulierenden Substanzen

Neun Patienten kamen nicht in die endgültige Auswertung, da sie kürzer als vier Wochen behandelt wurden und laut Studienprotokoll aufgrund dieser kurzen Therapiedauer keinen Lebensqualitätsfragebogen ausgefüllt hatten.

Die Lebensqualität wurde durch international anerkannte Indizes während des Screenings und am Ende der Therapie ermittelt:

1. KPI (Karnofsky Performance Index)
2. FLIC (Functional Living Index-Cancer)
3. TCM (Traditional Chinese Medicine Index)

Material

Helixor® A ist ein standardisierter wässriger Frischpflanzenextrakt aus Tannenmistel (*Viscum album* L. *subspecies abietis*), mit definierter Aktivität im Molt4-Bioassay. Helixor® A zeichnet sich präklinisch durch signifikante DNA-protektive Effekte und relativ geringe Zytotoxizität, klinisch durch gute Verträglichkeit aus, so dass dieses Präparat während einer Chemo- oder Strahlentherapie bevorzugt verwendet wird.

Lentinan ist ein phytotherapeutischer Wirkstoffkomplex, der zu der sogenannten „second class of new phytopharmaca" (Authorization No. 92 Z-61 for Drugs; Ministry of Health) gehört und in China und Japan ein zugelassenes und patentgeschütztes Arzneimittel ist. Lentinan ist ein aufgereinigtes Polysaccharid, das als Immunmodulator fungiert und dessen Antitumoraktivität durch die Zunahme der NK-Zellaktivität, Makrophagen- und zytotoxischen T-Lymphozyten-Aktivität vermittelt wird. Lentinan wird dort häufig mit Tegafur (ein 5-FU-Prodrug) eingesetzt und konnte in mehreren klinischen Studien in Japan und in China sowohl die Überlebenszeit als auch die Lebensqualität in Kombination mit anderen Chemotherapeutika verbessern (Nakano *et al.,* 1999).

Arzneimittelsicherheit

Die Arzneimittelsicherheit beider Komplementärmaßnahmen wurde mittels einer Analyse der Anzahl sowie der Schwere der unerwünschten Ereignisse, der Behandlungsdauer, des Outcomes und der Ursache der unerwünschten Ereignisse (Chemotherapie, Komplementärmedizin oder zugrunde liegende Grundkrankheit) evaluiert.

Statistik

Die Studienpopulation und die Effizienzkriterien, die Sicherheitskriterien und die Lebensqualitätskriterien sowie die binären und kategorischen Daten wurden mittels Fisher's Exact Test untersucht, während die kontinuierlichen Daten mittels Wilcoxon-Mann-Whitney-Test (Universität Heidelberg, Institut für Medizinische Biometrie und Information [IMBI]) bearbeitet wurden. Statistische Analyse: SAS Version 8.02 und StatExact Version 5. Diese Untersuchungen wurden mit der statistischen Untersuchung des leitenden Versuchskrankenhauses in China verglichen und führten nicht zu relevanten Unterschieden.

In dem vorliegenden Manuskript ist die IMBI-Auswertung vorgelegt, die als Intention to treat-Analyse kalkuliert wurde.

Ergebnisse

Der Karnofsky-Index KPI evaluiert den Körperzustand der Patienten und wird in „Reduziert", „Stabil" oder „Gebessert" differenziert. In einer Gesamtpopulation von 223 Patienten konnte der KPI ermittelt werden (sME-Gruppe n = 115, Kontrollgruppe n = 108). Patienten der Verumgruppe zeigten signifikant häufiger im Gegensatz zu der Kontrollgruppe einen zunehmenden Karnofsky-Index (50,4 % vs 32,4 %), zudem einen signifikant reduzierten Anteil an verschlechtertem Zustand (3,5 % vs 11,1 %) (p = 0,002) (Abb. 1).

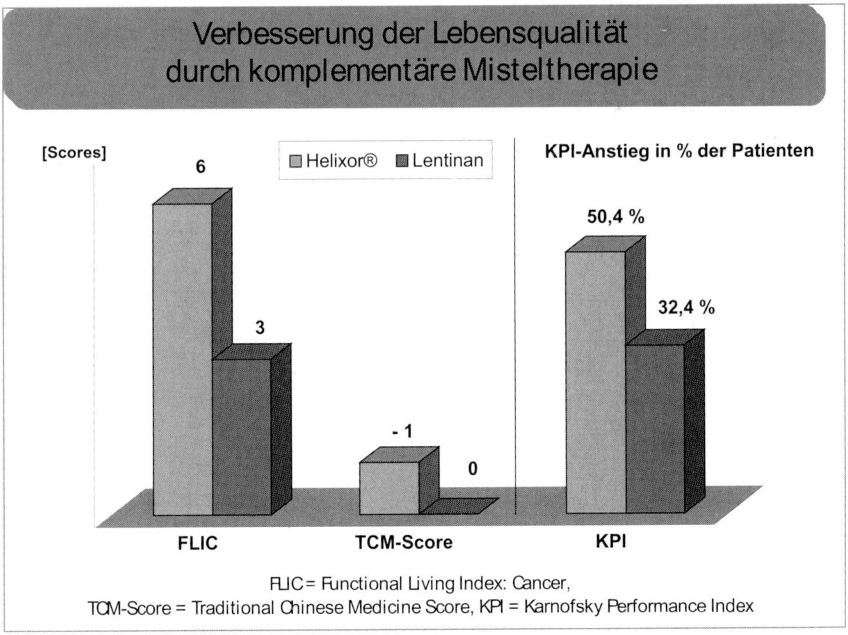

Abb. 1: Darstellung der statistisch signifikanten Verbesserung der Lebensqualität über den FLIC-, TCM- und KPI-Index.

Der Functional Living Index-Cancer (FLIC) besteht aus 22 Fragen, die sich auf die physischen, psychologischen und sozialen Parameter beziehen. Insgesamt konnten 222 Patienten komplette Fragebögen abgeben (Verumgruppe n=115, Kontrollgruppe n=107). Für die sME-Gruppe wurde mittels FLIC-Score eine signifikante Verbesserung (p=0,0141) im Vergleich zur Lentinan-Gruppe (Abb. 1) gemessen.

Die Gesamtzahl der unerwünschten Ereignisse betrug in der sME-Gruppe 52 im Vergleich zu 90 Ereignissen der Lentinan-Gruppe (fünf schwerwiegende Ereignisse sME-Gruppe versus zehn in der Kontrollgruppe) (Abb. 2). Die Chemotherapie-assoziierten Nebenwirkungen konnten von 77 auf 28 Ereignisse in der sME-Gruppe reduziert werden.

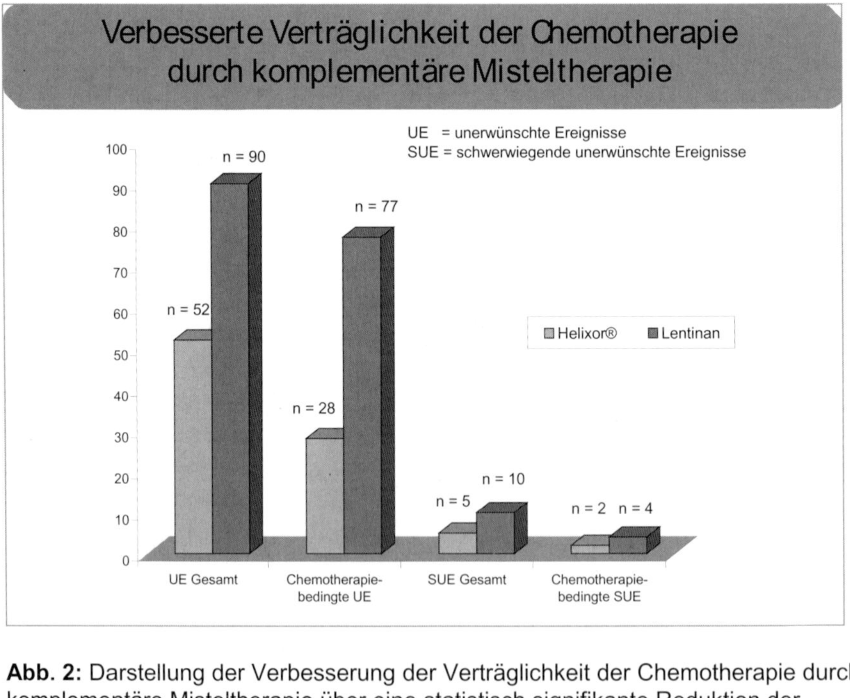

Abb. 2: Darstellung der Verbesserung der Verträglichkeit der Chemotherapie durch komplementäre Misteltherapie über eine statistisch signifikante Reduktion der Chemotherapie-bedingten unerwünschten Ereignisse und der schweren unerwünschten Ereignisse.

Sowohl in der Verum- als auch in der Kontrollgruppe konnte lediglich je eine schwerwiegende Nebenwirkung bezüglich der Komplementärmaßnahme gezählt werden (Quincke-Ödem, Urtikaria). Andere Nebenwirkungen der Misteltherapie (Fieberentwicklung bei vier Patienten, Rötung an der Einstichstelle über 5 cm Durchmesser bei sieben Patienten) waren harmlos, selbstlimitierend und bedurften keiner therapeutischen Intervention, da sie gut bekannt und der zu erwartenden Reaktion zuzuordnen sind. Alle anderen Fälle schwerwiegender unerwünschter Ereignisse waren mit der Chemotherapie oder Grundkrankheit assoziiert (Piao *et al.*, 2004).

Diskussion

Mistelpräparate sind entweder Prozess-, Inhaltsstoff- oder nach der biologischen Aktivität standardisiert. Definierte Wirtsbäume, Standorte, Erntemengen, Erntezeitpunkte und Rezepturen (Art und Menge der verwendeten Pflanzenteile, Mischungsverhältnisse) sowie konstante Herstellungsbedingungen führen zu einer weitgehend gleichbleibenden Qualität und Chargenkonstanz. Sowohl die physiko-chemische Analyse als auch die immun-chemische Bestimmung von Lektinen, einer der Leitsubstanzen innerhalb der Mistelgesamtextrakte, erlaubt nur eingeschränkte Rückschlüsse auf die biologische Aktivität. Deshalb wird auch häufig über Bio-assays die biologische Aktivität bezüglich Zytotoxizität im Rahmen der Standardisierung bestimmt. Insgesamt 44 Publikationen berichten über 75 Tierexperimente, in denen die tumor- und metastasenhemmende, aber auch zum Teil antikarzinogene und überlebenszeitverlängernde Wirkungen von Mistelextrakten geprüft wurde. In vielen dieser Experimente korrelierte die tumorhemmende Wirkung mit signifikanten immunstimulierenden Effekten, was für eine indirekte, immunologisch vermittelte Tumorhemmung spricht (Kienle und Kiene, 2003a).

Auch die Arzneimittelsicherheit von Mistelextrakten ist gut dokumentiert. Selbst bei hochdosierter Langzeittherapie konnten bisher so gut wie keine toxischen Schäden festgestellt werden. Eine Hepato-, Nephro- oder Hämotoxizität kann aufgrund sicherheitspharmakologischer Untersuchungen weitgehend ausgeschlossen werden. Mutagene und immunotoxische Effekte sowie eine mögliche Induktion oder Interaktion mit der Cytochromoxidase P450 lassen sich auch weitgehend ausschließen (Schierholz *et al.*, Manuskript in Vorbereitung). Die meisten der Nebenwirkungen der Misteltherapie sind nichts anderes als übermäßige Ausprägungen des erwünschten entzündungs- und immunstimulatorischen Effektes und in der Regel selbstlimitierend. Nur selten kommt es zu allergischen oder pseudo-allergischen Reaktionen.

Ob die Misteltherapie tatsächlich im Stande ist, klinisch relevante Parameter wie Überlebensrate und -zeit signifikant zu verbessern, wird kontrovers diskutiert. In einer systematischen Analyse der Mistelstudien fanden Kienle und Mitarbeiter neben 66 retrospektiven oder nicht-kontrollierten Studien eine Gesamtzahl von 23 kontrollierten klinischen Studien (Kienle *et al.*, 2003b). Die Mehrzahl der Studien erbrachte ein statistisch signifikantes Ergebnis zugunsten der mit Mistelextrakt behandelten Patienten, weist aber häufig Mängel bezüglich Randomisation, Stratifizierung, Patientenzahl sowie inakzeptabler Dokumentation der Erkrankung auf und damit eine fehlende Nachvollziehbarkeit oder Prüfbarkeit von therapeutischen Interventionen. Die meisten der Studien wurden zudem in Journalen ohne adäquaten peer-review publiziert. Viele der methodischen Mängel bezüglich Transparenz und der Vorlage kompletter klinischer Daten lassen sich beheben.

In der vorliegenden prospektiv-randomisierten, klinischen Multicenterstudie, die nach GCP-ICH-Richtlinien als Zulassungsstudie durchgeführt wurde, konnte die komplementäre Misteltherapie im Vergleich zur Kontrolle zu einer signifikanten Reduktion der Anzahl und des Schweregrades der Chemotherapie-assoziierter Nebenwirkungen führen. Die drei verschiedenen Indizes zu Lebensqualität (Karnofsky Performance Index, FLIC-Fragebogen, TCM-Score) ergaben übereinstimmend eine statistisch signifikante Steigerung der Lebensqualität hinsichtlich Reduktion von Schmerzen, Fatigue, körperlichem Status, körperlicher Aktivität, Befindlichkeit und Appetit.

Alle inneren und äußeren Qualitätsmerkmale, wie GCP-ICH-konformes Arbeiten sowie die hohe Transparenz der Studie (detaillierte Angaben bezüglich Patientengut, Therapiemodalitäten, Drop-outs, Subgruppenanalyse) werden momentan richtungsweisend für die Qualität weiterer prospektiver, evidenzbasierter Mistelstudien diskutiert.

Literatur

Kienle, G. S., Kiene, H. (2003a): Die Mistel in der Onkologie – Fakten und konzeptionelle Grundlagen. Schattauer Verlag Stuttgart/New York.

Kienle, G. S., Berrino, F., Büssing, A., Portalupi, E., Rosenzweig, E., Kiene, H. (2003b): Mistletoe in cancer – a systematic review on controlled clinical trials, Eur J Med Res 8: 109–119.

Nakano, H., Namatame, K., Nemoto, H., Motohashi, H., Nishiyama, K., Kumada, K. (1999): A multi-institutional prospective study of lentinan in advanced gastric cancer patients with unresectable and recurrent diseases: effects on prolongation of survival and improvement of quality of life, Hepato-Gastroenterology 46: 2662–2668.

Pfüller, U. (2000): Chemical constituents of European mistletoe, In: A. Büssing (Hrsg.): Mistletoe – The Genus *Viscum*, Harwood Academic Publishers: 101–122.

Piao, B. K., Wang, Y. X., Xie, G. R., Mansmann, U., Matthes, H., Beuth, J., Lin, H. S. (2004): Impact of complementary mistletoe extract treatment on quality of life in breast, ovarian and non-small cell lung cancer patients – a prospective randomized controlled clinical trial, Anticancer Research 24: 303–310.

Schierholz, J. M., Schlodder, D. (2003): Komplementäre Tumortherapie mit Mistelextrakten – eine aktuelle Übersicht, DZO 35: 124–133.

Schierholz, J. M.: Manuskript in Vorbereitung.

Wegman, I. (1987): Die ersten Krebsbehandlungen mit *Viscum album* (1921), Beiträge zu einer Erweiterung der Heilkunst 40: 233–238.

Korrespondenzadresse:
PD Dr. med. Dr. rer. nat. Jörg M. Schierholz
HELIXOR Heilmittel GmbH & Co. KG, Fischermühle 1, 72348 Rosenfeld
jschierholz@helixor.de

Signifikant höherer Anteil aktivierter NK-Zellen durch additive Misteltherapie bei chemotherapierten Mamma-Ca-Patientinnen in einer prospektiv-randomisierten doppelblinden Studie

Significant Higher Level of Activated NK-Cells in Patients with Breast Cancer Receiving *Viscum album* Extract during Chemotherapy

L. Auerbach, V. Dostal, I. Václavik-Fleck, E. Kubista, A. Rosenberger, S. Rieger, W. Tröger, J. M. Schierholz

Zusammenfassung

In einer prospektiv-randomisierten, doppelt-verblindeten klinischen Pilotstudie mit Mammakarzinom-Patientinnen (Stadium I/II) unter additiver Misteltherapie (Helixor® oder Placebo) zur Chemotherapie mit CMF und Strahlentherapie (Sandwich-Schema) im Universitätsklinikum Wien (AKH), Abteilung für spezielle Gynäkologie, wurden prognostische und immunologische Parameter sowie die Lebensqualität untersucht. Zusätzlich wurde die Durchführbarkeit einer Doppelblindstudie mit Mistel überprüft.

Insgesamt wurden 23 Patientinnen mit histologisch gesichertem Mammakarzinom $T_{1\text{-}2}N_{0\text{-}1}M_0$ rekrutiert. 20 erfüllten die Ein- und Ausschlussbedingungen und wurden laut Prüfplan mit 6 Behandlungszyklen einer adjuvanten Chemotherapie mit CMF über einen Zeitraum von ca. 6 Monaten therapiert. Wie sich bei der Auswertung ergab, wurde ein Großteil sowohl der Patientinnen als auch der Ärzte im Studienverlauf entblindet. Die Patientinnen der Kontrollgruppe zeigten unter Chemotherapie eine signifikante Abnahme der aktivierten NK-Zellen (p=0,001; n=11). In der Helixor®-Gruppe (n=9) war diese Abnahme nicht festzustellen. Die aktivierten NK-Zellen blieben annähernd auf gleichem Niveau und waren signifikant höher als in der Kontrollgruppe (p=0,005).

Schlüsselwörter:
Viscum album, Mistel, Chemotherapie, Cyclophosphamid, Mammakarzinom-Patientinnen, randomisierte doppelblinde klinische Studie

Summary
In a prospective randomized clinical pilot study designed as double-blinded and run at the Department of Special Gynaecology, Vienna University Hospital, Austria, we measured prognostic and immunological parameters, quality of life as well as the performance of such a study from breast cancer patients during six cycles of CMF (cyclophosphamide, methotrexate, 5-fluorouracil) standard chemotherapy combined with radiation (sandwich). 23 breast cancer patients ($T_{1\text{-}2}N_{0\text{-}1}M_0$) could be recruited whereas 20 patients underwent CMF sandwich therapy for approx. 6 months. For the placebo group, a significant decrease of activated NK-cells was observed ($p=0.001$; $n=11$), while in the verum group ($n=9$) activated NK-cells did not decrease, but remained in a nearly constant level resulting in significant higher activated NK-cells in the mistletoe group ($p=0.005$). Blinded patients as well as blinded medical staff recognized after a short period verum or placebo injections which could be determined by final evaluation.

Keywords:
Viscum album, mistletoe, chemotherapy, cyclophosphamide, breast cancer patients, randomized double-blinded clinical study

Einleitung

In Europa ist die Misteltherapie die am häufigsten angewendete unkonventionelle Begleittherapie bei Tumorerkrankungen. Nach der prinzipiellen Einführung um 1920 durch Rudolf Steiner, dem Begründer der Anthroposophie, konnte mittlerweile die wissenschaftliche Basis für unterschiedliche Wirkprinzipien und Effekte erarbeitet werden:

1. Zytotoxizität via Induktion der Apoptose von Tumorzellen
2. Stimulation immunkompetenter Zellpopulationen
3. DNA-Stabilisierung in peripheren Blutlymphozyten
4. Verbesserung der Lebensqualität von Tumorpatienten

Die zytotoxische Wirksamkeit der Extrakte wird den Viscotoxinen und Mistellektinen zugesprochen, während die immunmodulierenden Eigenschaften durch Lektine und Viscotoxine als auch durch die Poly- und Oligosaccharide u.a. Komponenten verursacht werden (Büssing, 2000).

In den letzten 20 Jahren wurden etliche klinische Studien zur Misteltherapie durchgeführt, deren methodologische Qualität oftmals nicht den gängigen wissenschaftlich anerkannten klinischen Standards entspricht (Kienle *et al.,* 2003). Der klinische „Gold-Standard" gemäß Evidence Based Medicine (EBM)-Level 1, der prospektiv-randomisierte doppelblinde Studientyp, der für die Misteltherapie sehr umstritten ist, wurde in der vorliegenden Untersuchung auf Durchführbarkeit untersucht. Weiterhin wurden immunologische Parameter sowie die Lebensqualität unter Chemotherapie geprüft.

Material und Methoden

Methoden

Die prospektiv-randomisierte und doppelblind angelegte klinische Pilotstudie wurde in der Abteilung für Spezielle Gynäkologie, Universitätsklinik für Frauenheilkunde, AKH Wien, durchgeführt. Die Studiendurchführung entsprach den Anforderungen von GCP und wurde von der Ethik-Kommission des Wiener AKH´s befürwortet. Eine schriftliche Einwilligung zur Studienteilnahme durch die Patientinnen war obligat. Der gesamte Studienverlauf wurde kontinuierlich monitoriert. Die biometrische Auswertung sowie Randomisierung, Datenverifikation und Datenanalyse erfolgten am Institut für Medizinische Informatik der Universität Tübingen.

Studienziele:

- ✓ Überprüfung der Durchführbarkeit der doppelblinden Randomisierung (mittels CRF)
- ✓ Einfluss der Misteltherapie mit Helixor® A auf die Schwesterchromatid-austauschrate (SCA) in PBMC während einer adjuvanten Chemotherapie
- ✓ Einfluss auf verschiedene zelluläre Immunparameter, insbesondere aktivierte CD69+ NK-Zellen
- ✓ Verträglichkeit der Misteltherapie während einer Chemotherapie
- ✓ Lebensqualität

Einschlusskriterien:

- ✓ Patientinnen mit operiertem Mammakarzinom der Klassifikation T1-2N0-1M0, bei denen eine CMF-Sandwich-Therapie indiziert ist
- ✓ Patientinnen mit einem Karnofsky-Index ≥ 60 %
- ✓ Patientinnen mit ausreichender Nierenfunktion, definiert als Serumkreatinin ≤ 1,5 mg %
- ✓ Patientinnen mit ausreichender Leberfunktion, definiert als SGOT und SGPT ≤ 2 x oberer Normwert
- ✓ Patientinnen mit ausreichender Knochenmarksfunktion, definiert als Leukozyten ≥ 3.000/ml, Thrombozyten ≥ 100.000/ml
- ✓ Geschäftsfähigkeit der Patientin
- ✓ Einwilligungserklärung der Patientin liegt vor

Ausschlusskriterien:

- ✓ Patientin hat innerhalb der letzten 4 Wochen an einer Anwendungs-beobachtung oder einer Studie teilgenommen
- ✓ Patientin nimmt gleichzeitig an einer anderen Untersuchung oder Studie teil
- ✓ nachweisliche Therapie mit einem anderen Mistelpräparat innerhalb der letzten 6 Monate
- ✓ Patientin führt zusätzlich während der 6 Zyklen CMF eine andere immunmodulatorische Therapie durch
- ✓ Schwangerschaft und Stillzeit
- ✓ Patientin erhält Antidepressiva
- ✓ Patientin mit Zweittumor
- ✓ Patientin mit Lymphom oder leukämischer Erkrankung
- ✓ Patientin mit Autoimmunerkrankung
- ✓ Patientin mit schwerer akuter Infektionserkrankung
- ✓ Patientin mit schwerer internistischer Begleiterkrankung

Patienten

23 Patientinnen mit Brustkrebs wurden rekrutiert, 20 Patientinnen erfüllten die Ein-/Ausschlusskriterien, und 16 Patientinnen schlossen die Studie ab. Diese Patientinnen wurden in zwei Gruppen randomisiert: Eine Gruppe erhielt gemäß Prüfplan 0,9 % Natriumchlorid (Placebo, n=12, s.c. dreimal pro Woche), die andere Gruppe den Mistelgesamtextrakt Helixor® A (n=11) in steigenden Konzentrationen von 1, 5, 10, 20, 30, 50 bis 100 mg (s.c., dreimal pro Woche).

Die Patientinnen erhielten eine CMF-Standardchemotherapie (Cyclophosphamid 600 mg/m^2, Methotrexat 40 mg/ m^2, 5-Fluorouracil 600 mg/m^2 i.v. am Tag 1 und am Tag 8). 13 Patientinnen (mit brusterhaltender chirurgischer Therapie) aus beiden Gruppen erhielten zusätzlich eine Radiotherapie (Bestrahlungen (25x 2 Gy) nach dem 3. CMF-Zyklus (Sandwich-Schema) (Kontrolle n=7, Verum n=6) (Behandlungsschema s. Abb. 1). Von den 23 rekrutierten Patientinnen wurden drei Patientinnen aus der Mistelgruppe nach dem Screening ausgeschlossen; eine Patientin akzeptierte die Verblindung nicht und zwei entsprachen nicht den Einschlusskriterien. Weiter wurde eine Patientin in der Kontrollgruppe wegen einer Thromboembolie während der Chemotherapie und Studie ausgeschlossen.

Behandlung

Tag 1 und 8 eines Zyklus (6 Zyklen/4 Wochen)

- **Cyclophosphamid** **600 mg/m^2** **als 0,5 - 1 Std. Infusion i.v.**
- **Methotrexat** **40 mg/m^2** **als Kurzinfusion i.v.**
- **5-Fluorouracil** **600 mg/m^2** **als 0,5 - 1 Std. Infusion i.v.**

Radiatio mit 50 Gy nach dem 3. CMF – Zyklus (Sandwich-Schema)

1.1 Kontrollgruppe	1.1 Prüfgruppe
Für alle Patientinnen ist neben der CMF-Therapie das Placebopräparat (physio. NaCl Lösung) vorgesehen.	Für alle Patientinnen ist neben der CMF-Therapie das Prüfpräparat Helixor® A (Tannenmistel) vorgesehen.

Beobachtungszeitraum insgesamt 12 Monate

Abb. 1: Behandlungsschema

Zwei Patientinnen brachen im 4. Zyklus die Studie ab, eine in der Kontrollgruppe (geringe Compliance) und eine in der Helixor®-Gruppe (Vergrößerung axillärer Lymphknoten). Eine weitere Patientin der Helixor®-Gruppe musste aufgrund der geringen Compliance ausgeschlossen werden. Hieraus ergeben sich 3 Drop-outs nach dem Screening und 4 Drop-outs während des Studienverlaufs (2 Patientinnen pro Behandlungsgruppe) (Abb. 2).

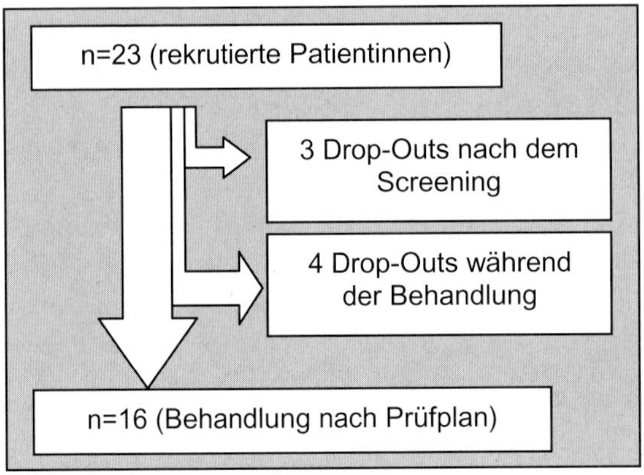

Abb. 2: Patienten-Flussdiagramm

Damit konnten 20 Patientinnen nach drei Zyklen CMF ausgewertet werden, und 16 Patientinnen nach den kompletten Zyklen und der Beobachtungszeit von insgesamt 12 Monaten.

Material

Testampullen: Die Prüfmedikation für Verum- und Kontrollgruppe wurde mit einem identischen Präparatenamen versehen. 1 ml Helixor® A Testampullen wurden unter GMP-Bedingungen hergestellt (Fa. HELIXOR Heilmittel GmbH & Co. KG, Rosenfeld, Deutschland). Der Proteingehalt betrug 63 mg/ml (Bradford) und der Gehalt an Mistellektinen 124 ng/ml, hauptsächlich Mistellektin III. Die Plazebo-Ampullen enthielten sterile Natriumchloridlösung (0,9 %, Hersteller: HELIXOR Heilmittel GmbH & Co. KG, Rosenfeld, Deutschland).

Labor

Alle Untersuchungen erfolgten vor Studienbeginn und vor jedem CMF-Zyklus.

- **Laborroutine** (AKH Wien): Hb, Leuko, Thrombo, Kreatinin, Proteine, SGOT, SGPT, γ-GT, LDH, CRP.
- **Zelluläre Immunparameter** (Prof. Dostal, Österreichische Gesellschaft für Bioanalytik, Wien): Durchflusszytometrie mit monoklonalen Antikörpern: CD3/CD19, CD3-/CD16+ CD56, CD8/CD4, CD3/CD69/CD4, CD3/CD69/CD8, CD19/CD69/CD45, CD56/CD69/CD45. Die Expression von CD69 wird hierbei als Zeichen einer Aktivierung der Immunzellen gewertet.
- **Bestimmung der SCA-Rate** (Priv. Doz. Dr. Büssing, Herdecke; Prof. Dr. Rüdiger, Wien): Blutentnahmen zur SCA-Bestimmung erfolgten zusätzlich am jeweils 2. Tag des laufenden CMF-Zyklus. Ausführliche Beschreibung der Methodik findet man bei Büssing *et al.* (1995).

Statistische Methoden

Alle erhobenen Daten wurden doppelt erfasst, abgeglichen und auf Plausibiliät geprüft. Die Datenerfassung erfolgte am Institut für Medizinische Informationsverarbeitung. Universitätsklinikum Tübingen mit dem Programmpaket MS-ACCESS 97. Die Auswertung erfolgte mit SAS 8.0.

Unterschiede zwischen Verum- und Kontrollgruppe hinsichtlich SCA-Rate und Lebensqualität wurden mit dem t-Test überprüft. Gruppenvergleiche bezüglich des Anteils aktivierter NK-Zellen wurden für jeden Behandlungszyklus mittels Wilcoxon-Rangsummentest durchgeführt.

Untersuchung der Lebensqualität

EORTC-Lebensqualitätsfragebogen (QLQ-C30) und Karnofsky Performance Index wurden beim Screening und im laufenden Follow-up vor jedem CMF-Zyklus bestimmt. Außerdem beurteilten die Patientinnen täglich ihr Befinden mittels linearer Analogskala.

Ergebnisse

Von Seiten der Einwilligung und der Rekrutierung kann eine solche Studie als durchführbar bezeichnet werden. Acht von neun Mistelpatientinnen (89%) und fünf von elf Kontrollpatientinnen (46%) erkannten trotz Verblindung die verabreichte Medikation – wahrscheinlich aufgrund aufgetretener bzw. ausgebliebener Lokalreaktionen. Der behandelnde Arzt erkannte bei 16 von 20 Patienten (80%) die verabreichte Medikation. Das Ziel der Verblindung, das Auftreten von bewussten und unbewussten Verzerrungen zu limitieren, konnte bei derart hohen Entblindungsraten nicht erreicht werden.

Im Verlauf der Chemotherapie stieg die SCA-Rate in peripheren Blutlymphozyten in beiden Gruppen erwartungsgemäß an, in der Mistelgruppe in einem geringeren Ausmaß als in der Kontrollgruppe; die positiven Unterschiede zugunsten der Misteltherapie (Abb. 3) waren aber nicht signifikant.

Weiterhin konnte festgestellt werden, dass in der Mistelgruppe der Anteil der aktivierten NK-Zellen (CD56+/CD69+/CD45) über einen Zeitraum bis zum 6. Zyklus nahezu stabil blieb, wohingegen die Patientinnen mit der Placebo-Applikation (Kontrolle) einen signifikanten Abfall des Anteils aktivierter NK-Zellen zeigten (p=0,001) (Abb. 4). In der Mistelgruppe war der Anteil aktivierter NK-Zellen ab dem 4. CMF-Zyklus signifikant höher als in der Kontrollgruppe (p=0,005).

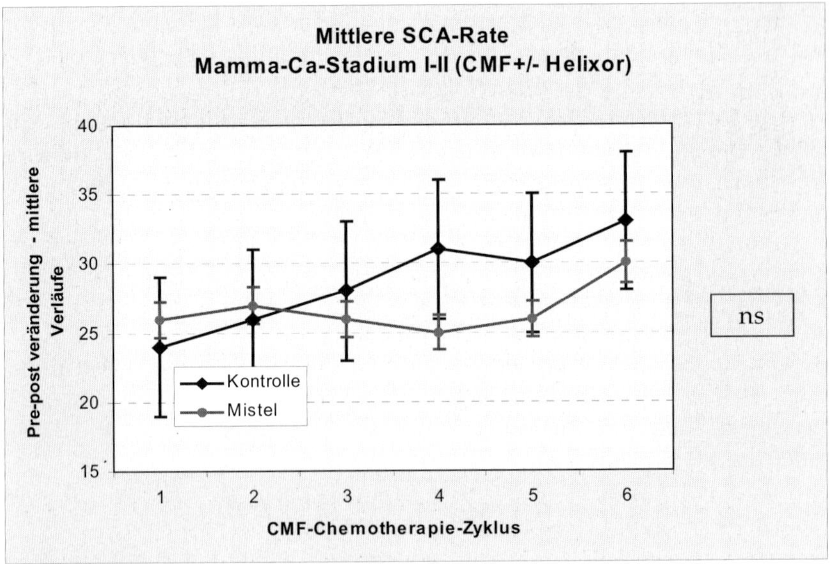

Mistelgruppe n=	10	7	9	9	6	6
Kontrollgruppe n=	10	10	10	8	8	9

Abb. 3: Reduktion der SCA-Rate unter komplementärer Misteltherapie (ns = Unterschied zur Kontrolle nicht signifikant).

Bezüglich der übrigen Labor- und Immunparameter sowie der Lebensqualität konnten keine Unterschiede zwischen Verum- und Kontrollgruppe ermittelt werden.

Die Verträglichkeit der Misteltherapie während der Chemotherapie war gut. In drei Fällen wurden harmlose Rötungen über 5 cm Durchmesser an der subcutanen Injektionsstelle und in zwei Fällen Kopfschmerzen berichtet. Weitere Nebenwirkungen traten nicht auf. In der Mistelgruppe wurden zum Unterschied zur Placebogruppe keine chemotherapieinduzierten Leukopenien beobachtet.

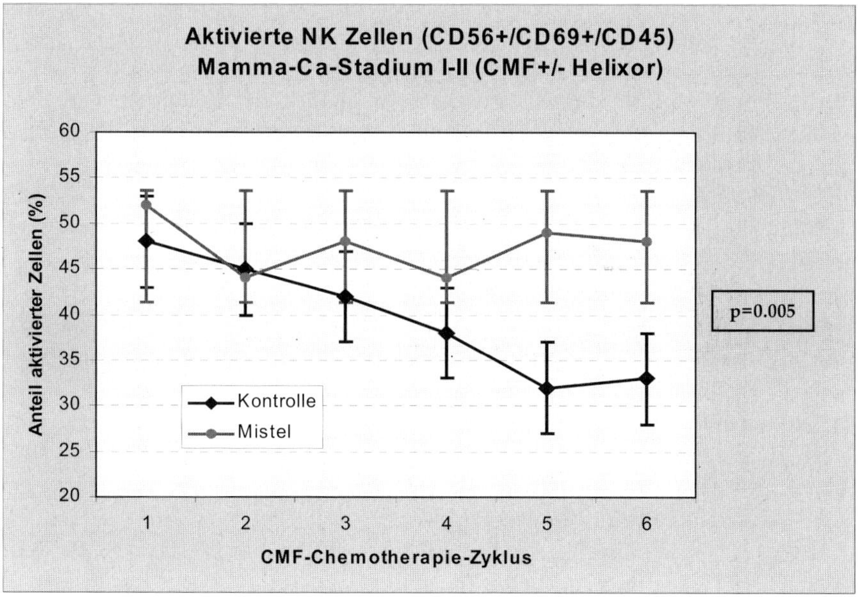

Mistelgruppe n=	10	7	9	9	6	6
Kontrollgruppe n=	10	10	10	8	8	9

Abb. 4: Signifikant höherer Anteil aktivierter NK-Zellen in der Mistelgruppe im Vergleich zur Kontrolle (p = 0,005) ab dem 4. Zyklus: Stabilisierung der aktivierten NK-Zellen in % unter Misteltherapie, dagegen signifikanter Abfall in der Kontrollgruppe (p = 0,001).

Diskussion

In dieser Studie konnte Folgendes festgestellt werden:

- ✓ Problemlose Verabreichung der Misteltherapie neben der Chemotherapie
- ✓ Doppelverblindung problematisch, aufgrund der relativ zügigen Entblindung sowohl von Patient als auch Arzt
- ✓ Seltenere Applikation von Begleittherapeutika unter der Chemotherapie (alle Leukopenien in der Placebo-Gruppe)
- ✓ Stabilisierung des Anteils aktivierter NK-Zellen unter komplementärer Misteltherapie

Es ist bekannt, dass Anzahl und Aktivität natürlicher Killerzellen mit einer reduzierten Metastasierung bei Mammakarzinom korrelieren (Carson *et al.*, 2001; Clausen *et al.*, 2003; Hülsen *et al.*, 1989; Konjevic *et al.*, 1995; White *et al.*, 1982; Wiltschke *et al.*, 1995; Yacyshyn *et al.*, 1995; Zielinski *et al.*, 1989). Insofern könnte dem Nachweis, dass der Chemotherapie-bedingte Abfall aktivierter NK-Zellen durch begleitende Misteltherapie verhindert werden kann, große klinische Relevanz zukommen.

In der vorliegenden Studie konnte schon allein aufgrund der Beobachtungszeit von 12 Monaten eine Aussage über eine geringere Metastasierungsrate bzw. einer höheren Überlebensrate durch eine komplementäre Misteltherapie nicht getroffen werden. Durch die Stabilisierung der aktivierten NK-Zellen verfügt die Misteltherapie für künftigen Studien möglicherweise aber über einen indirekten Surrogat-Parameter für replizierbare Zielkriterien innerhalb der Krebstherapie bei Mammakarzinom.

Die Lebensqualität im Gesamtkollektiv während der adjuvanten Chemotherapie mit CMF war nur wenig beeinträchtigt, somit konnte auch keine wesentliche Besserung mittels EORTC-Fragebogen durch die Misteltherapie festgestellt werden.. Erfahrungsgemäß wird der positive Einfluss der Misteltherapie auf die Lebensqualität in fortgeschrittenen Tumorstadien deutlicher.

Aufgrund der beinahe vollständigen Entblindung der Patientinnen unter s.c. Mistelapplikation ist es sehr fraglich, ob in zukünftigen Studien eine valide Verblindung über einen längeren Zeitraum erzielt werden kann.

Die *in vitro*-Untersuchungsergebnisse von Büssing (Büssing *et al.*, 1995, 1996), dass Mistelpräparate (Helixor® A) die durch Cyclophosphamid verursachte Steigerung der SCA-Rate als Maß für mutagene Effekte in peripheren Blutlymphozyten signifikant verringern können (immunprotektiver Effekt), konnten in dieser Pilotstudie *in vivo* nicht bestätigt werden. Zwar fiel der Anstieg der SCA-Rate in der Mistelgruppe geringer aus, doch war der Unterschied nicht signifikant und ist auch aufgrund der geringen Patientenzahl nicht belegbar. Dennoch könnte die Tatsache, dass im Gegensatz zur Kontrollgruppe keine Leukopenien in der Mistelgruppe auftraten, auf diesen immunprotektiven Effekt von Helixor® A zurückzuführen sein.

Literatur

Büssing, A., Regnery, A., Schweizer, K. (1995): Effects of *Viscum album* L. on cyclophosphamide-treated peripheral blood mononuclear cells *in vitro*: sister chromatid exchanges and activation/proliferation marker expression, Cancer Letters 94: 199–205.

Büssing, A., Jungmann, H., Suzart, K., Schweizer, K. (1996): Suppression of sister chromatid exchange-inducing DNA lesions in cultured peripheral blood mononuclear cells by *Viscum album* L., Journal of Experimental and Clinical Cancer Research 15: 107–114.

Büssing, A. (2000): Mistletoe – The Genus *Viscum*, Harwood Academic Publishers, Amsterdam: 123–182.

Carson, W. E., Parihar, R., Lindemann, M. J., Personeni, N., Dierksheide, J., Meropol, N. J., Baselga, J., Caligiuri, M. A. (2001): Interleukin-2 enhances the natural killer cell response to Herceptin-coated Her2/neu-positive breast cancer cells, European Journal of Immunology 31: 3016–3025.

Clausen, J., Vergeiner, B., Enk, M., Petzer, A. L., Gastl, G., Gunsilius, E. (2003): Functional significance of the activation-associated receptors CD25 and CD69 on human NK-cells and NK like T-cells, Immunobiology 207: 85–93.

Hülsen, H., Kron, R., Mechelke, F. (1989): Influence of *Viscum album* preparations on the natural killer cell-mediated cytotoxicity of peripheral blood, Naturwissenschaften 76: 530–531.

Kienle, G. S., Kiene, H. (2003): Mistletoe in cancer. A systematic review on controlled clinical trials. European Journal of Medical Research 8: 109–119.

Konjevic, G., Spuzie, I. (1995): Suppressive interaction of breast cancer patients' sera on interleukin-2 induced stimulation of natural killer cells, Journal of Experimental and Clinical Cancer Research 14: 31–37.

White, D., Jones, D. B., Cooke, T., Kirkham, N. (1982): Natural killer (NK) activity in peripheral blood lymphocytes of patients with benign and malignant breast disease, British Journal of Cancer 46: 611–616.

Wiltschke, C., Krainer, M., Budinsky, A. C., Berger, A., Müller, C., Zeillinger, R., Speiser, P., Kubista, E., Eibl, M., Zielinski, C. C. (1995): Reduced mitogenic stimulation of peripheral blood mononuclear cells as a prognostic parameter for the course of breast cancer – a prospective longitudinal study, British Journal of Cancer 71: 1292–1296.

Yacyshyn, M. B., Poppema, S., Berg, A., MacLean, G. D., Reddish, M. A., Meikle, A., Longenecker, B. M. (1995): CD69+ and HLA-DR+ activation antigens on peripheral blood lymphocyte populations in metastatic breast and ovarian cancer patients – correlations with survival following active specific immunotherapy, International Journal of Cancer 61: 470–474.

Zielinski, C. C., Tichatschek, E., Müller, C., Kalinowski, W., Sevelda, P., Czerwenka, K., Kubista, E., Spona, J. (1989): Association of increased lytic effector cell function with high estrogen receptor levels in tumor-bearing patients with breast cancer, Cancer 63: 1985–1989.

Ass. Prof. Dr. Leo Auerbach[1], Univ. Prof. Dr. V. Dostal[2], Dr. med. Ilse Václavik-Fleck[1], E. Kubista[1], Mag. Albert Rosenberger[3], Sabine Rieger[4], Dr. rer. nat. Wilfried Tröger[4], PD Dr. med. Dr. rer. nat. Jörg M. Schierholz[4]

[1] AKH-Wien, Medizinische Universität Wien
[2] Medizinisch-Diagnostisches Labor Dostal, Wien
[3] Georg-August-Universität, Abt. für Genetische Epidemiologie/Med. Statistik, Göttingen
[4] HELIXOR Heilmittel GmbH & Co. KG, Rosenfeld

Korrespondenzadresse:
Ass. Prof. Dr. Leo Auerbach
Abt. f. Spezielle Gynäkologie, AKH-Wien, Medizinische Universität Wien,
Währinger Gürtel 18–20, A-1090 Wien
Leo.auerbach@meduniwien.ac.at

Beeinflussung der Granulozytenfunktion durch eine perioperative Infusion eines fermentierten Mistelextraktes

Influence of a perioperative intravenous application of a fermented mistletoe extract on granulocyte function

A. Büssing, M. Bischof, W. Hatzmann, F. Bartzsch, D. Soto-Vera, E.-M. Fronk, M. Gmeindl und G. M.Stein

Zusammenfassung

In einer GCP-konformen, kontrollierten, prospektiven bizentrischen Phase II Studie mit 105 (bzw. 98 per protocol behandelten) Mammakarzinom-Patientinnen konnte zum ersten Mal gezeigt werden, dass eine einmalige perioperative intravenöse Applikation von Iscador M spezial in einer Endkonzentration von 1 mg/Individuum die Operations/Narkose-assoziierte Granulozytenfunktions-Hemmung signifikant bessern kann. Mistelextrakt-bezogene Nebenwirkungen wurden nicht beobachtet. Somit könnte diese besondere Form der Applikation eine Rationale darstellen, die durch Narkose und Operations-Stress ausgelöste Immunsuppression zu minimieren, die das Wachstum und die Metastasierung von übriggebliebenen Tumorzellen fördern könnten.

Schlüsselwörter:

Immunmodulation, Misteltherapie, *Viscum album*, Infusion, intravenöse Applikation, Granulozytenfunktion, oxidativer Burst

Summary

In this GCP-guided, prospective bicentric phase II study enrolling 105 (resp. 98 per protocol) patients with breast cancer we showed for the first time that a single intravenous application of Iscador M spezial in a final concentration of 1 mg/individual prior to surgery prevented the surgery/anaesthesia-associated inhibition of the granulocyte function. As no mistletoe extract related side effects were observed, this distinct route of application may be a rationale to restrict immunosuppression by surgical stress and anaesthesia, which may accelerate the growth and metastasis of residual cancer cells to a minimum.

Keywords:
Immunomodulation, mistletoe therapy, *Viscum album,* infusion, intravenous application, granulocyte function, oxidative burst

Einführung

Es ist in der Literatur gut belegt, dass eine Narkose und Operations-assoziierter Stress zu einer Hemmung des Immunsystems führen können (Lundy *et al.*, 1978; Lewis *et al.*, 1980;, 1980; Lovett *et al.*, 1980; Costa *et al.*, 1989; Beilin *et al.*, 1992; Tashiro *et al.*, 1999; Ogawa *et al.*, 2000; Carter und Whelan, 2001; Melamed *et al.*, 2003; Elena *et al.*, 2003). Ogawa *et al.* (2000) wiesen darauf hin, dass der so ausgelöste Stress das Wachstum und die Metastasierung von übriggebliebenen Krebszellen fördern könnten, und dass es anzustreben sei, dieses Risiko zu minimieren.

In der gynäkologischen Abteilung des Gemeinschaftskrankenhauses Herdecke werden Mistelextrakte seit Jahren präoperativ intravenös verabreicht. Da Extrakte aus *Viscum album* L. *in vitro* sowohl zytotoxische als auch immunmodulierende und DNA-stabilisierende Wirkungen haben (Übersichten bei Büssing, 2000, 2002, 2003; Berg und Stein, 2001; Kienle und Kiene, 2003), war es naheliegend, der Frage nachzugehen, ob sich einige dieser Wirkungen auch in der klinischen Situation abbilden lassen.

In einer vorangegangenen Therapieplanungs-Untersuchung konnten wir für Patientinnen mit *Carcinoma in situ* der *Cervix uteri*, die perioperativ einen Mistelextrakt intravenös verabreicht bekamen, zeigen, dass die Narkose-/ Operations-induzierte Depression des oxidativen Burst neutrophiler Granulozyten (also ihre Fähigkeit, bereits "gefressene" Bakterien auch zu "verdauen") deutlich zu verbessern bzw. aufzuheben war. Gleichzeitig konnte die gehemmte Proliferationsfähigkeit von T-Lymphozyten auf einen mitogenen Reiz hin bei der Mehrzahl der Patienten aus der Behandlungs-Gruppe verbessert werden.

Es sollte daher erstmals in einer GCP-konformen, kontrollierten, offenen, prospektiven bizentrischen Phase II Studie die Wirksamkeit einer perioperativen intravenösen Applikation von Iscador M spezial hinsichtlich einer Modulation der Operations-induzierten Immunsuppression untersucht werden, ob eine einmalige perioperative Mistelextrakt-Infusion tatsächlich einen günstigen Einfluss auf die Granulozytenfunktion von Tumorpatienten hat (Büssing *et al.*, 2003, 2004).

Patienten, Material und Methoden

Patienten

Nach Genehmigung der Phase II-Studie durch die Ethikkommission der Universität Witten/Herdecke wurde von den in Frage kommenden 105 Patientinnen der Abteilung für Gynäkologie des Gemeinschaftskrankenhauses Herdecke (Behandlungs-Zentrum) und des Marienhospitals in Witten (Kontroll-Zentrum) die schriftliche Einwilligung zur Studienteilnahme eingeholt.

Eingeschlossen wurden nur geschäftsfähige Patientinnen zwischen 18 und 80 Jahren mit Verdacht auf Mamma-Karzinom, bei denen die Operationsindikation gegeben war; Karnofsky-Index ≥ 70 %, Lebenserwartung > 12 Wochen, Serum-Kreatinin ≤ 1,5 mg %, Leukozyten ≥ 3000/µl, Thrombozyten ≥ 100.000/ml. Von der Teilnahme an der Studie wurden Patientinnen ausgeschlossen, bei denen folgende Kriterien vorlagen: finaler Zustand, Gravidität oder Stillzeit, Teilnahme an einer Studie oder Anwendungsbeobachtung innerhalb der letzten 4 Wochen, weitere immunmodulatorische Therapien, maligne Lymphome oder leukämische Erkrankungen, Autoimmunerkrankungen oder anderen Erkrankungen des Immunsystems, schwere akute Infektionserkrankungen, schwere Begleiterkrankungen, die die Aussagekraft dieser Studie beeinträchtigen könnten, gleichzeitig durchgeführte Strahlen- oder Chemotherapie, persistierende Toxizität einer vorangegangenen Chemo- oder Strahlentherapie oder eine bekannte Disposition zu Eiweiß-Allergien.

Als Kriterien zum Abbruch der gesamten klinischen Prüfung wurde das Auftreten von Nebenwirkungen WHO-Grad IV bei mindestens 3 Patienten festgelegt, bzw. für den Einzelfall das Auftreten vital bedrohlicher Erkrankungen während der Therapiephase, der Eintritt einer Schwangerschaft, das Absinken der Leukozyten < 1.200 Zellen/µl und Thrombozyten < 80.000 Zellen/µl sowie ein Anstieg der alkalischen Phosphatase > 350 mU/ml und des Kreatinins > 2,5 mg %. Dies trat jedoch in keinem Fall auf.

Prüfmedikation

Im Herdecker Behandlungszentrum bekamen die Patientinnen zusätzlich zu der üblichen Medikation vor Operationsbeginn einen standardisierten Mistelextrakt (Iscador M spezial in Kochsalz- bzw. Ringerlösung, Laufzeit 0,5–1 h) infundiert.

Die Prüfmedikation wurde in Ampullen zu 5 mg Mistelextrakt von der Fa. Weleda Heilmittel, Schwäbisch Gmünd, zur Verfügung gestellt, von denen 1/5 des Volumens verwendet wurde. Der Mistellektin-Gehalt des Apfelbaummistel-Extraktes betrug 210–290 ng/ml (ML II-Referenz).

Prüfziele

Das primäre Prüfziel der Studie war die Funktion (oxidativer Burst) peripherer Granulozyten der Patientinnen, während als sekundäre Ziele das Blutbild (Erythrozyten, Hb, Hkt, Thrombozyten, Leukozyten, Neutrophile, Eosinophile, Monozyten, Lymphozyten), periphere Lymphozyten-Subsets (T-, B- und NK-Zellen, $CD4^+$ T-Helfer-Zellen, $CD8^+$ $CD28^-$ bzw. $CD28^+$ suppressorische und zytotoxische Zellen, $CD25^+$ T-Zellen), die Zytokin-Freisetzung in den Überständen der Vollblutkulturen (IL-6, IL-8, RANTES nach Stimulation) sowie die Verträglichkeit der Behandlung von Interesse waren.

Methoden

Als Maß für die Granulozytenfunktion wurde der oxidative Burst der neutrophilen Granulozyten durchflusszytometrisch (EPICS XL-MCL, Coulter, Krefeld) analysiert. Hierzu wurde peripheres Vollblut von den Patienten entnommen und innerhalb von 2 h weiter verarbeitet. Wie bereits beschrieben (Stein *et al.*, 1999a,b), wurden die Zellen für 10 min. mit 1 x 10^7 *Escherichia coli* (für 50 µl Vollblut) bzw. Phorbol-12-Myristat-13-Acetat (1,35 mM) stimuliert und die Burst-Aktivität anhand des Umsatzes des nicht-fluoreszenten Dihydrorhodamin (DHR 123) in das fluoreszente Rhodamin 123 (R123) bestimmt (Bursttest, Orpegen, Heidelberg). Ausgewertet wurden die R123-Fluoreszenz-Intensität (mean channel of fluorescence, MChF R123) in den Granulozyten der Patienten. Hiervon wurden jeweils die AUC der Tage 0, 1 und 3 berechnet.

Die lymphozytären Subpopulationen im peripheren Blut der Patientinnen wurden durchflusszytometrisch differenziert (monoklonale Antikörper von Coulter-Immunotech, Krefeld). Die Zytokine IL-6, IL-8 und RANTES (chemotaktischer Faktor von T-Zellen exprimiert) wurden in den Überständen stimulierter Vollblutkulturen mittels ELISA (Coulter-Immunotech, Krefeld) bestimmt.

Statistische Auswertung

Von den 105 initialen (intention-to-treat, ITT) Patienten erfüllten 4 nicht die Einschluss-Kriterien und wurden von der Untersuchung ausgeschlossen. Die verbleibenden 101 Patienten wären somit korrekt eingeschlossen, jedoch schieden drei nach dem 3. Untersuchungstermin aus. Da prüfplanmäßig auch mögliche unerwünschte Arzneimittelwirkungen erfasst werden sollten (und zwar bis zum 8. postoperativen Tag), wurden für die statistische per-protocol (PP) Auswertung nur die Datensätze von 98 Patientinnen (51 in der Kontrollgruppe und 47 in der Behandlungsgruppe) herangezogen.

Um mögliche Unterschiede in den beiden nicht-randomisierten Gruppen zu berücksichtigen, wurde auf der Basis von Propensity Scores (Rubin und Thomas, 1996; D'Agnostino, 1998) eine matched pair-Analyse (Rosenbaum und Rubin, 1993) mit folgenden Variablen durchgeführt: Alter, Karnofsky-Index, Rauchen, Gebrauch von Kontrazeptiva, Nulliparität, tumorbedingte Therapien, oxidativer Burst zur Baseline, klinisch relevante Laborbefunde, Granulozytenzahl vor der OP, klinisch relevante Befunde der körperlichen Untersuchung und Dauer der Operation. Die deskriptive Betrachtung der Baselinecharakteristika zeigt, dass sich die beiden Behandlungsgruppen nicht wesentlich voneinander unterschieden (Tabelle 1), auch nicht im nicht dargestellten PP-Set.

Tab. 1: Charakteristika der intention-to-treat Patienten

	Kontrollgruppe Witten*	**Behandlungsgruppe Herdecke**
Alter (J)	56,7 ± 11,5	57,4 ± 11,8
Gewicht (kg)	71,1 ± 15,1	69,5 ± 13,8
Raucher (n = x)	11	7
ehemalige Raucher (n = x)	1	5
Kontrazeptiva-Einnahme (n = x)	47	49
Nullipara (n = x)	6	6
Karnofsky-Index 90-100% (n = x)	52	49
unauffällige Laborbefunde (n = x)	52	49
OP-Dauer < 1 h (n = x)	14	15
OP-Dauer 1-3 h (n = x)	38	38

* Die Entfernung zwischen den Prüfzentren beträgt 10,8 km

Primäres Ziel der Studie war die „Area under the Curve" (AUC) des oxidativen Bursts (auf *E. coli*- bzw. PMA-Stimulus) zu den drei Messzeitpunkten 0 (vor der Operation), 1. und 3. Tag. Die AUC bezeichnet also die Fläche zwischen der zur Zeitachse parallelen Geraden des Baseline-Werts (Tag 0) und der Kurve der verbundenen Beobachtungen zu den Zeitpunkten Tag 0, 1 und 3.

Die Null-Hypothese, dass die perioperative Infusion des Mistelextraktes keinen Einfluß auf die Granulozytenfunktion hat, wurde mittels des Wilcoxon-Rangsummentests für die beiden Gruppen (sowohl im ITT- als auch im PP-Set) für alpha = 0.05 (zweiseitig) geprüft. Die biometrische Auswertung erfolgte mittels des Statistikpaketes SAS 8.2 für Windows.

Ergebnisse

Primäres Prüfziel

Der PMA-stimulierte Burst (AUC MChF R123) fiel in der Kontrollgruppe signifikant ab: mediane AUC -541,0 in der Kontrollgruppe versus -46,8 in der Behandlungsgruppe bei PMA-Stimulus (medianer Unterschied 389,0, Interquartil-Range 544,0; $p<0{,}001$). Auch der *E. coli*-stimulierte Burst zeigte ein signifikant unterschiedliches Verhalten: mediane AUC -110,3 in der Kontrollgruppe *versus* -24,8 in der Behandlungsgruppe (medianer Unterschied 85,0, Interquartil-Range 104,0; $p<0{,}001$). Es zeigte sich somit, dass die Operations- und Narkose-bedingte Hemmung der Granulozytenfunktion in der Behandlungsgruppe signifikant geringer ausgeprägt war (Büssing *et al.*, 2004).

Sekundäre Prüfziele

Es ließen sich keine signifikanten Unterschiede zwischen den beiden Gruppen nachweisen für die $CD4^+$ T-Helfer-/Induktor-Zellen, $CD8^+$ $CD28^-$ Suppressor-Zellen, $CD16^+$/$CD56^+$ NK-Zellen, $CD19^+$ B-Zellen und $CD25^+$ (aktivierte) T-Zellen, $CD8^+$ $CD28^+$ zytotoxische Zellen, Interleukin-6 und RANTES und das C-reaktive Protein (Büssing *et al.*, 2004). Es fand sich lediglich ein Trend für eine höhere Zahl der Leukozyten und IL-8 am Tag 1 im Kontrollzentrum.

In der Kontrollgruppe traten bei 20 von 50 Patientinnen unerwünschte Ereignisse auf und in der Behandlungsgruppe bei 46 von 50 Patienten (Büssing *et al.*, 2004). Von diesen waren 66% ohne Beziehung zum Prüfpräparat und überwiegend Narkose-/Operations-assoziierte Auswirkungen; bei den restlichen 34% wurde eine Beziehung zum Prüfpräparat von den Prüfärzten als unwahrscheinlich erachtet - viele der Beobachtungen stehen zudem in keinem adäquaten zeitlichen Zusammenhang. Ein schweres unerwünschtes Ereignis in der Behandlungsgruppe war ohne Beziehung zum Prüfpräparat (intermittierende *Tachyarrhythmia absoluta* bei bereits bestehender und Therapie-pflichtiger Tachyarrhythmie).

Tab. 2: Unerwünschte Ereignisse* an Tag 1

Kontrollgruppe	Behandlungsgruppe
✓ Nachblutung (1), Hämatom (1), postoperative Schmerzen (6) ✓ Erbrechen und Übelkeit (1), Obstipation (0), Diarrhoe (0) ✓ Angst und Unruhe (0) ✓ Halsschmerzen (2), Husten (1) ✓ Hypertonie (0)	✓ Nachblutung (3), Hämatom (3), postoperative Schmerzen (19) ✓ Erbrechen und Übelkeit (4), Obstipation (3), Diarrhoe (1) ✓ Angst und Unruhe (2) ✓ Halsschmerzen (0), Husten (2) ✓ Hypertonie (2), Kopfschmerzen (1)
	✓ Krampfneigung (1x an Tag 6) Schwindel (1x an Tag 4)
✓ Zufallsbefunde (Fettleber, Leberzyste, Nierenzyste, Ovarialzyste, Arthrose)	✓ Zufallsbefunde (Cholecystolithiasis)

* Unerwünschte Ereignisse (UE) sind alle während einer klinischen Prüfung beobachteten Befindlichkeitsstörungen, Krankheitssymptome, Laborwert-Veränderungen, Verschlechterung und Verschlimmerung vorbestehender Erkrankungen, Unfälle, während diagnostischer Interventionen auftretende Komplikationen usw. und nicht notwendigerweise identisch mit den unerwünschten Arzneimittelwirkungen (UAW). Aufgrund eines deutlich divergenten Dokumentationsverhaltens der Prüfärzte in den zwei Zentren ist die Häufigkeit der Unerwünschten Ereignisse nicht direkt vergleichbar (die zu erwartende Angst und Unruhe wurde im Behandlungszentrum z.B. in 2 Fällen an Tag 1 und in 4 Fällen an Tag 2, jedoch gar nicht im Kontrollzentrum dokumentiert).

Diskussion

In der Literatur wird beschrieben, dass Narkotika und Operations-assoziierter Stress zu einer Hemmung des Immunsystems führen können (Lundy *et al.*, 1978; Lewis *et al.*, 1980;, 1980; Lovett *et al.*, 1980; Costa *et al.*, 1989; Beilin *et al.,* 1992; Tashiro *et al.*, 1999; Ogawa *et al.*, 2000; Carter und Whelan, 2001; Melamed *et al.*, 2003; Elena *et al.*, 2003). Durch die einmalige Infusion von 1 mg Iscador M spezial vor der Operation ließ sich ein positiver Einfluss auf die Granulozyten nachweisen: bei ähnlicher Zellzahl zeigte sich ein Hemmung der Granulozytenfunktion im Kontrollzentrum, die im Behandlungszentrum durch die Mistelextrakt-Infusion weitgehend vermieden werden konnte. Der Unterschied zwischen den beiden Gruppen war statistisch signifikant. Auf lymphozytärer Ebene und bei der Freisetzung verschiedener Zytokine waren keine signifikanten Veränderungen vorhanden.

Zur Erklärung dieser Beobachtungen können mehrere Hypothesen diskutiert werden:

1. In der Kontrollgruppe könnte die Granulozytenfunktion eingeschränkt sein, weil hier die an Tag 1 im Trend etwas stärker vermehrten Neutrophilen noch nicht vollständig „kompetent" sind. Wenn dies zutreffen würde, dann wäre diese eher ungünstige Situation tatsächlich durch eine Mistelextrakt-Infusion vermieden worden.
2. Die Unterschiede in der Narkose-Führung haben stärkere Auswirkungen auf die Granulozytenfunktion. Im Kontrollzentrum wurde neben dem Opioid *Fentanyl* häufiger das Fluoromethyl-Ether *Sevofluran* verwendet, an dessen Stelle im Behandlungszentrum überwiegend *Propofol* (*Disoprivan*; 2,6-Diisopropylphenol) benutzt wurde. Allerdings zeigte sich in der vorangegangenen Therapieplanungsstudie, die ausschließlich im Herdecker Zentrum lief (bei der also für die Mistelgruppe und die Kontrollgruppe das gleiche Narkoseprotokoll zur Anwendung kam), dass auch hier die Burst-Aktivität in der Behandlungsgruppe signifikant besser war. Auch in einer Untersuchung an Mäusen von Puig *et al.* (2002) ließ sich durch eine 40 minütige Sevofluran-Anästhesie keine Beeinträchtigung der Zellfunktion von Makrophagen und Lymphozyten feststellen.

Schlussfolgerung

Die beobachteten signifikanten Unterschiede hinsichtlich der Funktion der neutrophilen Granulozyten legen nahe, dass es durch eine einmalige Infusion von Iscador M spezial möglich ist, die Narkose-/Operations-bedingte Immunsuppression günstig zu beeinflussen. In einer inhaltlich ähnlichen Studie von Schink *et al.* (monozentrisch und randomisiert; Veröffentlichung in Vorbereitung) konnte gezeigt werden, dass eine einmalige perioperative intravenöse Applikation von Iscador M spezial (5 mg) zu einer signifikant besseren NK-Zell-Funktion führt - ein Ergebnis, das die hier getroffenen Aussagen unterstreicht. Da keine Mistelextrakt-bezogenen Nebenwirkungen zu beobachten waren, liefert diese Studie eine Rationale, die durch Narkose und Operations-Stress ausgelöste Immunsuppression zu minimieren, die wiederum das Wachstum und die Metastasierung von übriggebliebenen Tumorzellen fördern könnte. Die Ergebnisse dieser Phase II Studie rechtfertigen weitere Untersuchungen zur Vermeidung der Operations-assoziierten Immunsuppression. Ob möglicherweise auch der postoperative Verlauf begünstigt werden kann, müssen weitere Untersuchungen klären.

Literatur

Beilin, B., Shavit, Y., Cohn, S., Kedar, E. (1992): Narcotic-induced suppression of natural killer cell activity in ventilated and nonventilated rats. Clin Immunol Immunopathol 64: 173–176.

Berg, P.A., Stein, G.M. (2001): Does mistletoe therapy influence the defense against epithelial tumors? A critical immunological analysis. Dtsch Med Wochenschr 126: 339–345.

Büssing, A., Bischof, M., Hatzmann, W., Bartzsch, F., Soto-Vera, D., Fronk, E.-M., Gmeindl, M., Schietzel, M,. Stein, G.M. (2004): Beeinflussung der Granulozytenfunktion durch eine einmalige perioperative Mistelextrakt-Infusion. Deutsche Zeitschrift für Onkologie 36: 148–153.

Büssing, A., Stein, G.M., Bischof, M., Hatzmann, W., Bartzsch, F., Soto-Vera, D., Fronk, E.-M., Gmeindl, M. (2003): Prevention of surgery-induced depression of granulocyte function by intravenous application of a *Viscum album* L. extract (VA-E). 12. AEK Cancer Congress Würzburg 25.–28. März 2003, Deutsche Krebsgesellschaft, Abstract P-173: 167.

Büssing, A. (2003): Mistel (*Viscum album*) – anthroposophischer und phytotherapeutischer Ansatz In: K. Münstedt (Hrsg.): Ratgeber unkonventionelle Krebstherapien. ECOMED Verlag, Landsberg: 184–199.

Büssing, A. (2002): Pharmakologische Wirkungen von Mistelextrakten In: V. Fintelmann (Hrsg.): Onkologie auf anthroposophischer Grundlage. Johannes M. Mayer-Verlag, Stuttgart, Kapitel 3.2.4.1: 1–40.

Büssing, A. (2000): Mistletoe. The Genus *Viscum.* Medicinal and Aromatic plants – Industrial Profiles. Harwood Academic Publishers, Amsterdam.

Carter, J.J., Whelan, R.L. (2001): The immunologic consequences of laparoscopy in oncology. Surg Oncol Clin N Am 10: 655–677.

Costa, A., Benedetto, V., Ricci, C., Merlin, P., Borelli, P., Fadda, E., Fragapane, P., Varvello, G., Voglino, M., De Filippis, V. (1989): Endocrine, hematological and immunological changes in surgical patients undergoing general anesthesia. Ital J Surg Sci 19: 41–49.

D'Agostino, R.B. Jr. (1998): Tutorial in Biostatistics: Propensity score methods for bias reduction in the comparison of a treatment to a non-randomized control group. Statistics in Medicine 17: 2265–2281.

Elena, G., Amerio, N., Ferrero, P., Bay, M.L., Valenti, J., Colucci, D., Puig, N.R. (2003): Effects of repetitive sevoflurane anaesthesia on immune response, select biochemical parameters and organ histology in mice. Lab Anim 37: 193–203.

Kienle, G.S., Kienle, H. (2003): Die Mistel in der Onkologie. Fakten und konzeptionelle Grundlagen. Schattauer-Verlag

Lewis, R.E., Cruse, J.M., Hazelwood, J. (1980): Halothane-induced suppression of cell-mediated immunity in normal and tumor-bearing C3Hf/He mice. Anesth Analg 59: 666–671.

Lovett, E.J., Alderman, J., Munster, E., Lundy, J. (1980): Suppressive effects of thiopental and halothane on specific arms of the immune response. J Surg Oncol 15: 327–334.

Lundy, J., Lovett, E.J., Hamilton, S., Conran, P. (1978): Halothane, surgery, immunosuppression and artificial pulmonary metastases. Cancer 41: 827–830.

Lundy, J. (1980): Anesthesia and surgery: a double-edged sword for the cancer patient. J Surg Oncol 14: 61–65.

Melamed, R., Bar-Yosef, S., Shakhar, G., Shakhar, K., Ben-Eliyahu, S. (2003): Suppression of natural killer cell activity and promotion of tumor metastasis by ketamine, thiopental, and halothane, but not by propofol: mediating mechanisms and prophylactic measures. Anesth Analg 97: 1331–1339.

Ogawa, K., Hirai, M., Katsube, T., Murayama, M., Hamaguchi, K., Shimakawa, T., Naritake, Y., Hosokawa, T., Kajiwara, T. (2000): Suppression of cellular immunity by surgical stress. Surgery 127: 329–336.

Puig, N.R., Ferrero, P., Bay, M.L., Hidalgo, G., Valenti, J., Amerio, N., Elena, G. (2002): Effects of sevoflurane general anesthesia: immunological studies in mice. Int Immunopharmacol 2: 95–104.

Rosenbaum, P.R., Rubin, D.B. (1983): The central role of the propensity score in observational studies for causal effects. Biometrika 70: 41–55.

Rubin, D.B., Thomas, N. (1996) Matching using estimated propensity scores; relating theory to practice. Biometrics 52: 249–264.

Stein, G.M., Schaller, G., Pfüller, U., Wagner, M., Wagner, B., Schietzel, M., Büssing, A. (1999a): Characterisation of granulocyte stimulation by thionins from European mistletoe and from wheat. Biochim Biophys Acta 1426: 80–90.

Stein, G.M., Schaller, G., Pfüller, U., Schietzel, M., Büssing, A. (1999b): Thionins from *Viscum album* L.: influence of viscotoxins on the activation of granulocytes. Anticancer Res 19: 1037–1042 .

Tashiro, T., Yamamori, H., Takagi, K., Hayashi, N., Furukawa, K., Nitta, H., Toyoda, Y., Sano, W., Itabashi, T., Nishiya, K., Hirano, J., Nakajima, N. (1999): Changes in immune function following surgery for esophageal carcinoma. Nutrition 15: 760–766.

Danksagung

Herzlichen Dank allen beteiligten Prüfärzten in Witten und in Herdecke sowie Heidi Weber, Heike Wedel und Kristin Backhaus im Labor der Abteilung für angewandte Immunologie der Krebsforschung Herdecke. Dank auch dem Institut Hiscia, Arlesheim, durch deren finanzielle Unterstützung die Studie ermöglicht werden konnte.

Priv.-Doz. Dr. Arndt Büssing[1], Mechthild Bischof[2], Prof. Dr. Wolfgang Hatzmann[3], Dr. Felix Bartzsch[3], Danyl Soto-Vera[4], Dr. Eva-Maria Fronk[4], Dr. Martin Gmeindl[2] und Dr. Gerburg M. Stein[1]

[1] Krebsforschung Herdecke, Abteilung für angewandte Immunologie, Gemeinschaftskrankenhaus Herdecke, Universität Witten/Herdecke
[2] Abteilung für Gynäkologie, Gemeinschaftskrankenhaus Herdecke
[3] Abteilung für Gynäkologie, Marienhospital, Witten
[4] Institut für klinische Forschung, Berlin

Korrespondenzadresse:
PD Dr. Arndt Büssing
Krebsforschung Herdecke, Abteilung für angewandte Immunologie, Universität Witten/Herdecke, Gerhard-Kienle-Weg 4, 58313 Herdecke
ArBuess@t-online.de

Prospektive kontrollierte nicht randomisierte Machbarkeits-Studie zu einer postoperativen simultanen Mistel-/Chemotherapie bei Patientinnen mit Mammakarzinom – Ergebnisse zu Rekrutier- und Randomisierbarkeit, Immunparametern, Lebensqualität und Verträglichkeit

Prospective Controlled non-Randomized Feasibility Study on a Postoperative Simultaneous Mistletoe/ Chemotherapy of Patients with Breast Cancer – Results of Immune Parameters, Quality of Life and Tolerability and of the Course of Recruitment and Possible Randomisation

C. von Hagens, A. Loewe-Mesch, J.-J. Kuehn, U. Abel und I. Gerhard

Zusammenfassung

In einer prospektiven, offenen, zweiarmigen, nicht randomisierten Studie wurde an 33 Patientinnen mit primärem Mammakarzinom auf Wunsch eine Misteltherapie mit dem lektinstandardisierten Präparat Iscador® M spezial postoperativ während der adjuvanten Chemotherapie mit CMF oder EC durchgeführt. Die 33 Patientinnen der Kontrollgruppe erhielten keine Misteltherapie. Folgende Parameter wurden vor und nach Chemotherapie bestimmt: Lymphozytensubpopulationen, Lymphozytenstimulierbarkeit, Blutbild und Differentialblutbild, Lebensqualität sowie Daten zur Verträglichkeit der Mistel- und Chemotherapie.

Unter den geprüften immunologischen und hämatologischen Parametern fand sich außer bei den Thrombozyten kein klinisch bedeutsamer Parameter, dessen Verlauf während der Studie in der Mistelgruppe signifikant günstiger war.

Bezüglich der Lebensqualität ergaben sich Hinweise auf eine geringere Beeinträchtigung in der Mistelgruppe bei guter klinischer Verträglichkeit von der simultanen Mistel- und Chemotherapie.

Die Verträglichkeit der Chemotherapie war unter der simultanen Misteltherapie besser. Diese Aussage sollte durch eine randomisierte Studie verifiziert werden. Im Studienzeitraum von 27 Monaten erfüllten 74 Patientinnen die Ein- und Ausschlusskriterien für die Studie. Von diesen wären nur 29 (39,2%) zur Teilnahme an einer randomisierten Mistelstudie bereit gewesen. Wegen der deutlich reduzierten Bereitschaft der Patientinnen, bei einer Misteltherapie an einer randomisierten Studie teilzunehmen, muss bei künftigen Studien mit einer hohen Zahl von Studienverweigerern gerechnet werden. Aus diesem Grund und wegen eines hohen Rekrutierungsverlustes aus verschiedensten anderen Gründen kommen in Zukunft zur Prüfung der Misteltherapie beim Mammakarzinom nur multizentrische Studien in Betracht, wenn in einem angemessenen Zeitraum ausreichende Patientenzahlen zur Verfügung stehen sollen.

Schlüsselwörter:
Misteltherapie, Chemotherapie, Mammakarzinom, Lebensqualität, Immunparameter, *Viscum album,* Rekrutierung, Randomisierung

Summary

In our prospective open controlled two-armed non-randomized study on 33 patients with primary breast cancer a mistletoe therapy with Iscador® M spezial was given during postoperative chemotherapy with CMF or EC. The 33 patients of the control group had no simultaneous therapy with Iscador® M spezial during chemotherapy.

The following parameters were determined before and after chemotherapy: lymphcocyte subpopulations, stimulability of lymphocytes, hematology, quality of life and local, and general side effects.

No important clinical parameter was superior in the mistletoe group during the course of treatment. Quality of life was less impaired in the mistletoe group than in the control group. Concurrent treatment of mistletoe injections and chemotherapy was well tolerated.

The tolerability of the chemotherapy was better in the simultaneous mistletoe therapy group. In view of the study design this result is descriptive and must be verified in a randomized study. During the study period of 27 months 74 patients were eligible for inclusion and had no exclusion criteria for the study.

Only 29 (39.2%) of them were willing to participate in a randomized trial with mistletoe extracts. Since many patients did not agree to participate in a randomized mistletoe study with a control group any future clinical trial should reckon with a low participation rate and should be planned as a multicentre trial.

Keywords:
Mistletoe therapy, chemotherapy, breast cancer, quality of life, immune parameters, *Viscum album,* recruitment, randomization

Einleitung

Die Misteltherapie ist bei Patientinnen mit Brustkrebs in Mitteleuropa weit verbreitet und bekannt. Trotz vieler Studienergebnisse aus dem präklinischen Bereich liegen aber weiterhin nur wenige große prospektive randomisierte Therapievergleichsstudien mit guter Studienqualität vor (Klejnen, 1994; Kienle, 2003). Daher war das Ziel der hier vorgestellten Machbarkeitsstudie eine Sammlung von Daten, die eine solide Vorbereitung einer prospektiven randomisierten Therapievergleichsstudie erleichtern sollte. Es sollten geeignete Zielgrößen für eine spätere Studie identifiziert werden.

Die Studie war in zwei Teilstudien gegliedert. Die erste Teilstudie betraf die Erfassung der Rekrutier- und Randomisierbarkeit mittels eines Fragebogens.

Die zweite Teilstudie umfasste die prospektive Beobachtung von hämatologischen und immunologischen Parametern sowie Daten zur Lebensqualität, zu Nebenwirkungen und zur Begleitmedikation unter Chemotherapie mit und ohne simultane Misteltherapie mit Iscador®M spezial. Unter diesen Parametern sollten ein oder mehrere geeignete Surrogatparameter für die Folgestudie identifiziert werden.

Material und Methoden

Das Studienprotokoll erhielt ein zustimmendes Votum der Ethikkommission der Universität Heidelberg. Die Rekrutierung der Studienteilnehmerinnen mit Screening und Aufklärung über die Studie erfolgte von Mai 1999 bis August 2001 an der Universitätsfrauenklinik Heidelberg direkt postoperativ, da die Misteltherapie schon am 2.–4. postoperativen Tag beginnen sollte. Die zweiwöchige Einleitungsphase mit den täglichen Injektionen von Iscador® M Serie 0 sollte möglichst bis zum Beginn der Chemotherapie abgeschlossen sein. Anschließend sollte zwei mal pro Woche 1/2 Ampulle Iscador® M spezial 5mg injiziert werden. Die Dauer der Studie umfasste drei Zyklen CMF oder vier Zyklen EC, der Studienabschluss erfolgte zwei Wochen nach der letzten Chemotherapie, sodass die Gesamtstudiendauer 12–13 Wochen betrug, wenn alle Chemotherapiezyklen nach dem festgelegten Protokoll gegeben wurden.

Das Haupteinschlusskriterium war eine geplante postoperative adjuvante Chemotherapie mit CMF oder EC bei Patientinnen mit einem Mammakarzinom der Stadien T1-3, N0-1, M0, R0. Die weiteren Einschlusskriterien und die Ausschlusskriterien sind im Folgenden aufgelistet.

Einschlusskriterien

- ✓ Primäres Mammakarzinom
- ✓ Invasion histologisch gesichert
- ✓ Tumorgröße T1-3 (Sonographie, Mammographie, Klin. Untersuchung)
- ✓ Lymphknotenstatus N0-1
- ✓ Keine Fernmetastasen (M0)
- ✓ Ro- Resektion
- ✓ Patientin geeignet für Chemo- und Misteltherapie
- ✓ Chemotherapie nach dem CMF- oder EC- Schema
- ✓ Hormonelle Substitutionstherapie abgebrochen
- ✓ Alter der Frau unter 75 Jahre
- ✓ Karnofsky- Index >60
- ✓ Patienteneinwilligung
- ✓ Follow- up gewährleistet

Ausschlusskritierien

- ✓ Simultanes Karzinom der Gegenseite oder sequentielles Mammakarzinom
- ✓ Vorliegen eines Zweitkarzinoms oder einer früheren Krebserkrankung, die chemotherapeutisch oder radiotherapeutisch behandelt wurde
- ✓ Neoadjuvante- und Hochdosischemotherapie
- ✓ Bekannte Allergie auf *Viscum album*
- ✓ Kurzfristig zurückliegende Mistelbehandlung
- ✓ Patientinnen, bei denen eine Langzeittherapie mit Prednison und – derivaten aufgrund von anderen Erkrankungen durchgeführt werden muss (rheumatischer Formenkreis, chronisch-obstruktive Atemwegserkrankungen); Ausnahme: Fortecortin- Injektionen im Rahmen der Chemotherapie
- ✓ Therapie mit nicht-steroidalen Antiphlogistika bzw. Analgetika im Zeitraum von drei Monaten vor Studienbeginn
- ✓ Andere Immuntherapeutika (Thymus-, Milz/ Leberextrakte)
- ✓ Einnahme oraler Kontrazeptiva
- ✓ Nicht kompensierte Herzinsuffizienz, Herzinfarkt während der letzten sechs Monate
- ✓ Hepatitis (chronisch oder akut)
- ✓ Tuberkulose; generalisierte therapierefraktäre Infekte
- ✓ Hyperthyreose mit unausgeglichener Stoffwechsellage
- ✓ Phlebothrombose, Thrombophlebitis
- ✓ Schwere allergische Erkrankungen, die eine häufige Behandlung mit Steroiden erforderlich machen, z. B. Asthma

Ausschlusskritierien (Forts.)

- ✓ Sonstige schwere internistische Begleiterkrankungen
- ✓ Psychische oder hirnorganische Erkrankung
- ✓ Schwangerschaft und Stillzeit
- ✓ Schlechter Allgemeinzustand der Patientin, der auf andere medizinische Ursachen zurückzuführen ist, so dass keine Studientherapie in Frage kommt
- ✓ Eingeschränkte Compliance

Tabelle 1 zeigt die in der 2. Teilstudie erfassten und geprüften Zielgrößen. Pro Patientin und Messgröße wurde der relative Unterschied (bei Lebensqualitätsdaten die absolute Differenz) der Ermittlungsergebnisse nach *vs.* vor Chemotherapie bestimmt. Es wurden Vergleiche der Mistelgruppe mit der Kontrollgruppe in Bezug auf diese Unterschiedsmasse angestellt. Zur statistischen Prüfung wurde der Wilcoxon-Rangsummentest (zweiseitige Testung $\alpha=0.05$) benutzt.

Tab. 1: Zielgrößen und Zeitpunkt der Kontrollen

	U1/2	**U3**	**U4**	**U5**	**U6/7**
Blutbild	X				X
Differentialblutbild	X				X
Lymphozytensubpopulationen	X				X
Lymphozytenstimulierbarkeit	X				X
Lebensqualität (EORTC QLQ C30 und BR 23)	X				X
Verträglichkeit (Modifikation der Misteldosis, Lokal- und Allgemeinreaktionen)	X	X	X	X	X
Begleitmedikation	X	X	X	X	X

Ergebnisse

Insgesamt wurden 1922 Patientinnen, die eine Operation wegen Verdacht auf Mammakarzinom erhielten, einem vorläufigen Screening unterzogen. Zu Studienbeginn hätten unter Beachtung der dann bekannten Ein- und Ausschlusskriterien nur 521 aller zu Beginn überprüften Patientinnen, das sind etwa 27%, in die Studie aufgenommen werden können (Abbildung 1). Von diesen lehnten 35% eine Studienteilnahme ab, weitere 10,6 % wollten die Histologie abwarten oder an einer anderen Studie teilnehmen, 10,4% wollten eine Therapie eigener

Präferenz, meist Mistel, beginnen oder hatten sie bereits begonnen oder lehnten eine Chemotherapie ab und 14% konnten aus organisatorischen Gründen nicht aufgenommen werden. Daher konnten nur 154 Patientinnen vorläufig in die Studie aufgenommen und zu ihrer Bereitschaft zur Randomisation befragt werden. 61 von ihnen (40%) waren zur Teilnahme an einer randomisierten Mistelstudie bereit.

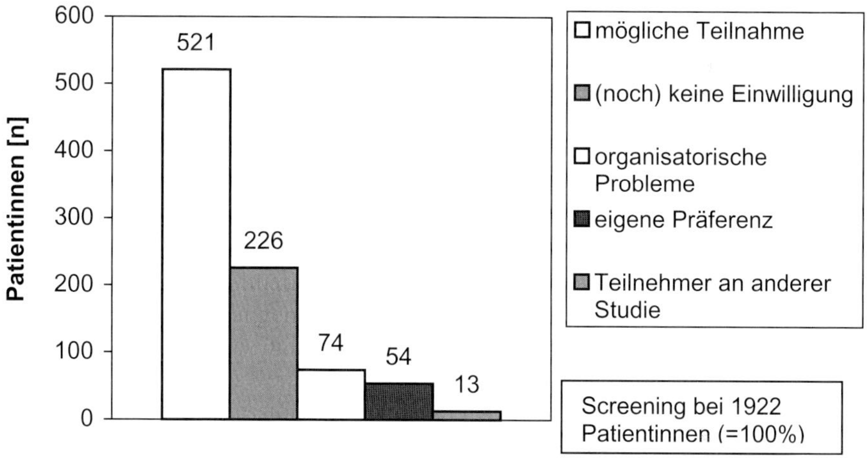

Abb. 1: Ausschlussgründe bei 521 möglichen Teilnehmerinnen.

Von diesen 154 Patientinnen mussten weitere 80 nach endgültiger Festlegung der Therapie sekundär ausgeschlossen werden, d.h. auf Grund von Kriterien, die erst nach Beginn der Misteltherapie am 2.–4. postoperativen Tag bekannt wurden (78 erhielten keine adjuvante Chemotherapie mit CMF oder EC). Von den verbliebenen 74 Patientinnen wären 29 (39,2%) auch zur Teilnahme bereit gewesen, wenn eine Randomisation stattgefunden hätte (Abbildung 2). 66 von 74 Studienteilnehmerinnen konnten per Protokoll ausgewertet werden.

Die zu Studienbeginn erhobenen Basisdaten sind in Tabelle 2 erfasst. Abbildung 3 zeigt den durch die Chemotherapie ausgelösten und üblichen Abfall der Lymphozyten, der in beiden Gruppen in gleichem Ausmaß auftrat. Bei den Thrombozyten fanden wir in der Mistelgruppe einen geringen signifikanten Anstieg innerhalb des Normbereiches während der Chemotherapie.

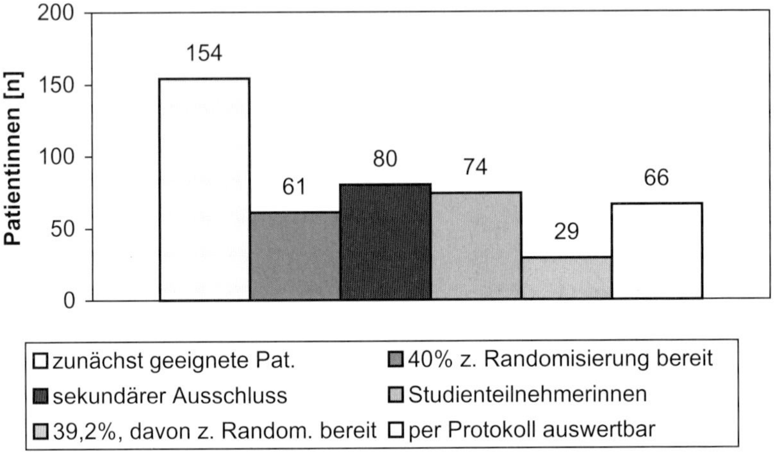

Abb. 2: Befragung zur Randomisierungsbereitschaft bei 154 zunächst in die Studie aufgenommenen Patientinnen.

Tab. 2: Patientinnendaten bei Studienbeginn.

	Mistelgruppe	**Kontrollgruppe**
Alter bei OP (Jahre)	47.47	47.48
Größe (cm)	165.67	164.55
Gewicht (kg)	69.49	67.35
BMI	25.23	24.96
Karnofsky-Index	90.30	90.00
Tumorstadium (TN)	**Anzahl**	**Anzahl**
T1a-c	18	13
T2	15	20
N0	18	22
N1	15	11
Art der Chemotherapie		
CMF	24	21
EC	9	12

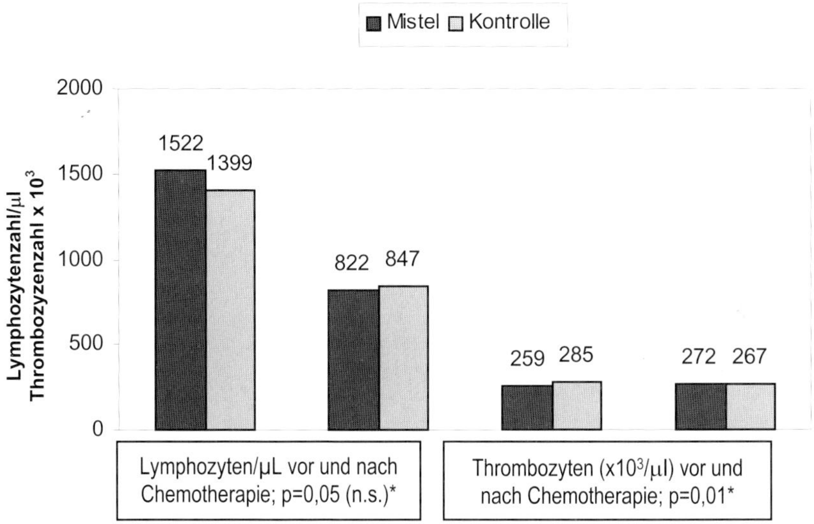

Abb. 3: Lymphozyten und Thrombozyten vor und nach Chemotherapie.
* Gruppenvergleich der individuellen relativen Differenzen vor und nach Chemotherapie.

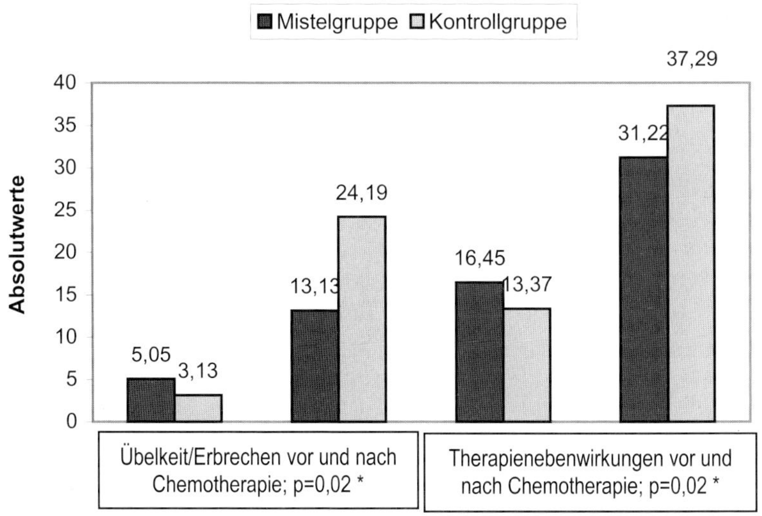

Abb. 4: Lebensqualität vor und nach Chemotherapie (EORTC).
* Gruppenvergleich der individuellen absoluten Differenzen vor und nach Chemotherapie.

Die unter Chemotherapie erwartete Verschlechterung der Skalenwerte Übelkeit und Erbrechen sowie die allgemeinen Therapienebenwirkungen waren in der Mistelgruppe weniger stark ausgeprägt (Abbildung 4).

Die Verträglichkeit von Mistel- und Chemotherapie war gut. Während und nach der Chemotherapie traten aber verstärkt Lokalreaktionen auf (Abbildung 5), so dass häufig eine Dosisanpassung erforderlich wurde. Ein Therapieabbruch wurde in keinem Fall notwendig.

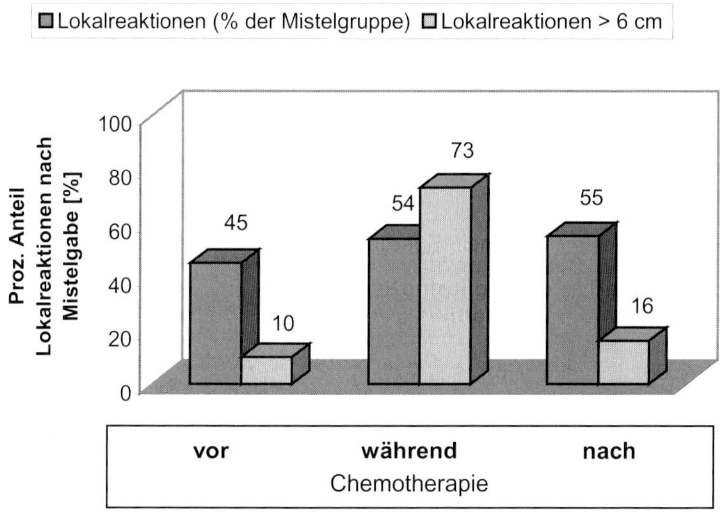

Abb. 5: Lokalreaktionen vor, während und nach Chemotherapie.

Diskussion

Auf Grund der Ergebnisse unserer Studie ist unter den untersuchten Laborparametern kein geeigneter Surrogatparameter für eine Misteltherapie während einer Chemotherapie mit CMF und EC zu identifizieren. Der leichte Anstieg der Thrombozyten könnte, wenn er auch bei anderen Therapieregimen mit deutlicher Tendenz zur Thrombopenie auftreten würde, von Vorteil sein.

Der aus Literatur und Erfahrung bekannte Trend zu einer besseren Lebensqualität unter Misteltherapie (Piao, 2004) wird auch durch diese Machbarkeitsstudie unter Chemotherapie bestätigt. Daher wird die Misteltherapie neuerdings auch für diese Indikation standardmäßig in der Onkologie empfohlen (siehe auch Beuth, Beitrag in diesem Buch).

Da während der Chemotherapie in unserem Studienkollektiv vermehrt große Lokalreaktionen auftraten, sollte die Misteltherapie während dieser Zeit unbedingt ärztlich überwacht werden.

Der Anteil der Mammakarzinompatientinnen, die sämtliche Aufnahmekriterien erfüllten, war relativ gering (74 von 521 Patientinnen, die direkt postoperativ, d.h. zum Zeitpunkt des Beginns der Misteltherapie sämtliche dann bekannte Aufnahmekriterien erfüllten). Ca. 40% dieser Patientinnen wären zur Teilnahme an einer randomisierten Studie bereit gewesen. Die Begründung dafür bestand in der Mehrzahl der Fälle in einer Präferenz für die Misteltherapie.

Schlussfolgerung

Auch ein großes Brustzentrum kann eine prospektive randomisierte Studie zur Wirkung einer Misteltherapie mit den hier gewählten Ein- und Ausschlusskriterien nicht als Monozentrum in einem akzeptablen Zeitraum durchführen, da diese Therapie allgemein zugänglich und besonders beliebt und damit der Randomisationsverlust hoch zu veranschlagen ist. Daher sollten Wirksamkeitsstudien als Multicenterstudien geplant werden. Allerdings sind zuvor verlässliche Zielparameter zu definieren. Die hier geprüften immunologischen Parameter sind jedenfalls als solche nicht geeignet. Die Prüfung der Lebensqualität speziell im Hinblick auf die Beeinflussung der Verträglichkeit aggressiver Therapien (Chemotherapie) durch eine Misteltherapie ist jedoch sinnvoll und lohnenswert.

Literatur

Kienle, G. S., Berrino, F., Büssing, A., Portalupi, E., Rosenzweig, S., Kiene, H. (2003): Mistletoe in cancer-a systematic review on controlled clinical trials. Eur J Med Res 6: 109–119.

Kleijnen, J., Knipschild, P. (1994): Mistletoe treatment for cancer. Review of controlled trials in humans. Phytomedicine 1: 255–60.

Piao, B. K., Wang, Y. X., Xie, G. R., Mansmann, U., Mathes, H., Beuth, J., Lin, H. S. (2004): Impact of comlementary mistletoe extract treatment on quality of life in breast, ovarian and non-small cell lung cancer patients – a prospective randomized controlled clinical trial. Anticancer Research 24: 303–310.

Dr. Cornelia von Hagens[1], Annette Loewe-Mesch[1], Dr. Jürgen-Johannes Kuehn[2], Prof. Dr. Dr. Ulrich Abel[3], Prof. Dr. Ingrid Gerhard[4]

[1] Ambulanz für Naturheilkunde und Integrative Medizin
[2] Lukasklinik, Arlesheim, Schweiz
[3] Tumorzentrum Heidelberg/Mannheim, Abt. Medizinische Biometrie, Universität Heidelberg
[4] bis 31.1.2002 Ambulanz für Naturheilkunde und Integrative Medizin

Korrespondenzadresse:
Dr. med. Cornelia von Hagens
Ambulanz für Naturheilkunde und Integrative Medizin, Abt. Gyn. Endokrinologie und Fertilitätsstörungen, Universitätsfrauenklinik Heidelberg, Voßstr. 9, 69115 Heidelberg
Cornelia.von.Hagens@med.uni-heidelberg.de

Retrospektive Untersuchung zur Misteltherapie bei Patienten mit kolorektalem Karzinom am Gemeinschaftskrankenhaus Havelhöhe 1/1996–6/2002 – Eine Zwischenauswertung

Retrospective Analysis of Mistletoe Therapy For Patients With Colorectal Carcinoma at Gemeinschaftkrankenhaus Havelhöhe Between 1/1996 and 6/2002 – Interim Results

F. Schad, O. Hars, M. Tabali, H.-P. Lemmens und H. Matthes

Zusammenfassung

Die Mistel wird seit über 80 Jahren in der Onkologie als adjuvantes und palliatives Medikament eingesetzt. Das kolorektale Karzinom (CRC) ist die häufigste Tumorerkrankung in Deutschland. Am Gemeinschaftskrankenhaus Havelhöhe (GKH) werden seit 1995 Mistelpräparate zur Behandlung des CRC eingesetzt. Aufgrund unterschiedlicher Abteilungen, behandelnder Ärzte und Therapiekonzepte kommen verschiedene Mistelpräparate und Applikationsweisen zum Einsatz. Über die Art und die Durchführung der adjuvanten und palliativen Misteltherapie und den Langzeitverlauf der Erkrankung gibt es bisher keine strukturierte Erfassung sowie keine systematisch erhobenen klinischen Daten. Im Rahmen der Tumorbasisdokumentation (TBD) wurden am GKH mittels der Dokumentationssoftware QuaDoSta (Qualitätssicherung, Dokumentation und Statistik) eine retrospektive Erfassung aller von 1/1996 bis 6/2002 behandelten Patienten mit CRC durchgeführt. Es werden Daten dieser Retrospektive als Beispielerhebung einer standardisierten onkologischen Dokumentation insbesondere hinsichtlich der Misteltherapie dargestellt.

Schlüsselwörter:

Misteltherapie, kolorektales Karzinom (CRC), Retrospektive, Mistel, *Viscum album*

Summary

Mistletoe has been used as an adjuvant and palliative medication in oncology for the last 80 years. Colorectal carcinoma (CRC) is the most common type of cancer in Germany. At the Gemeinschaftskrankenhaus Havelhöhe (GKH), mistletoe has been used for the treatment of CRC since 1996. Different physicians, different departments and different therapy approaches use different ways of administering mistletoe preparations. There is yet no structured information and no clinical data available on the use of adjuvant and palliative mistletoe therapy and the long term outcome under treatment. However, for tumour basis documentation (TBD), the GKH carried out a retrospective study of all patients with CRC treated between January 1996 and June 2002 using QuaDoSta (quality assurance, documentation and statistics), a documentation software. The data collected in this retrospective survey are presented as an example of standardised oncological documentation, particularly with respect to the use of mistletoe therapy.

Keywords:

Mistletoe therapy, colorectal cancer, retrospective documentation, mistletoe, *Viscum album*

Einleitung

Die Mistel wird seit über 80 Jahren in der Onkologie als adjuvantes und palliatives Medikament eingesetzt. Über 60% der onkologischen Patienten in Deutschland werden mindestens einmal im Verlauf ihrer Erkrankung auch mit Mistelpräparaten behandelt. Damit ist diese Medikamentengruppe das am häufigsten eingenommene Onkologikum (Kienle *et al.*, 2003). Von acht Mistelpräparaten mit unterschiedlichen Herstellungsverfahren gibt es zwischen einem und neun Wirtsbaumpräparate. Zugelassen ist die Mistel in der subkutanen Applikation zur Behandlung bösartiger Erkrankungen und definierter Präkanzerosen. In der klinisch Praxis wird sie aber auch intravenös, inhalativ und intraläsional, bzw. tumornah verabreicht (z.B. intrapleural).

Das kolorektale Karzinom (CRC) ist inzwischen, beide Geschlechter zusammen genommen, das häufigste Karzinom in Deutschland (Bertz *et al.* 2004). Die Inzidenz wird mit 53.000, die Mortalität mit 33.000 pro Jahr angegeben, das Lebenszeitrisiko beträgt 6%. Die letzten Veröffentlichungen zur Misteltherapie bei kolorektalem Karzinom sind aus den Jahren 2001 (Grossarth-Maticek *et al.*), 1995 (Hellan *et al.*), 1992 (Salzer *et al.*), 1988 und 1986 (Douwes *et al.*), bzw. 1980 und 1978 (Boie und Gutsch) und enthalten Therapie- und Verlaufsdaten bis 1990. Seither liegt keine systematische Erfassung der Misteltherapie bei dieser Erkrankung vor.

Am Gemeinschaftskrankenhaus Havelhöhe werden seit 1995 Mistelpräparate zur onkologischen Behandlung eingesetzt. Insbesondere beim CRC gibt es differenzierte Therapieansätze und eine breite Therapieerfahrung (Matthes, 2001). Aufgrund unterschiedlicher Abteilungen, behandelnder Ärzte und Therapiekonzepte kommen verschiedene Mistelpräparate und Applikationsweisen zum Einsatz. Über die Art und die Durchführung der adjuvanten und palliativen Misteltherapie sowie den Langzeitverlauf der Patienten gibt es bisher noch keine strukturierte Erfassung. Im Rahmen der seit vier Jahren etablierten Tumorbasisdokumentation (TBD) wurde am GKH mittels der Dokumentationssoftware „QuaDoSta" eine retrospektive Erfassung aller von Januar 1996 bis Juni 2002 behandelten Patienten mit CRC durchgeführt.

Methode

Zur Erfassung aller Patienten mit CRC, die in der Zeit von Januar 1996 bis Juni 2002 im Gemeinschaftskrankenhaus Havelhöhe behandelt wurden, erfolgte eine Datenbankabfrage nach ICD-10 Verschlüsselung mit C18.0-C20 im Patientenverwaltungssystem „MediCare“. Die Sterbedaten der schon verstorbenen Patienten wurden durch eine hausinterne Archivabfrage und eine standardisierte Abfrage bei dem Berliner Sterberegister ermittelt. Zur Vervollständigung der Daten wurden die noch lebenden Patienten mit einem Fragebogen angeschrieben, der 15 Fragen zur Erstdiagnose (ED), TNM-Stadium, Therapieverlauf und über die Zufriedenheit mit der Misteltherapie enthielt. Nach acht Wochen wurden die Patienten, die nicht geantwortet hatten, ein zweites Mal angeschrieben. Wenn eine Einwilligung zur Befragung der Hausärzte vorlag, wurden diese mit einem verkürzten Fragebogen (neun Fragen) zu onkologischen Kernparametern und zur Behandlung angeschrieben (ggf. nach acht Wochen zweites Anschreiben). Für die Auswertung gewichteten wir die Angaben wie folgt: Aktendokumentation > Angaben des Hausarztes > Patientenangaben. Die Datenerfassung erfolgte in der Dokumentationssoftware „QuaDoSta“, die mit dem Forschungsinstitut Havelhöhe (FIH) entwickelt wurde (siehe auch Beitrag von Schad *et al.* „Flexible Datenbank zur Tumor – und Misteltherapiedokumentation“ in diesem Buch). „QuaDoSta“ ist ein hochflexibles, voll generisches Datenhaltungssystem auf SQL-Basis, plattformunabhängig und browserbasiert. Es wurden pro Patient 59 Items dokumentiert. Nach Auslesen der Daten erfolgte die Auswertung in SPSS 11.0, Excel und Access.

Ergebnisse

Basisdaten

Insgesamt konnten 481 Patienten in die Auswertung eingeschlossen werden, davon waren bei 221 noch lebenden Patienten 260 Patienten verstorben.

Bei der Verschickung der Fragebögen ergab sich ein befriedigender Gesamtrücklauf von 124 Bögen (56%). 108 Patienten (87%) willigten in die Befragung der behandelnden Hausärzte ein, von diesen kamen 67 Fragebögen (62%) zurück. Der Altersdurchschnitt bei Diagnosestellung lag im Mittel bei 67,2 Jahre mit zwei Altersgipfeln von 56 und 73 Jahren. Die Tumorlokalisation im Kolon entsprach der in der Literatur bekannten Verteilung des CRC; ebenso die Stadienverteilung bei ED, wobei nur in 204 Fällen die TNM-Formel bei ED sicher erfasst werden konnte (Abb. 1). Das histologische Tumorgrading betrug G1 6% (n=29), G2 50% (n=242), G3 15% (n=72); bei 138 Patienten (29%) war das Grading nicht erfasst. Das Alter bei Tod war im Durchschnitt 79,8 Jahre (n=249).

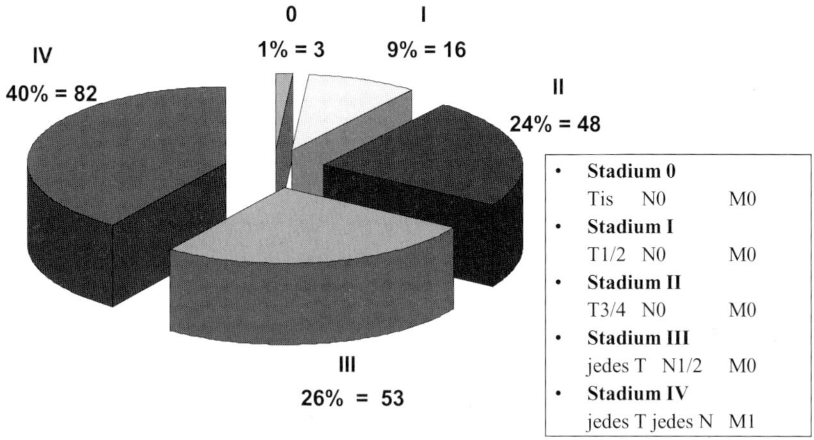

Abb. 1: UICC-Stadienverteilung (n=204).

Therapie

Von allen 481 Patienten mit CRC unterzogen sich 450 (94%) einer Operation. Bei 190 (40%) wurde eine Chemotherapie, bei 77 (16%) eine Bestrahlung durchgeführt. Die Misteltherapie wurde bei insgesamt 319 Patienten (67%) im Therapieverlauf eingesetzt. Nach Hersteller, Wirtsbaum und Präparat unterschieden wurden 26 Mistelpräparate angewendet. Dabei kamen folgende Wirtsbaumpräparate zum Einsatz: bei dem Press-Saft-Präparat Abnobaviscum: Quercus, Fraxini, Mali, Pini, Aceris und Abietis; bei dem wässrigen Auszug Helixor: Mali, Pini, Abietis; bei dem fermentierten Medikament Iscador: Quercus, Pini und Mali.

Die Applikationsarten waren wie folgt: 97% subkutan, 21% intravenös, jeweils 0,9% intrapleural und via arterielles Portsystem, 0,6% per os und 0,3% intraperitoneal (Abb. 2). Unter Berücksichtigung der Mehrfachverordnung pro Patient bei Dosisanpassung erhielten während des gesamten Therapieverlaufs 69% ein Mistelpräparat, 18% zwei und nur 10% drei unterschiedliche Mistelpräparate (Abb. 3). Die mittlere Therapiedauer betrug 62,4 Wochen (436 Tage) mit einem Minimum von 3 Wochen und einem Maximum von 7 Jahren.

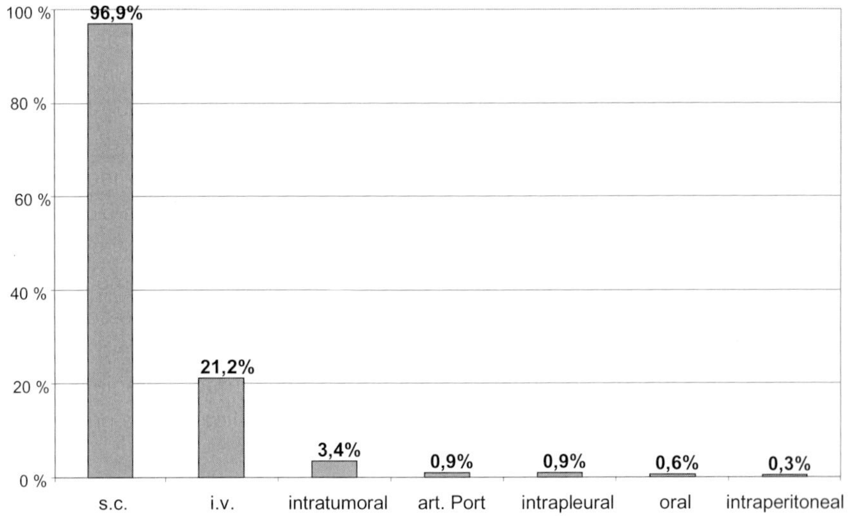

Abb. 2: Verteilung der Applikationsarten der Mistelpräparate (n=319).

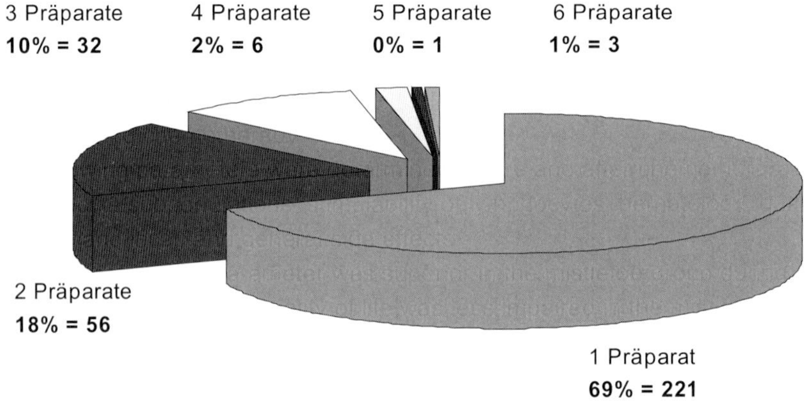

Abb. 3: Präparate pro Patient (n=319) unter Berücksichtigung der Mehrfachverordnung pro Patient bei Dosisanpassung.

Tab. 1: Unerwünschte Arzneimittelwirkungen (UAW) bei subkutaner Misteltherapie von n =124 befragten Patienten.

UAW	n	ja		gelegentlich		nein		keine Angaben	
Rötung	68	40%	(n=27)	0%	(n=0)	59 %	(n=40)	1%	(n=1)
Juckreiz	64	27%	(n=17)	5%	(n=3)	68%	(n=42)	3%	(n=2)
Lokale Schwellung	43	0%	(n=0)	0%	(n=0)	100%	(n=43)	0%	(n=0)
Leichter Schmerz	43	0%	(n=0)	0%	(n=0)	98%	(n=42)	2%	(n=1)
Erhöhte Temperatur	54	0%	(n=0)	0%	(n=0)	89%	(n=48)	11%	(n=6)

Tab. 2: Fragen zur Einschätzung der Misteltherapie (n=69).

	Wie haben Sie die Misteltherapie insgesamt empfunden?		Haben Sie den Eindruck, dass die Misteltherapie geholfen hat?	
sehr gut	38%	(n=26)	32%	(n=22)
gut	53%	(n=37)	38%	(n=26)
nicht gut	3%	(n=2)	4%	(n=3)
weiß nicht	6%	(n=4)	26%	(n=18)

	Würden Sie die Misteltherapie weiter empfehlen?	
auf jeden Fall	53%	(n=35)
ja	34%	(n=30)
eher nicht	4%	(n=3)
davon Abraten	1%	(n=1)

Die Erfassung der unerwünschten Arzneimittelwirkungen (UAW) war sowohl nach Aktenlage als auch nach Angaben der Patienten in den Fragebögen lückenhaft. Gefragt wurde nach Rötung, Juckreiz, lokaler Schwellung oder Schmerz sowie nach erhöhter Temperatur/Fieber bei Therapieeinstellung oder im Therapieverlauf. Dazu konnten zwischen 43 und 69 Fragebögen (von 124 insgesamt) ausgewertet werden (Tab. 1). Während der gesamten Dokumentation wurde kein Fall eines schweren unerwünschten Ereignisses (SUE) im Sinne einer WHO Grad IV Nebenwirkung berichtet.

Befragung zur Misteltherapie

Die angeschriebenen Patienten wurden gebeten, drei Fragen zur Misteltherapie zu beantworten. Diese lauteten:

1. Wie haben Sie die Misteltherapie empfunden?
2. Haben Sie den Eindruck, dass die Misteltherapie geholfen hat?
3. Würden Sie die Misteltherapie weiterempfehlen?

Die Antworten lauteten: sehr gut, gut, nicht gut und weiß nicht, bzw. auf jeden Fall, ja, wahrscheinlich, eher nicht, abraten.

Bei 221 angeschriebenen Patienten und einem Rücklauf von 124 Fragebögen konnten 69 Fragebögen hinsichtlich dieser Angaben ausgewertet werden (Tab. 2). Insgesamt ergab sich bei den hier erfassten Antworten eine überwiegend positive Bewertung der Misteltherapie. So gaben 91% an, die Therapie als gut bis sehr gut zu empfinden, 70% hatten subjektiv den Eindruck, die Misteltherapie habe ihnen eher geholfen. Bei der Frage zur Weiterempfehlung der Misteltherapie sagten 95% „Ja" oder „Auf jeden Fall". Nur 5% der Patienten würden die Misteltherapie eher nicht weiterempfehlen oder von der Therapie abraten.

Diskussion

Die hier retrospektiv nach Aktenlage und durch Befragung der noch lebenden Patienten und ihrer behandelnden Hausärzte erfassten Daten sind eine systematische Dokumentation von Patienten mit Misteltherapie bei CRC über 5,5 Jahre im Behandlungszeitraum 1996-2002. Die Daten entsprechen nach Altersverteilung bei Diagnosestellung, Tumorlokalisation und Tumorstadien dem allgemeinen Durchschnitt dieser Erkrankung und sind somit anderen Datensammlungen vergleichbar. Ebenso entspricht die durchgeführte Therapie mit 90% OP (davon 22% mit ausschließlicher Operation), 40% Chemotherapie und 16% Radiatio den stadienbezogenen Therapiestandards des CRC.

Über 2/3 aller Patienten erhielten im Verlauf ihrer onkologischen Therapie ein Mistelpräparat. Unterscheidet man nach Wirtsbaum und metallischen Zusätzen, kamen dabei insgesamt 26 Mistelpräparate zum Einsatz. Die häufigsten verabreichten Mistelpräparate waren Abnobavisum Quercus, Fraxini und Mali, Helixor M und Iscador M. Jeder fünfte Patient (21%) erhielt während seines stationären Aufenthaltes auch Mistel intravenös. Diese Therapie wurde meist additiv zu einer adjuvanten oder palliativen Chemotherapie durchgeführt. Ziel war die Minderung der Chemotherapie-induzierten Nebenwirkungen. Als häufigstes Präparat bei der iv.-Applikation wurde Helixor M eingesetzt.

Aufgrund des breiten Einsatzes der Mistel in der Praxis war bisher nicht bekannt, wie häufig im Therapieverlauf Präparat oder Wirtsbaum gewechselt werden. Abgesehen von Mehrfachverordnungen pro Patient bei Dosisanpassung erhielten 69% nur ein Mistelpräparat im gesamten Verlauf der Behandlung. 18% erhielten zwei und nur 10% drei unterschiedliche Mistelpräparate (Abb. 3). Dies weist auf eine gezielte Therapieratio bzw. auf gute Erfahrungen bei bestimmten Präparaten hin und wiederspricht der Vermutung der Beliebigkeit im Einsatzes der verschiedenen Präparate.

Die durchschnittliche Therapiedauer betrug in dem hier erfassten Patientenkollektiv 62 Wochen. Dabei muss berücksichtigt werden, dass die Angaben zur Dauer der Therapie bei langen Verläufen z.T. nur ungefähre Angaben waren und somit starken Schwankungen unterliegen können.

Die erfassten unerwünschten Arzneimittelwirkungen (UAW) unter Misteltherapie müssen z.T. als nicht genügend gewertet werden (vgl. Tab. 1), da im Schnitt die Hälfte der Rücklaufbögen keine UAW-Angaben enthielten. Dass 40% aller Patienten bei Einstellung oder im Therapieverlauf eine Rötung und ca. 30 % Juckreiz an der Einstichstelle angeben, erscheint aus der Praxis als niedrig aber möglich. Kein Patient hat jedoch eine Induration an der Einstichstelle angegeben oder von erhöhter Temperatur berichtet. Dies erscheint gegenüber der klinischen Praxis als zu gering, wobei vom Patienten die Temperatur zu Hause meist nicht gemessen wird. Geht man von einer eher konservativen Modellrechnung von 200 Patienten aus (63% von 481 Patienten = 303, davon 2/3), die 3 x pro Woche über 62 Wochen (mittlere Therapiedauer) subkutan Mistel erhalten haben, entspricht das 37.200 Einzelapplikationen. Dabei wurde während der gesamten Erfassung kein Fall eines schweren unerwünschten Ereignisses (SUE) im Sinne einer WHO Grad IV Nebenwirkung berichtet.

Die dem Patienten gestellten Fragen zur subjektiven Einschätzung der Misteltherapie stellen keinen validierten Fragebogen dar. Auch sind zahlreiche Bias wie Gefälligkeitsauskunft, zu positive Bewertung im Rückblick oder aber auch Nichtbefragbarkeit der schon verstorbenen Patienten zu berücksichtigen. Dennoch erscheint das subjektive Erleben der meisten Patienten überwiegend positiv, da über 90% der Patienten die Therapie als gut bis sehr gut empfunden haben und 70% den Eindruck hatten, die Misteltherapie habe ihnen eher geholfen. Daraus resultiert auch die fast durchgängige Bereitschaft der Patienten, die Misteltherapie weiter zu empfehlen (95%).

Aufgrund der heterogenen Datenqualität konnte zum jetzigen Projektzeitpunkt nur eine deskriptive statistische Auswertung erfolgen. So ließ sich z.B. von weniger als der Hälfte der Patienten die TNM-Formel bei Erstdiagnose sicher bestimmen. Bei den übrigen war entweder die Dokumentation in der Krankenakte lückenhaft oder der Patient konnte selbst dazu keine Angaben mehr machen. Nicht selten aber war die Einweisung in das Gemeinschaftskrankenhaus Havelhöhe in den letzten Lebenstagen eines Patienten erfolgt und dabei die genaue Recherche zur Tumorformel bei ED mangels Relevanz unterblieben. Ebenso konnte bei ca. 1/3 aller Patienten das Tumorgrading aufgrund fehlender Angaben nicht sicher dokumentiert werden. Stratifiziert man die Daten dieser Erhebung nach applizierter Chemotherapie (Substanz, Zyklusanzahl etc.), Komorbidität und Misteltherapie, werden die Fallzahlen zu klein, so dass bis jetzt keine statistisch abgesicherten Angaben zum progressionsfreien Intervall (PFS) oder dem Gesamtüberleben (overall survival = OS) mit oder ohne Misteltherapie gemacht werden können. Aus diesem Grund wird das Projekt in der retrospektiven Erfassung fortgesetzt und prospektiv weitergeführt (retrolektive Kohortenerhebung).

Bei steigenden Behandlungszahlen von Patienten mit CRC am GKH können ggf. in zwei bis drei Jahren erste Aussagen zum PFS, bzw. dem OS in Bezug auf die Mistel gemacht werden.

Zusammenfassung

Im Sinne einer Zwischenauswertung konnten systematisch retrospektiv erfasste Behandlungsdaten zum CRC und zur Misteltherapie über einen Zeitraum von 5,5 Jahren (1996–2002) dargestellt werden. Alle verwertbaren relevanten tumor- und therapiebezogenen Daten wurden erfasst und durch Befragung der noch lebenden Patienten und ihrer Hausärzte vervollständigt. Die erhobenen onkologischen Grundparameter (TNM-Formel bei ED, Tumorlokalisation etc.) entsprechen anderen großen Patientenkollektiven. Zwei Drittel aller 481 dokumentierten Patienten erhielten eine Misteltherapie; 96% subkutan, bei 21% erfolgte eine intravenöse Applikation. Es traten keine schweren unerwünschten Arzneimittelreaktionen (SUE) auf, bei einer angenommenen Anzahl von ca. 37.200 Einzelapplikationen. Die Behandlung ist damit sicher und wird von der weit überwiegenden Mehrzahl der auf Fragebögen antwortenden Patienten als positiv (91%) und hilfreich (70%) gewertet und weiterempfohlen (95%).

Die Datenqualität insgesamt ist in bezug auf Tumorformel, Grading, exakte Art der Radio-Chemotherapie, bzw. der Misteltherapie und ihrer UAW methodenbedingt heterogen. Aufgrund der geringen Fallzahl durch die notwendige Stratifizierung können noch keine Angaben zum OS oder PFS errechnet werden.

Literatur

Bertz, J., Hentschel, S., Hundsdörfer, G., Kaatsch, P., Katalinic, A., Lehnert, M., Schön, D., Stegmaier, C., Ziegler, H. (2004): Krebs in Deutschland, Hrsg. Arbeitsgemeinschaft Bevölkerungsbezogener Krebsregister in Deutschland. 4. erweiterte, aktualisierte Auflage, Braun Druck, Saarbrücken.

Boie, D., Gutsch, J. (1978): Helixor-Monotherapie des inoperablen Kolon-und Rektumkarzinoms. Krebsgeschehen 10 (5): 128–130.

Boie, D., Gutsch, J. (1980): Helixor bei Kolon-und Rektumkarzinomen. Krebsgeschehen,. 12: 65–76.

Douwes, F. R., Wolfrum, D. I., Migeod, F. (1986): Results of a prospektive randomized study on chemotherapy *versus* chemotherapy plus biological response modifier in metastatic colorectal carcinoma. Krebsgeschehen 18 (6): 155–164.

Douwes, F., Kalden, M., Frank, G., Holzhauer, P. (1988): Behandlung des fortgeschrittenen kolorektalen Karzinoms. Deutsche Zeitschrift für Onkologie, 20 (3): 63–67.

Grossarth-Maticek, R., Kiene, H., Baumgartner, S. M., Ziegler, R. (2001): Use of Iscador, an extract of European mistletoe (*Viscum album*), in cancer treatment: Prospektive nonrandomized and randomized matched-pair studies nested with a cohort study. Alternativ Therapy in Health and Medicine, 7 (3): 57–78.

Hellan, J., Danmayr, E., Hellan, M. (1995): Stellenwert der Komplementärmedizin in der Behandlung onkologischer Patienten- dargestellt anhand des kolorektalen Karzinoms. Deutsche Zeitschrift für Onkologie 24 (4): 85–94.

Kienle, G. S., Berrino, F., Büssing, A., Portalupi, E., Rosenzweig, S., Kiene, H. (2003): Mistletoe in cancer. A systematic review on controlled clinical trials. Eur J Med Res; 8: 109–119.

Matthes, H. (2001): Die Misteltherapie beim kolorektalen Karzinom. Korrespondenzblätter für Ärzte/Weleda 153: 155–173.

Salzer, G., Hellan, J., Danmayer, E., Wutzelhofer, F., Arbeiter, K. (1992): Das operierte kolorektale Karzinom- Eine retrospektive Therapieanalyse. Deutsche Zeitschrift für Onkologie, 24 (4): 103–107.

Dr. Friedemann Schad, Dr. rer. nat. Olaf Hars, Manuela Tabali,
PD Dr Hans-Peter Lemmens, Dr. Harald Matthes

Gemeinschaftskrankenhaus Havelhöhe, Berlin in Kooperation mit dem Forschungsinstitut Havelhöhe (FIH), Berlin.

Korrespondenzadresse:
Dr. Friedemann Schad
Forschungsinstitut Havelhöhe, Kladower Damm 221, 14089 Berlin
fschad@havelhoehe.de

Zusammenhang der Natürlichen Killerzell-aktivität von Krebspatienten mit derem klinischem Verlauf unter Misteltherapie – Ergebnisse einer prospektiven einarmigen Studie

Association of the Natural Killer Cell-Activity of Cancer Patients and Their Clinical Course During Mistletoe Therapy – Results of a Prospective Cohort Clinical Trial

M. Schink, F. Glaser, H. Scheuerecker, W. Tröger und A. Goyert

Zusammenfassung

Es wurden die Zusammenhänge der Aktivität der Natürlichen Killerzellen gegen patienteneigene Tumorzellen und K562-Zellen mit dem Krankheitsverlauf von kolorektalen oder Mammakarzinompatienten untersucht, die postoperativ ausschließlich Misteltherapie erhielten. Die Nachbeobachtungszeit betrug zwei Jahre. Innerhalb dieser Zeit wurde die *in vitro*-NK-Zellaktivität gegen autologe Tumorzellen sowie gegen K562-Zellen mit der Anzahl der NK-Zellen im peripheren Blut, der Tumorprogression und der Lebensqualität der Patienten verglichen.

Studienkollektiv: 40 Patienten im Alter von 32 bis 79 Jahren. 20 Patienten beendeten die Studie prüfplangemäß.

Ergebnisse: Die Anzahl der NK-Zellen im peripheren Blut stieg im Verlauf der Therapie an. Die NK-Zellaktivität zeigte zwar keine Zusammenhänge mit der Zellzahl oder mit der Lebensqualität der Patienten, dafür unterschieden sich die Patientengruppen ohne und mit Progression der Tumorerkrankung bezüglich ihrer gemittelten NK-Zellaktivitäten gegen K562 statistisch auffällig voneinander (18,7±4,8%; n=25 vs. 13,5±7,1%; n=12; $p<0{,}05$). Somit gelang es erstmals, unter Misteltherapie einen Zusammenhang zwischen einer Immunfunktion (der durchschnittlichen *in vitro*-Aktivität der NK-Zellen) und dem Krankheitsverlauf aufzuzeigen.

Schlüsselwörter:
Prospektive klinische Studie, Misteltherapie, *Viscum album,* Natürliche Killerzellen, NK-Zellaktivität, autologe Tumorzellen, K562, rezidivfreie Zeit, Tumorprogression, Lebensqualität

Summary
We examinated the association between natural killer cell activity on autologous tumour cells and K562-cells and the course of the disease of colorectal or breast cancer patients exclusively treated with mistletoe extracts. During the 2-year-follow-up the *in-vitro* NK-cell activity on autologous tumour cells and K562-cells was measured and compared with the NK cell count in peripheral blood, clinical outcome and quality of life.
Patients: 40 subjects aged 32–79 years. 20 patients ended the study regular. Results: The number of the NK cells increased steadily during the therapy. No association between NK cell activity and NK cell count or quality of life was detected. However, patients with and without progression of their disease showed a significant difference in their averaged NK cell activity (18.7±4.8%; n=25 vs. 13.5±7.1%; n=12; p<0.05). Thus, for the first time we succeeded to show an association between an immune function (the averaged NK cell activity) and the clinical course during mistletoe therapy.

Keywords:
Prospective clinical trial, mistletoe therapy, *Viscum album,* natural killer cells, NK cell activity, autologous tumour cells, K562, recurrence-free interval, tumour progression, quality of life

Einleitung

Mistelextrakte haben zahlreiche nachgewiesene Wirkungen auf Immunzellen und Immunfunktionen. Die Relevanz dieser Effekte für den klinischen Verlauf und die Lebensqualität der Patienten ist jedoch nach wie vor fraglich (Stein und Berg, 2001). Einer dieser Parameter, der durch eine Misteltherapie beeinflusst werden kann, ist die Aktivität der Natürlichen Killerzellen (NK-Zellen) (Schink, 1997). Da NK-Zellen Krebszellen im peripheren Blut zerstören können, spielen sie bei der Metastasenprophylaxe eine wesentliche Rolle (Pross und Lotzová, 1993). Dies begründet ein besonderes klinisches Interesse an der NK-Zellaktivität, vor allem, wenn sie über das Standardtarget, die Zelllinie K562, hinaus gegen die autologen Tumorzellen gemessen wird. In der vorliegenden Studie sollte daher erstmals geprüft werden, inwieweit unter einer Misteltherapie Zusammenhänge zwischen dem Verhalten der NK-Zellaktivität gegen die beiden Zellsysteme und dem Verlauf der Erkrankung und der Lebensqualität von Krebspatienten bestehen.

Patienten und Methoden

Fragestellungen und Studiendesign

Folgende Fragestellungen wurden geprüft:

1. Gibt es unter Misteltherapie eine Änderung der Aktivität der Natürlichen Killerzellen gegen körpereigene Tumorzellen oder gegen die Zelllinie K562?
2. Besteht ein Zusammenhang zwischen einer Veränderung der Aktivität und der Anzahl der Natürlichen Killerzellen im peripheren Blut ?
3. Besteht ein Zusammenhang von Veränderungen der *in vitro*-Zytotoxizität der Natürlichen Killerzellen im peripheren Blut von Patienten und Remissions- bzw. Rezidivhäufigkeit oder der Veränderung der Befindlichkeit des Patienten ?

Diese Fragestellungen wurden im Rahmen eines monozentrischen, einarmigen, prospektiven, verlaufskontrollierten und GCP-konformen Studiendesigns der Phase IV im Studienzentrum Gemeinschaftskrankenhaus Filderklinik, Filderstadt verfolgt. Für die Patienten-Rekrutierung wurden insgesamt fünf Jahre benötigt. Nach zwei weiteren Jahren Follow-up schloss sich eine insgesamt 12-monatige Auswertungs- und Berichtsphase an. Jeder Patient wurde nach postoperativem Beginn der Misteltherapie maximal zwei Jahre weiterbeobachtet.

Patienten und Misteltherapie

In die Studie eingeschlossen wurden Patienten im Alter von 18 bis 79 Jahren mit gegebener Operationsindikation eines kolorektalen oder Mammakarzinoms, die sich ausdrücklich gegen die Durchführung einer postoperativen Chemo-, Bestrahlungs- bzw. Hormontherapie und für eine Misteltherapie entschieden haben. Als studienspezifische Ausschlusskriterien wurden festgelegt: schwere akute Infektions- oder internistische Begleiterkrankung, autogene, maligne oder andere Erkrankung des Immunsystems, inoperables Malignom, immunmodulatorische bzw. immunsuppressive Begleittherapie, sowie Nachweis einer Misteltherapie innerhalb der letzten sechs Monate vor Studienbeginn.

Der Prüfplan wurde vor Beginn der Studie der Ethik-Kommission der Landesärztekammer Baden-Württemberg vorgelegt und uneingeschränkt positiv bewertet.

Die Studientherapie mit Mistelextrakten (Prüfpräparate: Helixor M, bei Unverträglichkeit Wechsel auf Helixor A, Hersteller: Helixor Heilmittel GmbH & Co., Rosenfeld) wurde postoperativ begonnen. Es wurde primär nach den Herstellerangaben dosiert, jedoch waren individuelle Abweichungen zulässig.

Untersuchungen und zeitlicher Ablauf

Die Ermittlung der NK-Zellaktivität erfolgte mittels LDH-Release nach Korzeniewski und Callewaert, 1983 (Target: K562) bzw. modifiziertem MTT-Assay nach Mosman (1983) (Target: autologe Tumorzellen). Die patienteneigenen Tumorzellen wurden aus dem operativ entferntem Gewebe *via* mechanischer und enzymatischer Desintergration und MACS®-Aufreinigung gewonnen, portioniert und bis zur Verwendung in Flüssigstickstoff konserviert. Die Anzahl der NK-Zellen im peripheren Blut wurde durchflusszytometrisch bestimmt. Zur Erfassung der Lebensqualität wurde der Fragebogen EORTC QLQ-C30 verwendet. Ferner erfolgte im Verlauf der Studientherapie eine Dokumentation des Krankheitsverlaufs, der unerwünschten Ereignisse und u.a. des Laborstatus.

Follow-Up: die Untersuchungen erfolgten am 7., 14. und 28. Tag, in der 8. und 16. Woche sowie im 6., 9., 12., 15., 18., 21. und 24. Monat nach Beginn der Misteltherapie.

Zielvariablen

Immunparameter

- ✓ *In vitro*-Aktivität der Natürlichen Killerzellen gegen den eigenen Tumor.
- ✓ *In vitro*-Aktivität der NK-Zellen gegen K562.
- ✓ Absolute Anzahl der NK-Zellen im peripheren Blut.

Klinischer Befund und Befinden

- ✓ Rezidivfreie Zeit bzw. Progression oder Remission von Metastasen.
- ✓ Lebensqualität (EORTC QLQ C30)

Biometrische Auswertung

Die Ergebnisse aller Tests wurden durch p-Werte angegeben. Die Signifikanzgrenze war $p<0,05$. Der zeitliche Verlauf der Zielvariablen wurde zunächst mittels Friedman-Rangvarianzanalyse beschrieben. Im Falle statistischer Auffälligkeiten wurden zusätzliche Einzelgruppenvergleiche mit adjustierten p-Werten (nach Tukey-Kramer) nachgeschoben. Die Untersuchung der rezidivfreien Zeit erfolgte über den Kaplan-Meier-Schätzer.

Die Aktivität der NK-Zellen wurde bezüglich der Zellzahl und den einzelnen Komponenten der Lebensqualitätserhebung einer Korrelationsanalyse nach Bravais-Pearson unterworfen. Zusammenhänge zwischen NK-Zellaktivität und klinischem Verlauf wurden anhand des Vergleichs der Patienten-Untergruppe mit krankheitsfreiem Verlauf und den Patienten mit Rezidivbildung bzw. Tumorprogression untersucht (Student's t-test).

Ergebnisse

Patientenkollektiv und Misteltherapie

Es konnten innerhalb von fünf Jahren insgesamt 90 Patienten mit geeigneter Tumorerkrankung erfasst werden (Abb. 1). Bei 50 dieser Patienten kam es nicht zu einem Beginn der postoperativen Studientherapie, meist, weil unerlaubte Begleittherapien geplant waren.

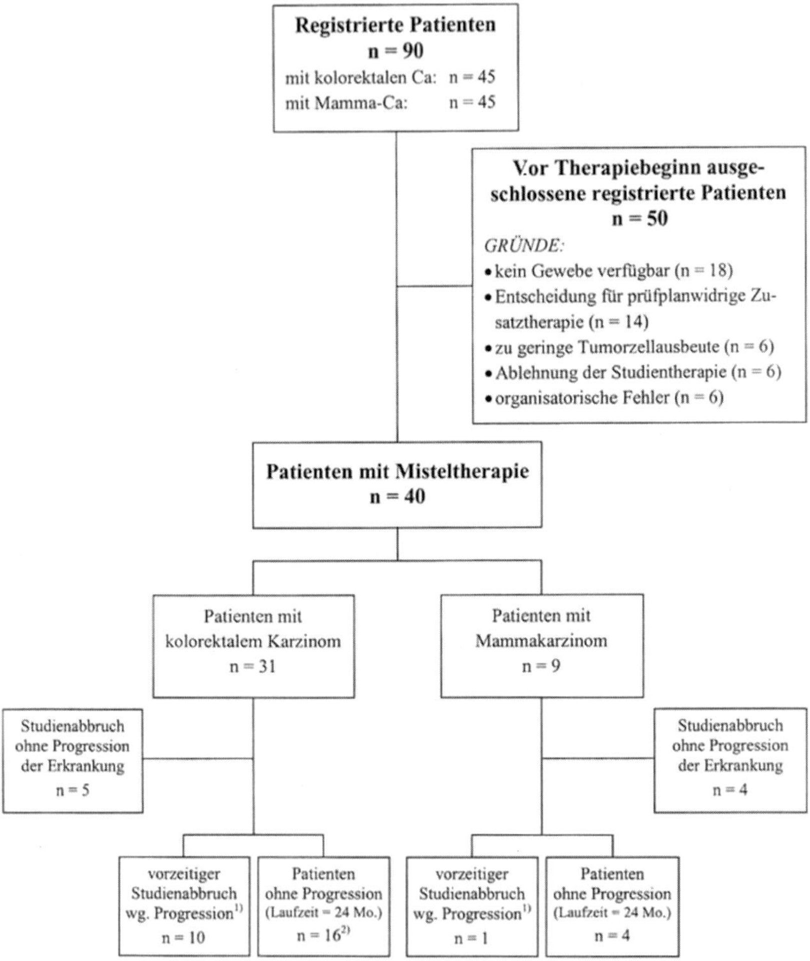

Abb. 1: Entwicklung der Patientenzahlen von der Registrierung bis zum Studienabschluss.

[1] Progression definiert als: Lokalrezidiv oder neue Metastasen oder Tumorvergrößerung um > 25%

[2] Hier enthalten: ein Patient der trotz eines Lokalrezidivs insgesamt 24 Monate erfasst wurde

Die verbliebenen 40 Patienten waren zu 40% männlich (n=16, Durchschnittsalter 67 Jahre, Spannbreite 53–79 Jahre), zu 60% weiblich (n=24, Durchschnittsalter 62 Jahre, Spannbreite 32–79 Jahre). 77,5% wurden aufgrund eines kolorektalen, 22,5% wegen eines Mammakarzinoms behandelt. 20 der 40 rekrutierten Patienten schlossen die Studienmisteltherapie prüfplangemäß ab. Die restlichen Patienten beendeten die Therapie vorzeitig, davon drei während der ersten 14 Tage. In elf Fällen war eine Progression der Grunderkrankung Anlass für studienwidrige Begleittherapien. Diese Patienten wurden nicht weiter beobachtet, ihre Daten jedoch als Vergleich zu den progressionsfreien Patientendaten herangezogen.

Verlauf der Zielvariablen

30% aller Studienteilnehmer (12 von 40) zeigten während der Beobachtungszeit eine Progression des Tumorleidens. Anhand des Verlaufs der progressionsfreien Zeit wurde eine geschätzte Rate von 66,5% (95%-Konfidenzintervall 50,2%–82,8%) für eine Progressionsfreiheit nach 24 Monaten Behandlungsdauer bestimmt (Kaplan-Meier-Schätzer). Die Analyse der absoluten Anzahl der NK-Zellen im peripheren Blut ergab eine statistisch auffällige Zunahme der Zellen zwischen den Zeiträumen „0. bis 14. Tag" und „18. bis 24. Monat". Der höchste postoperative Mittelwert (24. Monat: $0{,}435 \pm 0{,}256 \times 10^3/\mu l$) war zudem statistisch auffällig höher als der mittlere Screening-Wert der selben Patienten ($0{,}3407 \pm 0{,}222 \times 10^3/\mu l$).

Die durchschnittlichen Veränderungen der Zellaktivitäten gegen die autologen Tumorzellen und gegen K562 zwischen den Visiten waren nicht statistisch auffällig. Die NK-Zellen von 77,5% der Patienten (31 von 40) zeigten im Mittel keine oder nur minimale Killingaktivität (<5%) gegen die eigenen Tumorzellen (zum mittleren zeitlichen Verlauf siehe Tab. 1). Daher wurden für die Auswertungen ausschließlich die Messwerte der NK-Zellaktivitätsbestimmungen gegen K562 verwendet.

Zusammenhänge zwischen den Zielvariablen

Beim Vergleich der durchschnittlichen NK-Zellaktivitäten von Patienten ohne Progression mit den entsprechenden Messwerten der Patienten mit fortschreitender Erkrankung ergab sich ein statistisch auffälliger Unterschied zugunsten der ersteren Gruppe ($18{,}7 \pm 4{,}8\%$ vs. $13{,}5 \pm 7{,}1\%$, n=25 vs. n=12). Dieser

Unterschied blieb auch bei einem Untergruppenvergleich der Patienten mit kolorektalem Karzinom erhalten (19,7 ± 4,8%; n = 19 ohne vs. 12,4 ± 6,3%; n = 11 mit Progression). Ein Einfluss unterschiedlich langer mittlerer Beobachtungszeiten in den beiden Vergleichsgruppen konnte ausgeschlossen werden, da zwischen der durchschnittlichen NK-Zellaktivität des ersten und zweiten Beobachtungsjahres kein statistisch relevanter Unterschied bestand (18,4 ± 4,5% vs. 18,1 ± 5,2%, n=20). Jedoch konnte kein Zusammenhang zwischen den NK-Zellen und der Lebensqualität gefunden werden (Daten nicht gezeigt).

Tab. 1: Verlauf der Zielvariablen: NK-Zellaktivität gegen autologe Tumorzellen (in % Killing).

Zeitpunkt	n	min.	max.	Range	Q1	Median	Q3	MW	SA
0. Tg	40	-1,0	42,9	43,9	0,0	0,7	7,6	5,4	10,3
7. Tg	36	-2,5	41,7	44,2	0,0	1,9	5,2	5,0	8,9
14. Tg	35	-1,5	39,6	41,1	0,0	1,5	4,3	4,9	9,3
28. Tg	37	-0,8	39,7	40,5	0,0	1,5	4,7	4,9	9,5
8. Wo	34	0,0	32,0	32,0	0,5	1,9	6,7	5,1	7,2
16.Wo	30	-0,4	47,1	47,5	0,4	1,6	5,3	5,3	9,5
6. Mo	28	-0,6	38,7	39,3	0,2	1,3	5,5	4,8	8,4
9. Mo	27	-0,3	36,1	36,4	0,0	3,1	5,9	5,4	7,8
12.Mo	24	-0,4	22,4	22,8	0,4	1,9	5,9	4,0	5,9
15.Mo	19	-0,3	35,8	36,1	0,5	1,7	5,2	4,9	9,0
18.Mo	17	-1,1	34,7	35,8	-0,1	0,9	4,2	4,4	9,3
21.Mo	17	-1,2	30,7	31,9	0,1	1,3	2,6	4,3	8,3
24.Mo	15	-0,3	16,1	16,4	0,0	0,8	3,5	2,7	4,7

n: Anzahl erfasster Patienten
min.: Minimum
max.: Maximum
Range: Spannweite der Daten
Q1: 1. Quartil
Q3: 3. Quartil
MW: Mittelwert
SA.: Standardabweichung

Diskussion

Erstmals gelang es, unter Misteltherapie einen Zusammenhang zwischen der NK-Zell-Aktivität und dem klinischen Verlauf von Krebspatienten aufzuzeigen. Die mittlere NK-Zellaktivität von Patienten mit und ohne Progression unterschied sich statistisch auffällig. Nachgeschobene, deskriptive Analysen lieferten keine Hinweise darauf, dass dieser Unterschied auf einer differierenden Zusammensetzung der Patienten bezüglich der Grunderkrankung oder auf verschieden langen Beobachtungszeiten beruht. Es wurde wiederholt gezeigt, dass Patienten mit höherer präoperativer NK-Zellaktivität eine günstigere Prognose haben können (Tartter *et al.,* 1987; Schantz *et al,.* 1987). Unsere Ergebnisse ergänzen diese Beobachtungen und zeigen, dass eine postoperativ und längerfristig anhaltende hohe NK-Zellaktivität offensichtlich mit einem geringeren Rezidiv- und Metastasenrisiko einhergeht. Unser Hauptinteresse lag auf der Zellaktivität gegen die eigenen Tumorzellen. Bei einem Großteil (77,5%) der Patienten ergab sich jedoch im Verlauf der Therapie im Mittel keine wesentliche Wirkung der NK-Zellen gegen die körpereigenen Targets, sodass diese unter den von uns gewählten methodischen Voraussetzungen nicht als Verlaufsparameter geeignet war. In früheren Untersuchungen konnten bei einer z.T. deutlich höheren Anzahl von Patienten eine NK-Zellaktivität gegen die autologen Tumorzellen nachgewiesen werden (Uchida *et al.,* 1990). Somit ist nicht auszuschließen, dass mit einer veränderten Methodik bessere Resultate erzielt werden können.

Zusammenfassend scheint nun eine Prüfung der Frage sinnvoll zu sein, ob durch eine Steigerung der NK-Zellaktivität im Rahmen einer Misteltherapie der Krankheitsverlauf von Krebspatienten günstig beeinflusst werden kann.

Literatur

Berg, P. A., Stein, G. M (2001): Beeinflusst die Misteltherapie die Abwehr epithelialer Tumoren ? Eine kritische immunologische Analyse, Dtsch Med Wschr 126: 339–345.

Korzeniewski, C., Callewaert, D. M. (1983): An enzyme-release assay for natural cytotoxicity, J Immunol Methods 64:313–320.

Mosman, T. (1983): Rapid Colorimetric Assay for Cellular Growth and Survival: Application to Proliferation and Cytotoxicity Assays. J Immunol Methods 65: 55–63.

Pross, H. F., Lotzová, E. (1993): Role of natural killer cells in cancer, Nat Immun 12: 279–292.

Schantz, S. P., Brown, B. W., Lira, E., Tayler, D. L., Beddingfield, N. (1987): Evidence for the role of natural immunity for the control of metastatic spread of head and neck cancer, Cancer Immunol Immunothe 25: 141–148.

Schink, M. (1997): Mistletoe therapy for human cancer: the role of the natural killer cells, Anti-Cancer Drugs 8 (Suppl. 1): 47–51.

Tartter, P. I., Steinberg, B., Barron, D. M., Martinelli, G. (1987): The prognostic significance of natural killer cell cytotoxicity in patients with colorectal cancer, Arch Surg 122: 1264–1268.

Uchida, A., Kariya, Y., Okamoto, N., Sugie, K., Fujimoto, T., Yagita, M. (1990): Prediction of postoperative course by autologous tumor-killing activity in lung cancer patients, J Nat Cancer Inst 82: 1697–1701.

Dr. Michael Schink[1], PD Dr. Florian Glaser[2], Dr. Heinz Scheuerecker[2], Dr. Wilfried Tröger[3] und Dr. Andreas Goyert[4]

[1] Verein Filderklinik e.V., Forschungsabteilung, Filderstadt
[2] Gemeinnütziges Gemeinschaftskrankenhaus Filderklinik, Chirurgische Abteilung, Filderstadt
[3] Krebsforschung Herdecke e.V., Abteilung für klinische Forschung, Herdecke
[4] Gemeinnütziges Gemeinschaftskrankenhaus Filderklinik, Innere Abteilung, Filderstadt

Korrespondenzadresse:
Dr. Michael Schink
Verein Filderklinik e.V., Forschungsabteilung, Im Haberschlai 7,
70794 Filderstadt
schink@filderklinik.de

(gefördert vom Bundesministerium für Bildung und Forschung, Berlin, Förder-Nr. 01 KB 9404)

Lokale Therapie des oberflächlichen Harnblasenkarzinoms mit einem auf Mistellektin eingestellten Mistelextrakt

Local Therapy of Superficial Urinary Bladder Carcinoma With a Mistletoe Extract Standardized to Mistletoe Lectin

U. Mengs, U. Elsässer-Beile, Ch. Leiber und U. Wetterauer

Zusammenfassung

Mistelextrakte werden bei Tumorpatienten vorwiegend subkutan zur Verbesserung des Immunstatus und der Lebensqualität eingesetzt. Aufgrund der zytotoxischen Eigenschaften der Mistellektine (ML) war anzunehmen, dass Mistelextrakte auch direkt antitumoral wirken, wenn diese in ausreichender Konzentration an den Tumor gelangen. Es war daher naheliegend, dies am Modell des Harnblasenkarzinoms zu prüfen, da hier eine lokale Therapie mit definierten Konzentrationen möglich ist.

Ein auf Mistellektin eingestellter Mistelextrakt zeigte *in vitro* an einem breiten Spektrum von humanen Tumorzelllinien und Xenografts bereits im Pico- und Nanogrammbereich zytotoxische Wirkungen. Auch diverse Zelllinien von humanen Harnblasenkarzinomen erwiesen sich als sensitiv.

In vivo konnten in zwei verschiedenen Harnblasenmodellen antitumorale Wirkungen nach intravesikaler Applikation beschrieben werden. Der auf Mistellektin eingestellte Mistelextrakt bewirkte im murinen MB49-Modell ein verzögertes Tumorwachstum und erhöhte somit die Überlebensrate gegenüber Placebo. Rekombinantes Mistellektin (rML) führte bei Ratten mit chemisch induzierten Harnblasentumoren zu einer geringeren Karzinomrate im Vergleich zur Kontrolle. Die wirksame Konzentration lag in beiden Fällen bei 300 ng ML/ml.

Diese positiven experimentellen Ergebnisse führten zu einer ersten Phase I/II-Studie, in die bisher 30 Patienten mit oberflächlichem Harnblasenkarzinom der Stadien Ta und T1 und dem Grading G1 bis G2 aufgenommen wurden. Sie erhielten im Anschluss an die transurethrale Resektion (TUR) 6 Instillationsbehandlungen mit einem auf Mistellektin eingestellten Mistelextrakt in aufsteigenden Konzentrationen bis zu 5000 ng ML/ml. Alle bisher geprüften Konzentrationen führten weder zu lokalen noch zu systemischen Nebenwirkungen. Die Rezidivrate innerhalb eines Jahres entsprach mit 30% der Therapie mit BCG (Bacillus Calmette-

Guerin), die jedoch mit erheblichen Nebenwirkungen behaftet sein kann. Aufgrund dieser Befunde kann der auf Mistellektin eingestellte Mistelextrakt als mögliche Alternative zu BCG in der Therapie des oberflächlichen Harnblasenkarzinoms gesehen werden und seine Wirksamkeit sollte in weiteren klinischen Studien verifiziert werden.

Schlüsselwörter:
Wässriger Mistelextrakt, Mistellektin, *Viscum album*, Zytotoxizität, Immunmodulation, oberflächliches Harnblasenkarzinom, lokale Therapie

Summary

Mistletoe extracts are mainly used by subcutaneous injection to improve the immune status and quality of life in cancer patients. Due to the cytotoxic properties of mistletoe lectins (ML), mistletoe extracts might also possess antitumoral activity if adequate concentrations reach the tumor. In this case, the urinary bladder carcinoma is a proper model as a local therapy with definite concentrations is feasible.

A mistletoe extract, standardized to mistletoe lectin, showed cytotoxic activity *in vitro* in a broad spectrum of human tumor cell lines and xenografts. Several human urinary bladder cancer cell lines were also sensitive in the same concentration range.

Additional antitumor effects have been shown *in vivo* in two different bladder carcinoma models. Following instillation of mistletoe extract, inhibition of tumor growth and higher survival rate was seen in the murine MB49 model in comparison to placebo. Locally applied recombinant mistletoe lectin (rML) reduced the number of rats with chemically induced malignant bladder tumors when compared to controls. The effective concentration was 300 ng ML/ml in either case. These positive findings from experimental studies lead to a first clinical phase I/II trial at present with 30 patients suffering from superficial bladder cancer of stages Ta and T1 (grade 1 and 2). Following transurethral resection, the patients received 6 instillations with a standardized mistletoe extract at concentrations of up to 5000 ng ML/ml. All applied concentrations were well tolerated. The recurrence rate of 30 % during one year was similar to that of BCG therapy (Bacillus Calmette-Guerin) which, however, can lead to severe side-effects.

From the clinical data, the standardized mistletoe extract could be a possible alternative to BCG in the therapy of superficial urinary bladder carcinoma. Further trials are necessary to demonstrate clinical efficacy.

Keywords:
Aqueous mistletoe extract, mistletoe lectin, *Viscum album*, cytotoxicity, immunomodulation, superficial urinary bladder carcinoma, local therapy

Einleitung

Mistelextrakte werden heute in der Tumortherapie als komplementäre Maßnahme vorwiegend mit dem Ziel der Verbesserung des Immunstatus sowie der Lebensqualität von Krebspatienten eingesetzt. Die Wirksamkeit wurde diesbezüglich durch zahlreiche klinische Daten belegt (Stauder und Kreuser, 2002; Schumacher *et al.*, 2003; Dohmen *et al.*, 2004; Semiglasov *et al.*, 2004). Hauptinhaltsstoffe der Mistelextrakte sind die Mistellektine, die zytotoxische und immunmodulierende Eigenschaften besitzen. In experimetellen Untersuchungen konnten in verschiedenen Tumormodellen antitumorale Wirkungen gezeigt werden (Mengs *et al.*, 2002). Erste klinische Befunde weisen darauf hin, dass möglicherweise auch bei Patienten das Tumorwachstum günstig beeinflusst werden kann (Lenartz *et al.*, 2000). Hier sind jedoch weitere klinische Studien notwendig.

Aufgrund der starken zytotoxischen Wirkungen von Mistelextrakten bzw. Mistellektinen – antiproliferative Effekte wurden *in vitro* bereits im Pico- und Nanogrammbereich gezeigt – sollten antitumorale Wirkungen *in vivo* am ehesten nachweisbar sein, wenn ausreichend hohe Konzentrationen unmittelbar an den Tumor gelangen. Hier erscheint experimentell wie klinisch das Harnblasenkarzinom geeignet, da durch Instillation definierte Konzentrationen von Mistellektinen an das Tumorgeschehen gebracht werden können.

Harnblasenkarzinome stellen mit 3% aller malignen Tumoren die vierthäufigste Krebserkrankung bei Männern dar. Frauen sind ca. um die Hälfte weniger betroffen. Initial kommen ca. 80% der Patienten mit einem oberflächlichen Harnblasenkarzinom zur Untersuchung, während bei den übrigen ca. 20% bereits ein infiltratives Wachstum vorliegt. Die Therapie des Harnblasenkarzinoms ist stadienabhängig, wobei oberflächliche Tumoren der Stadien Ta und T1 durch transurethrale Resektion (TUR) abgetragen werden. Aufgrund der hohen Rezidivrate von bis zu 70% wird meist in Abhängigkeit vom Tumorstadium eine lokale Chemo- (z.B. Mitomycin) oder Immuntherapie (BCG, *Bacillus Calmette-Guerin*) angeschlossen (Durek *et al.*, 2002). Die Therapie mit BCG ist bei einer Rezidivrate von etwa 30% nicht selten mit zum Teil erheblichen lokalen sowie systemischen Nebenwirkungen behaftet, so dass gleich wirksame jedoch besser verträgliche Therapieformen klinisch einen grossen Fortschritt bedeuten würden (Steg *et al.*, 1992).

Die Suche nach neuen adjuvanten Therapien führte zu Mistelextrakten, die wegen ihrer zytotoxischen und immunmodulierenden Eigenschaften gerade bei direktem Kontakt mit oberflächlichen Harnblasentumoren besonders geeignet sein könnten.

Nachfolgend soll die diesbezügliche Evaluierung eines auf Mistellektin eingestellten Mistelextraktes bis zu einer ersten klinischen Phase I/II-Studie kurz dargestellt werden.

Material und Methoden

Experimentelle Untersuchungen

Die Untersuchungen zur Zytotoxizität *in vitro* sowie zur antitumoralen Wirkung *in vivo* wurden mit dem auf Mistellektin eingestellten wässrigen Mistelextrakt PS76A2 (1:1,1-1,5) oder mit rekombinant hergestelltem Mistellektin (rML) der MADAUS AG, Köln, durchgeführt. Es handelt sich in allen Fällen um Studien, deren Ergebnisse bereits in verschiedenen wissenschaftlichen Zeitschriften publiziert wurden. Hinsichtlich der methodischen Details wird daher auf die nachfolgend genannten Veröffentlichungen verwiesen.

Zytotoxizität *in vitro*:	Burger *et al.*, 2001
Antitumorale Wirkung *in vivo*:	Mengs *et al.*, 2000
	Elsässer-Beile *et al.*, 2001

Klinische Studie der Phase I/II

In die Phase I/II-Studie wurden bisher 30 männliche und weibliche Patienten mit oberflächlichem Harnblasenkarzinom der Stadien Ta und T1 und dem Grading G1 bis G2 aufgenommen. Primäres Prüfziel der Studie war die Ermittlung der maximal tolerierbaren Konzentration nach mehrmaliger intravesikaler Applikation des auf Mistellektin eingestellten wässrigen Mistelextraktes. Die lokale und systemische Verträglichkeit sowie die Rezidivrate über ein Jahr waren sekundäre Prüfkriterien. Die Studie erhielt von der Ethik-Kommission der Albert-Ludwigs-Universität Freiburg ein positives Votum.

Die Patienten (n=3 pro Dosisstufe) erhielten im Anschluss an die transurethrale Resektion (TUR) insgesamt sechs Instillationsbehandlungen (1 x wöchentlich über sechs Wochen) mit einem auf verschiedene Konzentrationen an Mistellektin eingestellten Mistelextrakt. Es wurden jeweils 50 ml Instillationsflüssigkeit über zwei Stunden verabreicht. Die Initialkonzentration bezogen auf Mistellektin wurde auf 10 ng ML/ml festgelegt. Bei guter Verträglichkeit wurde jeweils die geprüfte Konzentration verdoppelt und drei weiteren Patienten verabreicht. Die höchste bisher eingesetzte Konzentration betrug 5000 ng ML/ml (Tab. 3). In der 12. Woche nach der ersten Instillation wurde eine Harnblasenbiopsie entnommen und histologisch beurteilt. Darüber hinaus wurden die Patienten über insgesamt 48 Wochen in regelmäßigen Abständen zystoskopisch im Hinblick auf Rezidive untersucht.

Ergebnisse

Zytotoxizität in vitro

Zunächst wurde die zytotoxische Wirkung eines auf Mistellektin eingestellten Mistelextraktes an 25 verschiedenen humanen Tumorzelllinien und 47 Xenografts im Vergleich zu Doxorubicin *in vitro* geprüft (Burger *et al.*, 2001). Dabei erwies sich der Mistelextrakt als hoch zytotoxisch mit mittleren IC70-Werten im Bereich von 0,17 bis 1,0 ng Mistellektin (ML) / ml (2,8 bis 17 pmol bezogen auf ML I). Der Mistelextrakt war auf molarer Basis um ca. 3 bis 4 Zehnerpotenzen aktiver als Doxorubicin.

Bei verschiedenen humanen Harnblasenkarzinomen fanden sich mittlere IC70-Werte von 500 pg ML/ml bei den Xenografts und 5,0 ng ML/ml bei den Tumorzelllinien. Eine Stimulation des Tumorzellwachstums wurde in keinem Fall festgestellt.

Antitumorale Wirkung in vivo

Die antitumorale Wirkung wurde in zwei verschiedenen Tumormodellen, einem Instillationsmodell (MB49) und einem chemisch induzierten Harnblasenkarzinom (NMU), an Nagetieren geprüft.

Im ersten Fall wurden bei weiblichen Mäusen (C57BL/6J) am Tag 1 insgesamt $4x10^4$ murine MB49-Harnblasenkarzinomzellen in die Blase instilliert. Anschließend erfolgte beginnend mit dem Tag 11 die intravesikale Behandlung mit einem auf Mistellektin eingestellten Mistelextrakt über vier Wochen (3x /Woche) in Konzentrationen von 30 oder 300 ng ML/ml. Die Kontrollen erhielten das Vehikel in adäquatem Volumen (0,1 ml). Am Ende der Studie wurden die Mäuse seziert und die Harnblasen makroskopisch sowie histologisch (Serienschnitte) untersucht.

In den behandelten Gruppen überlebten 69% bzw. 85% der Mäuse (Kontrolle 39%). Bei der Sektion zeigten 56% bzw. 18% der Tiere einen makroskopisch erkennbaren Harnblasentumor (Kontrolle 80%). Die Unterschiede waren in beiden Fällen für die hohe Dosis im Vergleich zur Kontrolle statistisch signifikant (p<0,05). Multiple Metastasen wurden bei 33% bzw. 18% der Mäuse gefunden (Kontrolle 40%, Unterschiede statistisch nicht signifikant) (Tab.1). Der getestete Mistelextrakt wurde lokal wie systemisch gut vertragen (Mengs *et al.*, 2000).

Tab. 1: Antitumorale Wirkung eines auf Mistellektin eingestellten Mistelextraktes im MB49-Modell an Mäusen.

Konzentration ng ML/ml	n/Gruppe	Karzinom[1] (%)	Überlebende (%)	Metastasen[1] (%)
0	13	80	39	40
30	13	56	69	33
300	13	18*	85*	18

Ergebnisse nach Mengs *et al.*, 2000
[1] Anzahl der Mäuse (%) mit Harnblasenkarzinom/Metastasen
* p<0,05 (Fisher`s exact test)

In einem weiteren Tiermodell wurde der Einfluss von rekombinantem Mistellektin (rML) auf die chemisch induzierte Karzinogenese (N-Methyl-N-Nitrosoharnstoff, NMU) in der Harnblase von weiblichen Ratten (Fischer 344) geprüft (Elsässer-Beile *et al.*, 2001). Nach der Tumorinduktion erfolgte die intravesikale Behandlung mit 300 oder 1500 ng rML/ml über sechs Wochen (2x wöchentlich, Woche 8–13 oder Woche 14–19). Nach 21 Wochen wurden die Ratten seziert und die Harnblasen histologisch (Serienschnitte) beurteilt.

Tab. 2: Antitumorale Wirkung von rekombinantem Mistellektin (rML) im Modell der chemisch induzierten Harnblasenkarzinogenese an Ratten.

Konzentration ng/ml	n/Gruppe	Karzinom(%) Wo 8–13[1]	Karzinom (%) Wo 14–19[1]
0	39	82	82
300	14/22	50*	45*
1500	23/19	52*	42*

Ergebnisse nach Elsässer-Beile *et al.*, 2001
[1] Anzahl der Ratten (%) mit Harnblasenkarzinom, Behandlung mit rML von Woche 8–13 oder Woche 14–19
* p<0,05 (Wilcoxon-Mann-Whitney test)

In der Kontrollgruppe hatte sich bei 82% der Ratten ein Urothelkarzinom entwickelt. Im Gegensatz hierzu betrug die Karzinomrate bei den mit rML behandelten Tieren je nach Dosis und Therapieschema 42% bis 52%. Die Unterschiede zur Kontrollgruppe waren in allen Fällen statistisch signifikant ($p<0,05$) (Tab.2). Die Verträglichkeit der wiederholt applizierten rML-Konzentrationen war gut.

Klinische Studie der Phase I/II

Die positiven tierexperimentellen Befunde führten zu einer ersten klinischen Phase I/II-Studie mit einem auf Mistellektin eingestellten Mistelextrakt, in die bisher 30 Patienten mit oberflächlichem Harnblasenkarzinom der Stadien Ta und T1 und dem Grading G1 bis G2 aufgenommen wurden.

Im Anschluss an die transurethrale Resektion (TUR) erhielten die Patienten insgesamt sechs Instillationen (1 x wöchentlich über sechs Wochen) mit dem Mistelextrakt in ansteigenden Konzentrationen bezogen auf Mistellektin. Infolge der starken *In-vitro*-Zytotoxizität des eingesetzten Mistelextraktes (Burger *et al.*, 2001) wurde die Initialkonzentration auf 10 ng ML/ml festgelegt und bisher bis auf 5000 ng ML/ml erhöht.

Bis zu einer Konzentration von 5000 ng ML/ml führte der Mistelextrakt weder zu lokalen noch zu systemischen Nebenwirkungen. Die 1-Jahres-Rezidivrate betrug über alle bisher getesteten Konzentrationen 30%. Die Rezidive traten innerhalb von sieben bis 40 Wochen auf (Tab. 3). Die Studie wird derzeit mit einer Konzentration von 10000 ng ML/ml fortgeführt.

Diskussion

Die Misteltherapie wird bisher meist als supportive Maßnahme zur Verbesserung der Lebensqualität und der Immunabwehr bei Krebspatienten angewandt. Mit der systematischen klinischen Prüfung auf antitumorale Wirkung wurden nun neue Wege beschritten. Aufgrund der nachgewiesenen zytotoxischen Eigenschaften der Mistellektine ist es plausibel, dass bei direktem Kontakt mit einem Tumor dessen Wachstum gehemmt werden kann. Hierfür erscheint das oberflächliche Harnblasenkarzinom als besonders geeignet, da in diesem Fall durch Instillation entsprechend hohe Konzentrationen unmittelbar an das Tumorgeschehen gebracht werden können.

Tab. 3: Ergebnisse einer klinischen Phase I/II-Studie an Patienten mit oberflächlichem Harnblasenkarzinom nach TUR und nachfolgender intravesikaler Behandlung mit einem auf Mistellektin eingestellten Mistelextrakt.

Pat. Nr.	Konzentration ng ML/ml[1]	Nebenwirkungen	Rezidive[2]
1–3	10	keine	0/3
4–6	20	keine	1/3
7–9	40	keine	0/3
10–12	80	keine	2/3
13–15	160	keine	3/3
16–18	320	keine	1/3
19–21	640	keine	0/3
22–24	1280	keine	1/3
25–27	2500	keine	0/3
28–30	5000	keine	1/3

[1] Mistellektin-Konzentration der instillierten Mistelextraktzubereitung
[2] Anzahl der Patienten mit Rezidiv / Gesamtzahl pro Gruppe

So zeigten bereits die Befunde aus den hier berichteten Tierstudien eindeutige Hinweise auf eine Beeinflussung des Tumorwachstums in der Harnblase durch einen auf Mistellektin eingestellten Mistelextrakt bzw. durch Mistellektine unter experimentellen Bedingungen (Mengs *et al.*, 2000; Elsässer-Beile *et al.* 2001). Im Gegensatz dazu konnte bei subkutaner Applikation in bisher publizierten Untersuchungen an Ratten kein Einfluss auf das Wachstum eines chemisch induzierten Harnblasenkarzinoms gezeigt werden (Kunze *et al.*, 1997; 2000). Auch in einer kürzlich veröffentlichen randomisierten Phase II-Studie an Patienten mit oberflächlichem Harnblasenkarzinom hatte ein systemisch verabreichtes Mistelextraktpräparat keinen Einfluss auf die Entstehung von Rezidiven (Goebell *et al.*, 2002).

Das Ziel der hier vorgestellten, noch laufenden klinischen Phase I/II-Studie an Patienten mit oberflächlichem Harnblasenkarzinom war in erster Linie die Ermittlung einer maximal tolerierbaren Konzentration nach mehrmaliger intravesikaler Applikation.

Die bisher geprüften Konzentrationen (bezogen auf ML I) bis 5000 ng ML/ml wurden von den Patienten ausnahmslos gut vertragen. Dies war überraschend, da Mistellektine unter *In-vitro*-Bedingungen extrem zytotoxisch wirkten (Burger *et al.*, 2001). Andererseits erwiesen sich in den Tierexperimenten antitumoral wirksame Konzentrationen als gut verträglich.

Hinsichtlich der Wirksamkeit geben die hier vorgestellten Ergebnisse erste Hinweise, dass der auf Mistellektin eingestellte Mistelextrakt die Rezidivrate beim oberflächlichen Harnblasenkarzinom möglicherweise senken kann. Über alle geprüften Konzentrationen gesehen, ergab sich eine 1-Jahres-Rezidivrate von 30%. Wenn sich dieses Ergebnis in weiteren klinischen Studien bestätigt, wäre der auf Mistellektin eingestellte Mistelextrakt eine sinnvolle Alternative zu der heutigen Standardtherapie mit BCG, die mit erheblichen Nebenwirkungen einhergehen kann (Steg *et al.*, 1992).

Literatur

Burger, A. M., Mengs, U., Schüler, J. B., Fiebig, H. H. (2001): Antiproliferative activity of an aqueous mistletoe extract in human tumor cell lines and xenografts *in vitro*, Arzneim Forsch/Drug Res 51: 748–757.

Dohmen, W., Breier, M., Mengs, U. (2004): Cellular immunomodulation and safety of standardized aqueous mistletoe extract PS76A2 in tumor patients treated for 48 weeks, Anticancer Res 24: 1229–1236.

Durek, C., Rödel, C., Jocham, D. (2002): Klinische Diagnostik und Therapie des oberflächlichen Harnblasenkarzinoms, Onkologe 8: 929–939.

Elsässer-Beile, U., Ruhnau, T., Freudenberg, N., Wetterauer, U., Mengs, U. (2001): Antitumoral effect of recombinant mistletoe lectin on chemically induced urinary bladder carcinogenesis in a rat model, Cancer 91: 998–1004.

Goebell, P. J., Otto, T., Suhr, J., Rübben, H. (2002): Evaluation of an unconventional treatment modality with mistletoe lectin to prevent recurrence of superficial bladder cancer: a randomized phase II trial, J Urol 168: 72–75.

Kunze, E., Schulz, H., Ahrens, H., Gabius, H. J. (1997): Lack of an antitumoral effect of immunomodulatory galactoside-specific mistletoe lectin on N-methyl-N-nitrosuourea-induced urinary bladder carcinogenesis in rats, Exp Toxic Pathol 49:167–180.

Kunze, E., Schulz, H., Adamek, M., Gabius, H. J. (2000): Long-term administration of galactoside-specific mistletoe lectin in an animal model: no protection against N-butyl-N-(4-hydroxybutyl)-nitrosamine-induced urinary bladder carcinogenesis in rats and no induction of a relevant local cellular immune response, Cancer Res Clin Oncol 126:125–138.

Lenartz, D., Dott, U., Menzel, J., Schierholz, J. M., Beuth, J. (2000): Survival of glioma patients after complementary treatment with galactoside-specific lectin from mistletoe, Anticancer Res 20: 2073–2076.

Mengs, U., Göthel, D., Leng-Peschlow, E. (2002): Mistletoe extracts standardized to mistletoe lectins in oncology: review on current status of preclinical research, Anticancer Res 22: 1399–1408.

Mengs, U., Schwarz, T., Bulitta, M., Weber, K. (2000): Antitumoral effects of an intravesically applied aqueous mistletoe extract on urinary bladder carcinoma MB49 in mice, Anticancer Res 20: 3565–3568.

Schumacher, K., Schneider, B., Reich, G., Stiefel, T., Stoll, G., Bock, P. R., Hanisch, J., Beuth, J. (2002): Postoperative komplementäre Therapie des primären Mammakarzinoms mit lektinnormiertem Mistelextrakt, Dt Z Onkol 34: 106–114.

Semiglasov, V. F., Stepula, V. V., Dudov, A., Lehmacher, W., Mengs, U. (2004): The standardised mistletoe extract PS76A2 improves QoL in patients with breast cancer receiving adjuvant CMF chemotherapy: a randomised, placebo-controlled, double-blind, multicentre clinical trial, Anticancer Res 24: 1291–1300.

Stauder, H., Kreuser, E. D. (2002): Mistletoe extracts standardised in terms of mistletoe lectins (MLI) in oncology: current state of clinical research, Onkologie 25: 374–380.

Steg, A., Adjiman, S., Debre, B. (1992): BCG therapy in superficial bladder tumours – complications and precautions, Eur Urol 21: 35–40.

Dr. Ulrich Mengs[1], Prof. Dr. Dr. Ursula Elsässer-Beile[2], Dr. Christian Leiber[2], Prof. Dr. Ulrich Wetterauer[2]

[1] MADAUS AG, Köln
[2] Albert-Ludwigs-Universität, Freiburg

Korrespondenzadresse:
Dr. Ulrich Mengs
MADAUS AG, 51101 Köln
u.mengs@madaus.de

Randomisierte Kohortenstudien im Matched-Pair-Design zur Misteltherapie (Iscador®) bei gynäkologischen Karzinomen

Randomized Cohort Studies with Matched Pair Design Investigating Mistletoe Therapy (Iscador®) for Gynaecological Carcinoma

R. Grossarth-Maticek und R. Ziegler

Zusammenfassung

Randomisierte Studien im Matched-Pair-Design für gynäkologische Karzinome legen nahe, dass das Mistelpräparat Iscador® als Adjuvans zu einer onkologischen Standardtherapie einen klinisch relevanten Effekt sowohl auf die Verlängerung der Überlebenszeit als auch auf die Erhöhung der Lebensqualität in Form der Selbstregulation auszuüben vermag, verglichen mit der onkologischen Standardtherapie allein.

Schlüsselwörter:

Randomisierte Matched-Pair-Studie, Mistelpräparat, Iscador®, Überlebenszeit, Lebensqualität, Selbstregulation

Summary

Randomized matched pair studies for gynaecological carcinoma suggest that the mistletoe preparation Iscador® together with standard oncological therapy has a significant and relevant effect onto the prolongation of survival as well as onto the quality of life in the sense of an enhanced self-regulation in comparison with oncological therapy alone.

Keywords:

Randomized matched pair study, mistletoe preparation, Iscador®, survival, quality of life, self-regulation

Hintergrund

Bisher gibt es wenig langfristig angelegte epidemiologische Studien zu den Auswirkungen der Misteltherapie auf klinisch relevante Parameter und insbesondere wenig randomisierte Studien zu den Langzeitfolgen dieser Therapie. Die hier vorgestellten randomisierten Studien sind *Teilstudien* verschiedener breit und langfristig angelegter epidemiologischer Studien in Deutschland. Es handelt sich bei letzteren um in der Datenerhebung *prospektiv* durchgeführte explorative Langzeit-Kohortenstudien zu prognostischen Faktoren in Bezug auf den Verlauf von Krebserkrankungen (Grossarth-Maticek, 1999, 2003; Stierlin und Grossarth-Maticek, 1998a).

Studienziele

Allgemeine Studienziele

Das Ziel der epidemiologischen Kohortenstudie ist die explorative Untersuchung von Einfluss und Wechselwirkung physiologisch-organischer, psychosozialer, autonomer und therapiebedingter prognostischer Faktoren auf die Überlebenszeit bei einer Krebserkrankung.

Die Lebensqualität geht in der Form der Selbstregulation (Fähigkeit zur autonomen Regulierung emotionaler, sozialer und psychischer Faktoren) sowohl als Prognosefaktor als auch als Zielgröße ein: Sie dient zur Messung des autonomen Status sowie der Veränderung dieses Status während diverser therapeutischer Maßnahmen (Grossarth-Maticek *et al.*, 1984; Grossarth-Maticek, 2000, 2003; Grossarth-Maticek *et al.*, 2000).

Die Selbstregulation wird auf einer Skala von 1 bis 6 gemessen: 1 ist die niedrigste Stufe und 6 die höchste Stufe. Die Erhebung erfolgt durch verschieden umfangreiche (bisher mit anderen, etablierten Lebensqualitätsinstrumenten nicht verglichenen) Fragebögen (Grossarth-Maticek *et al.*, 1995; Grossarth-Maticek und Eysenck, 1995; Grossarth-Maticek, 1999; Stierlin und Grossarth-Maticek, 1998a). Für die folgende Auswertung der Veränderung der Selbstregulation wurde festgesetzt: eine Steigerung um mindestens einen halben Punkt ist als klinisch relevant anzusehen.

Studienziele für die Iscador®-Therapie

Die Untersuchung der Iscador®-Therapie ist ein Teilprojekt innerhalb der Untersuchung von möglicherweise günstigen Interventionen für die Krebserkrankung (Grossarth-Maticek *et al.*, 2001a, 2001b). In Ergänzung zu letzteren Arbeiten steht in der vorliegenden Darstellung die langfristig vergleichende Beobachtung der Auswirkungen einer Iscador®-Therapie als Zusatztherapie zur onkologischen Standardtherapie auf die Überlebenszeit und die Selbstregulation von *Krebspatientinnen mit gynäkologischen Karzinomen* im Vordergrund.

Material und Methoden

Datenquellen, Datenqualität, Datenpflege

Die Daten der hier besprochenen Studien stammen aus drei Quellen:

Gruppe A: Heidelberger prospektive Interventionsstudie (Rekrutierung 1973–1996).
Gruppe B: Fünf Krankenhäuser und Nachsorgeeinrichtungen in Deutschland (Rekrutierung 1973–1986).
Gruppe C: Ratsuchende Frauen, die sich durch telefonischen oder schriftlichen Kontakt zum Thema Selbstregulation und Autonomietraining an das Institut für Präventive Medizin in Heidelberg gewandt haben (Rekrutierung 1973–1998).

Aus den vorliegenden Daten sind keine Rückschlüsse auf diese Quellen mehr möglich. Die Herkunft und Verlässlichkeit der Daten wird immer noch kontrovers diskutiert und zum Teil mit unbegründeten und falschen Unterstellungen in Zweifel gezogen (Amelang *et al.*, 1991; Pelosi und Appleby, 1992; Edler, 2004). Für die Verlässlichkeit der Daten sprechen sich mehrfach der prominente Psychiater H. J. Eysenck (Eysenck, 1991a, 1991b, 1992, 1998, 1999) sowie weitere etablierte Fachwissenschaftler aus (Bastiaans, 2000; Hüther, 2000; Schmidt, 2003; Stierlin, 2000, Stierlin und Grossarth-Maticek, 1998b; Wannemacher, 1999). Darüber hinaus gibt es eine ganze Reihe von Gutachten zur Studienmethodik und Datenerhebung, die alle zum selben Ergebnis kommen: die Studienkonzeption ist solide und die Durchführung verlässlich (siehe z. B. Frentzel-Beyme, 1998). Die behaupteten Ungereimtheiten hat Grossarth-

Maticek im Einzelnen widerlegt (siehe die Materialien in Eysenck, 1991b, und die Zusammenstellung in Grossarth-Maticek, 2004).

Die *Nachuntersuchungen* (Follow-up) wurden von einem größeren Team von wissenschaftlichen Mitarbeitern auf einer regelmäßigen Basis und in standardisierter Form (strukturiertes Interview, vorbereitete Datenerfassungsbögen, Rückfragen an behandelnde Ärzte) durchgeführt. Über ein *Monitoring* (unabhängige Datenprüfung, Qualitätskontrolle) liegen keine Unterlagen vor. Ein Audit ist angesichts der vorliegenden Bürgschaften und der mehrfachen Überprüfungen der Datenqualität (siehe oben) und des Alters der Originaldaten nicht mehr angezeigt. Die Archivierung der Daten befindet sich auf Karteikarten und Ordnern im Privat- und Institutsbereich von R. Grossarth-Maticek in Heidelberg.

Patientinnen

Einschlusskriterien: Krebspatientinnen aller Altersstufen mit vollständigen medizinischen Daten und expliziter Einwilligung. Alle Patientinnen erhielten eine onkologische Standardtherapie (Operation, gegebenenfalls Chemotherapie, Bestrahlung, Hormontherapie).

Ausschlusskriterien: Patientinnen mit Therapien auf der Grundlage anderer Mistelpräparate als Iscador® oder mit anderen komplementären, insbesondere immunstimulierenden Therapien (z. B. Thymus-Präparate, bakterielle Fiebertherapie).

Behandlung und Kontrolle

Prüfbehandlung: Mistelpräparat Iscador®. Es wurde nur die Gesamtdauer der Iscador®-Anwendung in Monaten, nicht aber die Iscador®-Sorte, die Frequenz und die Intervalle der Applikation, das Dosierungsschema oder die Gesamtdosis registriert.

Kontrollen: Die Kontrollpatientinnen erhielten nur die onkologische Standardtherapie. Eventuell ergänzende nicht-konventionelle Therapiemaßnahmen (Ko-Interventionen) wurden nicht in allen Fällen vollständig registriert, mit Ausnahme von anderen Mistelpräparaten und komplementären, insbesondere immunstimulierenden Therapien (Thymus-Präparate, bakterielle Fiebertherapien).

Mitarbeiter

Die Studienkonzeption und Studienplanung erfolgte durch Grossarth-Maticek ab 1966, die Studienrealisierung, Rekrutierung, Randomisierung und das Follow-up wurde für alle vorliegenden Daten zu gynäkologischen Karzinomen von 1973 bis 1998 durch ein Team von wissenschaftlichen Mitarbeitern unter der Leitung und Koordination von Grossarth-Maticek durchgeführt. Die Rekrutierung, Paarbildung und Randomisierung der *randomisierten* Matched Pairs zu gynäkologischen Karzinomen fand von 1973 bis 1993 statt. Die ersten Kontakte zur Weleda AG erfolgten im Jahre 1997 auf Initiative von Grossarth-Maticek; die Mitarbeit von H. Kiene und S. Baumgartner für den Bereich der Planung, Durchführung und Präsentation der Auswertung begann 1998. Die Abschlussuntersuchung der Todesursachen fand durch andere Mitarbeiter von Grossarth-Maticek von 1998 bis 2002 statt.

Die Auswertung von Daten zur Iscador®-Therapie wurde in den Jahren 1998 bis 2001 von H. Kiene und S. Baumgartner durchgeführt, ab 2000 unterstützt durch R. Ziegler. Der Publikation Grossarth-Maticek *et al.* (2001a) liegt bei den nichtrandomisierten Studien zu verschiedenen (nicht nur gynäkologischen) Krebsarten ein Matching nach *strengen Kriterien*, das heißt ohne Ausnahmen, zugrunde (total 396 Paare), und den Publikationen Grossarth-Maticek *et al.* (2001b; 2001c; 2004), ein Matching mit *gelockerten Kriterien* (total 622 Paare). Den beiden in den genannten Arbeiten analysierten randomisierten Studien zu verschiedenen Krebsarten liegt ein Matching nach strengen Kriterien zugrunde.

Ab 2001 erfolgte eine erneute Datenkontrolle und Datenauswertung, die Erfassung, Bereinigung und Analyse neuer Daten, insbesondere zu gynäkologischen Karzinomen, sowie die Überarbeitung der Auswertungskonzeption. In der vorliegenden Arbeit wird ein Überblick zu den vorläufigen Ergebnissen bei gynäkologischen Karzinomen präsentiert.

Randomisierte Matched-Pair-Studien: Design und Auswertung

Datensätze

Im Rahmen der genannten großen epidemiologischen Kohortenstudie gibt es sieben prospektive randomisierte vergleichende Kohortenstudien im Matched-

Pair-Design zu verschiedenen *gynäkologischen* Krebsindikationen (Mamma Ca ohne Metastasen [38 Paare], Mamma Ca mit axillären Metastasen [17 Paare], Cervix Ca mit Metastasen [19 Paare], Corpus Ca ohne Metastasen [30 Paare], Corpus Ca mit Metastasen [26 Paare], Ovarial Ca ohne Metastasen [21 Paare], Ovarial Ca mit Metastasen [20 Paare]).

Design

Datenerfassung bei Baseline: Personendaten und medizinische Daten wurden in einem höchstens drei Jahre nach der Erstdiagnose liegenden Erstinterview erhoben und durch Kontakt mit dem behandelnden Arzt ergänzt bzw. bestätigt.

Prospektives paarweises Matching: Aus dem Pool der sukzessive rekrutierten Patientinnen ohne Mistel- und Immuntherapie, die an keiner anderen Studie beteiligt waren, wurden in einem Zeitraum von 12 Monaten nach der Rekrutierung (Erstinterview) Paare gebildet. Die beiden Partnerinnen eines Paares stammen jeweils aus einer der Gruppen A, B bzw. C (siehe „Material und Methoden“).

Paarbildung nach prognostischen Faktoren: In allen randomisierten Experimenten wurde ein striktes Matching nach folgenden prognostischen Faktoren durchgeführt: Alter (Unterschied höchstens zwei Jahre, mit Ausnahme des Datensatzes Mamma Ca), Jahr der Erstdiagnose (Unterschied höchstens ein Jahr), Stadium, Basis-Therapie (Operation, Bestrahlung, Hormontherapie).

Protokoll, Fallzahl- und Analysenplanung: Außer der prospektiven Festlegung der Struktur des Erstinterviews, der Kriterien der Paarbildung, wurde prospektiv weder ein spezifisches Studienprotokoll noch eine Fallzahlplanung noch ein Analyseplan, also auch *keine* vorformulierten spezifischen Studienhypothesen erstellt.

Intervention: Empfehlung an die Patientin, eine Iscador®-Therapie in Absprache mit ihrem Hausarzt zu beginnen.

Paarweise Randomisierung: Wie sich im Nachhinein ergab, erfolgte die Randomisierung exakt gemäss den Empfehlungen der CONSORT-Gruppe (Moher *et al.*, 2001; Altman *et al.*, 2001), die aufgrund empirischer Untersuchungen zu Qualitätsmerkmalen von randomisierten Experimenten entstanden sind (siehe die Übersicht in Jüni *et al.*, 2001) und welche die folgenden drei Komponenten als von besonderer Bedeutung hervorheben: *sequence generation*, *allocation concealment*, *implementation*. Alle drei Merkmale sind vollständig erfüllt:

1. *Sequence generation*: Unmittelbar nach einer Paarbildung wurden durch den Studienleiter in einen Hut zwei Zettel mit den Namen der Partnerinnen des entsprechenden Matched Pairs gelegt und anschliessend einer davon durch einen Mitarbeiter blind gezogen. Durch die vorgängig festgelegte Zuteilungsregel, dass die zuerst gezogene Patientin eine Empfehlung für eine Iscador®-Therapie erhält, ist keine subjektive Beeinflussung des Vorgangs möglich.
2. *Allocation concealment*: Maskierung des Interventions-Zuteilungsmechanismus vor Beginn der Intervention: Der genannte Zuteilungsmechanismus lässt keinen Spielraum zwischen der Erzeugung und der Zuteilung, er kann trivialerweise nicht demaskiert werden.
3. *Implementation*: Der nicht direkt am Randomisierungsprozess beteiligte Studienleiter leitet die Empfehlung zur Iscador®-Therapie an die entsprechende Patientin weiter.

Es handelt sich um eine *Randomisierung ohne Restriktion*, denn es wird weder nach den dem Matching zugrunde liegenden prognostischen Faktoren stratifiziert noch vorgängig eine bestimmte Gruppengröße festgelegt. Es findet also weder eine Stratifikation noch eine Blockbildung statt.

Informed Consent: Nach einer mündlichen Aufklärung über die Ziele der explorativen prospektiven Kohortenstudie, haben sich alle rekrutierten Patientinnen explizit mündlich für eine Teilnahme an der Studie ausgesprochen (keine schriftliche Dokumentation).
Bei den randomisierten Studien wurden die Kontrollpatientinnen über das Verfahren der paarweise randomisierten Therapieempfehlung nicht informiert (Spezialfall des „Zelen randomised consent design" nach Zelen, 1979).

Ethik-Kommission: Ein Votum einer Ethik-Kommission war zu Beginn dieser Studien in den 70er und den frühen 80er Jahren weder vorgeschrieben noch üblich.

Datenschutz: Die Daten sind streng anonymisiert, ohne jede Kodierung, sodass eine Rückverfolgung auf Personendaten (Name, Adresse, Hausarzt etc.) ausgeschlossen ist.

Ausschluss von Paaren: Wird die randomisierte Zuweisung einer Therapie-Empfehlung durch die Patientin und/oder den behandelnden Arzt *nicht* aufgegriffen, oder die Kontrollpatientin beginnt auf eigene Initiative eine Mistel- oder Immuntherapie, so wird jeweils das *ganze Paar* ausgeschlossen.
Wenn eine Partnerin einen nicht krebsbedingten Tod erleidet (Unfall, Selbstmord, etc.), so wird das ganze Paar ausgeschlossen.
Bei Verweigerinnen, Drop-outs und in der Nachuntersuchung nicht mehr auffindbaren Personen wird ebenfalls das ganze Paar ausgeschlossen.
Alle ausgeschlossenen Paare wurden nicht weiterverfolgt. Sie wurden auch nicht für andere Studien als Kontrollen weiter verwendet.

Verblindung/Maskierung der Iscador®-Therapie: Eine Verblindung ist auf die Intervention dieser Studie nicht anwendbar. Eine Verblindung der den Krankheitsverlauf beobachtenden Personen (outcome assessor) wurde nicht durchgeführt. Die Analyse wurde (und wird) ebenfalls unverblindet durchgeführt.

Follow-up: Bei nicht metastasierten Stadien etwa alle drei bis fünf Jahre. Die letzte Nachuntersuchung zur Todesursache erfolgte für die jeweiligen Paare innerhalb einer Woche (in den Jahren 1999 bis 2002).

Primäre Zielgröße: Überlebenszeit. **Sekundäre Zielgrößen**: Selbstregulation 12 Monate nach Erstinterview; Zeit bis Lokalrezidiv, Zeit bis Lymphknotenbefall, Zeit bis Fernmetastasen (nur bei Mamma Ca ohne Metastasen: wird hier nicht dargestellt). **Referenzpunkt für alle Zeitabläufe**: Jahr der Erstdiagnose.

Prognostische Faktoren (außer den Matching-Variablen): Selbstregulation (Erstinterview).

Finanzierung: Deutsche Forschungsgemeinschaft e.V., Bonn; Deutsche Krebshilfe e.V., Bonn; Stiftung für Bildung und Behindertenförderung GmbH, Stuttgart; Eduard Aeberhardt-Stiftung zur Förderung der Gesundheit, Zürich; Institute of Psychiatry (H.-J. Eysenck), University of London; Institut für Sozialmedizin, Universität Heidelberg; Rosemarie Schäfer, Florida, USA. Ab 1999 erfolgte für die Schlusserhebung der Todesursachen eine Teilfinanzierung durch den Verein für Krebsforschung. Die Analyse der Daten und die Darstellung der Studienergebnisse sind ebenfalls vom Verein für Krebsforschung mitfinanziert.

Analyse

Berechnungsgrundlagen: Die Berechungen der statistischen Tests und der Konfidenzintervalle wird konsequent auf der Grundlage der Matched Pairs (gepaarte Stichproben) durchgeführt.

Intention-to-treat (ITT): Das Ausschluss-Verfahren für ganze Paare garantiert, dass die paarweise Randomisierung nicht unterlaufen wird, also die Vergleichbarkeit *innerhalb* der Zweiergruppen-Studien nicht gestört wird (keine Verzerrung der paarweisen Selektion). *Per protocol* (PP): Das genannte Ausschluss-Verfahren hat zur Folge, dass nicht alle initiierten, nach Therapie-Empfehlung randomisierten „Mini-Studien" (jeweils n=2) in der Gesamtanalyse berücksichtigt wurden (underreporting, reporting bias). Die ausgeschlossenen Paare sind jedoch klinisch nicht relevant, da sie zwar nach der randomisierten Therapie-Empfehlung, jedoch vor Beginn der Therapie ausgeschlossen wurden. Fazit: Die Auswertung dieser Studien erfüllt sowohl die Kriterien einer Intention-to-treat-Analyse wie die Kriterien einer Per-protocol-Analyse.

Zensuren: Wegen der langen Nachbeobachtungszeit gab es nur wenig Zensuren (Mamma Ca und Ovarial Ca ohne Metastasen).

Fehlerhaftes Matching: Bei nicht adäquatem Matching (klinisch relevante Verzerrung zugunsten der Iscador®-Gruppe) wird der vollständige Datensatz mit einem reduzierten Datensatz verglichen (nur bei Ovarial Ca der Fall).

Statistische Methodik: In Sinne einer (in der Regel für die Interventionsgruppe) konservativen Abschätzung der Medianwerte der Zielvariablen wird der nichtparametrische Rangsummentest nach Wilcoxon für gepaarte Daten und die darauf beruhende Berechnung der Konfidenzintervalle gemäss Hodges-Lehman verwendet. Die übliche Log-rank-Statistik ist nicht geeignet, da keine handhabbaren Verfahren zur Behandlung von Matched Pairs zur Verfügung stehen.

Resultate

Überlebenszeit (7 Studien): Die Zunahme des Medians der Überlebenszeit in der Iscador®-Gruppe ist in drei Studien hochsignifikant ($p \leq 0.01$), in einer Studie signifikant ($p < 0.05$), in zwei Studien ein Trend ($p < 0.21$) und in einer Studie gibt es keinen Effekt ($p > 0.5$). Bei allen signifikanten Resultaten ist die Zunahme der Überlebenszeit größer als zwölf Monate.

Selbstregulation: Die Zunahme der Selbstregulation in den fünf Studien mit einer Erhebung der Veränderung der Selbstregulation ist in zwei Studien hochsignifikant ($p \leq 0.01$), in drei Studien signifikant ($p \leq 0.05$) und in drei Studien relevant (Median der Differenz ≥ 0.5 Punkte). Weder bei den Überlebenszeiten noch bei der Selbstregulation trat eine Verschlechterung in der Iscador®-Gruppe auf.

Diskussion

Messgenauigkeit und Fehlklassifikation: Da nach dem Erstdiagnosejahr gematcht wurde, ist eine Klassifikation der Partnerinnen nach unterschiedlichen Kriterien unwahrscheinlich. Andererseits sind die vorliegenden medizinischen Daten nicht sehr präzise und zum Teil unvollständig. Dies betrifft jedoch sowohl Iscador®- als auch Kontrollpatientinnen.

Der **selection bias** wird in den jeweiligen Paaren durch die Randomisierung neutralisiert. Der **performance bias** ist nicht abschätzbar, da Ko-Interventionen nicht vollständig erfasst wurden. Ein **detection bias** ist durch den harten Endpunkt nahezu ausgeschlossen, da an Krebs erkrankte Menschen in den meisten Fällen auch an dieser Krankheit sterben. Für den **attrition bias** (Datenverlust, mangelhaftes oder einseitiges Follow-up) gibt es keine Hinweise, dass der sehr geringe Datenverlust mit der Intervention assoziiert sein könnte. Ein einseitiges Follow-up liegt nicht vor. Bei Nachuntersuchungen wurden die Paare immer, wenn möglich, im Zeitrahmen einer Woche kontaktiert.

Adverse events / Nebenwirkungen: Darüber liegen keine Informationen vor.

Limitierungen der internen Validität: Geringe Fallzahlen, keine vorformulierten Hypothesen für statistische Tests und kein Fallzahlplanung, mangelnde Präzision der Daten (OP-Datum, Diagnosedatum, Interviewdatum und Datum der Paarbildung nur in Jahreszahlen; keine exakte Bestimmung der Intervention), manchmal fehlende Daten (Diagnosejahr, OP-Jahr, Interviewjahr, Matchingjahr), keine detaillierte Untersuchung der Ko-Interventionen (*performance bias*).

Limitierungen der externen Validität: Keine präzisen Ein- und Ausschlusskriterien für Patientinnen, Bevorzugung prognostisch günstiger Fälle (frühverstorbene Iscador®- und/oder Kontrollpatienten können nicht mehr rekrutiert werden), Ausschluss von Patientinnen mit geringer Compliance bezüglich Iscador®-Therapie (Empfehlung zur Iscador®-Therapie wurde nicht aufgegriffen).

Schlussfolgerung

Wegen der genannten Limitierungen sind die Ergebnisse mit Vorsicht zu interpretieren. Die konsistente Zunahme der Überlebenszeit und der Selbstregulation legt jedoch nahe, dass die Iscador®-Therapie einen relevanten und kausal wirksamen *positiven Effekt* bei den meisten gynäkologischen Karzinomen auf die Verlängerung der *Überlebenszeit* und, unabhängig davon, auf die Steigerung der *Selbstregulation* hat.

Ausblick

Die detaillierte Darstellung der hier diskutierten Studien erfolgt in gesonderten Publikationen zu den Indikationen Mamma Ca, Cervix Ca, Corpus Ca und Ovarial Ca, die noch in Vorbereitung sind. Dort finden sich auch ausführliche Darstellungen und Diskussionen nichtrandomisierter Matched-Pair-Studien und deren Integration in die Ergebnisse der randomisierten Studien derselben Indikation. Die bisherigen Ergebnisse weisen auf eine hohe Konsistenz der Ergebnisse der randomisierten und der nichtrandomisierten Matched-Pair-Studien zu denselben Indikationen hin.

Literatur

Altman, D. G., Schulz K. F., Moher D., Egger M., Davidoff F., Elbourne D., Gøtzsche P. C., Lang T. (2001): The revised CONSORT statement for reporting randomized trials: Explanation and elaboration, Annals of Internal Medicine 134: 663–694.

Amelang, M. et al. (1991): Commentaries [to Eysenck 1991a]. Psychological Inquiry 2 (3): 233–296.

Bastiaans, J. (2000): Vorwort, In: R. Grossarth-Maticek, 2000, IX–XII.

Edler, L. (2004): Mistel in der Krebstherapie: Fragwürdige Ergebnisse neuerer klinischer Studien, Deutsches Ärzteblatt 101 (1/2): A44–49.

Eysenck, H.-J. (1999): Vorwort, In: Grossarth-Maticek, 1999, IX–XI.

Eysenck, H.-J. (1998): Geleitwort, In: Stierlin und Grossarth-Maticek, 1998: 7–9.

Eysenck, H.-J. (1992): Psychological factors, cancer, and ischaemic heart disease, British Medical Journal 305: 457–459.

Eysenck, H.-J. (1991a): Personality, stress, and disease: An interactionist perspective, Psychological Inquiry 2 (3): 221–232.

Eysenck, H.-J. (1991b): Author's response: Reply to criticism of the Grossarth-Maticek studies, Psychological Inquiry 2 (3): 297–323.

Frentzel-Beyme, R. (1998): Biomedizinisches Gutachten über den Auswertungsvorgang des Forschungsvorhabens der Heidelberger prospektiven Interventionsstudie 1973–1998, Bremer Institut für Präventionsforschung und Sozialmedizin (BIPS), WHO Monica Reference Center for Drug Epidemiology, Bremen.

Grossarth-Maticek, R. (2004): http://www.grossarth-maticek.de/seiten/frame_meinungen.html (Zugriff am 25.05.2004).

Grossarth-Maticek, R., Kiene, H., Baumgartner, S., Ziegler, R. (2004): Synergieeffekte von Selbstregulation und Misteltherapie (Iscador) auf die Überlebenszeit bei Krebspatienten – Ergebnisse einer epidemiologischen Langzeitstudie, Teil I, Schweizerische Zeitschrift für Ganzheitsmedizin 16 (2): 81–89.

Grossarth-Maticek, R. (2003): Selbstregulation, Autonomie und Gesundheit. Krankheitsfaktoren und soziale Gesundheitsressourcen im sozio-psycho-biologischen System. Walter de Gruyter, Berlin.

Grossarth-Maticek, R., Kiene, H., Baumgartner, S., Ziegler, R. (2001a): Use of Iscador, an extract of european mistletoe (*viscum album*), in cancer treatment: prospective nonrandomized and randomized matched-pairs studies nested within a cohort study, Alternative Therapies in Health and Medicine 7 (3): 57–78.

Grossarth-Maticek, R., Kiene, H., Baumgartner, S., Ziegler, R. (2001b): Addendum to Iscador article. Alternative Therapies in Health and Medicine 7 (4): 26.

Grossarth-Maticek, R., Kiene, H., Baumgartner, S., Ziegler, R. (2001c): Verlängerung der Überlebenszeit von Krebspatienten unter Misteltherapie (Iscador) – Ergebnisse einer epidemiologischen Langzeitstudie [Teil I], Schweizerische Zeitschrift für Ganzheitsmedizin 13 (4): 217–225.

Grossarth-Maticek, R. (2000): Autonomietraining, Gesundheit und Problemlösung durch Anregung der Selbstregulation. Walter de Gruyter, Berlin.

Grossarth-Maticek, R., Eysenck, H.-J., Boyle, G. J., Heeb, J., Costa, S. D., Diel, I. J. (2000): Interaction of psychosocial and physical risk factors in the causation of mammary cancer, and its prevention through psychological methods of treatment, Journal of Clinical Psychology 56 (1): 33–50.

Grossarth-Maticek, R. (1999): Systemische Epidemiologie und präventive Verhaltensmedizin chronischer Erkrankungen. Strategien zur Aufrechterhaltung der Gesundheit. Walter de Gruyter, Berlin.

Grossarth-Maticek, R., Eysenck, H.-J. (1995): Self-regulation and mortality from cancer, coronary heart disease, and other causes: a prospective study. Personality and Invdividual Differences 19 (6): 781–795.

Grossarth-Maticek, R., Eysenck, H.-J., Boyle, G. J. (1995): Method of test administration as a factor in text validity: the use of a personality questionnaire in the prediction of cancer and coronary herat disease, Behavioral Research and Therapy 33 (6): 705–710.

Grossarth-Maticek, R., Schmidt, P., Vetter, H., Arndt, S. (1984): Psychotherapy research in oncology, In: A. Steptoe, A. Matthews (Eds.), Health Care and Human Behavior, Academic Press, New York: 325–341.
Hüther, G. (2000): Vorwort, In: R. Grossarth-Maticek, 2000: XV–XVI.
Jüni, P., Altman, D. G., Egger M. (2001): Assessing the quality of randomised controlled trials, In: M. Egger, G. D. Smith, D. G. Altman (Eds.), Systematic Reviews in Health Care: Meta-Analysis in Context, BMJ Books, London (2nd edition): 87–108.
Moher, D., Schulz, K. F., Altman, D. G. (2001): The CONSORT Statement: Revised recommendations for improving the quality of reports of parallel-group randomized trials, Journal of the American Medical Association 285: 1987–1991.
Pelosi, A. J., Appleby, L. (1992): Psychological influences on cancer and ischaemic heart disease, British Medical Journal 304: 1295–1298.
Schmidt, W. (2003): Vorwort, In: R. Grossarth-Maticek, 2003: XII–XVI.
Stierlin, H., Grossarth-Maticek, R. (1998a): Krebsrisiken – Überlebenschancen: Wie Körper, Seele und soziale Umwelt zusammenwirken, Verlag Carl-Auer-Systeme, Heidelberg.
Stierlin, H., Grossarth-Maticek, R. (1998b): Wie es zu diesem Buch kam, In: Stierlin und Grossarth-Maticek, 1998: 11–21.
Stierlin, H. (2000): Vorwort, In: R. Grossarth-Maticek, 2000, XIII–XIV.
Wannemacher, M. (1999): Vorwort, In: Grossarth-Maticek, 1999: XV–XVI.
Zelen, M. (1979): A new design for randomized clinical trials, The New England Journal of Medicine 300 (22): 1242–1245.

Dr. med. Dr. phil. Dr. h.c. Ronald Grossarth-Maticek[1],
Dr. rer. nat. Renatus Ziegler[2]

[1]Institut für Präventive Medizin, Europäisches Zentrum für Frieden und Entwicklung, Heidelberg
[2]Verein für Krebsforschung, Arlesheim, Schweiz

Korrespondenzadresse:
Dr. Renatus Ziegler
Verein für Krebsforschung, Institut Hiscia, Kirschweg 9, CH-4144 Arlesheim
ziegler@hiscia.ch

D) Dokumentation

Verbesserung der Qualität therapeutischer Einzelfallberichte und Fallserien in der Onkologie

Improving the Quality of Case Reports and Case-Series in Oncology

G. S. Kienle, H. J. Hamre, E. Portalupi und H. Kiene

Zusammenfassung

Einzelfälle, überschaubare Fallserien und retrospektive Auswertungen sind in der Regel die einzige Möglichkeit für den praktizierenden Arzt, vor allem in der Komplementärmedizin, eigenständige klinische Forschung durchzuführen und eigene wichtige Erfahrungen der medizinischen Gemeinschaft mitzuteilen. Bisherige Publikationen von Einzelfällen und Fallserien sind jedoch oft lückenhaft und in der Qualität ungenügend, so dass sie kaum Aussicht auf Akzeptanz haben. Als Hilfestellung zur Verbesserung der Publikationsqualität wurden Kriterien zusammengestellt, speziell für onkologisch-therapeutische Einzelfallbeschreibungen und Fallserien.

Schlüsselwörter:

Einzelfall, Fallserie, Methodologie, Empfehlungen, Onkologie, Komplementärmedizin

Summary

Single cases, case series and retrospective evaluations of patients are usually the only possibility for practicing physicians to conduct their own independent clinical research and to communicate important experiences to the medical community. However, most presentations of single cases and case series published, especially in complementary medicine, were incomplete and therefore did non reach a realistic chance on adequate recognition and acceptance of its therapeutic content, even if the presented therapeutic concept seems beneficial. To give support for improvement of the publication quality in future, criteria are presented, describing the information that should be included in the publication of oncological, therapeutic single cases and case series.

Keywords:

Single case, case series, best case, methodology, complementary therapy, oncology

Einleitung

In der konventionellen Methodologie werden Einzelfallberichte und Fallserien zwar selten berücksichtigt, dennoch sind sie ein wichtiges Erkenntnisinstrument. Sie erregen, wenn sie gut beschrieben sind, oft große Aufmerksamkeit (z.B. Kugler *et al.*, 2000), und es werden auch Einzelfälle und Fallserien zur Beurteilung von Therapien herangezogen. In der Regel sind Einzelfälle, überschaubare Fallserien und retrospektive Auswertungen die einzige Möglichkeit für den praktizierenden Arzt oder Therapeuten, eigenständige klinische Forschung durchzuführen und an der kollektiven Wissens- und Erkenntnisentwicklung der medizinischen Gemeinschaft teilzunehmen. Speziell in der komplementären Krebsbehandlung dominieren Einzelfallberichte, Fallserien und retrospektive Praxis- bzw. Klinikauswertungen. Randomisierte Studien sind hingegen für den einzelnen praktizierenden Arzt aus eigenem Impetus im allgemeinen nicht durchführbar. Diesbezügliche infrastrukturelle, methodische und ethische Schwierigkeiten sind anderweitig ausgeführt (z.B. Kienle und Kiene 2003b, Kienle *et al.*, 2003a).

In der Realität sind jedoch Beschreibungen von Einzelfällen, Fallserien und retrospektiven Praxisauswertungen – auch bei scheinbar eindrucksvollen Therapieerfolgen – oft lückenhaft oder nicht nachvollziehbar und haben deshalb nur wenig Chance auf Akzeptanz. Dies wäre meist nicht notwendig, denn vielfach fehlen lediglich Informationen, die beim Arzt oder in der Klinik vorhanden sind, aber bei der Publikation nicht oder nicht hinreichend klar erwähnt sind. Die oft mangelnde Darstellungsqualität verwundert nicht, denn nach Richtlinien zur Beschreibung von Einzelfällen und Fallserien sucht man meist vergeblich.

Kriterien zur Einzelfallbeschreibung

Um eine Hilfestellung für die Erstellung guter Einzelfälle zu geben, wurden entsprechende Kriterien zusammengestellt und eine Checkliste erstellt, welche Informationen in Einzelfall- und Fallserienbeschreibungen einfließen sollten (Kienle und Kiene, 2003c, Kienle *et al.*, 2004). Grundlagen hierfür waren die Empfehlungen des *Office of Cancer Complementery and Alternative Medicine* (2000) vom *National Cancer Institute* für die Analyse von *Best Cases*, allgemeine Standards zur Bewertung onkologischer Behandlungen (z.B. Begg *et al.*, 1996; Miller *et al.*, 1981; Nygren und Glimelius, 2001) und Empfehlungen von *Cognition-based Medicine* (Kiene, 2001).

Diese Kriterien werden im Alltag nicht in jedem Fall komplett erfüllt werden können, da nicht immer sämtliche Informationen zur Verfügung stehen. Dennoch sollte man weitestgehende Vollständigkeit anstreben. Je mehr der Punkte beschrieben werden, desto besser wird die Beurteilungsgrundlage der publizierten Patientenberichte. Darüber hinaus bleibt es jedem Autor unbenommen, weitere ihm wichtige Gesichtspunkte auszuführen. Insgesamt sollten Klarheit, Transparenz und Nachvollziehbarkeit für den Leser der Leitstern einer Fallbeschreibung sein.

Folgende Informationen sollten soweit möglich in einen onkologischen Einzelfallbericht eingehen (Checkliste und weitere Details in Kienle und Kiene 2003b, 2003c; Kienle *et al.*, 2004):

1. Kontext und Ziel. Einleitende Bemerkung, warum der Fall dargestellt wird.
2. Diagnose, Ausbreitung und Stadium. Diagnose, Stadium, metastatisch befallene Organe, Histologie, Grading und ggf. Rezeptorenstatus, Tumormarker, relevante Laborparameter; Datum der Erstdiagnose, Datum der Rezidivdiagnosen und der Metastasierungen.
3. Diagnosesicherung. Die Krebsdiagnose muss histologisch/geweblich durch einen Pathologen gesichert sein. Die histologische Sicherung des Rezidivs bzw. mindestens einer der Metastasen sind wünschenswert, teils obligat.
4. Allgemeine Patientencharakteristika. Alter, Geschlecht, Allgemeinzustand, Risikofaktoren, andere wichtige frühere oder gegenwärtige Erkrankungen und relevante medizinische Gesichtspunkte sollten genannt werden.
5. Therapie. Die Therapie, die der Patient erhalten hat (die im Zentrum der Einzelfallbeschreibung steht und auf deren Einfluss die vermutlich günstige Veränderung zurückgeführt wird), sollte klar und eindeutig beschrieben werden: Genaue Bezeichnung der Behandlung, Dosierung, Art und Häufigkeit der Applikation, Veränderung von Dosierung und Applikation, Beginn, Ende, Pausen, etc.; dies gilt für pharmakologische und nicht-pharmakologische Therapien gleichermaßen.
6. Verträglichkeit und eventuell unerwünschte **Nebenwirkungen** dieser Therapie sollten erwähnt werden.
7. „Harter“ Endpunkt. Dass eine Therapie zu einer Verlängerung des Lebens führt, kann, als alleiniger Endpunkt, in einer Einzelfallbeschreibung in der Regel nicht bewiesen werden. Deshalb müssen weitere Parameter hinzugenommen werden. Als zuverlässig gilt konventionell die Reduktion der Tumorgröße bzw. der Leukozytenzahlen bei Leukämien, verbunden mit der Rückbildung weiterer Krankheitssymptome. Die Bestimmung der Tumorgröße muss *vor* der Behandlung, u.U. *während* und in jedem Fall *nach* der Behandlung erfolgen, durch bildgebende Verfahren z.B. Röntgen, CT, Kernspin, Ultra-

schall oder u.U. durch Photographie. Als zuverlässig wird eine Reduktion der Tumorgröße um mindestens 50% angesehen. Eingeteilt werden die Remissionen nach der WHO-Definition (WHO Geneve, 1979) in 4 Klassen: komplette (C.R.) und partielle Remissionen (P.R.), No Change (N.C., Stillstand) und Tumorprogression (P.D.); dabei müssen *alle* Tumormanifestationen berücksichtigt werden; die Remission bemisst sich nicht nur an der am stärksten reagierenden Metastase. Bei nicht-messbaren Tumoren wird das Ausmaß der Remission geschätzt. Es sollte erwähnt werden, wer die Veränderung festgestellt hat. Eine Bestätigung des Krankheitsverlaufs durch eine zweite Person ist wünschenswert. Des weiteren sollte auch die Remissionsdauer bzw. die Dauer bis zur erneuten Tumorprogression angegeben werden, ebenso die Dauer der weiteren Beobachtung (Follow-up) und der weitere Verlauf der Tumorerkrankung. Todesfall, -datum und -ursache sowie ggf. der Befund der Autopsie sollten eingefügt werden.

8. Weitere Veränderungen, z.B. Laborparameter, Tumormarker, Allgemeinzustand, Veränderungen der funktionellen Fähigkeiten (Erledigen von Alltagstätigkeiten, etc.), Schmerzen, vegetative Veränderungen, Befinden, etc. haben trotz ihrer unbezweifelbaren Relevanz für den Einzelfall konventionell zwar geringeren Beweischarakter, sind aber dennoch wichtig und sollten beschrieben werden. Etablierte Messinstrumente existieren für die Anwendung in klinischen Studien, sind aber für den praktischen Alltag meist ungeeignet und unüblich (mit Ausnahme von Laborparametern). Man sollte diesbezügliche Veränderungen, wenn bekannt, dennoch klar, nachvollziehbar und konkret an den wichtigsten Beispielen beschreiben. Für prospektive Dokumentationen sollten, wenn möglich, etablierte Erhebungsbögen eingesetzt werden. Eine Bemerkung zu Arbeitsfähigkeit bzw. Krankschreibung sollte gemacht werden, bzw. bei schlechterem Befinden, ob der Patient bettlägerig ist oder nicht. Angegeben werden sollte, wer die Veränderung angibt (Arzt oder Patient), und ob es bei Befindlichkeitsverbesserung eine *unabhängige Bestätigung* gibt (z.B. durch Angehörige, zweiten Arzt, etc.).

9. Zeitliche Koinzidenz zwischen Therapie und Veränderungen. Der zeitliche Ablauf und die Koinzidenz zwischen Therapie (Nr. 5) auf der einen Seite und Veränderungen (Nr. 7 und Nr. 8) auf der anderen Seite muss für den gesamten Zeitraum klar, exakt und gut nachvollziehbar dargestellt werden. Eventuell ist eine graphische Darstellung, ein Flussdiagramm oder eine Tabelle hilfreich.

10. Begleittherapien. Alle sonstigen Begleittherapien – komplementär und konventionell – müssen angeführt werden, ebenso die Dauer ihrer Anwendung, insbesondere, wenn ein möglicher Effekt auf den Krankheitsverlauf nicht ausgeschlossen ist; ebenfalls eine explizite Nennung der Therapien der vorangegangenen drei Monate. Der Patient muss (bei prospektiver Erhebung) zu diesem Punkt speziell befragt werden.

11. Onkologische Therapien. Alle onkologischen Therapien, auch alle vorangegangenen – Operation, Bestrahlung, Chemotherapie, Hormone, Immuntherapien, Knochenmarktransplantation – müssen angeführt werden, mit Datum der Applikation. Insbesondere sollte zu dem Zeitraum, der drei Monate vor Beginn der konkret beschriebenen Behandlung (Nr. 5) liegt, explizit Stellung genommen werden, da z.B. Tumorwirkungen einer Bestrahlung oder einer Immuntherapie erst verzögert eintreten können. Wenn möglich sollte auch der Erfolg bzw. Misserfolg der vorangegangenen onkologischen Therapien genannt werden, ebenso eine genaue Spezifikation wie z.B. Art und Ausmaß der Operation, Name und Menge der Chemotherapeutika bzw. Immuntherapien, Bereich und Menge der Bestrahlung.

12. Einverständniserklärung des Patienten zur Publikation seiner (anonymisierten) Krankengeschichte.

13. Kriterien der Cognition-based Medicine. Diese Kriterien sind optional, aber im konkreten Fall sehr überzeugend. Hierzu sollte sich der Arzt fragen, ob er meint, dass die in seinem Fallbericht beschriebene Therapie dem betreffenden Patienten geholfen hat, und wie sicher er sich dieses Urteils ist. Sodann sollte er durch eine sorgfältige und kontrollierte Reflexion überlegen, wieso er sich dieses Urteils sicher ist, und dann das Resultat dieser Überlegungen – die Grundlage seines Evidenzerlebnisses – beschreiben. Dazu können Kriterien der *Cognition-Based Medicine* (Kiene, 2001) eine Anregung sein, beispielsweise die Folgenden:

- ✓ Einschätzung des üblichen Verlaufs der Erkrankung, der Beschwerde; wie üblich sind in etwa spontane Remissionen oder Schwankungen?
- ✓ Wie schnell besserte sich die Erkrankung/Beschwerde nach Therapiebeginn, und wie lange bestand die Erkrankung/Beschwerde vor der Therapie?
- ✓ Schwankte die Ausprägung der Erkrankung/Beschwerde vor Therapiebeginn?
- ✓ Wie war der Erfolg vorhergegangener Therapien?
- ✓ Wie war der Verlauf der Erkrankung/Beschwerde bei Unterbrechung der Therapie?
- ✓ Kam es zu Veränderungen der Erkrankung/Beschwerde in Abhängigkeit von der Dosierung oder dem Applikationsschema der Therapie?
- ✓ Kam es zu besonderen Veränderungen am Tumor unter Therapie (z.B. Rötung, Sensationen, etc.)?
- ✓ Wurde die Behandlung schrittweise durchgeführt und kam es korrespondierend zu den einzelnen Behandlungsschritten zu bestimmten Veränderungen?

- ✓ Kam es zu komplexen Veränderungen mit bestimmter zeitlicher Abfolge (z.B. „4 Stunden nach Therapiebeginn trat Fieber >39,5°C auf, nach 24 Stunden kam es zu veränderten, ungewohnten Sensationen am Tumor, nach 3 Tagen ließen die vorher chaotischen Tagesschwankungen der Körpertemperatur eine klare, danach über 6 Monate stabile Tagesrhythmik erkennen, nach einer Woche zeigte der Patient eine deutliche Verbesserung des Allgemeinzustandes, nach 4 Wochen wurde eine Tumorremission diagnostiziert")?
- ✓ Kam es zu einer „unerwartet gelungenen Handlung", einer überraschenden positiven Wendung des Krankheitsverlaufs?
- ✓ Welche anderen Erklärungen für die Verbesserung gibt es?

Fallserien

Werden mehrere Patienten beschrieben, so sollte prinzipiell die o.g. Information (s. Absatz 1–13) auch für jeden Patienten beschreiben werden. Während Kohortenstudien die Informationen gewöhnlich zusammenfassend darstellen, ist ein wesentliches Element der Fallserie, dass Details zu jedem einzelnen Patienten genannt werden, auch wenn die Informationen in Tabellen zusammengefasst werden können. Abhängig von Inhalt und Umfang der Fallserienbeschreibung können Details von sekundärer Bedeutung auch summarisch beschrieben werden (mittels beschreibender Statistik).

Wird mehr als nur ein Patient dargestellt oder werden irgendwelche Generalisierungen unternommen hinsichtlich der beschriebenen Diagnose oder Therapie, so sollte die Zahl der *insgesamt* (!) mit dieser Diagnose bzw. Therapie behandelten Patienten genannt werden. Bei jeder Fallserie sollte ein Selektionsbias bei der Patientenauswahl (wenn nur über die guten Patientenverläufe berichtet wird, die schlechten aber verschwiegen werden) *unbedingt* und glaubhaft ausgeschlossen werden. Optimal wäre, bei einer Patientenauswahl diesen Auswahlprozess mittels eines Fließdiagramms nachvollziehbar zu beschreiben:

a) Wie viele Patienten mit dieser Diagnose besuchten den Arzt oder die Institution?
b) Wie vielen Patienten hiervon wurde die Behandlung empfohlen?
c) Wie viele Patienten hiervon bekamen die Behandlung tatsächlich?
d) Bei wie vielen Patienten hiervon ist der weitere Verlauf bekannt?
e) Wie viele Patienten wurden in die Fallserie eingeschlossen?

Die Gründe, warum Patienten nicht in die Darstellung eingingen, sollten kurz beschrieben werden. Wenn wichtige Charakteristika der ausgeschlossenen Patienten bekannt sind (hinsichtlich Intervention und Verlauf), sollten sie kurz genannt werden. Sind keine genauen Informationen zu den ausgeschlossenen Patienten bekannt, sollten sie geschätzt werden.

Zuletzt sollte erwähnt werden, ob die Fallserie prospektiv veranlagt war oder retrospektiv erhoben wurde.

Resümee

Einzelfallbeschreibungen und Fallserien sind eine wichtige, derzeit sicherlich zu wenig genutzte (Kienle *et al.*, 2003a) Informationsquelle für die Medizin und insbesondere für die Komplementärmedizin. Ärzte machen wichtige Beobachtungen und Erfahrungen, die oft von Relevanz für die medizinische Gemeinschaft sind, und die nur in Beschreibungen von Einzelfällen und Fallserien mitgeteilt werden können. Gerade in der Komplementärmedizin gibt es eine Fülle von Einzelfall- und Fallserienbeschreibungen. Der Aufwand, hier die Qualität der Darstellung zu verbessern, lohnt sich zweifellos. Da die Beschreibungen von Patientenbehandlungen Einfluss auf die medizinische Praxis anderer Ärzte haben können, ist die Qualität, Vollständigkeit und Transparenz der Darstellung nicht nur von wissenschaftlichem Interesse, sondern auch eine ethische Notwendigkeit.

Literatur

Begg, C., Cho, M., Eastwood, S., Horton, R., Moher, D., Olkin, I., Pitkin, R., Rennie, D., Schulz, K. F., Simel, D., Stroup, D. F. (1996): Improving the quality of reporting of randomized controlled trials. The Consort Statement. JAMA 276: 637–639.

Kiene, H. (2001): Komplementäre Methodenlehre der klinischen Forschung. Cognition-based Medicine, Berlin, Heidelberg, New York, Springer-Verlag, 1–193.

Kienle, G.S., Hamre, H.J., Portalupi, E., Kiene, H. (2004): Improving the quality of therapeutic reports of single cases and case series in oncology – criteria and checklist. Altern Ther Health Med 10 (5): 68–72.

Kienle, G. S., Karutz, M., Matthes, H., Matthiessen, P.F., Petersen, P., Kiene, H. (2003a): Konkurs der ärztlichen Urteilskraft? Deutsches Ärzteblatt 100 (33):A 2142–2146. Diskussion: 100 (46): A 2997–3000.

Kienle, G.S., Kiene, H. (2003b): Die Mistel in der Onkologie – Fakten und konzeptionelle Grundlagen, Stuttgart, New York, Schattauer Verlag.

Kienle, G.S., Kiene H. (2003c):, Kriterien für die Erstellung therapeutischer Einzelfallberichte in der Onkologie. Der Merkurstab 56: 2–5. http://www.merkurstab.de/files/kiene_1.03.pdf

Kugler, A., Stuhler, G., Walden, P., Zöller, G., Zobywalski, A., Brossart, P., Ullrich, S., Müller, C.A., Becker, V., Gross, A. J., Hemmerlein, B., Kanz, L., Müller, G. A., Ringert, R. H. (2000): Regression of human metastatic renal cell carcinoma after vaccination with tumor cell-dendritic cell hybrids. Nature Medicine 6: 332–336.

Miller, A. B., Hoogstraten, B., Staquet, M.J., Winkler, A. (1981): Reporting results of cancer treatment. Cancer 47: 207–214.

Nygren, P., Glimelius, B. (2001): The Swedish Council on Technology Assessment in Health Care (SBU) report on cancer chemotherapy – project objectives, the working process, key definitions and general aspects on cancer trial methodology and interpretation. Acta Oncol 40: 155–165.

Office of Cancer Complementary and Alternative Medicine (OCCAM). (2000): The preparation of best case series and the conduct of pilot clinical trials using. CAM modalities. http://occam.nci.nih.gov/project/bc_prep.html

WHO Geneve (1979): WHO handbook for reporting results of cancer treatment, WHO Offset Publication No. 48.

Dr. med. Gunver S. Kienle[1], Harald J. Hamre[2], Emanuela Portalupi[3], Dr. med. Helmut Kiene[1]

[1] Institut für angewandte Erkenntnistheorie und medizinische Methodologie (IFAEMM), Bad Krozingen
[2] IFAEMM, Abteilung klinische Forschung, Freiburg
[3] Medico Oncologo, Mailand, Italien

Korrespondenzadresse:
Dr. med. Gunver S. Kienle
Institut für angewandte Erkenntnistheorie und medizinische Methodologie,
Schauinslandstraße 6, 79189 Bad Krozingen,
gunver.kienle@ifaemm.de

Flexible Datenbank zur Tumor- und Misteltherapiedokumentation

Flexible Database For Documentation of Tumors and And Mistletoe Therapy

F. Schad, B. Matthes, J. Pissarek, U. Albrecht, E. Jeschke und H. Matthes

Zusammenfassung
Onkologische Epidemiologie ist in Deutschland noch sehr lückenhaft. Dokumentationsrichtlinien der Krebsregister oder Tumorzentren sind uneinheitlich. Vorhandene kommerzielle und wissenschaftliche Datenbanken sind starr programmierte Systeme und untereinander meist nicht kompatibel. Viele der vorhandenen Dokumentationssysteme sind im Krankenhaus – und Praxisalltag nicht praktikabel, weil zu umfangreich und in der Anwendung zu kompliziert. QuaDoSta (Qualitätssicherung, Dokumentation und Statistik) ist ein generisches, offenes und plattformunabhängiges Dokumentationssystem, das komplette inhaltliche Flexibilität (Parameterpool), flexible Dokumentation (Katalog- und Sichtenverwaltung) und individuelle Auswertung erlaubt. Eine feingranulierte Benutzerverwaltung gewährleistet Sicherheit und Systemstabilität. Die IT Basis ist Linux, Postgre-SQL und Apache mit Perl-CGI-Scripts. In der Anwendung als Tumorbasisdokumentation (TBD) können alle individuellen Anforderungen des Endanwenders ohne Programmierung, z.B. eine ausführliche Therapiedokumentation, insbesondere der Misteltherapie realisiert und zugleich eine gemeinsame, einheitliche Datenhaltung zwischen Krankenhäusern, Krebsregistern, Tumorzentren oder in wissenschaftlichen Netzwerken sowie in Netzwerken stationär-ambulanter Patientenversorgung etabliert werden.

Schlüsselwörter:
Epidemiologie, Krebsregister, Tumorzentren, Software zur Tumordokumentation, Postgre-SQL, QuaDoSta.

Summary

Oncology in Germany currently lacks sufficient epidemiological standards. Documentation guidelines of cancer registers or cancer centres are not of standardised quality. Commercial or scientific databases currently available are rigidly programmed systems and often incompatible with other electronic data processing systems. Most of them are not practical in hospitals or specialist medical purposes as they are too comprehensive and complicated to use. QuaDoSta (quality assurance, documentation and statistics) is a generic, open and platform-independent documentation system, which offers complete flexibility with regard to contents, flexible documentation (catalogue- and input administration) and allows for individual evaluation. Comprehensive and precise user administration ensures security and system stability. The data storage is based on Postgre-SQL databases under Linux which are accessed *via* Perl-CGI scripts through a web browser. In practice every individual end user requirement for oncological documentation can be achieved without the need for additional programming including comprehensive therapy documentation, especially mistletoe therapy. With this database standardised, quality enhancing data storage between hospitals, oncological registers and scientific medical networks can be achieved as well as for inpatient and outpatient care.

Keywords:

Epidemiology, cancer register, tumour centre, tumour documentation, Postgre-SQL, QuaDoSta.

Einleitung

Onkologische Epidemiologie ist in Deutschland noch sehr lückenhaft (Bertz *et al.,* 2004). Dokumentationsrichtlinien der Krebsregister oder Tumorzentren sind uneinheitlich. Vorhandene kommerzielle und wissenschaftliche Datenbanken sind starr programmierte Systeme und untereinander meist nicht kompatibel. Viele Systeme sind im Krankenhaus- und Praxisalltag zu umfangreich und nicht praktikabel.

Die Mistel ist eines der am häufigsten eingesetzten onkologischen Medikamente (Kienle *et al.,* 2003). Die verfügbaren Präparate unterscheiden sich aufgrund unterschiedlicher Herstellungsverfahren in Inhaltsstoffen und Wirkweise, zudem besteht mit der Wahl des Wirtbaumes und der Applikationsart nach Intervall und Dosierung eine therapeutische Vielfalt. Obwohl die Mistel seit Jahrzehnten in der Onkologie Anwendung findet, besteht ein großer Bedarf an klinisch wissenschaftlichen Daten. Die hier vorgestellte Tumorbasisdokumentation hat zum Ziel, grundsätzlich eine Infrastruktur für onkologische Dokumentation bereit zu stellen, die in Zukunft aufgrund der hohen Flexibilität der Datenbank eine breite Erhebung klinischer Parameter ermöglicht. Sie wurde entwickelt, um insbesondere die Misteltherapie in ihrer praktischen Anwendung im ärztlichen Alltag abzubilden. Damit ist sie ein Instrument zur einheitlichen Dokumentation und qualitätsgesicherten Datenerhebung dieser Therapieform.

Mit QuaDoSta wird am Beispiel der Tumordokumentation ein neues Datenbankmodell vorgestellt, in dem ein grundsätzlich flexibler und technisch offener Lösungsansatz verwirklicht werden konnte.

Methoden

QuaDoSta ist ein auf generischen HTML Seiten basierendes, offenes und plattformunabhängiges Dokumentationssystem, das komplette inhaltliche Flexibilität (Parameterpool), flexible Dokumentation (Katalog- und Sichtenverwaltung) und individuelle Auswertungen erlaubt. Die Datenhaltung basiert auf SQL-Datenbanken unter Linux, auf die über Perl-CGI – Skripte mittels Web-Browser zugegriffen wird. Als Applikationsserver wird ein Apache eingesetzt. Eine feingranulierte Benutzerverwaltung gewährleistet Sicherheit und Systemstabilität. Jeder Endanwender erhält benutzerdefiniert auf jeder Ebene der Administration und Dokumentation einzelne Zugriffs- und Veränderungsrechte. Über Benutzergruppen werden Anwenderstandards zugewiesen. Innerhalb der Datenbank kann nichts gelöscht werden. Jede Änderung, auch die des Administrators, wird passwortgestützt nach Art der Änderung, Zeit und Datum gespeichert. Damit sind höchste Sicherheitsstandards angewendet. Die Auswertung erfolgt mittels individueller SQL-Abfrage oder durch Portierung zu Statistik- und Auswertungsprogrammen, z.B. Excel, Access oder SPSS. Standardfilter zur Auswertung können frei definiert werden.

Ergebnis

Die Struktur der vorliegenden Tumorbasisdokumentation (TBD) gliedert sich in einen Gesamtkatalog und beliebig zu wählende Ergänzungsparameter (Abb. 1). Beide können vom Anwender frei definiert werden und *ohne* Programmierung jederzeit ergänzt werden. Die Erstellung von Sichten erfolgt in einer einfach gestalteten, anwenderfreundlichen Oberfläche. Die Parameter werden als statische, dynamische, fakultative Felder oder als Pflichtfelder angelegt. Die Reihenfolge der Items kann jederzeit geändert werden, Untermasken (Sichten) können beliebig ergänzt werden. Als Grundkatalog dient die von der Deutschen Krebsgesellschaft empfohlene „Basisdokumentation für Tumorkranke" (BDT) (Dudeck *et al.*, 1999). Als Ergänzungsparameter wurden die Anforderungen des Krebsregisters und anderer Tumorzentren sowie hausinterne Parameter eingegeben. Des weiteren werden die CTC-Kriterien der WHO (NCI 1998), die LENT-SOMA-Kriterien (Müller *et al.*, 2000) und verschiedene Lebensqualitätsfragebögen (z.B. SF 36, Herdecker Lebensqualitätsfragebogen [HLQ] und der Havelhöher Konstitutionsfragebogen [HKF 2.3], Kröz *et al.*, 2003) vorgehalten. Insbesondere ist innerhalb der TBD erstmalig ein umfangreicher Dokumentationskatalog zur *Misteltherapie* erstellt worden, der vom Applikationsmodus bis zur detaillierten Erfassung von unerwünschten Arzneimittelwirkungen (UAW) als Standard klinischer Dokumentation dient (Seegenschmidt *et al.*, 1999). Inzwischen ist jede Anwendungsform der Mistel mit Wirtsbaumwahl, Applikationsart, -ort und -intervall sowie Dosierung bereits als Maske erstellt. Darüber hinaus können Chemotherapien und sämtliche Zusatztherapien standardisiert dokumentiert werden.

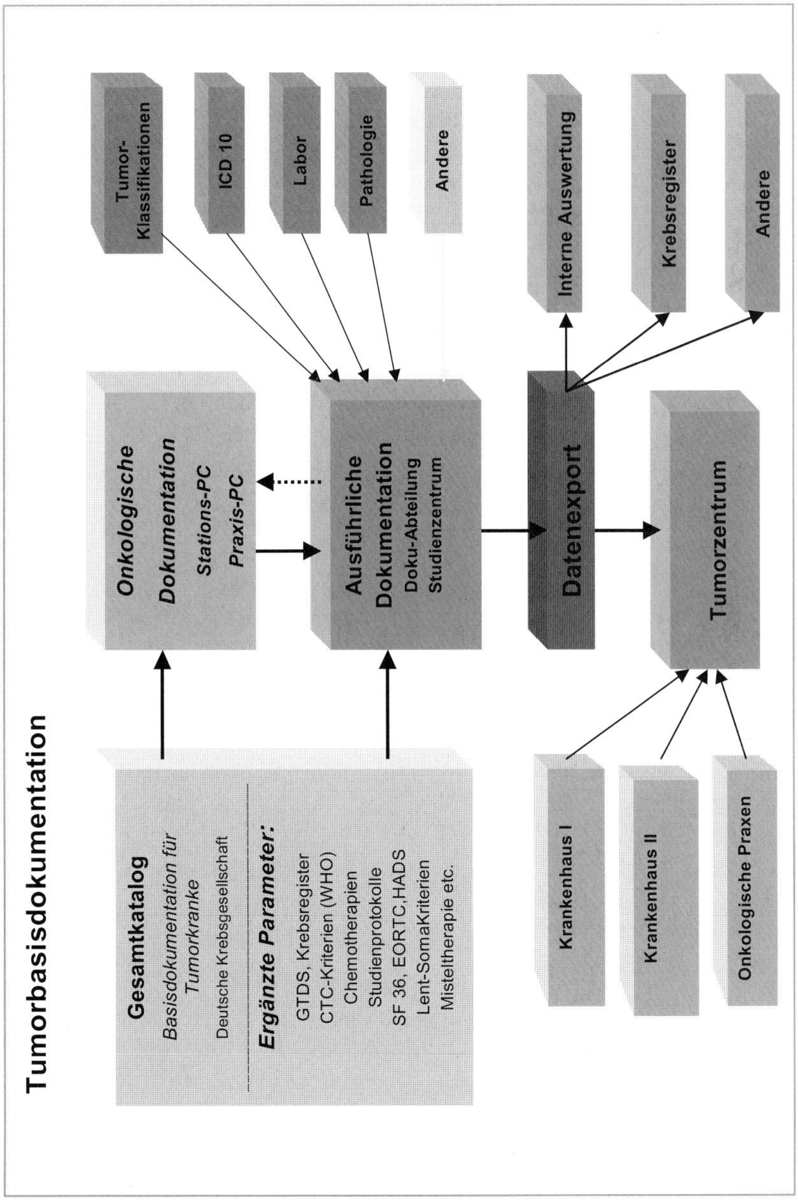

Abb. 1: Struktur der Tumorbasisdokumentation (TBD).

Diskussion

Die Tumorbasisdokumentation (TBD) auf Basis des QuaDoSta-Systems kann einen wichtigen Beitrag zur klinischen Erfassung der *Misteltherapie*, zur einheitlichen onkologischen Dokumentation und zur Verbesserung epidemiologischer Daten insgesamt leisten. Es kann jede externe Dokumentationsanforderung ohne Programmieraufwand flexibel integriert werden. Z.B. neue Leitlinien oder Empfehlungen der Fachgesellschaften, hausinterne Standards oder wissenschaftliche Neuerungen generell sind sehr schnell umsetzbar, ebenso neue Dokumentationsrichtlinien von Tumorzentren oder Krebsregistern. Über eine anwenderspezifische Dokumentation hinaus können gemeinsame Datenpools definiert und eine einheitliche und vergleichbare Datenerfassung zwischen Krankenhäusern, Praxen oder Tumorzentren etabliert werden. Die flexible Katalog- und Sichtengestaltung ermöglicht die Nutzung des QuaDoSta-Systems als universelle Datenbank für medizinische Fragestellungen, z.B. auch zur Durchführung von Studien und Anwendungsbeobachtungen (AWB). Als browserbasiertes Datenhaltungssystem wurde für die QuaDoSta eine zukunftsfähige Technologie gewählt. Durch seine Plattformunabhängigkeit eignet es sich zur vernetzten Datenerhebung und zum Aufbau medizinischer Netzwerke (siehe auch www.quadosta.de).

Zusammenfassung und Ausblick

Mit der Tumorbasisdokumentation (TBD) können alle Anforderungen einer onkologischen Dokumentation ohne Programmierung realisiert werden, insbesondere eine ausführliche Dokumentation der Mistel- und Chemotherapie und ihrer Nebenwirkungen. Mit diesem Instrument kann eine einheitliche Datenhaltung zwischen Krankenhäusern und Arztpraxen oder auch Registern und Tumorzentren etabliert werden. Ein „Netzwerk Onkologie" (NO) zur standardisierten klinischen Dokumentation der Misteltherapie ist im Entstehen.

Literatur

Bertz, J., Hentschel, S., Hundsdörfer, G., Kaatsch, P., Katalinic, A., Lehnert, M., Schön, D., Stegmaier, C., Ziegler, H. (2004): Krebs in Deutschland, Hrsg. Arbeitsgemeinschaft Bevölkerungsbezogener Krebsregister in Deutschland. 4. erweiterte, aktualisierte Auflage, Braun Druck, Saarbrücken.

Dudeck, J., Wagner, G., Grundmann, E., Hermanek, P. (1999): Basisdokumentation für Tumorkranke. Prinzipien und Verschlüsselungsanweisungen für Klinik und Praxis. Zuckschwerdt Verlag, München, Bern, Wien, New York.

Seegenschmidt, M. H., Müller, R.-P., Höffken, K., Junginger, T., Sauer, H. (1999): Dokumentation von Nebenwirkungen in der Onkologie. Dt. Ärzteblatt 96 (8): 384–89.

Kienle, G. S., Berrino, F., Büssing, A., Portalupi, E., Rosenzweig, S., Kiene, H. (2003): Mistletoe in cancer. A systematic review on controlled clinical trials. Eur J Med Res: 109–119.

Kröz, M., Von Laue, H. B., Zerm, R., Girke, M. (2003): Entwicklung eines Fragebogens zur endogenen Regulation – Ein Beitrag zur Salutogeneseforschung. Forsch Komplementärmed 10: 70–77.

Müller, R.-P., Seegenschmiedt, M., Höffken, K., Junginger, T., Sauer, H. (2000): Lent-Soma-Kriterien. Interdisziplinäre Bewertung von langfristigen Therapieerfolgen in der Onkologie. Dt. Ärzteblatt 97 (37): 1814–20.

NCI (1998): Common toxicity criteria (CTC). Washington, USA, National Cancer Institut.

Dr. Friedemann Schad, Burkhard Matthes, Jörg Pissarek, Ulrike Albrecht,
Dr. rer nat. Elke Jeschke, Dr. Harald Matthes

Gemeinschaftskrankenhaus Havelhöhe, Berlin in Kooperation mit dem Forschungsinstitut Havelhöhe (FIH), Berlin.

Korrespondenzadresse:
Dr. Friedemann Schad
Forschungsinstitut Havelhöhe, Kladower Damm 221, 14089 Berlin,
fschad@havelhoehe.de; www.fih-berlin.de

IV. Anthroposophische Erkenntnismethode

Die Interaktion von Mistel und *Ich* – Zur anthroposophischen Begründung der Misteltherapie

The Interaction Between Mistletoe and the Human Spirit – The Anthroposophical Justification of Therapy with Mistletoe

V. Fintelmann

Zusammenfassung

Auch wenn wir heute viel über immunologische, klinische und pharmakologische Wirkungen der Mistel (*Viscum album*) wissen, ist die therapeutische Wirksamkeit doch zentral in der unmittelbaren Begegnung von Mistel und *Ich* begründet. Das *Ich* ist der wirkliche Mensch, von ihm geht alle Steuerung im Organismus aus. Die Autonomie der Zelle wird ständig überwunden. Gelingt das nicht, kann die Krebskrankheit entstehen. Es wird dargestellt, in welcher Weise die Mistel auf das *Ich* wirkt und wie dieses darauf reagiert.

Schlüsselwörter:

Misteltherapie, Interaktion mit dem *Ich*

Summary

Although we know many reasons for immunological, clinical and pharmacological effects of mistletoe (*Viscum album*), we will find the therapeutical effectiveness almost in the direct encounter of the mistletoe and the human spirit (the so called „I"). The „I" or the Ego is the real human being, from there comes all steering into the organism. The autonomy of cells will be permanently overcome by the „I". If this is not successful carcinoma can develop. We will demonstrate in which kind mistletoe interacts with the human spirit and how the spirit reacts.

Keywords:

mistletoe therapy, interaction with the human spirit

Wenn auch historisch gesichert ist, dass die weißbeerige Mistel (*Viscum album* L.) schon in früheren Jahrhunderten u.a. als Mittel gegen Geschwulstbildungen arzneilich verwendet wurde (Jütte, 2002), so ist doch unbestreitbar, dass die entscheidenden Anregungen zur modernen Misteltherapie in der Onkologie von Rudolf Steiner, dem Begründer der Anthroposophie, kamen (Steiner, 1920). Er konnte sich dabei weder auf immunologische, molekularbiologische oder klinische Untersuchungsergebnisse stützen, wie sie heute existieren. Seine Forschung war auf geistige Anschauung gegründet. Er studierte die geistig-seelischen Ursachen der Krebskrankheit im Menschen und suchte mit der gleichen Methode nach dem Heilmittel in der Natur, das zur Überwindung der Krankheit geeignet war. Er nannte diese Methode eine rationale Arzneimittelfindung. Er forderte, die Richtigkeit derselben am konkreten Kranken zu verifizieren und immer neu zu reproduzieren. Seine geisteswissenschaftliche Vorgehensweise korrespondiert unmittelbar mit der naturwissenschaftlichen in der Medizin: dem sinnlich sauber, vorurteilsfrei und exakt beobachtetem Phänomen folgt eine Urteilsbildung (Hypothese), die durch das Experiment bestätigt oder verworfen wird.

Die Medizin des 20. Jahrhunderts hat ausschließlich den naturwissenschaftlichen Teil des Erkennens als wissenschaftlich bezeichnet und praktiziert. Für die Misteltherapie hat sich daraus eine Fülle von Daten ergeben, die schwerpunktmäßig experimenteller und weniger konkret klinischer Art sind. Sie lassen jedoch nicht erkennen, *warum* die Mistel von Rudolf Steiner als ein zukünftiges und effektives Krebsheilmittel bezeichnet wurde, von dem er sogar erwartete, dass es „das Messer des Chirurgen ersetzen könne“ (Steiner, 1920).

Eine entscheidende Voraussetzung für seine Aussagen ist die denselben zugrundeliegende Menschenkunde. Ausgehend von der ursprünglichen Auffassung, dass der Mensch eine Ganzheit von Leib, Seele und Geist sei, differenziert Steiner in seinem gesamten Werk die drei Seinsbereiche des Menschen und beschreibt sie in ihren je eigenen Gesetzmäßigkeiten (Fintelmann, 2000). Für das Verständnis unserer Frage nach dem rationalen Zusammenhang von Krebskrankheit und Misteltherapie ist nun ausschlaggebend, dass Steiner den eigentlichen Menschen als *Ich*, d.h. als geistiger Art beschreibt. Leib und Seele werden instrumental oder als Werkzeuge beschrieben, die sich das *Ich* schafft, um sich durch sie der Welt mitzuteilen und diese zugleich zu erkennen. Dabei bewirkt Welterkenntnis zugleich Selbsterkenntnis: das *Ich* erfährt sich an der Welt. Steiner hat hier immer wieder das Bild einer Spiegelung verwendet. Als *Ich* ist jeder Mensch eine Art für sich (Steiner, 1904).

Dieser Blick auf die Einmaligkeit jeder menschlichen Individualität, die allen Einzelheiten von Seele und Leib ihr Gepräge gibt, ist zentrales Thema der Anthroposophie, und damit auch einer anthroposophisch ergänzten Medizin.

Wesentliche Aspekte moderner Immunologie („Selbst erkennt alles Nichtselbst") und der Transplantationsmedizin zeigen aus naturwissenschaftlicher Sicht Übereinstimmung mit dieser geisteswissenschaftlichen Vorgehensweise, wenngleich eine solche Faktenlage noch keineswegs Eingang in die praktizierte Medizin gefunden hat.

Typische Organkrankheiten wie die Krebskrankheit, die sich im Leiblichen Ausdruck verschaffen, haben ihren Ursprung dort in der Seele, wo diese sich mit dem Leib verbindet. Die Anthroposophie nennt diese Verbindung Seelen- oder Astralleib. Als Kern der Seele wiederum wirkt das *Ich*, von dem letztlich die auch als individuell zu begreifende Gesundheit ausgeht. Das *Ich* steuert alle seelischen und leiblichen Vorgänge und stellt sie in seinen Dienst. Es sorgt für *Identität* in allen Bereichen des Menschseins. Diese Identität wird durch die Krebskrankheit in Frage gestellt. Sie entkoppelt das Leben der Zelle von der *Ich*-Prägung und führt zur Zellautonomie. Seelisch bewirkt dieses zugleich eine stärkere Bindung an den Leib, als im Gesunden vorgesehen (Fintelmann, 2002a). Steiner wies schon auf eine solche Zellautonomie als Möglichkeit hin, indem er von der „Revolution der Zelle" gegen die Ganzheit des Organismus sprach und darauf hinwies, dass jede Zelle ständig neu durch das *Ich* in den Dienst des Ganzen gestellt werden müsse (Steiner, 1920). Ein kausales Geschehen der Krebskrankheit muss also darin gesehen werden, dass die Autonomie des *Ichs* im Organismus durch eine solche der Krebszellen ersetzt zu werden droht. Da das *Ich* über den Zeitraum hinaus existiert, der von Geburt und Tod begrenzt wird, hat ein solches Geschehen auch Konsequenzen über den Tod hinaus. Das macht die so spezifische Angst vor dieser Krankheit besser verständlich. Und das begründet auch, von welcher Bedeutung es ist, ausreichend Zeit zu gewinnen, sich mit dieser Krankheit auseinandersetzen zu können. Auch hier stimmen konventionelle und anthroposophisch begründete Onkologie überein. Sie unterscheiden sich jedoch in der Schwerpunktbildung ihrer therapeutischen Vorgehensweisen: liegt der Schwerpunkt ersterer in der Bekämpfung der Geschwulst, möchte letztere dem *Ich* des Patienten helfen, seine Vorherrschaft im Organismus neu zu gewinnen und damit wieder Identität zu schaffen.

Und wie oder warum kann die Mistel dem *Ich* dabei helfen? Auch die Mistel, obwohl „nur" Pflanze, zeigt Identität oder Autonomie. Steiner meinte es nicht symbolisch, wenn er sie als aristokratisches Wesen charakterisierte. Sie hebt sich vielfach aus Naturgesetzmäßigkeiten heraus und zeigt Eigenheit (Scheffler, 2002). In ihr ist andererseits die Natur „irrsinnig" geworden, in Übereinstimmung mit der Krebskrankheit, in welcher der Organismus irrsinnig geworden ist, indem er sich scheinbar selbst zerstört (Steiner, 1920). Wir können davon ausgehen, dass die Mistel als Krebsheilmittel, wozu sie ja erst durch einen komplexen pharmazeutischen Prozess gebildet wird, in unmittelbare

Beziehung oder auch Wechselwirkung (Interaktion) mit dem *Ich* des Menschen tritt. Das ist ablesbar an der von ihr bewirkten Wärmebildung im Organismus. Wärme ist das Element, durch welches das *Ich* in den übrigen Organismus eingreift. Über die intensivierte Wärmebildung kann das *Ich* den außer Kontrolle geratenen Ort der Krebsbildung wieder erreichen. Deshalb ist es so wichtig, die Wärme auch dort entstehen zu lassen, wo das *Ich* eingreifen muß. Steiner sprach geradezu von einem „Wärmemantel", der um die Geschwulst gelegt werden müsse (Steiner, 1922).

Die Mistel kennt jedoch noch einen weiteren Weg, um mit dem *Ich* zu kommunizieren. Auf diesen Weg deutet Steiner hin, wenn er als Voraussetzung der therapeutischen Wirksamkeit davon sprach, man müsse mit der Mistel Fieber erzeugen. Fieber ist für die anthroposophisch ergänzte Medizin Ausdruck einer intensivierten *Ich*-Einwirkung in den Leib. Und diese kann generell durch Gifte hervorgerufen werden. Gift ist für den Menschen jeder Stoff, der sich dem *Ich* entgegenstellt, dabei seine eigene Art behauptet und damit das *Ich* zur Kraftprobe fordert. Die Mistel bildet Inhaltsstoffe, die schon in sehr feiner Verteilung – oder auch geringer Menge – starke Giftwirkungen entfalten. Auf diesem Wege stellt sie sich dem *Ich* entgegen und prüft es auf seine Identität. In Sprache gebracht lauten die Fragen der Mistel an das *Ich*: „Wer bist du, und was willst du?"! Wieder zeigt sich Übereinstimmung mit anderen Forschungsmethoden. Der Psychoonkologe LeShan beschreibt als Ergebnis seiner Forschungsarbeit an Krebskranken, die sich in überwiegend fortgeschrittenen Stadien befanden, dass sie ihre wahre Lebensbestimmung („Lebensmelodie") verloren oder vergessen haben. Konsequent verfolgt er als therapeutisches Ziel, sie mit seiner Hilfe diese Bestimmung wiederfinden zu lassen und beschreibt erstaunliche Besserungen und Heilungen scheinbar hoffnungsloser Verläufe (LeShan, 1989).

Die Mistel begegnet dem *Ich* also in zweierlei Art: ihm *dienend*, indem sie *wärmend* die Voraussetzung schafft, dass das *Ich* gegenüber der Krebsbildung wieder integrierend wirksam werden kann; und dasselbe *herausfordernd*, sich seiner Bestimmung und seinem selbst gebildeten Lebensziel zu besinnen und sich zu verwirklichen. Dass dabei die Mistel nicht alleine stehen sollte, dass sie Unterstützung gewinnt durch Anteile von Pflege- und Kunsttherapien, ergänzenden Arzneimitteln und dem Gespräch (Psychotherapie), wird unmittelbar verständlich. Deshalb ist die Krebstherapie in einer anthroposophisch ergänzten Medizin immer ein Therapiekonzept mehrerer, therapeutisch-wirksamer Komponenten (Fintelmann, 2002b). Jedoch steht die Misteltherapie immer im Zentrum jedes individuellen Therapiekonzepts.

Eine solche, das geistige Geschehen der Krebskrankheit und -therapie in den Mittelpunkt stellende Betrachtung grenzt keine anderen Erkenntnismöglichkeiten aus, sie wertet auch nicht. Sie ist einfach ein Anteil einer auf die

Ganzheit gerichteten Sicht und sucht das Sowohl-als-auch anstelle von Entweder-oder. Es müsste ein solches Bestreben allen gemeinsam sein, die dem Krebskranken immer besser und wirkungsvoller helfen wollen, *seine* Krankheit zu bestehen und im Idealfall auch zu überwinden. Die Misteltherapie der Krebskrankheit kann, wenn wir sie in ihren verschiedenen Dimensionen ernsthaft betrachten, eine Brücke der Verständigung zwischen naturwissenschaftlicher und anthroposophisch ergänzter Onkologie bilden. Das hatte auch Steiner schon vorausgesagt (Steiner, 1920).

Literatur

Fintelmann, V. (2000): Intuitive Medizin. Einführung in eine anthroposophisch ergänzte Medizin. Hippokrates Verlag Stuttgart, 40–65.

Fintelmann, V. (2002a): Die Krebskrankheit des Erwachsenen. In: Onkologie auf anthroposophischer Grundlage. (Hg. V. Fintelmann) Verlag Joh. M. Mayer Stuttgart, Loseblattwerk Kap. 1.1.

Fintelmann, V. (2002b): Konzept einer anthroposophisch begründeten Krebstherapie. In: Onkologie auf anthroposophischer Grundlage (Hg. V. Fintelmann). Verlag Joh. M. Mayer Stuttgart, Loseblattwerk Kap. 1.4.

Jütte, R. (2002): Geschichte der Misteltherapie. In: Onkologie auf anthroposophischer Grundlage (Hg. V. Fintelmann). Verlag Joh. M. Mayer Stuttgart, Loseblattwerk, Kap. 3.2.1.

LeShan, L. (1989): Psychotherapie gegen den Krebs. Klett-Cotta Stuttgart

Scheffler, A. (2002): Morphologie und Zeitgestalt der Mistel. In: Onkologie auf anthroposophischer Grundlage (Hg. V. Fintelmann). Verlag Joh. M. Mayer Stuttgart, Loseblattwerk Kap. 3.2.2.1.

Steiner, R. (1904): Theosophie. Einführung in übersinnliche Welterkenntnis und Menschenbestimmung. Rudolf Steiner Verlag Dornach (1948), Gesamtausgabe (GA) 9, 53.

Steiner, R. (1920): Geisteswissenschaft und Medizin. Rudolf Steiner Verlag Dornach (1961), Gesamtausgabe (GA) 312, 246–256.

Steiner, R. (1922): Physiologisch-Therapeutisches auf Grundlage der Geisteswissenschaft. Rudolf Steiner Verlag Dornach (1975), Gesamtausgabe (GA) 314, 138.

Korrespondenzadresse:
Prof. Dr. med. Volker Fintelmann
Carl Gustav Carus Akademie, Rissener Landstrasse 193, D–22559 Hamburg
info@carus-akademie.de

Autorenverzeichnis

(**Fettdruck**: Erstautoren)

Stichwortverzeichnis

edition forschung
herausgegeben von der Karl und Veronica Carstens-Stiftung

Stefanie Amend (1998)
Inhaltsstoffe der Gartenraute (Rutae herba)
Grundlagen für eine klinische Studie zu MS

Monika Baumann-Jiang (2000)
Hilft Akupunktur bei Stillproblemen?
Eine randomisierte, placebokontrollierte klinische Studie

Simon Baumgartner (1998)
Der Heidelberger Umweltfragebogen

Bettina Berger (2003)
Krankheit als Konstruktion
Diabetes Mellitus im Vergleich von Schulmedizin und Homöopathie

Michael Brück (2004)
Heilkraft und Aberglaube – Die historische Entwicklung der Therapie mit Johanniskraut (Hypericum perforatum L.)

Michael Emmans Dean (2004)
The Trials of Homeopathy – Origins, Structure and Development

Petra Hampel (1998)
Innere Medizin und Naturheilkunde
Die Auseinandersetzung in den Jahren 1882–1933

Sabine Köntopp (2004)
Wer nutzt Komplementärmedizin? – Theorie. Empirie. Prognose

Marcus Majumdar (2000)
Meditation und Gesundheit – Eine Beobachtungsstudie

Martin Schantz (2003)
Klassisch-Homöopathische Therapie bei Endometriose
Eine prospektive Verlaufsstudie

Josef M. Schmidt (2003)
Homöopathie und Heilfasten – Kontrollierte klinische Studie mit Thyreoidinum C30 bei Gewichtsstagnation von Heilfasten-Patienten

edition forschung
herausgegeben von der Karl und Veronica Carstens-Stiftung

Birgit Steuernagel, Thorsten J. Doering, Jürgen Brix und Gisela C. Fischer (2001)
Naturheilverfahren und Homöopathie: Grundlagen – Möglichkeiten – Grenzen. Ein Lehrmodell an der Medizinischen Hochschule Hannover

Harald Walach (2000)
Wissenschaftliche Untersuchungen zur Homöopathie
Die Münchener Kopfschmerzstudie und Arzneimittelprüfungen mit Belladonna

Uwe Weber (2002)
Naturheilkunde bei Sinusitis? – Eine kontrollierte Beobachtungsstudie zum Vergleich von Naturheilkunde und konventioneller Therapie

Claudia Wein (2002)
Qualitätsaspekte klinischer Studien zur Homöopathie

Otto Weingärtner (2002)
Kernresonanz-Spektroskopie in der Homöopathieforschung

Robert Willi (2003)
Homöopathie und Wissenschaftlichkeit
Georg Wünstel und der Streit im Deutschen Zentralverein von 1969 bis 1974

Johannes Wilkens (2003)
Arnica D30 in der Wundheilung
Ein Wirksamkeitsnachweis und sein wissenschaftliches Umfeld

Matthias Wischner (2004)
Ähnlichkeit in der Medizin – Über die Wissenschaftlichkeit von Homöopathie und Schulmedizin

Matthias Wischner (2000)
Fortschritt oder Sackgasse? – Die Konzeption der Homöopathie in Samuel Hahnemanns Spätwerk (1824–1842)

Claudia Witt (2000)
Physikalische Untersuchung homöopathischer Hochpotenzen

Mohammad-Reza Zanjani (2000)
Der Einfluß der Ernährung auf das Immunsystem und das Endokrinium der Frau